全科医生诊疗手册

第三版

中国医科大学附属第一医院
中国医科大学附属盛京医院　联合编写
上海交通大学附属新华医院
沈 阳 军 区 总 医 院

刘新民　王涤非　凌　敏　主编

畅销
升级

U0336047

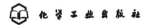

化学工业出版社

·北 京·

图书在版编目（CIP）数据

全科医生诊疗手册/刘新民，王涤非，凌敏主编.
3 版. —北京：化学工业出版社，2016.10（2023.10重印）
ISBN 978-7-122-26852-5

Ⅰ.①全… Ⅱ.①刘…②王…③凌… Ⅲ.①临床
医学-手册 Ⅳ.①R4-62

中国版本图书馆 CIP 数据核字（2016）第 082344 号

责任编辑：赵玉欣　　　　　　　　　　装帧设计：尹琳琳
责任校对：陈　静

出版发行：化学工业出版社（北京市东城区青年湖南街 13 号　邮政编码
　　　　　100011）
印　　刷：北京云浩印刷有限责任公司
装　　订：三河市振勇印装有限公司
850mm×1168mm　1/32　印张 21¼　字数 675 千字
2023 年 10 月北京第 3 版第 14 次印刷

购书咨询：010-64518888　　　　　　售后服务：010-64518899
网　　址：http://www.cip.com.cn
凡购买本书，如有缺损质量问题，本社销售中心负责调换。

定　　价：48.00 元　　　　　　　　　　版权所有　违者必究

编写人员名单

主　　编　刘新民　王涤非　凌　敏

副 主 编（以姓氏笔画为序）

王　宏　刘亚滨　陈会生　苏　青　李树华

邵晓冬　张晓东　杨志蕃　徐　峰　项良碧

陶　荣　高明宏　秦妍滨　鲁　静　魏　兵

其他编者（排名不分先后）

于　萍　王　玲　王　嫘　王昕华　王　静

王亦菁　王艳秋　王　巍　王聿杰　孙　伟

刘　军　刘　蕾　刘欣伟　刘洪艳　刘维新

刘晓波　许　春　孙海欧　闫文静　李　峰

李笑天　李晓永　李晓秋　李东文　吴　星

沈　晖　肖　莉　杨茂伟　杨忠茜　张敬东

张敬东（军）张志远　张春紫　吴齐雁　宋丽新

周大鹏　孟继双　荣　丹　姜　阳　侯　岩

赵红樱　敖　然　郭　琳　徐　峰　夏丽萍

崔　莉　黄红燕　曹玉华　商秀丽　谢　华

戴文颖　王海林　张培毅　张凌志　蒋丽娟

黄敦武　罗　静　张永安　王　欣　周　哲

马　明　周　楠　王丽芹　王　双　宋　志

刘　潞　张丽辉　林景茹　杨晓潃

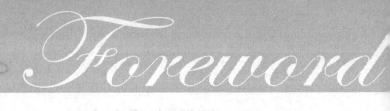
Foreword

根据我国 2020 年全面建成小康社会的宏伟目标，医疗卫生服务体系的发展面临新的任务，要在"病有所医"基础上持续取得新进展，实现人人享有基本医疗卫生服务。基于我国现阶段的医疗现状，要实现这一目标，"改进基层医疗服务"是重中之重。基层医疗服务的提升离不开一大批训练有素的全科医生。因此，对全科医生的培训和再教育成了基层医院的当务之急。

基层医生再教育需要经过长时间的临床锻炼与对照书本的再学习。然而，在浩如烟海的医学书籍中，要选择一本针对全科医生、内容严谨、实用性强的诊疗手册并不容易。正是针对众多全科医生的实际需要我们组织编写了《全科医生诊疗手册》。

手册各位主编及作者来自中国医科大学附属医院、沈阳军区总医院、上海交通大学附属新华医院等，均是长期工作在医疗第一线的、具有高级职称的专家、教授，他们不仅临床经验达到了一定的积累，而且有丰富的带教、培训经验。强大的编写专家队伍、精心务实的写作风格，让本书收获了众多读者的肯定。从 2008 年第一版跟读者见面，历经 2011 年的再版，这本手册总销量已达 5 万册。作者们深感欣慰，同时亦受鞭策。

毕竟，距离 2011 年本书第二版面世，又一个五年过去了，有些疾病的诊疗手段也有了新进展，一些新的传染性疾病被发现，还有一些原本在基层少见的疾病也成为多发病等。基层医生需要更新疾病的认识，以便做出恰当的处置。因此，是时候对《全科医生诊疗手册》进行升级改版了。

第三版前言

《全科医生诊疗手册》（第三版）从结构框架上来说，仍以内科疾病为基础，也包括常见的外科疾病及骨科、妇产科、儿科、皮肤科疾病，以及眼科、耳鼻喉科和口腔科常见疾病。本次改版增加了18种疾病，并对治疗方案和说明进行了全面细致的升级调整，更方便全科医生临床实践中查阅参考。从具体内容设置来说，仍以常见病、多发病为主，更注重实用性，每种病包括概述、诊断要点及详细的治疗方案。治疗方案以预案的形式出现，使全科医生更快捷地找到疾病的合理处方。治疗方案后均有说明，包括疾病诊疗应警惕和注意的问题，以及保证医疗安全必备的知识点。

改版后的《全科医生诊疗手册》不仅可作为区、县、乡镇医院全科医师的常备用书，对于大中型医院的实习医师、住院医师及主治医师处理常见病、多发病也有指导意义。

感谢读者厚爱，我们能有机会再版《全科医生诊疗手册》，虽然竭尽全力，但限于编者水平，书中难免有一些疏漏和不妥之处，敬请广大读者不吝指正。

本书主编
2016 年 9 月

目录 **Contents**

第一章　神经系统疾病　001

Contents 目录

目录 *Contents*

第四章　消化系统疾病　134

Contents 目录

目录 Contents

第八章　传染性疾病　　241

Contents 目录

第九章　肿瘤性疾病　　333

第十章　泌尿系统疾病　　357

目录 Contents

第十一章　妇科疾病　　378

第十二章　产科疾病　　400

Contents 目录

第十三章　儿科疾病　447

目录 Contents

第十四章 皮肤疾病　479

Contents 目录

第十五章　中毒性疾病　　556

目录 Contents

Contents 目录

目录

Contents

第十九章　眼科疾病　637

第一章　神经系统疾病

第一节　周围神经疾病

一、三叉神经痛

三叉神经痛是一种原因未明的三叉神经分布区内短暂而反复发作的剧痛，又称原发性三叉神经痛。病因尚不清楚。

诊断要点

①疼痛部位：在三叉神经分布区内，常从单侧第二支、第三支起病，以眼支发病者较少见，可以只影响一支，亦可几支同时受累。

②疼痛特点：短暂发作性剧痛，呈刀割样、触电样或撕裂样，每次历时数秒钟或1～2分钟。

③触发点：患者面部某个区域可能特别敏感，易触发疼痛，如上下唇、鼻翼外侧、舌侧缘等，这些区域称为触发点。进食、讲话、洗脸、刷牙等激发面部触发点时可引起疼痛。

④原发性三叉神经痛无神经系统阳性体征。

⑤对于有神经系统体征者可以针对病因考虑做颅底或内听道X线摄片、鼻咽部检查、听力和前庭功能检查，必要时做脑脊液检查、脑血管造影、计算机断层扫描（CT）或磁共振成像（MRI）。

治疗方案

预案1：

卡马西平100mg，每日2～3次，口服；或者

苯妥英钠100mg，每日3次，口服；或者

加巴喷丁：第一天0.3g，一次口服，此后根据临床疗酌情逐渐加量，一般最大剂量为1.8g/d；或者

普瑞巴林：起始剂量每次75mg，每日2次，在一周内根据疗效和耐受情况增加至每次150mg，每日2次。

预案2：封闭治疗。疼痛严重而服药无效或有不良反应时可选用。

预案3：三叉神经半月节射频热凝治疗。

预案4：手术治疗。三叉神经感觉根部分切断术、三叉神经脊束切断术、三叉神经显微血管减压术。

预案5：继发性三叉神经痛应针对病因治疗。

说　明

① 卡马西平为首选药物，应从小剂量开始，逐渐加大剂量，开始为每次0.1g，每日3次。逐渐加量到每次0.2g，每日3次。不良反应有眩晕、嗜睡、恶心、共济失调、皮疹、白细胞减少等。

② 苯妥英钠的不良反应与卡马西平类似，但是治疗效果不如后者，一般两药不合用。

③ 以上处方剂量为成人量。小儿酌情减量。

二、舌咽神经痛

舌咽神经痛是指舌咽神经支配区的阵发性剧痛。可分为原发性和继发性两种，继发性舌咽神经痛可由于桥小脑脚肿瘤，扁桃体、喉或鼻咽部肿瘤，颅底动脉瘤所致。原发性舌咽神经痛好发于成年男性。

诊断要点

① 发作性剧烈疼痛历时几秒钟到几分钟。

② 疼痛部位涉及扁桃体、咽后壁、舌后方、喉及中耳，可放射到颈部。

③ 舌根、扁桃体窝、咽喉部可有疼痛触发点，因此常影响吞咽、说话和咀嚼。无其他客观神经体征。

④ 偶可见患者在疼痛发作时伴有心跳停止、晕厥或抽搐。

⑤ 向咽后壁或扁桃体区喷4%可卡因或1%丁卡因可减轻发作。以此可与三叉神经下颌支痛相鉴别。做头颅CT或MRI以排除继发性病变。

治疗方案

药物治疗参见"三叉神经痛"。

三、面神经炎

面神经炎的病因尚不明确，可能与受寒、神经缺血、病毒感染有关，大多数患者在病后2～5周可自行恢复，少数经久不愈。

诊断要点

① 常为突然发病，少数可在 2～3 天达顶峰，病前常有患侧耳后疼痛。

② 表现为患侧面部肌肉瘫痪，不能皱额，鼻唇沟变浅，口角歪向健侧、挤眉、闭睑、提唇、露齿、鼓颊障碍，闭目时除睑裂不能闭合外可见眼球上窜（俗称兔眼），又称 Bell 现象。

③ 可能有患侧泪液分泌减少、听觉过敏或舌前 2/3 味觉减退、角膜反射减退，恢复期可见患侧面肌痉挛，咀嚼食物时可伴有患侧流泪。

治疗方案

预案 1：理疗、热敷。

泼尼松 30mg，每日 1 次，口服 1 周，第 2 周即减量至停用。

维生素 B_1 100mg 与维生素 B_{12} 500µg 合用，口服，每日 3 次。

阿昔洛韦 0.5g，每日 3 次，连续口服 2 周。

$$\left.\begin{array}{l}\text{胞磷胆碱}\quad 1.0\text{g}\\\text{生理盐水}\quad 250\sim500\text{ml}\end{array}\right|\text{静脉滴注，每日 1 次，连续 2 周。}$$

预案 2：1 周后针灸治疗与小剂量药物穴位注射。

说　明

① 注意增强体质，避免冷风。

② 保护角膜，可用眼罩。

四、急性感染性脱髓鞘性多发性神经病

病因尚不太清楚，可能为自身免疫性疾病。感染因子有巨细胞病毒、非洲淋巴瘤细胞病毒、肺炎支原体和空肠弯曲菌、疱疹病毒等。本病好发于秋冬季，如因其他疾病引起类似的症状，称为格林-巴利综合征。

诊断要点

① 发病前 1～3 周可能有感染、免疫接种、手术、器官移植等。

② 急性起病，表现为四肢对称、进行性无力，从远端发展到近端，可影响胸腹肌而发生呼吸困难，可自觉麻木不适或疼痛，四肢腱反射常减弱或消失。

③ 常无永久性二便障碍。40％的患者有脑神经障碍，常有双侧面瘫，亦有吞咽困难、声音嘶哑、眼球活动障碍。可有腓肠肌握痛。可同时出现眼肌麻痹、共济失调和腱反射消失，即 Fisher 综合征。

④ 脑脊液检查常于第 2 周起见蛋白细胞分离现象。部分患者脑脊液出现寡克隆区带。部分患者血清及脑脊液抗神经节苷脂抗体阳性。神经传导速度减慢，F 波异常，H 反射异常。

治疗方案

预案 1：免疫球蛋白治疗目前为首选。

大量丙种球蛋白冲击治疗，成人 $400mg/(kg \cdot d)$，静脉滴注，连用 $3 \sim 5$ 天。

预案 2：血浆置换。

每次血浆置换量为 $30 \sim 50ml/kg$，在 $1 \sim 2$ 周内进行 $3 \sim 5$ 次。

说　明

① 急性期应卧床休息，高蛋白、高能量、高维生素饮食，伴有吞咽困难者应及早鼻饲，肢体瘫痪者应尽早进行按摩及被动运动，保持肢体功能位，保持呼吸道通畅及抗炎治疗。

② 适量给予神经营养药物，如 B 族维生素。

③ 如发生急性呼吸衰竭，应及时做气管切开，必要时机械通气。

④ 一般不推荐免疫球蛋白和血浆置换联合应用。部分患者在 1 个疗程的血浆置换或免疫球蛋白治疗后，病情无好转或仍在进展或恢复过程中再次加重，可延长治疗时间或增加 1 个疗程。

第二节　脊髓疾病

一、急性脊髓炎

急性脊髓炎是由病毒感染或疫苗接种所诱发的一种自身免疫性疾病。受累脊髓肿胀伴灰质变性、白质变性和坏死，整个脊髓均可累及但以胸段多见，一年四季均可发病，青壮年较多见。

诊断要点

① 表现为受损平面以下的脊髓横断性损害即双下肢截瘫（若在颈髓病变可出现四肢瘫）、传导束性感觉障碍及二便障碍，而无脑神经、视神经及周围神经损害。

② 脑脊液检查，除少数白细胞及蛋白含量轻度增高，多数正常。

③ 脊髓 MRI 可见髓内长 T_1 长 T_2 信号。

治疗方案

预案 1：甲泼尼龙 0.5～1.0g/d 加入生理盐水 500ml 中，静脉滴注，3～5 天为 1 个疗程。或

地塞米松 10～20mg，静脉滴注，每日 1 次，10 天左右为 1 个疗程。

上述疗法结束后口服泼尼松 60mg，每日 1 次，维持 4～6 周，逐渐减量停药。同时给予足够的钾盐和钙剂以及 B 族维生素。

预案 2：丙种球蛋白，成人每日 400mg/kg，静脉滴注，连用 5 天。

说　明

① 在治疗的同时，应给予抗生素去除病因，应用神经营养药营养神经，如维生素 B_1、维生素 B_{12}。

② 如出现呼吸衰竭，应及时做气管切开，必要时机械通气。

③ 急性期多有水肿，可适当给予 20% 甘露醇或辅以呋塞米（速尿）。

④ 恢复期的治疗可进行推拿、按摩、理疗以及功能训练等，防止发生痉挛。

二、脊髓血管畸形出血

脊髓血管畸形为胚胎期血管发育异常，以下胸段和腰段最多，上胸段最少，包括静脉蔓状血管畸形、动静脉畸形、毛细血管瘤和海绵状血管瘤等。

诊断要点

① 病程虽为慢性，但临床起病多急骤，症状反复。

② 患者可出现神经根损害症状，如烧灼样痛，踝反射消失，大鱼际、小鱼际肌萎缩，相应节段根性感觉障碍以及间歇性跛行、下肢无力，或由于出血所致而突然腰痛。

③ 血肿和畸形血管引起脊髓压迫症状时，结合脊柱平片、脑脊液检查（蛋白可升高或呈血性）、脊髓椎动脉造影的阳性结果可考虑本病。

治疗方案

预案 1：20% 甘露醇快速静脉滴注；6-氨基己酸 4～6g 加入 5%～10% 葡萄糖溶液 500ml 中，静脉滴注，每日 1 次，用 7～10 天后逐渐减量，一般用药不少于 3 周。

尼莫地平每日 120mg，分 3 次口服，连用 15 天。

预案2：20％甘露醇快速静脉滴注；对羧苄胺400～800mg加入5％～10％葡萄糖溶液500ml中，静脉滴注，每日1次。

尼莫地平10mg：50ml，每12小时一次，缓慢静脉滴注，5～14天为1个疗程。

说　明

① 应用止血药时注意防止血栓形成。

② 滴注尼莫地平时出现颜面潮红要减慢滴速，以防低血压。

③ 严重头痛者可应用止痛药。

三、脊髓空洞症

脊髓空洞症是指脊髓和延髓的一种缓慢进展的变性病，病因不明。病理特点是延髓及脊髓中央形成空洞及周围胶质增生，多数发生在颈胸段。

诊断要点

① 表现为早期出现的节段性分离性感觉障碍，一般从单侧上肢开始，逐渐出现双侧上肢、胸、背部呈短上衣样分布的分离性感觉障碍，继而出现上肢末端肌束颤动、肌肉萎缩及肌肉瘫痪并发关节、皮肤营养障碍。

② 脊髓MRI是诊断本病最准确的方法。

治疗方案

内科保守治疗，如给予B族维生素、神经营养剂等。如果空洞较大或伴有畸形可采用手术治疗。

四、脊髓压迫症

脊髓压迫症是指由于椎骨或椎管内的占位性病变引起进行性脊髓受压的一组疾病。

诊断要点

① 早期表现为神经根刺激症状和脊膜刺激症状，如根痛、束带感、肌肉跳动。髓内病变早期少见。

② 中期表现为受损平面以下的同侧运动障碍、深感觉障碍及对侧浅感觉障碍，以及括约肌功能减弱。髓内病变的感觉障碍从受压平面向下发展，且早期有分离性痛温觉障碍及括约肌功能受损，而髓外病变的感觉障碍自下肢远端向近端水平发展，早期出现根痛，而括约肌受损较晚。

③ 晚期（完全受压期）受损平面以下运动、感觉、反射、括约肌功能及皮肤营养完全障碍。急性脊髓压迫症早期也可表现为脊髓完全性横贯性损害和脊髓休克。

④ 脑脊液蛋白含量高而细胞数正常。

⑤ 影像学检查（如 CT、MRI）能明显提高诊断准确率。

治疗方案

手术治疗是唯一有效的治疗方法。

第三节　脑血管疾病

一、短暂性脑缺血发作

短暂性脑缺血发作（TIA）是在动脉硬化基础上，由于某种原因使颅内小动脉管腔缩小，血流量减少，从而引起局限性脑组织及视网膜功能障碍。

诊断要点

① 为短暂的可逆的局部的脑血流循环障碍，可反复发作。

② 颈内动脉系统 TIA 可表现为对侧肢体和/或面部无力、瘫痪、笨拙、麻木、感觉障碍、构音障碍、同侧单眼失明或对侧同向性偏盲、失语等。

③ 椎-基底动脉系统 TIA 表现为单侧或双侧肢体、面部运动或感觉障碍、单侧或双侧同向性偏盲、眩晕、共济失调、复视、构音障碍、吞咽困难等。

④ 每次发作持续时间通常在数分钟至 1 小时之内，症状和体征在 24 小时内消失。

治疗方案

① 抗血小板聚集治疗。

预案 1：阿司匹林 50～300mg，口服，每日 1 次。

预案 2：氯吡格雷 75mg，口服，每日 1 次。

② 抗凝治疗。对伴发心房颤动（房颤）和冠状动脉粥样硬化性心脏病（冠心病）的患者建议抗凝治疗，短暂性脑缺血发作经抗血小板聚集治疗仍频繁发作者考虑抗凝治疗。

预案 1：肝素 100mg 加入 5％ 葡萄糖液 500ml 中，静脉滴注，滴速每分钟 10～20 滴，每日 1 次，连用 7～10 天。同时监测部分凝血活酶时间（PT），使其在正常范围的 1.5 倍之内或国际标准化比值（INR）在 2.0～3.0 之间。

预案 2：低分子肝素（速碧林）0.4g，腹壁皮下注射，每日 2 次，连用 7～10 天。同时需监测 PT 或 INR。

预案 3：华法林 6～12mg，每日 1 次，口服。3～5 天后改为 2～6mg，每日 1 次维持。同时需监测 PT 或 INR。

③ 扩血管，活血化瘀。

预案 1：尼莫地平 20～40mg，每日 3 次，口服。

预案 2：金纳多 70mg 加入 0.9％ 氯化钠溶液 500ml 中静脉滴注。

说　明

对于脑动脉狭窄的患者可考虑外科或介入治疗。

二、脑血栓形成

脑血栓形成是在颅内外供应脑部的动脉血管壁病变的基础上形成血栓，引起供血范围内的脑组织坏死，产生相应的神经系统症状和体征。其常见的病因为脑动脉硬化，较少见的原因有脑动脉炎、结缔组织病、血管畸形等。

诊断要点

① 常有脑动脉硬化或伴有高血压、糖尿病、高脂血症及高血黏度病史。

② 常在安静状态下发病。除椎-基底动脉血栓形成外多无明显的头晕及呕吐。意识障碍常无或轻。

③ 颈内动脉病变典型的症状是患侧视觉障碍及对侧偏瘫、偏身感觉障碍，患侧颈动脉搏动弱或消失及视网膜动脉压下降。

④ 大脑前动脉病变，典型症状是对侧肢体瘫痪，以小腿和足部明显，伴有感觉障碍、括约肌功能障碍。

⑤ 大脑中动脉主干闭塞，产生对侧"三偏"症状（偏瘫、偏身感觉障碍、偏盲），有时半球受累还伴有失语。

⑥ 大脑后动脉闭塞，引起对侧偏盲伴黄斑回避现象，有时半球受累可有失读，非优势半球受累可有体像障碍。

⑦ 基底动脉主干闭塞可引起四肢瘫、延髓麻痹昏迷，常迅速死亡。

⑧ 头部 CT 在早期多正常，24～72 小时左右出现低密度灶。

⑨ 血管造影可发现狭窄或闭塞的动脉。

⑩ 脑脊液检查正常。

⑪ 单光子发射计算机断层成像术（SPECT）、弥散加权成像（DWI）、增强灌注成像（PWI）有助于早期诊断。

治疗方案

① 溶栓治疗。对发病 3 小时内和 3～4.5 小时的缺血性脑卒中患者，应根据适应证严格筛选患者，尽快静脉给予重组组织型纤溶酶原激活剂（rt-PA）溶栓治疗。使用方法：rt-PA 0.9mg/kg（最大剂量为 90mg），其中 10% 在最初 1 分钟内静脉推注，其余持续静脉滴注 1 小时。

发病 6 小时内的缺血性脑卒中患者，如不能使用 rt-PA 可考虑静脉给予尿激酶。使用方法：尿激酶 $(1～1.5) \times 10^6$ IU，溶于 0.9% 氯化钠溶液 100～200ml 中，持续静脉滴注 30 分钟。

发病 6 小时内由大脑中动脉闭塞导致的严重脑卒中且不适合静脉溶栓的患者，经过严格选择后可在有条件的医院进行动脉溶栓。

② 抗血小板聚集治疗。

预案 1：阿司匹林 150～300mg，口服，每日 1 次；急性期后改为预防剂量 50～150mg/d。

预案 2：氯吡格雷 75mg，口服，每日 1 次。

③ 降纤治疗。

对不适合溶栓并经过严格筛选的脑梗死患者，特别是高纤维蛋白血症者可选用降纤治疗，如用降纤酶。

④ 神经保护治疗。

预案：依达拉奉 30mg 加入生理盐水 100ml 中，静脉滴注，每日 1～2 次，连用 10 天。

⑤ 其他治疗。

预案 1：保护线粒体

丁苯酞软胶囊 0.2g，口服，每日 3 次。

预案 2：改善侧支循环

尤瑞克林 0.15pg 加入生理盐水 100ml 中，静脉滴注，每日 1 次，连用 10～15 天。

⑥ 康复治疗。

说　明

① 要控制好患者的血压，保持血压在发病前的水平或比患者年龄应有的血压稍高，对血压过高的患者可使用降压药。

② 颅压高患者给予 20% 甘露醇 250ml，静脉滴注，每日 2~4 次。

③ 对大多数急性脑卒中患者，不推荐早期进行抗凝治疗。

三、腔隙性脑梗死

腔隙性脑梗死是持续性高血压、小动脉硬化引起的脑微梗死。其闭塞血管为直径 $100\sim200\mu m$ 的深穿通支动脉。晚期因微小软化灶内坏死物质被小胶质细胞吞噬而留下囊状腔隙。腔隙直径一般小于 10mm，常发生于基底节、内囊、放射冠及桥脑。

诊断要点

① 有高血压病史。

② 有局灶性神经系统症状和体征，常表现为以下四种类型的综合征。

a. 纯运动性卒中。为最常见的类型，表现为轻偏瘫，而无感觉障碍及失语等。

b. 构音障碍-手笨拙综合征。表现为中枢性面舌瘫，构音障碍，手精细运动不灵但肌力正常，上肢的共济差。

c. 纯感觉性卒中。表现为偏身感觉异常或缺失。

d. 共济失调性轻偏瘫。有共济失调，但不能用轻偏瘫来解释。

③ 头颅 CT 或 MRI 示脑部腔隙性梗死灶。

治疗方案

原则上与脑血栓形成基本相似。但抗凝和溶栓疗法不适宜本病，易造成出血。

说　明

早期高血压病的控制和应用抗血小板聚集药对预防本病有重要意义。

四、脑栓塞

脑栓塞指栓子（固体、气体、液体）经血液循环进入颈部动脉或脑动脉，阻塞该血管引起的脑缺血、水肿及坏死，从而导致脑功能障碍。病理改变与脑血栓形成基本相同，但常好发于左侧大脑中动脉，且更易引起出血性脑梗死。

诊断要点

① 有原发病史，大多为急骤起病，多无前驱症状。

② 病程先重后轻，可有短暂性意识模糊，有局灶性神经症状或体征，按颈内动脉系统或椎-基底动脉系统的血管分布。

③ 脑脊液一般不含血，若有出血可考虑出血性脑卒中。

④ 头颅 CT 或 MRI 有梗死灶。

治疗方案

原则上同脑血栓形成，且更提倡早期抗凝治疗，但出血性脑梗死或感染性栓塞除外。

五、脑出血

脑出血是在高血压和脑血管病变的基础上，由于突然精神受刺激或体力活动增强，使血压进一步升高超过血管的承受能力，引起血管破裂而发生。

诊断要点

① 50 岁以上发病多见。多有高血压和动脉粥样硬化病史。常在体力活动或情绪激动时发病。

② 急骤起病，病情进展迅速，常在数分钟到数小时内发展到高峰。早期即有头痛、恶心与呕吐以及意识障碍。

③ 脑膜刺激征常阳性，脑脊液多含血，压力增高。

④ 头颅 CT、MRI、脑血管造影有阳性发现。早期血肿在 CT 上表现为圆形或类圆形高密度影，边界清楚。

治疗方案

① 降颅压治疗。

预案 1：20％甘露醇 125～250ml 静脉滴注，30min 内滴完，每 6～8h 一次。

预案 2：甘油果糖 250ml，每日 1～2 次或与甘露醇交替滴注。

预案 3：呋塞米（速尿）20～40mg，静脉注射或肌内注射，每日 3

次，可与甘露醇交替使用。

② 营养脑细胞。

预案 1：奥拉西坦 3g 加入生理盐水 100ml 中静脉滴注，每日 1 次。

预案 2：盐酸赖氨酸氯化钠注射液（舒朗）200ml，静脉滴注，每日 1 次。

说　明

适当控制过高的血压，控制感染，防止应激性溃疡等，防治并发症，必要时手术。

六、蛛网膜下腔出血

蛛网膜下腔出血是在颅内动脉瘤及动静脉畸形等病变的基础上，由于血压突然升高超过血管的承受力，导致血管破裂、血液流入蛛网膜下腔。

诊断要点

① 青壮年多见。

② 急性起病。多在体力活动或紧张状态下发病。突然剧烈头痛、呕吐，并可有短暂意识障碍。脑膜刺激征阳性。

③ 腰穿可见血性脑脊液。

④ 头颅 CT 平扫见脑池、脑沟、脑裂等弥散性高密度影。

⑤ MRI 在脑池等显示高信号。

⑥ 脑血管造影是确诊动脉瘤最有价值的方法，可有阳性发现。

治疗方案

① 颅内压增高和脑水肿的治疗。

见脑出血。

② 可适当给予抗纤溶治疗。

预案 1：止血芳酸（PAMBA）0.1～0.2g 加入生理盐水或 5％葡萄糖液 100ml 中静脉滴注，每日 2～3 次，共用 2～3 周。

预案 2：6-氨基己酸（EACA）初始剂量 4～6g 加入生理盐水或 5％葡萄糖液 100ml 中静脉滴注，15～30min 内完成；以后 1g/h，维持 12～24h；之后 12～24g/d，持续 7～10 天，逐渐减量至 8g/d，共用 2～3 周。

③ 防止脑血管痉挛。

预案 1：尼莫地平 40～60mg，口服，每日 4～6 次，连用 7～20 天。

预案 2：尼莫地平 10mg 加入 5％葡萄糖溶液 500ml 中，静脉滴注，每日 1 次，连用 7～20 天。

说　明

① 患者应绝对卧床休息 4～6 周，避免用力大小便，防止剧烈咳嗽等。

② 抗炎、降血压、防止应激性溃疡治疗与脑出血相同。

第四节　脑部感染性疾病

一、单纯疱疹性脑炎

单纯疱疹性脑炎多由单纯疱疹病毒Ⅰ型所致。

诊断要点

① 患者多有黏膜、皮肤疱疹史或长期应用激素、免疫抑制药物史。

② 急起发热、头疼与颈项强直，有脑膜刺激征，有时可有失语、失用、幻味、幻嗅，精神症状如兴奋、定向与记忆障碍，人格改变，共济失调，感觉异常与视乳头水肿等。

③ 脑脊液压力增高，外观可呈血性或黄色，脑脊液蛋白一般升高，细胞数升高。

④ CT 示颞叶不对称低密度灶，MRI T_2 加权影像显示单侧颞叶或双侧颞叶炎性改变，早于 CT。

治疗方案

预案 1：阿昔洛韦 15～30mg/(kg·d)，加入生理盐水 250ml 中，分 3 次静脉滴注，连用 14～21 天。

预案 2：更昔洛韦 5～10mg/(kg·d)，加入生理盐水 250ml 中，每 12h 一次静脉滴注，连用 14～21 天。

说　明

有肾病者慎用上述药物。应用降颅压药物，合并细菌感染者应用抗生素。癫痫发作者应用抗癫痫药。

二、结核性脑膜炎

在机体抵抗力下降时，脑或脑膜结核破溃入蛛网膜下腔而导致结核性脑膜炎。

诊断要点

① 患者有结核病史。

② 低热、消瘦，脑膜刺激症状日趋加重。可有嗜睡、烦躁等意识变化，以及颅内压增高等神经症状。

③ 通过检查全身可见结核病灶，红细胞沉降率增加。

④ 脑脊液压力增高，外观毛玻璃样，淋巴细胞升高，糖和氯化物降低，涂片与培养找到结核杆菌。

⑤ 头颅 CT 见脑底池多发钙化灶。

⑥ MRI 增强扫描见蛛网膜下腔强化，脑白质见弥漫性异常信号区可确定诊断。

治疗方案

预案 1：最初两个月异烟肼 600mg，每日 1 次，口服；链霉素 750mg，每日 1 次，口服；利福平 600mg，每日 1 次，口服。

之后 4 个月异烟肼 600mg，每日 1 次，口服；链霉素 750mg，每日 1 次，口服；乙胺丁醇 750mg，每日 1 次，口服。

接下来 6 个月异烟肼 600mg，每日 1 次，口服；乙胺丁醇 750mg，每日 1 次，口服。

预案 2：前两个月异烟肼 600mg，每日 1 次，口服；链霉素 750mg，每日 1 次，口服；利福平 600mg，每日 1 次，口服；吡嗪酰胺 1500mg，每日 3 次，口服。

之后 10 个月异烟肼 600mg，每日 1 次，口服；乙胺丁醇 750mg，每日 1 次，口服。

说　明

① 近年提倡抗结核药全日量在早饭前或晚饭后 1 小时 1 次顿服，口服异烟肼时应给予维生素 B_6，预防该药导致的周围神经病。用链霉素治疗时应该每月进行听力检查，出现前庭毒性症状时立即停药。治疗期间应监测肝酶水平，因为利福平、异烟肼、吡嗪酰胺都有肝毒性，但即使肝酶水平升高，只要患者无肝脏受损的临床表现，仍应继续坚持治疗。

② 病原体对抗结核药物敏感者，如出现以下情况时应同时给予皮质激素治疗，一般选用氢化可的松 0.1g 加入生理盐水 500ml 中，每日 1

次，静脉滴注。

a.颅压升高，合并脑积水、血管炎或蛛网膜炎；b.脑脊液中蛋白浓度极高，有可能形成凝块造成椎管堵塞、结核球伴周围水肿、视觉损伤；c.肾上腺功能不全的替代治疗；d.患者严重虚弱。

三、化脓性脑膜炎

多由肺炎双球菌、流感嗜血杆菌引起，其他尚有金黄色葡萄球菌、大肠杆菌等。

诊断要点

① 起病急，有急性感染史。

② 高热 39～40℃，伴头痛、颅内压增高、脑膜刺激征、视力减退、眼球运动障碍、听力下降等。

③ 血白细胞升高。

④ 脑脊液压力升高，外观浑浊，IgM 明显升高，细菌涂片和培养可确定病原菌。

⑤ CT 可见脓肿。

治疗方案

针对病原菌选取足量敏感的抗生素。

预案 1：青霉素每日 $(8～9.6)×10^6$ U 加入生理盐水 250ml 中静脉滴注，每日 1 次，连用 14～21 天。

预案 2：头孢曲松 2g 加入生理盐水 100ml 中，静脉滴注，每日 1 次。必要时加用万古霉素。

说　明

① 有颅内压增高指征时需降颅内压，如 3 天未能进食应下鼻饲管。

② 停药指征：a.体温正常 5 天以上；b.脑膜刺激征消失；c.脑脊液细胞数小于 $30×10^6$ 个/升；d.脑脊液蛋白定量小于 0.6g/L；e.脑脊液培养阴性。

四、隐球菌性脑膜炎

隐球菌存在于某些鸟粪和土壤中，是一种条件致病菌，原有慢性疾病者或大量应用免疫抑制剂者容易感染。

诊断要点

① 有上述好发条件，或有鸽等鸟类接触史。

② 合并感染中毒症状、脑膜刺激征、颅内压增高征、眼底水肿、视力减退、精神淡漠、嗜睡、烦躁等脑损害症状。

③ 脑脊液压力可高达 3.9kPa（400mmH$_2$O），蛋白升高，糖和氯化物降低，脑脊液涂片和培养发现隐球菌为确诊依据。

④ CT 和 MRI 可见脑水肿、脑室扩大。

治疗方案

预案 1：两性霉素 B 静脉滴注。开始每日 1mg 加入 5％葡萄糖液 500ml 中缓慢静脉滴注，一般不少于 6 小时；以后逐日增加 5mg，争取在两周内达到每日 25～35mg 的有效剂量。疗程 3～6 个月，总剂量达 3.0～4.0g，在静脉滴注前给予地塞米松 2～5mg 以减轻副作用。

预案 2：两性霉素 B 鞘内注射。常规腰穿采液 2～4ml 后，首次将两性霉素 B 0.05～0.1mg 溶于 1～2ml 注射用水中，加入地塞米松 2～4mg，缓慢注入。注射过程中回抽 5～6 次 3～5ml 脑脊液进行稀释。以后逐渐增加药量至每次 0.5～0.7mg，3 次脑脊液培养阴性者可停止鞘内注射。

预案 3：5-氟胞嘧啶 5g，分 3～4 次口服，或分 2～3 次静脉滴注。与两性霉素 B 联合应用可提高疗效。

预案 4：氟康唑 200mg 加入 5％葡萄糖溶液 250ml 缓慢静脉滴注，每日 2 次，脑脊液培养转阴后继续治疗 8～10 周。不宜与两性霉素 B 合用。

说　明

① 两性霉素 B 要避光静脉滴注，副作用较重，常见为发热、畏寒、恶心、呕吐、局部静脉炎、肾毒性、低钾、贫血等，基本可逆。症状严重者，可给予相应对症药物。

② 颅内压较高者可给予降颅压治疗或开瓣减压术以防止脑疝。

五、脑囊虫病

脑囊虫病由囊虫的幼虫入脑引起，大多播散于大脑皮质、白质，亦可见于脑膜脑室。

诊断要点

① 有食用不熟猪肉史。

② 有消化道症状，皮下囊虫结节，癫痫发作，颅内压增高，脑膜刺激征及精神症状。

③ 血常规见嗜酸性粒细胞增多。

④ 大便可见虫卵或虫节。

⑤ X 线片可见腓肠肌里的囊虫钙化点。

⑥ 脑脊液细胞与蛋白轻度升高，少数糖降低。

⑦ CT 见低密度或等密度的病灶可帮助诊断。

治疗方案

预案 1：丙硫咪唑 $20mg/(kg \cdot d)$，分 2 次口服，10 天为一个疗程，休息 $10\sim15$ 天服第 2 疗程，通常 $3\sim5$ 疗程，总有效率 $93\%\sim100\%$。

预案 2：吡喹酮 $10mg/(kg \cdot d)$，口服，每日 3 次，囊虫数量少时连服 $4\sim6$ 天，为一个疗程；囊虫数量多，病情重者，采用小剂量长疗程为宜。即总剂量 $180mg/kg$，分 9 天服，每日 3 次，1 个疗程不愈者，间隔 $2\sim3$ 个月再服 1 个疗程，总有效率 $80\%\sim100\%$。

预案 3：甲苯咪唑 $300mg/(kg \cdot d)$，分 3 次口服，60 天为一个疗程。共服用 $2\sim3$ 个疗程，但该药可导致睾丸萎缩、畸胎、粒细胞减少。

说　明

① 吡喹酮治疗偶见心电图异常，患者最好住院治疗。

② 吡喹酮使囊泡肿胀，囊壁通透性增加，释放出囊液致发热、颅压增高、癫痫发作及精神异常等治疗反应，因此治疗前颅内压增高明显时应使用地塞米松与甘露醇。癫痫发作频繁时应给予抗癫痫药物控制症状。

第五节　锥体外系疾病

一、帕金森病

帕金森病是由黑质多巴胺神经元变性，导致输入纹状体内的多巴胺含量明显减少，乙酸胆碱兴奋性相对增加，从而出现症状。

诊断要点

① 中年以上发病多见。缓慢起病，进行性发病。

② 至少具备 4 个震颤麻痹典型症状、体征（静止性震颤、肌强直、运动减少或缓慢及姿势、步态异常）中的两个。

③ 无不支持震颤麻痹的症状，如小脑征、锥体束征、不自主运动等。

④ 脑脊液和尿中的高香草酸减少。

⑤ 无有效检测手段。

治疗方案

预案1：盐酸苯海索（安坦）1～2mg，口服，每日3次。

预案2：金刚烷胺0.1g，口服，每日2次。

预案3：盐酸普拉克索（森福罗）第一周0.125mg，口服，每日3次；第二周0.25mg，口服，每日3次；第三周0.5mg，口服，每日3次；如需加量，可每周加0.75mg，最大剂量4.5mg/d。需停用时，每日减少0.75mg，直至0.75g/d后，每日减少0.375mg。

预案4：左旋多巴（美多芭，息宁），初始剂量250～500mg/d，分2～3次口服，以后每3～5日增加250～500mg，直至疗效显著而副作用轻为止。

预案5：吡贝地尔（泰舒达），作为单药用150～250mg/d，分3～5次服用；作为左旋多巴治疗的补充时，1～3片/天（每250mg左旋多巴需50mg吡贝地尔），剂量每3天增加1片。

预案6：司来吉兰2.5～5mg，口服，每日2次或雷沙吉兰1mg，口服，每日1次，早晨服用。

预案7：恩他卡朋100～200mg，口服，每日3～4次，与复方左旋多巴同服。

说　明

① 盐酸苯海索在青光眼和前列腺增生者中禁用。

② 金刚烷胺在癫痫患者中慎用，哺乳期妇女禁用。

③ 左旋多巴在青光眼、前列腺增生和精神分裂症患者中禁用。

④ 盐酸普拉克索避免与抗精神病药同时应用。

⑤ 吡贝地尔在心肌梗死急性期禁用。

⑥ 恩他卡朋与复方左旋多巴合用可减少后者剂量，但单用无效。

二、小舞蹈病

小舞蹈病是由于风湿热及其他感染性疾病等引起的纹状体、黑质及大脑等处的动脉炎和可逆性神经细胞变性改变所致。

诊断要点

① 多在 5～15 岁发病，急性或亚急性起病。

② 颜面及四肢为主的舞蹈样不自主动作。肌张力低下，共济运动失调，肢体无力。情绪改变。风湿病征。

③ 经糖皮质激素、抗感染、镇静和抗多动药物治疗后，短期内症状可得到控制。

④ 红细胞沉降率增加，抗 O 增高，血清 C 反应蛋白增高等。

⑤ 头部 CT 可显示尾状核区低密度改变。

⑥ MRI 检查可见尾状核、壳核和苍白球 T_2 加权像高信号。

⑦ PET 显示纹状体呈高代谢性改变。

治疗方案

预案 1：青霉素 $8×10^5 U$，肌内注射，每日 2 次，2 周为一个疗程（风湿病引起者）。同时泼尼松 30～60mg/d，每日 1 次，口服，10～14 天为一个疗程。针对舞蹈样动作可选用氟哌啶醇 1～2mg，每日 3 次，口服。

预案 2：青霉素 $8×10^6 U$ 加入生理盐水 250ml 中静脉滴注，每日 1 次。地塞米松 15mg 加入 0.9％ 生理盐水 250ml 中静脉滴注，每日 1 次。氯丙嗪 12.5～25mg，每日 3 次，口服。

预案 3：乙酰水杨酸 4～6g/d，分 4～6 次服用，症状控制后减半。

地西泮 5mg，每日 2～3 次，口服。

预案 4：乙酰水杨酸 4～6g/d，分 4 次服用，症状控制后减半（风湿症状明显者）。

盐酸硫必利 50mg，每日 2～3 次，口服。

说　　明

注意风湿热的心脏合并症的治疗。

三、肝豆状核变性

肝豆状核变性是由于常染色体隐性遗传的铜代谢障碍导致先天性铜蓝蛋白合成减低，铜与血中的蛋白结合增加，沉积于全身脏器，从而引起全身性病变的家族性疾病。

诊断要点

① 以肌强直、肢体动作笨拙、粗大震颤、共济失调、语言不清和

吞咽困难为主征，并伴有精神症状。

②肝脏病变的症状，如肝炎、肝硬化和门静脉高压等表现。

③一般有阳性家族史。

④角膜 K-F 环。

⑤血清总铜量降低，血清铜蓝蛋白减少或铜氧化酶活力降低，肝铜含量增加，24 小时尿铜排泄量增加。

治疗方案

预案 1：首选 D-青霉胺，成人 1.0～1.5g/d，分 3～4 次口服，最大剂量 2.0g/d，儿童 20mg/(kg·d)，分 3 次口服。

预案 2：三乙烯-羟化四甲胺 400～800mg，每日 3 次，餐前服用。用于不能耐受 D-青霉胺治疗时。

说　明

患者应限制铜的摄入，采用低铜饮食，如精白米面、牛奶、瘦肉等，避免食用含铜多的食物，如豌豆、蚕豆、玉米、动物肝脏等。

第六节　脑部发作性疾病

一、癫痫

癫痫是由于脑部兴奋性过高的神经元突然过多地重复放电引起的脑功能突然、短暂异常。

诊断要点

①慢性病程，具反复发作。

②发作持续时间短暂，多自然停止；发作不分场合，随时发作。

③症状性（即继发性）癫痫常有原发病的症状和体征。抗癫痫药物治疗有效。

④脑电图有癫痫波异常表现。

治疗方案

预案 1：适合于肌阵挛发作、特发性普遍性强直-阵挛性发作、良性儿童期癫痫、Lennox-Gastaut 综合征（LGS）。

丙戊酸钠，成人 600～1800mg/d，儿童 20～40mg/(kg·d)，小剂

量开始口服。

预案 2：适合于单纯部分性发作、继发性全面强直阵挛性发作、复杂部分性发作、良性儿童期癫痫。

卡马西平，第一周 5～7.5mg/(kg·d)；逐渐增量，到第 3～4 周可加至 20mg/(kg·d)；成人维持量 600～800mg/d，儿童 20～30mg/(kg·d)。

预案 3：适合于特发性失神发作。

乙琥胺，小儿从 250mg/d 始逐渐增加；成人常用量 0.3～0.6g，口服，每日 3 次，从 1/3 量开始，逐渐增加。

说　明

① 发作时让患者平卧，防止跌伤，头转向一侧以利于分泌物流出。

② 解开衣服及腰带，用压舌板或手帕塞入齿间防止咬伤。

③ 抽搐时给患者背后垫软枕，以防发生骨折或脱臼。

④ 癫痫持续发作时，应给予地西泮 10～20mg 静脉注射，随后将地西泮 100mg 加入生理盐水 500ml 中静脉滴注。

二、偏头痛

目前认为偏头痛是由于血小板凝集功能异常和 5-羟色胺含量异常等导致的颅内、外血管舒缩功能异常（障碍）而引起的血管性头痛。常起于青春期，女性居多，多有家族史。

诊断要点

① 表现以发作性、搏动性头痛为主，也可呈胀痛。一侧头痛为主，也可全头痛。

② 有或无视觉性、感觉性、运动性、精神性等先兆或伴随症状，但多数伴有恶心、呕吐等明显的自主神经症状。

③ 间歇性反复发作，起止较突然，间歇期如常人，病程较长。

④ 压迫颈总动脉、颞浅动脉、眶上动脉或短时休息、睡眠可减轻。

⑤ 体检、影像学检查均无异常，并可排除其他器质性疾病。

治疗方案

① 适用于急性发作期

预案 1：麦角胺咖啡因，先口服 1～2 片，半小时后若无效可再服 1～2 片。

预案2：布洛芬（芬必得）0.2g，每日3次，口服。

预案3：地西泮2.5～5mg，每日3次，口服。

预案4：阿司匹林0.3～0.9g，每日3次，口服。

预案5：吲哚美辛25mg，每日3次，口服。

② 适用于频繁发作的偏头痛

预案1：苯噻啶0.5mg，每日3次，口服，6个月为一个疗程，停药3～4周后可用第2个疗程。

预案2：普萘洛尔（心得安）10～20mg，每日4次，口服。持续头痛者可用激素治疗。

③ 适用于间歇期

预案1：苯噻啶0.5mg，每日3次，口服，1周后渐增至每次1mg，每日3次，最大可至6mg/d，连续服用不超过6个月。

预案2：尼莫地平20mg，每日3次，口服。

预案3：可乐定50～150mg，口服，每日2次，从小剂量开始，逐渐增加。

说　明

奶酪、巧克力、红酒、柑橘及含有亚硝酸盐的腌制食品可诱发此病，应尽量避免。

三、丛集性头痛

丛集性头痛是由于神经-血管功能障碍导致的颅内、外血管可逆性扩张引起的反复密集发作的血管性头痛。

诊断要点

符合下述①～③项，发作至少5次者可诊断。

① 如不治疗，发生一侧眼眶、眼眶上部、颞部剧烈疼痛，持续15～180分钟。

② 伴有下述症状之一：同侧球结膜充血、流泪、鼻塞、鼻漏、前额及颜面出汗、瞳孔缩小、眼睑下垂、眼睑水肿。

③ 发作频率可达每天2～8次。

同时符合下述任何一项。

① 根据病史、病理学检查、神经系统检查，排除头部外伤、脑血管障碍、颅内占位性病变、代谢性疾病等器质性疾病。

② 根据病史、病理学检查、神经系统检查，考虑到器质性疾病，但相应的检查结果为阴性。

③ 即使存在器质性疾病，但同此次头痛发作无关。

治疗方案

预案 1：以每分钟 7L 的速度吸入纯氧 10～15 分钟。

预案 2：舒马普坦 6mg，皮下注射。

注意：此法对慢性患者无效。

说　明

上述方法无效时可给予激素治疗，如泼尼松 50mg/d，口服，用 3 天，然后每 3 天减量一次，至维持头痛不再复发。

第七节　阿尔茨海默病

阿尔茨海默病是由于皮质下各核投射到大脑皮质的各个系统的胆碱能、去甲肾上腺素能和 5-羟色胺能投射系统明显异常所致的慢性进行性精神衰退的疾病。

诊断要点

① 至少在学习、注意力、记忆力、定向力中有两种能力发生障碍。

② 至少在认知功能（计算、抽象思维、判断综合能力）中有一种发生障碍。

③ 至少在下列范畴内有一种发生障碍：工作能力、社交能力、与家属和同辈之间的联系能力。

④ 至少有下列人脑功能障碍中的一个指征：CT 示大脑萎缩，异常脑电图等。

⑤ 发病已达半年或半年以上。

⑥ 排除其他神经精神疾病。

治疗方案

预案 1：盐酸多奈哌齐（安理申）10mg，每日 1 次，口服。

预案 2：盐酸美金刚片（易倍申）10mg，每日 2 次，口服。

说　明

① 如有情绪不稳定，应给予精神安定药，出现妄想和幻想的应给

予强安定剂。

② 应尽量维持残存脑功能和生活能力，尽可能使患者多说话和经常地处理自己的日常生活。

第八节　中枢神经系统脱髓鞘疾病

一、多发性硬化

多发性硬化是指由多种致病因素诱发机体免疫应激过度，选择性攻击中枢神经系统白质而引起的炎性脱髓鞘疾病。

诊断要点

① 常出现视神经、脊髓、小脑和脑干损害的表现。以视力障碍最多见，可出现眼肌麻痹、面部感觉减退、三叉神经痛、面肌痉挛及吞咽困难等。

② 3/4 的患者出现肢体瘫痪，可合并呼吸肌麻痹、排尿功能障碍。

③ 一半患者出现共济失调或笨拙。

④ 缓解与复发加剧交替反复发生，两次间隔超过 1 个月，每次持续 24 小时以上，若呈缓解、复发形式，病程至少在 6 个月以上。

⑤ 排除其他疾病。

⑥ 脑脊液细胞计数一般不超过 50×10^6 个/升，脑脊液中可检测出寡克隆 IgG 带。

⑦ 头颅 CT 多正常，MRI 显示小脑、脑干、脊髓内的脱髓鞘病灶。

⑧ 电生理检查可见视觉、脑干、体感诱发电位异常。

治疗方案

预案 1： 甲泼尼龙 500～1000mg/d 加入生理盐水 500ml 中，每日 1 次，静脉滴注，5～7 天为一个疗程；其后改为泼尼松 60～80mg/d，口服，然后再逐渐减量。

预案 2： 丙种球蛋白 0.4g/kg，静脉滴注，每日 1 次，3～5 天为一个疗程。

预案 3： 血浆置换，每次置换 50ml/kg，每 1～2 周一次，10～20 次为一个疗程，之后口服泼尼松数日。

预案 4： β-干扰素 1a 30μg，每周肌内注射 1 次。

预案5：β-干扰素 1b 50μg，隔日皮下注射1次，维持2年。

预案6：环磷酰胺，每次200mg，总量4000mg，再加上维生素 B_6 100mg，静脉滴注，每日1次，20天为一个疗程。

说　明

① 免疫抑制剂环磷酰胺仅用于肾上腺皮质激素治疗无效的患者。

② 皮质激素不能防止复发，且对进展型多发性硬化疗效不佳，甚至无效。

二、视神经脊髓炎

视神经脊髓炎是一种主要累及视神经和脊髓的炎性脱髓鞘疾病，呈进行性或缓解-复发病程。

诊断要点

① 视神经损害：急性起病，视力下降，眼球胀痛，视乳头水肿，偏盲或象限盲，存在视力损伤。

② 脊髓损害：脊髓完全性横贯性损害，双侧脊髓运动、感觉和自主神经功能严重受损。

③ 脑脊液：压力正常，细胞数轻度异常。

④ 血清 NMO-IgG 阳性。

⑤ MRI 见颈段、胸段或颈胸段同时受累，T_2 加权像示病灶常同时累及3个或3个以上椎体节段。

⑥ 视觉诱发电位异常。

治疗方案

预案1：甲泼尼龙 500～1000mg/d 加入生理盐水 500ml 中，每日1次，静脉滴注5天，其后改为泼尼松 60～80mg/d，口服，然后再逐渐减量，小剂量长期维持。

预案2：硫唑嘌呤 50mg，每日增加 50mg，逐渐增加至 3mg/(kg·d)，同时口服泼尼松 60～80mg/d，待硫唑嘌呤起效时逐渐减量并停用。

预案3：血浆置换，每次置换 50ml/kg，每1～2周一次，10～20次为一个疗程，之后口服泼尼松数日。

预案4：丙种球蛋白每次 0.4g/kg，静脉滴注，每日1次，3～5天为一个疗程。

说　明

硫唑嘌呤和泼尼松联合治疗需要持续监测血常规和肝功能，常规补钙、补钾和使用抗酸剂，同时避免接种活疫苗。

三、急性播散性脑脊髓炎

急性播散性脑脊髓炎是一组发生在某些感染，尤其是出疹性疾病后的中枢系统脱髓鞘疾病，与自身免疫有关。

诊断要点

① 病前有感染性疾病史。

② 常在原发感染后 4～30 天出现神经症状，早期出现脑膜刺激征，若度过急性期，则病情常显著改善或完全恢复。

③ 急性期血象中白细胞轻度增高。

④ 脑脊液压力不变或轻度升高，细胞数正常或以淋巴细胞升高为主。部分患者的脑脊液中可见髓鞘碱性蛋白。

⑤ 影像学常无特异性表现。脑电图常示弥漫性慢活动。

治疗方案

同多发性硬化。

第九节　肌肉疾病

一、重症肌无力

重症肌无力是由于血中抗乙酰胆碱受体抗体对乙酰胆碱受体的封闭，导致神经肌肉接头处乙酰胆碱传递障碍而引起的自身免疫性疾病。大多数合并胸腺异常。

诊断要点

① 缓慢起病，受累的骨骼肌极易疲劳，活动后加重，休息或服用抗胆碱酯酶药物后减轻或暂时好转。

② 症状晨轻暮重。

③ 受累骨骼肌无力的范围不能按神经分布解释，一般无神经系统受损的症状、体征。

④ 疲劳试验、新斯的明试验阳性。

⑤ 重复电刺激出现动作电位递减现象。单纤维肌电图间隔时间延长。

⑥ 血中可检出抗乙酰胆碱受体抗体。

治疗方案

预案 1：溴化吡啶斯的明 60～120mg，口服，每日 3～4 次。

预案 2：甲泼尼龙 1.0g 加入生理盐水 500ml 中静脉滴注。每日 1 次，连用 5 天。随后泼尼松 100mg，口服，每天早晨顿服。症状基本消失后逐渐减量，以后隔日每天早晨顿服泼尼松 40mg，维持 1 年以上。

预案 3：硫唑嘌呤 50～100mg，每日 1 次，长期应用。

说　明

① 出现肌无力危象者应保持呼吸道通畅，必要时做气管切开和人工辅助呼吸。

② 积极防治呼吸道感染，注意生命体征的变化，加强支持疗法。

③ 有胸腺瘤者手术切除。

④ 长期应用激素治疗的患者，应注意溃疡出血、血糖增高、库欣综合征、股骨头坏死、骨质疏松等并发症。

二、周期性麻痹

周期性麻痹是由于钾离子转运失常引起的代谢性疾病，最为多见的是低血钾性周期性麻痹；高血钾性周期性麻痹和正常血钾性周期性麻痹多为少见的遗传代谢性疾病。

诊断要点

① 以往有类似发作史，多在半夜、清晨或午睡醒来时发生。

② 青壮年男性多见，病前可有受凉、饱食、疲劳、酗酒或应用无钾高糖等诱发因素。

③ 表现为急性起病或亚急性起病的四肢对称性迟缓性瘫痪，其特点是下肢重、上肢轻，近端重、远端轻，而且无意识障碍和感觉障碍。

④ 发病后可有血清钾降低和低钾的心电图表现。

治疗方案

预案 1：确诊后立即给予氯化钾 5～15g/d，分 3～4 次口服；

或每小时口服 10％氯化钾液 30ml，直至开始好转，再持续 2 周后，减量和停药。

预案 2：醋氮酰胺 125mg，口服，每日 2～4 次，常用于使用氯化钾难以恢复者，也可用于预防。

预案 3：螺内酯（安体舒通）20～40mg，口服，每日 3 次。

说　明

① 有呼吸肌麻痹的患者应予以辅助呼吸。

② 严重心律失常者应在心电图监护下纠正血钾。

③ 伴有甲状腺功能亢进者应行抗甲状腺功能亢进治疗。

第十节　颅脑肿瘤

颅脑肿瘤包括原发性和继发性两类，可发生于任何年龄，以 20～50 岁年龄组多见。儿童及青少年患者以幕下多见，成年患者 70％位于幕上。临床表现因肿瘤的类型和部位不同而不尽相同，常见为癫痫、偏瘫、头痛、视觉和听觉障碍，以及其他颅内高压的症状和体征。

一、星形胶质细胞瘤

星形胶质细胞瘤为神经上皮肿瘤中最常见的一类，男性发病率稍高。

诊断要点

① 颅内高压症状：头痛、呕吐、视乳头水肿。

② 局灶性神经功能损害：与肿瘤的位置有关。肿瘤位于额叶者可出现精神症状；位于额叶、颞叶、顶叶易出现癫痫发作；位于顶叶感觉中枢可引起对侧肢体感觉障碍；位于额叶运动中枢可引起对侧肢体运动障碍；位于优势大脑半球可有失语症；位于枕叶或颞叶深部可出现视野损害；位于小脑半球可出现患侧肢体协调动作障碍，易向患侧倾倒等。

③ CT 最常见的表现为低密度的脑内病灶，较均匀一致，占位效应不明显，瘤内多无出血灶或坏死灶，瘤周水肿常不明显。

④ MRI：肿瘤在 T_1 加权像中呈低信号，T_2 加权像中呈高信号，一般不强化，少数有瘤周斑点状轻度强化。另有少数星形胶质细胞瘤可表现为囊性或瘤内出血。

治疗方案

治疗以手术为主，放疗为辅。争取做到肿瘤全切，肿瘤范围切除越广，放疗效果越佳，且可减少易引起恶变的肿瘤细胞。

说　明

① 边界不清的实质性星形胶质细胞瘤不能彻底切除，术后易复发，需辅以放疗，5 年生存率大约 30％。

② 分界清楚的囊性肿瘤如能将瘤壁结节完全切除可望获得根治。

③ 肿瘤复发预后不佳，约半数肿瘤复发后恶变，近 1/3 肿瘤复发后演变为多形性胶质母细胞瘤。

④ 复发后肿瘤的快速生长常为死亡原因。

二、少突胶质细胞瘤

诊断要点

① 患者病程较长，平均 4 年。

② 50％～80％的患者以癫痫为首发症状，以癫痫起病的患者一般病程均较长。除癫痫外，患者尚有头痛、精神障碍、肢体无力等表现。

③ 主要的神经系统体征为偏瘫与视乳头水肿。

④ 病程多为渐进性发展，可有突然加重。

⑤ CT 示该病显著特点是钙化。在 CT 上，90％的肿瘤内有高密度钙化区，时常在肿瘤的边缘。非钙化部分为等、低密度影，增强后有时强化。

⑥ 头部 MRI 可示肿瘤区 T_1 加权像为低信号，T_2 加权像为高信号，钙化区有信号缺失现象。瘤周水肿不明显。

治疗方案

手术行肿瘤全切是治疗的首选方案。

说　明

① 如果肿瘤侵犯中线结构或侧脑室壁，常影响手术切除范围。

② 对少突胶质细胞瘤术后放疗、化疗目前尚无统一认识。但对于迅速生长或复发的少突胶质细胞瘤，建议术后放疗或化疗。

③ 近年研究认为少突胶质细胞瘤为化疗敏感性肿瘤。

三、髓母细胞瘤

髓母细胞瘤发病年龄多在 20 岁以内，主要见于儿童（75％），是儿童最常见的后颅窝肿瘤。

诊断要点

① 病程多较短，平均约 8 个月。

② 首发症状为头痛、呕吐、走路不稳。以后可出现复视、共济失调、视力减退。

③ 肿瘤若阻塞第四脑室及导水管下端可导致脑积水。患儿可有头围增大、颅缝裂开等。

④ 查体多有视乳头水肿、眼球震颤、闭目难立、外展神经麻痹等。

⑤ 87％的髓母细胞瘤在头部 CT 上呈均匀一致的高密度影，10％为等密度影，另可为混杂密度，少数有钙化，偶可呈低密度囊性变。病灶边界清楚，多位于小脑蚓部，成人患者可见于小脑半球。

⑥ MRI T_1 加权像中肿瘤均为低信号，T_2 加权像中 67％的肿瘤呈高信号，33％为等信号。瘤周有明显的水肿。增强后肿瘤有均匀强化。少数患者可见肿瘤沿蛛网膜下腔转移。显示小脑叶的边界模糊，增强后呈结节状的脑外强化。多数患者伴有中度至重度脑积水。

治疗方案

手术切除是治疗本病的重要方法。

说　明

① 手术要在不损害脑干血供的前提下尽量全切肿瘤，另外还要打通中脑导水管开口以解除脑积水。

② 由于肿瘤细胞可随脑脊液流动造成蛛网膜下腔种植性转移和脊髓下端及马尾部的种植性转移，因此术后应常规放疗，放疗部位应包括全脑、后颅窝和脊髓。

③ 初发的髓母细胞瘤对放疗敏感。

④ 对不能进行放疗或放疗剂量受限的幼儿髓母细胞瘤患者，化疗也有一定疗效，但疗效不长久。

四、脑膜瘤

诊断要点

① 除具有颅内压高和局灶性神经功能损害等脑瘤的共同表现外，脑膜瘤还具有下列特点。

a. 通常生长缓慢、病程长，一般为 2～4 年。但少数生长迅速、病程短、易复发，特别见于儿童。

b. 肿瘤长得相当大，症状却很轻微，如视乳头水肿，但头痛不剧烈。

c. 多先有刺激症状，如癫痫等，继以麻痹症状，如偏瘫、视野缺损、失语等。

d. 可见于颅内任何部位，但有好发部位及相应症状。如嗅沟脑膜瘤有精神症状、慢性颅内压增高、失嗅、视力障碍。蝶鞍结节脑膜瘤有视力减退、视野缺损、尿崩、眼肌麻痹、脑积水等。蝶骨嵴脑膜瘤可有视野缺损、视力减退、突眼、垂体功能低下、复视、眼球运动障碍、癫痫发作等。镰旁脑膜瘤有对侧肢体运动、感觉障碍。桥小脑角脑膜瘤主要累及面神经、听神经及后组脑神经。斜坡脑膜瘤主要累及三叉神经和听神经。

② CT 见肿瘤呈圆形、分叶状或扁平状，边界清晰。密度均匀呈等密度或偏高密度，少数可见瘤内囊变或坏死。增强后密度均匀增高。瘤内钙化多均匀，但可不规则。局部颅骨可增生或破坏。半数病人瘤周有水肿。

③ MRI 见肿瘤以硬脑膜为基底，T_1 加权像多数为高信号，少数为低信号，T_2 加权像呈低信号至高信号。在肿瘤与脑组织之间可见脑脊液界面。T_2 加权像可清楚显示瘤周水肿。增强均匀，有"硬膜尾征"。

④ PET 检查通过检测肿瘤的葡萄糖代谢率鉴别脑膜瘤良、恶性，判断预后，诊断复发或残存病灶，预测其生物学行为。

治疗方案

脑膜瘤为良性肿瘤，手术切除可治愈。

说　明

① 不同部位的脑膜瘤手术风险不同，应分别对待。对于凸面、嗅沟、矢状窦前 1/3 和一些小脑幕、后颅窝脑膜瘤，力争全切肿瘤是手术

的目的。

② 而对于蝶骨嵴内侧、矢状窦后 1/3、海绵窦内以及斜坡脑膜瘤，有时为减少创伤不行肿瘤全切除，甚至目前仍有一些脑膜瘤，如视神经鞘脑膜瘤，只进行活检或开颅探查。

③ 对于小于 3cm 的肿瘤可行 γ 刀治疗或 X 刀治疗。

④ 栓塞疗法和放射治疗可作为术前的辅助疗法。药物治疗用于复发、不能手术的脑膜瘤。

五、垂体腺瘤

垂体腺瘤是鞍区最常见的肿瘤，约占颅内肿瘤的 10%，成年人多见，男女发病率相等，泌乳素瘤见于女性。

诊断要点

① 神经功能障碍。头痛多不严重，见于生长激素腺瘤和压迫鞍区的垂体腺瘤。肿瘤压迫视交叉可出现典型的双颞侧偏盲。压迫视神经可有视乳头原发性萎缩和视力减退。肿瘤侵入海绵窦压迫其内神经可出现眼睑下垂、眼球运动障碍等。肿瘤侵入第三脑室可产生多饮、多尿等下丘脑症状。肿瘤压迫导水管，可引起梗阻性脑积水。

② 内分泌功能紊乱。催乳素腺瘤患者血催乳素增高，在女性表现为停经、泌乳，在男性表现为毛发稀少、阳萎、不育等。生长激素腺瘤患者血生长激素增高，儿童患者表现为巨人症，成人表现为肢端肥大症；促肾上腺皮质激素腺瘤患者由于血中高皮质醇产生库欣综合征，即脂肪代谢紊乱造成向心性肥胖、满月脸、水牛背，蛋白质代谢紊乱致皮下出现紫纹及面部多血，糖代谢紊乱造成血糖高、多饮、多尿，另外还有电解质紊乱、性功能障碍、高血压、精神症状等；混合性腺瘤分泌多种激素，可有多种内分泌症状。无功能腺瘤不分泌激素，无内分泌症状。

③ 内分泌检查。有功能的腺瘤可查出血中相应的激素增高。

④ 影像学检查。MRI 是目前诊断垂体腺瘤的首要方式，T_1 加权像增强后诊断微腺瘤的准确率可达 90%。肿瘤呈低信号灶，垂体上缘膨隆，垂体柄向健侧移位；瘤内出血可呈高信号灶；大腺瘤可显示肿瘤与视神经、视交叉及周围其他结构如颈内动脉、海绵窦、脑实质等的关系，对选择手术入路有指导价值。

治疗方案

垂体腺瘤的治疗方法有手术治疗、放射治疗及药物治疗。

说　明

① 已有神经功能障碍的大腺瘤应手术切除，以解决压迫症状。经蝶窦入路垂体腺瘤切除术可以取得满意的效果。

② 若肿瘤巨大并已超越鞍隔以上，仍以开颅手术为妥。

③ 促肾上腺皮质激素微腺瘤和生长激素微腺瘤药物治疗效果较差，经蝶窦手术是最佳选择。

④ 泌乳素微腺瘤可选择药物治疗，如溴隐亭可使患者恢复月经，但停药后往往复发，肿瘤将重新生长。

⑤ 对于手术未能全切肿瘤、肿瘤复发、由于各种原因不能承受手术者，可行放射治疗。

六、听神经瘤

听神经瘤是颅内常见的肿瘤之一，约占 8%～10%，好发于中年人，约占后颅窝肿瘤的 40%，占桥小脑角肿瘤的 80%，临床表现为桥小脑角综合征，患侧听神经、面神经、三叉神经受损及小脑症状。

诊断要点

① 患侧神经性耳聋伴耳鸣，同时有前庭功能障碍。

② 同侧三叉神经及面神经受累，表现为同侧面部感觉减退及轻度周围性面瘫。

③ 同侧小脑症状，表现为眼球震颤，闭目难立，步态不稳，同侧肢体共济失调。

④ 肿瘤较大时还可有后组脑神经症状，表现为饮水呛咳、吞咽困难、声音嘶哑等。

⑤ 颅压增高症状。

⑥ X 线片可见内听道扩大，邻近骨质稀松。听力测定示神经性耳聋。

⑦ CT 示桥小脑角区等、低密度占位，均匀强化或不均匀强化。中间可有不规则的低密度区，代表肿瘤的囊变和脂肪变，瘤周可有水肿。CT 骨窗可示内听道扩大和骨质破坏。

⑧ MRI 上，肿瘤在 T_1 加权像上为低、等信号，边界清楚的桥小脑

角区占位病灶，T_2加权像上则为明显的高信号，肿瘤边界可与水肿带混淆。囊变区在T_1加权像上为明显低信号。少数肿瘤可伴发出血，在血肿与囊变交界处可形成液平面。增强后肿瘤实质部分明显强化，囊变部分无强化。

治疗方案

听神经瘤是良性肿瘤，治疗原则首先主要是手术治疗，尽可能安全、彻底地切除肿瘤，避免周围组织的损伤，可获得根治。

说　明

① 手术的关键是保留面神经、听神经和脑干的功能。

② 随着γ刀临床应用的普及，部分小型肿瘤（直径小于2.5cm）和大型听神经瘤术后残留者均使用γ刀治疗，在肿瘤控制和神经功能保留等方面获得满意疗效。由于各种原因不能耐受手术者也可选择γ刀治疗。

七、脑转移瘤

脑转移瘤较常见，发病高峰40～60岁，约占80%，男性稍多于女性，男性多见于肺癌转移，女性多见于泌乳素瘤转移。

诊断要点

包括原发肿瘤症状和脑转移瘤症状，现仅简述脑转移瘤症状。

① 颅内压升高症状。

② 转移灶所在部位引起的局灶性神经症状，常见的有偏瘫、偏身感觉障碍、失语、脑神经麻痹等。

③ 精神症状，见于额叶和脑膜弥漫性转移者。

④ 脑膜刺激征，见于脑膜转移和室管膜转移者。

⑤ 癫痫。

⑥ 全身虚弱、癌性发热、意识障碍等晚期表现。

⑦ CT典型表现为边界清楚、圆形、低密度肿块，增强后有不规则强化。如肿瘤有囊变则中央有低密度区，出血为高密度区。肿瘤周围水肿明显。

⑧ 转移瘤的MRI信号无特异性，多数T_1加权像为低信号，T_2加权像为高信号。肿瘤呈不规则强化，瘤周水肿明显。

⑨ 脑脊液查肿瘤细胞是诊断脑膜转移的重要方法。

⑩ 放射性核素成像在转移瘤部位可见放射核素浓集。

治疗方案

采取以手术和放疗为主的综合治疗。

说　　明

① 在原发肿瘤已得到控制的前提下，以下情况考虑手术。

a. 单发转移瘤位于可手术部位。

b. 位于可手术部位的多发转移瘤，对放疗、化疗不敏感（如黑色素瘤），或病灶太大不适合 γ 刀治疗。

c. 对放疗敏感的多发转移瘤中，有危及生命的较大肿瘤，可先切除较大肿瘤，再做放疗。

d. 伴有危及生命的颅内出血，或伴有脑积水需做分流手术。

② 脑转移瘤术后应做放疗，常用的是全脑放疗。小细胞肺癌、淋巴瘤、乳腺癌转移瘤对放疗敏感。对直径小于 3.5cm 的单发脑转移瘤，单纯 γ 刀治疗的效果与手术加全脑放疗的效果相似。

第十一节　颅脑损伤

一、硬脑膜外血肿

硬脑膜外血肿是位于颅骨内板与硬脑膜之间的血肿，好发于幕上半球凸面，十分常见，约占外伤性颅内血肿的 30%，其中绝大部分属急性血肿，其次为亚急性，慢性较少。

诊断要点

硬脑膜外血肿的临床表现可因出血速度、血肿部位及年龄的差异而有所不同，但从临床特征看，仍有一定规律及共性，即昏迷—清醒—再昏迷。

① 意识障碍。

② 颅内压增高，患者常有头痛、呕吐加剧、躁动不安，出现血压升高、脉压差增大、体温上升、心率及呼吸缓慢等代偿性反应，等到衰竭时，则出现血压下降、脉搏细弱及呼吸抑制。

③ 神经系统阳性体征。

④ CT 检查若发现颅骨内板与脑表面之间有双凸镜形或弓形密度增

高影，可有助于确诊。CT 检查还可明确定位，计算出血量，了解脑室受压、中线结构移位及脑挫裂伤、脑水肿、多个或多种血肿并存等情况。

治疗方案

急性硬脑膜外血肿的治疗，原则上一经诊断即应施行手术，排除血肿以缓解颅内高压，术后根据病情给予适当的非手术治疗。

预案 1：手术治疗。骨窗开颅或骨瓣开颅术及颅骨钻孔引流硬膜外血肿。

预案 2：保守治疗。适用于神志清楚、病情平稳；CT 检查血肿量小于 40ml，中线移位不超过 1.5cm；无意识恶化、视乳头水肿及新病症出现；非中颅窝或后颅窝血肿者。治疗措施应是在严密观察患者临床表现的前提下，采用脱水、激素、止血及活血化瘀药物（如丹参等）治疗，并利用 CT 做动态监护，以策安全。

说　明

急性硬脑膜外血肿无论施行手术与否，均需进行及时、合理的非手术治疗，特别是伴有严重原发性脑损伤和/或继发性脑损害的患者，决不能掉以轻心。

二、急性和亚急性硬脑膜下血肿

急性（3 天内）硬脑膜下血肿发生率最高，占 70%，亚急性（4～21天）约占 5%。两者致伤因素与出血来源基本相同，均好发于额颞顶区。临床病程发展的快慢，则据脑原发损伤的轻重、出血量及个体代偿能力的不同而异。

诊断要点

① 颅内压增高症状。急性者主要表现为意识障碍加深，生命体征变化突出，同时，较早出现小脑幕切迹疝的征象；亚急性者则往往表现为头痛、呕吐加剧、躁动不安及意识进行性恶化，至脑疝形成时即转入昏迷。

② 局灶性体征。伤后早期可因脑挫裂伤累及某些脑功能区，伤后即有相应的体征，如偏瘫、失语、癫痫等；若是在观察过程中有新体征出现，即伤后早期所没有的或是原有的阳性体征明显加重等，均应考虑继发颅内血肿的可能。

③ 辅助检查主要靠 CT，颅骨内板与脑表面之间出现高密度、等密

度或混合密度的新月形影或半月形影，可有助于确诊，既可了解脑挫裂伤情况，又可明确有无硬脑膜下血肿。

④ 颅骨 X 线平片检查约有半数患者可见骨折，但定位意义没有硬脑膜外血肿重要，只能用作分析损伤机制的参考。

⑤ MRI 不仅能直接显示损伤程度与范围，同时可显示处于 CT 等密度期的血肿，因红细胞溶解后高铁血红蛋白释出，T_1、T_2 加权像均显示高信号，故有其特殊优势。

治疗方案

预案 1：手术治疗

钻孔冲洗引流术。骨窗或骨瓣开颅术。

颞肌下减压或去骨瓣减压术。

预案 2：非手术治疗

适应证为神志清楚、病情稳定、生命体征基本正常，症状逐渐减轻；无局限性脑压迫致神经功能受损表现；CT 示脑室、脑池无明显受压，血肿在 40ml 以下，中线移位不超过 10mm；颅内压监护压力在 4.0kPa（30mmHg）以下。

说　明

① 急性和亚急性硬脑膜下血肿无论手术与否，均需进行及时、合理的非手术治疗，特别是急性血肿术后，尤为重要。

② 虽有个别急性硬脑膜下血肿可以自动消散，但为数甚少，不可存侥幸心理，事实上仅有少数亚急性硬脑膜下血肿病人，如果原发脑损伤较轻，病情发展迟缓，方可采用非手术治疗。

三、慢性硬脑膜下血肿

慢性硬脑膜下血肿系头外伤后 3 周以上开始出现症状，血肿位于硬脑膜与蛛网膜之间，具有包膜，好发于小儿及老年人，占颅内血肿的 10%，为硬脑膜下血肿的 25%，其中双侧血肿的发生率高达 14.8%。本病头外伤轻微，起病隐袭，临床表现无明显特征，容易误诊。从受伤到发病的时间，一般在 1～3 个月，文献中报道有长达 34 年之久者。

诊断要点

① 慢性颅内压增高，神经功能障碍及精神症状。多数患者有头痛、

乏力、智力下降、轻偏瘫及眼底水肿，偶有癫痫或卒中样发作。

② 老年人则以痴呆、精神异常和锥体束征阳性为多，易与颅内肿瘤或正常颅内压脑积水相混淆。

③ 小儿常有嗜睡、头颅增大、顶骨膨隆、囟门凸出、抽搐、痉挛及视网膜出血等特点，酷似脑积水。

④ CT 检查如发现颅骨内板下低密度的新月形、半月形或双凸镜形影像，可有助于确诊。少数也可呈现高密度、等密度或混杂密度，与血肿腔内的凝血机制和病程有关，还可见到脑萎缩以及包膜增厚与钙化等。

治疗方案

一旦出现颅内压增高症状，即应施行手术治疗，而且首选的方法是钻孔引流，疗效堪称满意，如无其他并发症，预后多较良好。

预案 1：钻孔或锥孔冲洗引流术。

预案 2：前囟侧角硬脑膜下穿刺术。

预案 3：骨瓣开颅慢性硬脑膜下血肿清除术。

说　明

① 无论是钻孔冲洗引流还是开颅手术切除，都有血肿复发的问题，需注意防范。术后宜采用头低位，卧向患侧，多饮水，不用强力脱水剂，必要时适当补充低渗液体。

② 对包膜坚厚或有钙化者应施行开颅术予以切除；血肿腔内有固态凝血块或有新鲜出血时，应采用骨瓣或骨窗开颅，彻底清除。

③ 术后引流管高位排气，低位排液，均外接封闭式引流袋（瓶），同时经腰穿或脑室注入生理盐水。

④ 术后残腔积液、积气的吸收和脑组织膨起需 10～20 天，故应作动态 CT 观察，如果临床症状明显好转，即使硬脑膜下仍有积液，亦不必急于再次手术。

（陈会生　李晓秋　王　双）

第二章　循环系统疾病

第一节　心力衰竭

　　心力衰竭（心衰）是各种心脏病导致心功能不全的一种综合征，绝大多数情况下是指心肌收缩力下降使心排血量不能满足机体代谢的需要，器官、组织血液灌注不足，同时出现肺循环和/或体循环淤血的表现。少数情况下心肌收缩力尚可使心排血量维持正常，但由于异常增高的左心室充盈压，使肺静脉回流受阻，而导致肺循环淤血，称之为舒张性心力衰竭。本节主要讨论收缩性心力衰竭。

一、慢性心力衰竭

诊断要点

　　① 有基础心脏病病史、症状及体征。根据病史及体格检查，提供各种心脏病的病因线索，如冠心病、高血压病、心脏瓣膜病、心肌病和先天性心脏病。根据临床症状及体征判断左心衰竭、右心衰竭或全心衰竭。

　　② 左心衰竭可有程度不同的呼吸困难，如劳力性呼吸困难、端坐呼吸困难、急性肺水肿。肺部听诊可闻及湿啰音。

　　③ 右心衰竭可有胃肠道及肝淤血，引起腹胀、食欲不振、恶心、呕吐。查体可有双下肢水肿、颈静脉充盈或怒张、肝颈静脉征阳性、肝脏肿大、腹水等体征。

　　④ 左心室增大、左心室收缩末期容量增加及左心室射血分数（LVEF）≤40%，通过二维超声心动图及多普勒超声检查可诊断心包、心肌或心脏瓣膜疾病。定量或定性观察房室内径、室壁厚度、室壁运动，心包、瓣膜及血管结构，瓣膜狭窄、关闭不全程度，测量左室舒张末期容量（LVEDV）和收缩末期容量（LVESV）并计算 LVEF。

　　⑤ 心功能不全的程度判断（NYHA 心功能分级）

　　Ⅰ级：日常活动无心力衰竭症状。

　　Ⅱ级：日常活动出现心力衰竭症状（呼吸困难、乏力）。

Ⅲ级：低于日常活动量即出现心力衰竭症状。

Ⅳ级：在休息时出现心力衰竭症状。

心力衰竭患者的 LVEF 与心功能分级症状并非完全一致。

治疗方案

预案 1：利尿剂

氢氯噻嗪 25mg，每周 2 次或隔日 1 次（轻度心衰）口服，不用加钾盐；或者 75～100mg/d，分 2～3 次服用（重度心衰），同时补充钾盐。

袢利尿剂：呋塞米（速尿）20～100mg，每日 2 次，口服，效果不佳可静脉注射 100mg，每日 2 次。

保钾利尿剂：螺内酯（安体舒通）20mg，每日 1～2 次，口服。

选择性血管加压素 V_2 受体拮抗剂：托伐普坦 15mg，每日 1 次，口服。适用于伴低钠血症的水钠潴留。

预案 2：血管紧张素转换酶抑制剂（ACEI）

卡托普利 12.5～25mg，每日 3 次，口服；或

苯那普利 5～10mg，每日 1 次，口服；

依那普利、培哚普利、赖诺普利均可使用。

预案 3：洋地黄类正性肌力药物

地高辛 0.25mg，每日 1 次，口服；70 岁以上老年人 0.125mg，每日 1 次，口服。或

毛花苷 C（西地兰）0.2～0.4mg，稀释后静脉注射，24h 总量 0.8～1.2mg。或

毒毛花苷 K 0.25mg，静脉注射，24h 总量 0.5～0.75mg。

预案 4：非洋地黄类正性肌力药物

肾上腺素能受体兴奋剂：多巴酚丁胺静脉滴注 2～5μg/(kg·min)。

磷酸二酯酶抑制剂：米力农 50μg/kg，稀释后静脉注射，继以 0.375～0.75μg/(kg·min) 静脉滴注维持，每日最大剂量不超过 1.13mg/kg。

钙离子增敏剂：左西孟旦 12μg/kg 静脉注射，静脉注射时间＞10min，后以 0.075pg/(kg·min) 泵入持续 24h。

预案 5：β受体阻滞剂的应用

美托洛尔 12.5mg/d，或比索洛尔 1.25mg/d；或

卡维地洛 3.125mg，每日 2 次，起始量应用，口服，每 2～4 周剂量加倍。

预案 6：其他药物

醛固酮拮抗剂：螺内酯 20mg，每日 1～2 次。

血管紧张素 Ⅱ 受体拮抗剂（ARB）：缬沙坦 80～160mg，每日 1～2 次。

抗凝、抗血小板治疗：适用于心衰伴房颤者，口服华法林，并调整剂量使国际标准化比值保持在 2～3。

说　明

① 治疗方案的选择。

NYHA 心功能 Ⅰ 级：控制危险因素；ACEI。

NYHA 心功能 Ⅱ 级：ACEI；利尿剂；β 受体阻滞剂；用或不用洋地黄制剂（如地高辛）。

NYHA 心功能 Ⅲ 级：ACEI；利尿剂；β 受体阻滞剂；洋地黄制剂（如地高辛）。

NYHA 心功能 Ⅳ 级：ACEI；利尿剂；洋地黄制剂（如地高辛）；醛固酮受体拮抗剂；病情稳定者，谨慎应用 β 受体阻滞剂。

② 应用利尿剂的注意事项。

a. 所有心力衰竭患者，有体液潴留的证据或原先有过体液潴留者，均应给予利尿剂。NYHA 心功能 Ⅰ 级患者不应用利尿剂。

b. 电解质紊乱是长期应用利尿剂最容易出现的副作用，特别是高血钾或低血钾均可导致严重后果，应注意监测。

c. 血管紧张素转换酶抑制剂有较强的保钾作用，与不同类型利尿剂合用时应注意监测血钾。

d. 应用利尿剂后，心力衰竭症状得到控制，一般应与 ACEI 和 β 受体阻滞剂联合应用。

e. 氢氯噻嗪适用于轻度体液潴留、肾功能正常的心力衰竭患者。如有显著体液潴留，特别当有肾功能损害时，宜选用袢利尿剂（如呋塞米）。

f. 利尿剂通常从小剂量开始（氢氯噻嗪 25mg/d，呋塞米 20mg/d 逐渐加量）。氢氯噻嗪 100mg/d 已达到最大效应，呋塞米剂量不受限。

g. 一旦病情控制（肺部湿啰音消失、水肿消退、体重稳定），即可以最小有效量长期维持，一般需无限期使用。使用期间应根据体液潴留情况随时调整剂量。

h. 每日体重的变化是监测利尿剂效果和调整利尿剂剂量最可靠的

指标。

i. 利尿剂用量不当有可能改变其他治疗心力衰竭药物的疗效和不良反应。如利尿剂用量不足致体液潴留可减弱 ACEI 的疗效和增加 β 受体阻滞剂治疗的危险。反之，剂量过大引起血容量减少，可增加 ACEI 和血管扩张剂的低血压反应及 ACEI 和血管紧张素 II 受体阻滞剂引起肾功能不全的危险。

j. 在应用利尿剂过程中，如出现低血压和氮质血症而患者已无体液潴留，则可能是利尿过量，体液容量减少所致，应减少利尿剂剂量。如患者有体液潴留，则低血压和氮质血症可能是心力衰竭恶化，终末器官灌注不足的表现，应继续利尿并短期使用能增加肾灌注的药物（如多巴胺和多巴酚丁胺）。

③ 应用 ACEI 治疗心力衰竭时注意事项。

a. 全部收缩性心力衰竭患者必须应用 ACEI，包括无症状性心力衰竭，LVEF<45％者，除非有禁忌证或不能耐受者。

b. ACEI 禁忌证或须慎用情况：无尿性肾功能衰竭，妊娠、哺乳期妇女及对 ACEI 药物过敏者，双侧肾动脉狭窄，肌酐（Cr）>225nmol/L，K^+>5.5mmol/L 及低血压。

c. 不能耐受 ACEI 引起的干咳者可改用血管紧张素 II 受体阻滞剂。

d. 必须告知患者：疗效在数周或数月后才出现，即使症状未见改善，仍可降低疾病进展的危险。不良反应可能早期发生，不妨碍长期应用。

e. ACEI 无限期，终身应用。

f. ACEI 的剂量：必须从极小剂量开始。如能耐受则每隔 3～7 天剂量加倍。剂量及过程需个体化，起始治疗前需注意利尿剂已维持在最合适剂量。起始治疗后 1～2 周内应监测肾功能和血钾，以后定期复查。ACEI 的目标剂量或最大耐受量不根据患者治疗反应来决定，只要患者能耐受，可一直增加到最大耐受量，一旦达到最大耐受量后，即可长期维持应用。

④ 洋地黄在心衰治疗中的注意事项。

a. 地高辛应用的目的在于改善收缩性心力衰竭患者的临床症状，应与利尿剂、某种 ACEI 和 β 受体阻滞剂联合应用。地高辛可用于伴有快速心室率的心房颤动患者，尽管 β 受体阻滞剂可能对运动时心室率增加控制更为有效。

b. 地高辛没有明显降低心力衰竭患者死亡率的作用，因而不主张早期应用。不推荐应用于 NYHA 心功能Ⅰ级患者。

　　c. 地高辛常用剂量 0.25mg/d。70 岁以上，肾功能减退患者宜用 0.125mg，每日 1 次或隔日 1 次。

　　⑤ 非洋地黄类正性肌力药物治疗心衰的注意事项。

　　a. 不主张对慢性心力衰竭患者长期、间歇静脉滴注此类药物，此类药物仅限于重症心衰时短期应用 3~5 天。

　　b. 如果用大剂量或更大剂量的多巴酚丁胺 $[5~10\mu g/(kg \cdot min)]$ 则可出现不利于心衰治疗的负性作用。

　　⑥ β 受体阻滞剂治疗心衰的注意事项。

　　a. 由于 β 受体阻滞剂具有负性肌力作用，临床应用仍应慎重，应待心衰情况稳定之后从小剂量开始，逐渐增加剂量，适量长期维持。症状改善常在用药 2~3 个月后才出现，即使症状不改善，亦能防止疾病的进展。

　　b. 所有慢性收缩性心力衰竭，NYHA 心功能Ⅱ、Ⅲ级患者，LVEF< 40%，病情稳定者，均须应用 β 受体阻滞剂，除非有禁忌证或不能耐受。

　　c. β 受体体阻滞剂不能用于"抢救"急性心力衰竭患者，包括难治性心力衰竭需静脉给药者。

　　d. NYHA 心功能Ⅳ级患者，需等病情稳定（4 天内未静脉用药；已无体液潴留并且体重恒定）后，在严密监护下由专科医师指导应用。

　　e. 有明显体液潴留，需大量利尿者，暂时不能应用。

（徐　峰　王　宏　宋　志）

二、急性心力衰竭

　　急性心力衰竭是指由于急性心脏病变引起心排血量显著、急骤降低导致组织器官灌注不足和急性淤血综合征。急性右心衰即急性肺源性心脏病，主要为大块肺梗死引起。临床上急性左心衰较为常见，以肺水肿或心源性休克为主要表现，是严重的急危重症，抢救是否及时合理与预后密切相关。

诊断要点

　　① 突发严重呼吸困难，呼吸频率常达每分钟 30~40 次，强迫坐位、面色灰白、发绀、大汗、烦躁，同时频繁咳嗽，咳粉红色泡沫痰。

　　② 极重者可因脑缺氧而致神志模糊。

③ 发病开始可有一过性血压升高，病情如不缓解，血压可持续下降直至休克。

④ 听诊时两肺满布湿啰音和哮鸣音，心尖部第一心音减弱，频率快。同时有舒张早期第三心音而构成奔马律，肺动脉瓣第二心音亢进。

治疗方案

急性左心衰竭时缺氧和高度呼吸困难是致命威胁，必须尽快缓解。

预案 1：患者取坐位，双腿下垂，以减少静脉回流。

预案 2：立即高流量鼻管给氧，对病情特别严重者应采用面罩呼吸机持续加压给氧。在吸氧的同时使用抗泡沫剂使肺泡内的泡沫消失，增加气体交换面积，一般可用 50% 酒精置于氧气的滤瓶中，随氧气吸入。如患者不能耐受，可降低酒精浓度或间断给予。

预案 3：吗啡 5～10mg 皮下注射或静脉缓脉注射，必要时间隔 15 分钟重复一次，共 2～3 次。

预案 4：呋塞米 20～40mg，静脉注射，4min 内推完，4h 后可重复一次。

预案 5：血管扩张剂。

硝普钠：一般剂量为 12.5～25μg/min，静脉滴注，根据血压调整用量，维持收缩压在 100mmHg 左右；对原有高血压者血压降低幅度（绝对值）以不超过 80mmHg 为度，维持量为 50～100μg/min，最大剂量 300μg/min。硝普钠含有氰化物，用药时间不宜超过 7 天。或

硝酸甘油可先以 10mg/min 开始，然后每 10min 调整一次，每次增加 5～10μg，以血压达到上述水平为度。或

酚妥拉明静脉用药以 0.1mg/min 开始，每 5～10min 调整一次，最大可增至 1.5～2.0mg/min，监测血压同前。

预案 6：洋地黄类药物。

毛花苷 C 静脉给药，最适合用于有心房颤动伴有快速心室率并已知有心室扩大伴左心室收缩功能不全者。首剂可给 0.4～0.8mg（15～20min 缓慢注射），2 小时后可酌情再给药 0.2～0.4mg。对急性心肌梗死，在急性期 24 小时内不宜用洋地黄类药物；二尖瓣狭窄所致肺水肿洋地黄类药物无效。

预案 7：氨茶碱 25mg 加入 5% 葡萄糖溶液中，15～20min 缓慢注射。

第二节 心律失常

心律失常患者的处理原则，首先是正确诊断，并判断其对血流动力学的影响；其次是了解发生的原因与诱因。并非每种心律失常均需使用抗心律失常药物治疗，但某些严重的心律失常可危及生命，必须立即采取紧急救治措施。抗心律失常药物的作用和疗效可因缺氧、电解质紊乱、心功能状态及多种药物联合应用等因素而发生变化，故在治疗心律失常过程中，必须根据患者具体情况，给予相应的综合治疗。

一、窦性心动过速

诊断要点

心电图显示为窦性心律，即 P 波在 Ⅰ 导联、Ⅱ 导联、aVF 导联直立，aVR 导联倒置；PR 间期 0.12~0.20s；频率大于 100 次/分。

治疗方案

预案 阿替洛尔（氨酰心安）12.5~25mg，口服，每日 2 次或每日 3 次；或

美托洛尔 12.5~25mg，口服，每日 2 次或每日 3 次。

说　明

① 窦性心动过速常是继发的，应针对原发病进行治疗。

② 需要减慢过快的心室率时，方用 β 受体阻滞剂。

③ 严重窦性心动过速，心室率达 140~160 次/分时，可用美托洛尔 5mg 静脉注射。

④ 心衰患者的窦性心动过速应用毛花苷 C 0.2~0.4mg 加入 20ml 5％葡萄糖溶液中缓慢静脉注射。

二、窦性心动过缓

诊断要点

心电图显示为窦性心律，即 P 波在 Ⅰ、Ⅱ、aVF 导联直立，aVR 导联倒置；PR 间期 0.12~0.20s；频率小于 60 次/分。

治疗方案

　　预案1：阿托品0.3mg，口服，每日3次或每日4次。

　　预案2：氨茶碱控释剂（舒氟美）0.1～0.2g，口服，每日2次。

　　预案3：麻黄碱12.5～25mg，口服，每日2次或每日3次。

　　预案4：异丙肾上腺素5mg，含服，每3～4小时1次。

说　明

　　窦性心动过缓心率低于50次/分，并有心绞痛甚至晕厥、抽搐时，可用药物治疗，同时应针对病因进行治疗，必要时可安装人工心脏起搏器。

三、房性期前收缩

诊断要点

　　① 心电图示提前发生的P波，与窦性P波形态不同，PR间期正常、QRS波群正常。发生很早的房性期前收缩P波可重叠于前面的T波之上，且其后没有QRS波群。

　　② 房性期前收缩下传的QRS波群通常正常，较早发生的房性期前收缩有时出现宽大畸形的QRS波群，称为室内差异性传导。

治疗方案

　　预案1：维拉帕米（异搏定）40～80mg，口服，每日3次。

　　预案2：缓释维拉帕米120～240mg，口服，每日1次。

说　明

　　① 房性期前收缩一般不需治疗。

　　② 房性期前收缩过多则予治疗，维拉帕米无效时可用普罗帕酮（心律平）0.15～0.2g，每日3次，控制后改为0.1g，每日2次或每日3次维持。

四、房室交界性期前收缩

诊断要点

　　① 提早出现的QRS波群，其形态与窦性的相同或兼有室内差异性传导。

　　② QRS波群前后有时可见逆行性P波，P'-R间期短于0.12s，或

没有 P' 波。其代偿间期可为不完全性或完全性。

治疗方案

治疗与房性期前收缩相同。

五、室性期前收缩

诊断要点

① 心电图示提前发生的 QRS 波群，时限通常超过 0.12s，宽大畸形，ST 段与 T 波的方向与 QRS 主波方向相反。

② 室性期前收缩与之前的窦性搏动之间期恒定。

③ 室性期前收缩具有完全的代偿间歇，其可孤立或规律出现。二联律：每个窦性搏动后跟随一个室性期前收缩。三联律：每两个正常搏动后出现一个室性期前收缩。

治疗方案

预案 1：适用于急性心肌梗死出现频发多源性室性期前收缩，伴有明显的症状等。

5％葡萄糖溶液 20ml
胺碘酮（可达龙）150mg ｜缓慢静脉注射；继之以

5％葡萄糖溶液 500ml
胺碘酮 300mg ｜静脉滴注（1mg/min）。或

5％葡萄糖溶液 20ml
利多卡因 75～100mg ｜静脉注射；继之以

10％葡萄糖溶液 500ml
利多卡因 800～1000mg ｜静脉滴注（1～4mg/min）；

1～2 日后改为美托洛尔 12.5～25mg，口服，每日 2 次。

预案 2：普罗帕酮（心律平）0.1～0.2g，口服，每日 3 次；或美西律（慢心律）0.15～0.2g，口服，每日 3 次。

说　明

① 功能性期前收缩如无症状，不一定需要治疗，如心悸明显，可应用美托洛尔（倍他乐克）25～50mg，口服，每天 2 次。器质性室性期前收缩，如果是发生于急性心肌梗死、严重心衰、心肌病及药物中毒或低钾时，应考虑先静脉给药治疗，再口服维持。一般室性期前收缩则可

口服药治疗。

② 洋地黄中毒引起的室性期前收缩应立即停用洋地黄和利尿剂，静脉滴注钾盐及镁盐；苯妥英钠0.1g，口服，每日3次；或美西律0.15～0.2g，口服，每日3次。

六、阵发性室上性心动过速

诊断要点

① 心电图显示心率160～220次/分，R-R间期规则或基本规则，QRS波群形态和正常窦性心律的QRS波群相同，QRS时间<0.10s。

② 可有ST段压低和T波倒置，P波形态不同于窦性P波，或位于QRS波之后，或与T波重叠，不易辨认。电生理检查可确定心动过速时折返运动的部位。

治疗方案

预案1：10％葡萄糖溶液20ml
　　　　普罗帕酮（心律平）70mg ｜ 缓慢静脉注射

预案2：10％葡萄糖溶液20ml
　　　　维拉帕米（异搏定）5mg ｜ 缓慢静脉注射

说　明

① 如用上述处理后室上性心动过速未终止，维拉帕米或普罗帕酮在15分钟后可重复使用一次。在心电监护下用药较为安全。

② 有器质性心脏病不伴预激综合征，且2周内未用过洋地黄类药物的患者，可用毛花苷C 0.4mg加5％葡萄糖溶液20ml中缓慢静脉注射，心衰患者首选。

③ 室上性心动过速伴低血压可用升压药，如间羟胺5～10mg肌内注射，血压升高后可使迷走神经兴奋而终止心动过速。

④ 以上药物不能控制，可经食道心房调搏超速抑制或体外同步电复律。

⑤ 发作频繁、药物治疗效果欠佳者行心电生理检查，定位后采用射频消融治疗。

七、阵发性室性心动过速

本病大多数发生于严重的器质性心脏病，如心肌梗死、心肌病、心肌炎、低血钾和洋地黄中毒等，故必须紧急处理，控制发作。

诊断要点

① 心电图示 3 个或以上的室性期前收缩连续出现。

② QRS 波群宽大畸形，时限超过 0.12s，ST 段与 T 波的方向与 QRS 主波方向相反。

③ 心室率通常为 100～250 次/分，心律规则，亦可略不规则。

④ 心房独立活动，与 QRS 波群无关，形成房室分离；通常发作突然开始，伴有室性融合波或心室夺获。

治疗方案

预案 1：首选胺碘酮 150mg 加入 5％葡萄糖溶液 20ml 中，缓慢静脉注射，然后静脉滴注维持，前 6 小时静脉滴注速度 1mg/min，以后 0.5mg/min。

预案 2：5％葡萄糖溶液 500ml 中加入普鲁卡因胺 0.5～1.0g，缓慢滴注（每分钟 5～10mg，总量不超过 1～2g）。

预案 3：洋地黄中毒所致者

苯妥英钠 100mg 加入 10％葡萄糖溶液 20ml 中静脉注射，5 分钟注射完。

说　明

① 普鲁卡因胺毒副作用较大，用药时随时注意血压和心电图变化，血压下降可用升压药，心电图 QRS 波群增宽时立即停止注射。

② 药物无效或有血流动力学障碍时应用同步直流电复律，但洋地黄中毒所致者不宜用。

八、心房扑动及心房颤动

慢性心房颤动（房颤）临床上可分为阵发性房颤、持续性房颤和永久性房颤三种类型。房颤绝大多数为器质性心脏病引起，常见于风湿性心脏病（风心病）、冠心病、高血压性心脏病和甲亢性心脏病等。

诊断要点

① 心电图示 P 波消失，代以小而不规则的小颤动波 f 波，频率 350～600 次/分。

② 心室率极不规则；QRS 波群形态通常正常。

治疗方案

预案 1：控制心室率。用于不伴预激综合征，且近 2 周没有用过洋地黄类药物者。

10% 葡萄糖溶液 20ml

毛花苷 C 0.4mg ｜ 缓慢静脉注射

心室率控制在 100 次/分以下后改用

地高辛 0.25mg，口服，每日 1 次，维持；或

应用 β 受体阻滞剂如美托洛尔（倍他乐克）12.5～25mg，口服，每天 2 次，以控制心室率。

预案 2：持续性房颤的复律。

当上述方法使心室率稳定于 70～80 次/分时，停用洋地黄，用胺碘酮或普罗帕酮静脉药物复律或同步直流电复律（伴有血液动力学障碍时）。

胺碘酮（可达龙）0.2g，口服，每日 3 次。

胺碘酮 0.1～0.2g，口服，每日 1 次维持，以防复发，也可用维拉帕米或普罗帕酮维持治疗。

说　明

① 预案 1 说明。

a. 阵发性房颤上述方法常可使其转为窦性心律。不能复律者可改为维拉帕米 40～80mg，每日 3 次或普罗帕酮 0.1～0.15g，每日 3 次，转为窦性心率后以小剂量维持。

b. 用洋地黄不能使心室率减慢者，可加服美托洛尔（美多心安）12.5～25mg，每日 2 次，但应注意心电图变化，如出现房室传导阻滞，则及时减量乃至停药。

② 预案 2 说明。

a. 长期服用胺碘酮尚需要观察甲状腺功能、肺部浸润性病变、角膜色素沉着等严重副作用。

b. 索他洛尔（施泰可）是一种较新的广谱抗心律失常药，兼有 β 受体阻滞剂和延长动作电位时程的双重作用。可用于预防和终止阵发性心房颤动、心房扑动和各种室上性心动过速，能有效维持房颤复律后的窦性心律，对室性期前收缩、室性心动过速等也适用，用法一般为口服 80mg，每日 2 次。

c. 房颤持续 1 年以上，且病因未去除者，左房直径＞45mm，疑为病态窦房结综合征者均不能复律。房颤发作超过 48h，需要复律者应用华法林抗凝治疗 3 周后再复律，复律后华法林再用 4 周。使用华法林时应根据 INR 及活化部分凝血活酶时间（APTT）调整服用剂量。

d. 心房扑动（房扑）常自动转变为心房颤动，持续性心房扑动少见，可静脉注射毛花苷 C 0.4mg 或胺碘酮转复窦性心律，亦可用电转复方法（同"房颤"）。部分房扑和房颤患者可考虑射频治疗。

九、心室颤动及心室扑动

诊断要点

① 心室颤动（室颤）波振幅细小（＜0.2mV），波形、振幅及频率均极不规则，无法辨认 QRS 波群、ST 段与 T 波。

② 心室颤动发作前往往先经历短暂室性心动过速，后者常由舒张晚期发生的室性期前收缩引发。

③ 急性心肌梗死的原发性心室颤动，通常见于舒张早期的室性期前收缩落在 T 波上触发室性心动过速，然后演变为心室颤动。

④ 心室扑动（室扑）呈正弦波形，波幅大而规则，频率 150～300 次/分。

治疗方案

① 心室颤动与心室扑动是临终前的表现，预示患者存活机会微小，应立即行非同步电复律。除颤电极波以导电胶分别置于胸骨右上缘（右锁骨下区）和心尖部，电极与胸壁应紧贴，以双向波 120J 或单向波 300J 能量行非同步直流电放电。

② 除颤后应立即行心电监视，如再发室颤，应再次以双向波 200J 或单向波 360J 能量除颤，如果室颤仍持续，第三次除颤能量为 360J。这三次电除颤应快速续进行，室扑常可自动转为室颤，按室颤处理。

十、房室传导阻滞

诊断要点

① Ⅰ度房室传导阻滞：心电图上的 PR 间期超过 200ms（正常 0.12～0.20s，如心率慢可长至 0.21s）。

② Ⅱ度房室传导阻滞：Ⅱ度房室传导阻滞是指有些心房冲动不能下传到达心室。Mobitz 从心电图上将Ⅱ度房室传导阻滞分为两型，Ⅱ度一型房室阻滞是指 PR 间期逐渐延长直至出现 P 波脱漏；Ⅱ度二型房室阻滞则指 PR 间期不变，突然出现 P 波未下传至心室。

③ Ⅲ度房室分离和传导阻滞：心房、心室活动各自独立、互不相关；心房率快于心室率；心室起搏点通常在阻滞部位稍下，心室率 40～60 次/分，QRS 波群正常，如位于室内传导系统远端，心室率可低于 40 次/分，QRS 波群增宽。

治疗方案

预案 1：阿托品 0.3mg，口服，每日 3 次。

预案 2：异丙肾上腺素 5～10mg，含服，每日 4 次。

预案 3：5% 葡萄糖溶液 500ml ⎫
异丙肾上腺素 0.5～1.0mg ⎭ 静脉滴注

① Ⅰ度和Ⅱ度一型房室传导阻滞无需抗心律失常治疗。

② Ⅱ度二型和Ⅲ度房室传导阻滞伴心室率缓慢者可用药物治疗，见"窦性心动过缓"节。

③ Ⅱ度和Ⅲ度房室传导阻滞症状明显，心率在 40 次/分以下，或发生过阿-斯综合征者用上述方法使心室率维持在 60 次/分左右，无需使心率过快。异丙肾上腺素剂量不宜大，以免产生室性心律失常。

④ Ⅱ度二型和Ⅲ度房室传导阻滞患者，伴有与心率缓慢相关的症状如头昏、乏力、黑矇和晕厥等，应立即安装人工心脏起搏器。

第三节 高血压病

高血压病又称原发性高血压，是指原因尚未完全阐明的高血压，是我国最常见的心血管病，是脑卒中、冠心病的主要危险因素。血压升高与交感神经兴奋性增高、血容量增多、全身小动脉痉挛引起周围动脉阻力增高有关。

诊断要点

目前，我国采用国际上统一的诊断标准和分级（表 2-1）。高血压定义为收缩压≥140mmHg 和/或舒张压≥90mmHg。根据血压升高水平，又进一步将高血压分为 1 级、2 级、3 级。

表 2-1 血压水平的诊断标准和分级

类别	收缩压/mmHg	舒张压/mmHg
正常血压	<120	<80
正常高值	120~139	80~89
高血压:	≥140	≥90
1 级高血压	140~159	90~99
2 级高血压	160~179	100~109
3 级高血压	≥180	≥110
单纯收缩期高血压	≥140	<90

注：1. 当收缩压和舒张压分属于不同级别时以较高的级别为标准。单纯收缩期高血压也可以按照收缩压水平分为 1 级、2 级、3 级。

2. 以上标准适用于任何年龄和性别的成人。儿童则采用不同年龄组血压值的 95％位数，通常低于成人水平。

一、1 级或 2 级高血压

治疗方案

预案 1：卡托普利（巯甲丙脯酸）25~50mg，口服，每日 3 次。

预案 2：美托洛尔（倍他乐克）12.5~25mg，口服，每日 2 次或每日 3 次。

预案 3：非洛地平（波依定）5mg，口服，每日 1 次。

预案 4：吲达帕胺（寿比山）2.5mg，口服，每日 1 次。

说 明

① 对 1 级高血压患者可采用非药物治疗措施 3~6 个月，包括生活有规律、低盐低脂饮食、减肥、戒烟酒、适当运动等，无效后才应用降压药。

② 应根据患者的全身情况，按照用药个体化原则，选用不良反应小、服用方便、价格低廉的降压药物。若 1 级高血压治疗 1~2 个月，2 级高血压治疗 2~4 周后血压未降至正常，则可加用另一种降压药，对 2 级高血压患者可直接用二联降压药，必要时可数种降压药联合使用。

③ 利尿剂适用于高血压伴高血容量、水肿、心衰等，但不适用于糖尿病、痛风、高脂血症患者。吲达帕胺为具有钙拮抗作用的噻嗪类利尿剂，有保护心、肾作用，利尿作用弱，较少引起电解质紊乱，对血脂、血糖无明显影响，适用于老年高血压患者。亦可用氢氯噻嗪（双氢

克尿噻）6.25～12.5mg，口服，每日1次，但要注意低钾。

④ 钙拮抗剂常用的有尼群地平10mg，口服，每日3次。长效钙拮抗剂可选择缓释维拉帕米120～240mg，口服，每日1次；缓释硫氮䓬酮90mg，口服，每日1次；非洛地平缓释片（波依定）5～10mg，口服，每日1次，氨氯地平（络活喜）5～10mg，口服，每日1次；拉西地平（乐息平）4～8mg，口服，每日1次，或硝苯地平控释片（拜新同）30mg，口服，每日1次；钙拮抗剂氨氯地平、硝苯地平等适用于高血压合并冠心病、心绞痛、脑动脉硬化者，但维拉帕米、硫氮䓬酮等钙拮抗剂对于心脏收缩功能不全的患者应慎用。其中硝苯地平不适于心动过速者，维拉帕米、硫氮䓬酮不适于心动过缓、房室传导阻滞者。

⑤ β受体阻滞剂适用于高血压伴冠心病、劳力性心绞痛、心动过速、更年期综合征、甲状腺功能亢进（甲亢）等。但对于哮喘、慢性阻塞性肺疾病、病态窦房结综合征、Ⅱ度以上房室传导阻滞者不适用，糖尿病、高脂血症患者应慎用。常用的还有美托洛尔（倍他乐克）12.5～25mg，口服，每日2次或每日3次。

⑥ 卡托普利属血管紧张素转换酶抑制剂（ACEI），适用于高血压合并心衰及各类原发性和继发性高血压，是目前认为最有前途的药物，但不适用于肾动脉狭窄、高钾血症或严重肾功能损害患者。同类药物还可选用盐酸贝那普利（洛汀新）10～20mg，口服，每日1次；培哚普利（雅施达）4～8mg，口服，每日1次；福辛普利（蒙诺）10～20mg，口服，每日1次；或依那普利（悦宁定）5～10mg，口服，每日2次等。

⑦ 血管紧张素Ⅱ受体拮抗剂是一类较新的降压药物，副作用少。如缬沙坦80～160mg，口服，每日1次；或洛贝沙坦50～100mg，口服，每日1次。

二、3级高血压

治疗方案

预案1： 阿替洛尔（氨酰心安）12.5～25mg，口服，每日2次或每日3次。

尼群地平10～20mg，口服，每日3次。

卡托普利25～50mg，口服，每日3次。

预案2： 氢氯噻嗪12.5～25mg，口服，每日1次。

非洛地平缓释片（波依定）5～10mg，口服，每日 1 次。

盐酸贝那普利（洛汀新）10～20mg，口服，每日 1 次。

说　明

① 对于重度高血压或有严重并发症的高血压，应联合用药，尽快控制血压，一般 2～3 种降压药联用。

② 临床联合应用几种降压药的优点。

a. 药物协同作用可提高疗效。

b. 几种药物共同发挥作用并减少各药的剂量。

c. 减少药物的副作用，或使部分副作用互相抵消。

d. 使血压下降较为平稳。

例如，β 受体阻滞剂与硝吡啶或尼群地平合用，不仅可增强降压作用，提高对冠心病、心绞痛的疗效，前者还可抵消后者加快心率的副作用；钙拮抗剂与血管紧张素转换酶抑制剂联用可加强降压作用，常用于中、重度高血压；三药联用可以采取利尿剂（或 β 受体阻滞剂）、钙拮抗剂及 ACEI 合用；也可用利尿剂、β 受体阻滞剂与钙拮抗剂（硝苯地平、尼群地平等二氢吡啶类）联合；三药联用疗效欠佳的顽固性高血压，可加 α-受体阻滞剂（如哌唑嗪 0.5～ 5mg，口服，每日 3 次）或乌拉地尔（压宁定）缓释胶囊（作用于突触后膜受体并激动中枢 5-羟色胺 IA 受体的降压药）30mg 或 90mg，口服，每日 2 次。

③ 注意各类药物的毒副作用与配伍禁忌。例如，阿替洛尔（氨酰心安）不宜与维拉帕米联用，以免导致严重心动过缓、房室传导阻滞或心肌收缩力降低。药物治疗过程中不要骤然停用某一药物，除非有毒副反应。例如，长期应用 β 受体阻滞剂后不能骤停，否则可出现心动过速等停药综合征。

④ 高血压患者降压治疗一般要求将血压控制在 140/90mmHg 以下。对重度高血压、老年高血压或伴有明显脑动脉硬化者，血压宜先控制在 140～150/90～100mmHg，数周或数月后再进一步下降至 125～135/80～85mmHg，然后改用维持量药物，长期服用，以巩固疗效，不可突然停药，以免血压反跳。

⑤ 除非发生高血压危象、高血压脑病等高血压急症，血压宜逐渐于数日或数周内下降为好，降血压不宜过快过猛，以免发生心、脑、肾缺血，加重它们的损害。在血压控制后，应加用小剂量阿司匹林 50～

100mg，口服，每日1次，预防缺血性脑病发生。

⑥ 高血压合并糖尿病或肾病，血压控制在130/80mmHg，合并大量蛋白尿（1g/24h）者，血压控制在125/75mmHg。

三、高血压急症

诊断要点

① 任何原因引起血压突然或极度增高，可造成心、脑、肾等脏器的严重障碍以至衰竭，威胁生命，都属高血压急症范围。

② 高血压伴有急性脏器功能损害者为高血压急症，需在2h内降低血压25%～30%。

③ 不伴有急性脏器功能损害者为高血压次急症，允许在24h内降低血压至安全范围。

治疗方案

高血压急症患者需用注射药物降压，根据病情选用适当的药物，达到降压目标后改用口服药物；高血压次急症患者常用口服药物降压，亦应视病情合理用药。若不能明确类型时，则应按高血压急症处理。

预案1：5%葡萄糖溶液250ml ｜ 以0.5～6μg/(kg·min)

尼卡地平（佩尔）20～30mg ｜ 静脉滴注或泵入。

预案2：5%葡萄糖溶液250ml ｜ 15～25μg/min起始静脉滴注。

硝普钠50mg

说 明

① 目前迅速降压首选尼卡地平，降压作用发生及消失均迅速，一般宜将血压降至安全范围（160～170/100～110mmHg），但降压不要过低。也可用乌拉地尔（压宁定）2.5～5mg加入5%葡萄糖溶液20ml中缓慢静脉注射；或硝酸甘油25mg加入10%葡萄糖溶液250ml中静脉滴注。

② 血压降至安全范围后，改为口服降压药治疗。但肼屈嗪（肼苯哒嗪）应慎用，因它扩张脑血管，突然增加脑血流量，有促发高血压脑病的危险。

③ 酚妥拉明为嗜铬细胞瘤所致高血压危象的首选药物，可先予以5～10mg静脉注射，有效后静脉滴注维持。

④ 硫酸镁主要适用于妊娠高血压子痫患者的降压。

（徐　峰　王　宏　宋　志）

第四节　冠状动脉粥样硬化性心脏病

冠状动脉粥样硬化性心脏病（冠心病）是指冠状动脉机械性（管腔狭窄或阻塞）或动力性（冠状动脉痉挛）阻塞导致心肌缺血、缺氧或坏死而引起的心脏病，也称缺血性心脏病。我国的冠心病可分为如下几型：隐匿型、心绞痛型、心肌梗死型、缺血性心肌病型、猝死型。

一、心绞痛

心绞痛是在冠状动脉病变的基础上或由于冠状动脉痉挛引起心肌急剧、暂时缺血与缺氧的临床综合征。根据病情稳定程度分为稳定型心绞痛（稳定劳累型心绞痛）和不稳定型心绞痛（包括初发劳累型心绞痛、恶化劳累型心绞痛以及各型自发性心绞痛）。

诊断要点

① 劳累或激动后出现的典型的胸痛症状（一般为胸骨中上段压榨性疼痛或闷痛，可向左肩部放射，持续 3～5min，休息或含服硝酸甘油缓解）；同时有糖尿病、吸烟、老龄等冠心病的危险因素。

② 发作时心电图表现为胸前导联的 ST 段压低（≥ 0.1mV），发作缓解后恢复。有时 T 波倒置，但平常 T 波持续倒置的，发作时可直立。

③ 心电图负荷试验阳性。

④ 除外其他原因引起的心绞痛。

治疗方案

① 发作期治疗。

预案1： 休息或停止原来的活动症状即可消除。

硝酸甘油 0.3～0.6mg，舌下含服，可以在 1～2min 内起作用，90％以上的患者有效。或者硝酸异山梨酯 5～10mg，舌下含服，2～5min 见效，作用可以持续 2～3h。

预案2： 硝酸甘油喷雾剂喷 2～3 下，可每5min 1 次，连续用 3～4 次。

硝酸异山梨酯（消心痛）5～10mg，口服，每日 3 次。

阿替洛尔（氨酰心安）12.5～25mg，口服，每日 2 次。

预案3：

卧床休息；

吸氧；

10%葡萄糖溶液 250ml

硝酸甘油 20mg｜静脉滴注，每日1次；

阿替洛尔（氨酰心安）12.5～25mg，口服，每日1次。

② 缓解期治疗

预案：硝酸异山梨酯（消心痛）5～10mg，口服，每日3次。

美托洛尔 12.5～25mg，口服，每日2次。

阿司匹林 100mg，口服，每日1次。

说　明

① 短效硝酸甘油含片或喷雾剂作为急救药物，应嘱患者随身携带，心绞痛发作时立即使用。

② 为预防心绞痛再次发作，可服用长效硝酸酯类药物，如 5-单硝酸异山梨醇酯 40mg，口服，每日1次。

③ 少数患者对 β 受体阻滞剂如阿替洛尔等较敏感，易导致心率减慢，若心率<55 次/分，则应逐步减量乃至停药，注意首剂效应。

④ 若患者因冠状动脉严重狭窄，心绞痛难以控制时可 β 受体阻滞剂与硫氮䓬酮合用，但老年人可能诱发房室传导阻滞或严重窦性心动过缓，应予注意，并定期复查心电图。

⑤ 注意合用阿司匹林、他汀类调脂药物。

二、心肌梗死

心肌梗死是指冠状动脉血供急剧减少或中断，使相应的心肌严重而持久地缺血而导致心肌坏死，是冠心病的严重类型。

诊断要点

根据胸痛的典型症状、特征性的心电图改变以及特异性的心肌生化指标，诊断即可成立。

（1）对于突然发生的严重心律失常、休克、心力衰竭或者突然出现的严重而持久的胸痛或胸闷，原因不明时应考虑到本病，并且应当按照急性心肌梗死处理，必要时尽快转往上级医院处理。

（2）心电图表现

① ST 段抬高型心肌梗死。

a. 特征性改变：梗死区导联 ST 段弓背向上抬高、出现病理性 Q 波、T 波由高尖到倒置。

b. 动态性改变

Ⅰ. 超急性期：起病数小时内以 T 波的改变为主，出现异常高大的两支不对称的 T 波，伴或不伴有病理性 Q 波或 ST 段抬高。

Ⅱ. 急性期：数小时以后到 2 周时主要表现为 ST 段抬高，弓背向上并与 T 波连接形成单向曲线，并且逐渐出现病理性 Q 波，R 波减低。

Ⅲ. 亚急性期（近期）：2 周以后多数 ST 段回落至等电位线，T 波变为平坦或逐渐倒置加深而后又逐渐变浅，病理性 Q 波存在。

Ⅳ. 慢性期（陈旧期）：ST 段和 T 波不再演变，病理性 Q 波永久性存在，少数患者病理性 Q 波可以消失。

c. 定位改变：ST 段、T 波和病理性 Q 波的改变出现在梗死相关的导联（表 2-2）。

表 2-2 ST 段抬高型心肌梗死的心电图定位诊断

导联	前间壁	广泛前壁	下壁	后壁
V1	+	+		
V2	+	+		
V3	+	+		
V4		+		
V5		+		
V6		±		
V7				+
V8				+
V9				+
aVR				
aVL		±		
aVF			+	
I		±		
Ⅱ			+	
Ⅲ			+	

② 非 ST 段抬高型心肌梗死

a. 不出现病理性 Q 波，无 ST 段抬高，而表现为 ST 段压低≥0.1mV，T 波对称性倒置。

b. ST 段和 T 波的改变持续数日或数周后恢复。

（3）心肌生化标志物

① 血肌红蛋白在心肌梗死后 2～4h 开始上升，12h 达最高峰，24～48h 恢复正常，但特异性差。

② 肌钙蛋白 T（cTnT）或肌钙蛋白 I（cTnI）对急性心肌梗死诊断特异性较好，均在发病 3～4h 以内即升高，持续 14～18 天，对发病早期及就诊较晚患者都有诊断价值。

③ 血清酶：肌酸磷酸激酶同工酶（CK-MB）在 4h 开始升高，16～24h 达最高峰，3～4 天恢复正常。

治疗方案

预案 1：院前处理。

平卧休息，保持安静。

心电图、血压和呼吸监测，密切观察心律、心率、血压和心功能的变化，积极准备转院治疗。

吸氧。

建立静脉通路，保持给药途径通畅。

无禁忌证者立即嚼服肠溶阿司匹林 300mg。

预案 2：解除疼痛。

哌替啶（杜冷丁）50 ～100mg，肌内注射；

吗啡 5～10mg，皮下注射，注意呼吸功能的抑制。

5％葡萄糖盐水 500ml ⎤
硝酸甘油 5～ 10mg　⎬ 立即静脉滴注
10％氯化钾 10ml　　⎦

预案 3：心肌再灌注。

起病 3～6h 再灌注心肌，最多不超过 12h，应使闭塞的冠状动脉再通，使心肌得到再灌注。再灌注的方法主要有两种，药物溶栓和介入治疗。

a. 药物溶栓：发病后 6h 以内进行，目前主要采用尿激酶和 r-tPA 溶栓。溶栓前一定要确定好适应证和禁忌证。

生理盐水 100ml　　⎤
　　　　　　　　　⎬ 立即静脉滴注
尿激酶 $1.5×10^6$ U ⎦

b. 介入治疗：发病后 12h 以内进行，具备进行介入治疗条件的医院可以进行紧急介入治疗。

预案 4：对症治疗，消除心律失常。

发生心室颤动或持续性多形性室性心动过速时，尽快采用非同步或同步直流电复律；药物治疗疗效不满意时也应该及早用电复律。

一旦发现有频发室性期前收缩和室性心动过速时，因立即给予胺碘酮 150mg，静脉注射，继之以 1～3mg/min 的速度静脉滴注维持。如无胺碘酮则使用利多卡因。

缓慢型心律失常（如窦性心动过缓）可给阿托品 0.5～1mg 肌内注射或静脉注射。对于房室传导阻滞伴有血液动力学障碍者应尽快转院到有条件植入人工心脏起搏器的医院进一步治疗。

说　明

① 心肌梗死发病后早期（3 小时内疗效最好，6 小时内次之，12 小时后疗效不满意）用尿激酶进行溶栓治疗，能使血栓溶解，阻塞血管开放，获得早期再灌注，挽救濒死心肌，提高存活率，改善后期心功能。

② 溶栓的禁忌证包括近期有活动性出血，长时间或创伤性心肺复苏术后高血压，血压＞ 180/110mmHg 或有脑卒中，夹层主动脉瘤患者、孕妇等，70 岁以上老人溶栓，尿激酶应减量（可用 1×10^6 U）。

③ 溶栓后 2h 内若患者胸痛明显缓解，ST 段下降＞50%，血清 CK-MB 峰值提前至发病后 14h 内，或出现再灌注心律失常（如室性期前收缩或加速的室性自主心律），表示溶栓治疗有效。6h 后复查 APTT，其值为正常对照的 1.5～2 倍时应给予低分子肝素 0.5ml，皮下注射，每 12h 一次，维持 5～7 天。同时对患者出血倾向进行密切监测。

④ 溶栓后若出现出血等并发症，应立即停用肝素，查明出血部位并采取急救措施。再灌注心律失常一般无需抗心律失常药物，但发生阵发性室性心动过速或室颤时应及时电复律，并予以胺碘酮静脉注射，溶栓必须在心电监护下进行，并作好电复律准备。

第五节　心脏瓣膜病

心脏瓣膜病是由于炎症、黏液样变性、退行性变、先天性畸形、缺血性坏死、创伤等原因引起的单个或多个瓣膜结构（包括瓣叶、瓣环、腱索或乳头肌）的功能异常，导致瓣口狭窄和/或关闭不全为主要临床表现的一组心脏病。

一、二尖瓣狭窄

诊断要点

① 心尖区有隆隆样舒张期杂音伴 X 线或心电图示左心房增大，一般可诊断为二尖瓣狭窄。

② 超声心电图检查可确诊。M 型超声示二尖瓣增厚，城墙样改变，前后叶同向运动。二维超声示舒张期前叶呈圆拱形，后叶活动度减少，交界处粘连融合，瓣叶增厚和瓣口面积缩小。彩色超声可实时观察二尖瓣狭窄的射流。

治疗方案

（1）代偿期

预案 1：预防风湿热复发

有风湿活动的患者应长期甚至终身应用苄星青霉素 1.2×10^6 U，每月肌内注射 1 次。

预案 2：预防感染性心内膜炎。

预案 3：无症状者避免剧烈体力活动，定期（6～12 个月）复查。

（2）失代偿期

预案 1：适当休息，减少体力活动，限制钠盐摄入。

预案 2：口服利尿剂，氢氯噻嗪（双氢克尿塞）25mg，口服，每周2 次或隔日 1 次（轻度心衰），不用加钾盐；或袢利尿剂，呋塞米（速尿）20～100mg，口服，每日 2 次。

预案 3：对于心房颤动和/或有右心衰的患者可应用洋地黄类药物，地高辛 0.25mg，口服，每日 1 次；70 岁以上老年人 0.125mg，口服，每日 1 次。

预案 4：重度二尖瓣狭窄的患者可应用静脉血管扩张剂，宜选用扩张静脉系统、减轻心脏前负荷为主的硝酸酯类药物。硝酸甘油可先以 $10\mu g/min$ 开始静脉滴注，然后每 10min 调整一次，每次增加 5～$10\mu g/min$。

（3）并发症的防治

① 急性肺水肿：处理原则与急性左心衰所致的肺水肿相似。

预案：坐位或半坐位。

高流量吸氧。

皮下注射吗啡 5~10mg。

快速有效利尿，呋塞米 20~40mg，静脉注射。

使用血管扩张剂（如硝酸酯类），硝酸甘油可先以 $10\mu g/min$ 开始静脉滴注，然后每 10min 调整一次，每次增加 5~10μg。

② 大量咯血：取坐位，使用镇静剂，地西泮（安定）10mg，静脉注射。静脉注射利尿剂，呋塞米 20mg。

③ 心房颤动：以满意控制心室率，争取恢复和保持窦性心律，预防血栓栓塞为目的。

a. 急性发作伴快速心室率，如血流动力学稳定，可先静脉注射毛花苷 C 0.2~0.4mg，心室率控制不满意者，可联合静脉使用地尔硫䓬、维拉帕米或 β 受体阻滞剂。如血流动力学不稳定，出现肺水肿、休克、心绞痛或晕厥时，应立即电复律。

b. 慢性心房颤动应先争取介入或手术治疗解决狭窄，对于心房颤动病程小于 1 年，左心房直径＜60mm，无高度或完全性房室传导阻滞和病态窦房结综合征，可行电复律或药物转复。复律之前 3 周和成功复律之后 4 周需服抗凝药物（华法林 2~3mg，开始口服），预防栓塞，保持 INR 在 2.0~3.0。如患者不复律，或复律失败，或复律后不能维持窦性心律且心室率快，则可口服地高辛，每日 0.125~0.25mg。控制静息时心室率 60~70 次/分，日常活动时的心率在 90 次/分左右，如心室率控制不满意，可加用 β 受体阻滞剂，美托洛尔 12.5~50mg/d，口服。如无禁忌，应长期服用华法林。

说　明

当二尖瓣口有效面积＜$1.5cm^2$，伴有症状，尤其症状进行性加重时，应用介入或手术方法扩大瓣口面积，减轻狭窄。根据适应证不同可选择经皮球囊二尖瓣成形术、闭式分离术、直视分离术、人工瓣膜置换术。

二、二尖瓣关闭不全

诊断要点

① 急性二尖瓣关闭不全者，可突然发生呼吸困难，心尖区出现收缩期杂音，且有相关病因存在者，如二尖瓣脱垂、感染性心内膜炎、急性心肌梗死、创伤和人工瓣膜置换术后，通过超声心动图诊断。

② 慢性二尖瓣关闭不全者，有全收缩期吹风样高调杂音，心尖部最响，左心房、左心室增大，超声心动图确诊。脉冲多普勒和彩色多普勒于二尖瓣心房侧和左心房内探及收缩期反流束。

治疗方案

① 急性二尖瓣关闭不全：静脉滴注硝普钠，静脉注射速尿降低心脏前后负荷（见急性心力衰竭），尽可能在床旁用 Swan-Ganz 导管监测血流动力学。外科治疗为根本措施，采取人工瓣膜置换术或修复术。

② 慢性二尖瓣关闭不全：无症状，心功能正常者无需特殊治疗。心房颤动的处理同二尖瓣狭窄，心力衰竭者应限制钠盐摄入，使用利尿剂、血管紧张素转换酶抑制剂、β受体阻滞剂和洋地黄（见慢性心力衰竭）。发现左心房、左心室进行性增大，重度二尖瓣关闭不全，心功能 NYHA Ⅲ级或Ⅳ级考虑手术治疗。

三、主动脉瓣狭窄

诊断要点

① 多无症状。重度狭窄时，患者感疲乏无力；脑缺血时发生眩晕或晕厥；心肌缺血表现为心绞痛。

② 胸骨右缘第二肋间，即主动脉瓣区有粗糙响亮的喷射性收缩期杂音，用手可触及到震颤，杂音沿颈动脉传至颈部。收缩压下降，脉压减小，脉细弱，后期左心室增大。

③ X线检查心影正常或轻度增大。升主动脉根部常呈狭窄后扩张，心电图可有左心室肥厚劳损，超声心动图不仅可诊断主动脉瓣狭窄，而且可测定跨主动脉瓣压力阶差和估计狭窄程度。

预案1：预防感染性心内膜炎。

预案2：无症状的轻度狭窄患者每2年复查一次，中重度狭窄的患者应避免剧烈体力活动，每6～12个月复查一次。

预案3：积极治疗合并的心律失常。

预案4：心绞痛可应用硝酸酯类药物，5-单硝酸异山梨酯 40～60mg，口服。

预案5：心力衰竭者应限制钠盐摄入，小心应用洋地黄类药物和利尿剂，避免应用扩张小动脉的血管扩张剂和β受体阻滞剂。

预案6：严重者可选择人工瓣膜置换术或经皮球囊主动脉瓣成形术。

四、主动脉瓣关闭不全

诊断要点

① 轻度、中度主动脉关闭不全可多年无症状。有的患者感觉心悸、颈部搏动感。心功能不全时有劳力时气急、眩晕或心绞痛。

② 在胸骨左缘第3～4肋间有音调高、响度递减，如叹气样的杂音，发生在舒张期，取坐位并身体前倾时，杂音最清楚。重度主动脉瓣关闭不全时，舒张压降低，并出现水冲脉、毛细血管搏动征。在肘部或腹股沟处听到动脉双期杂音。

③ X线检查示左心室扩大，心影呈靴形。心电图示左心室肥大劳损。超声心动图是诊断主动脉瓣关闭不全及其严重程度的敏感可靠方法。

治疗方案

① 急性主动脉瓣关闭不全。外科治疗（人工瓣膜置换术或主动脉瓣修复术）为根本措施，内科治疗仅作为术前准备措施。

预案1：硝普钠 $12.5\sim25\mu g/min$，静脉滴注，根据血压调整用量，维持收缩压在110mmHg左右；对原有高血压者血压降低幅度（绝对值）以不超过80mmHg为宜，维持量为 $50\sim100\mu g/min$。

预案2：静脉使用利尿剂和正性肌力药物，呋塞米20～40mg，静脉注射。

预案3：血流动力学不稳定者，如严重肺水肿应立即手术。

② 慢性主动脉瓣关闭不全。

预案1：预防感染性心内膜炎。

预案2：梅毒性主动脉炎应予1个疗程青霉素治疗。

预案3：舒张压>90mmHg者应用降压药物。

预案4：无症状的轻度或中度反流者应限制重体力活动，并每1～2年随访一次。

预案5：左室收缩功能不全出现心力衰竭时，应用血管紧张素转换酶抑制剂和利尿剂，必要时加用洋地黄类药物。

预案6：心绞痛可用硝酸酯类药物。

预案7：积极纠正房颤和治疗心律失常。

预案8：如有感染应及早积极控制。

预案9：关闭不全严重，左室进行性增大时应考虑瓣膜置换术。

五、三尖瓣狭窄

诊断要点

① 有疲倦、呼吸困难症状。

② 查体右心房扩大，胸骨左缘第3～5肋间有低调的舒张期隆隆样杂音；颈静脉充盈；肝大，常有腹水和水肿。

③ X线片示右心房极度增大，而肺动脉无明显扩张，肺野清晰。超声心动图见三尖瓣瓣叶增厚，开放受限。彩色多普勒血流显像，可见三尖瓣口，右心室侧高速"火焰型"。

治疗方案

预案1：限制钠盐摄入，应用利尿剂，房颤治疗同二尖瓣狭窄。

预案2：可行瓣膜分离术或人工瓣膜置换术。

六、三尖瓣关闭不全

诊断要点

① 患者可有疲乏、腹胀等右心衰症状，并发症有心房颤动和肺栓塞。

② 体格检查示颈静脉扩张伴明显的收缩期搏动，重度反流时胸骨左下缘有第三心音，吸气时增强，胸骨左下缘或剑突区闻及高调、吹风样和全收缩期杂音，呼气时增强。三尖瓣脱垂可有收缩期喀喇音，可有肝大、腹水、水肿等右心衰竭体征。

③ X线检查示右心房明显增大，右心室、上腔静脉和奇静脉扩大。

④ 心电图示右房增大、不完全右束支传导阻滞、心房颤动常见。

⑤ 超声心动图对三尖瓣关闭不全的病因诊断有帮助，确诊反流和半定量反流程度有赖于脉冲多普勒和彩色多普勒血流显像。

治疗方案

预案1：右心衰者限制钠盐摄入，应用利尿剂、洋地黄类药物和血管扩张剂，控制心房颤动的心室率。

预案2：外科治疗，可行瓣环成形术或人工瓣膜置换术。

七、多瓣膜病

常见多瓣膜病有二尖瓣狭窄伴主动脉瓣关闭不全，二尖瓣狭窄伴主动脉瓣狭窄，主动脉瓣狭窄伴二尖瓣关闭不全，主动脉瓣关闭不全伴二尖瓣关闭不全，二尖瓣狭窄伴三尖瓣和/或肺动脉瓣关闭不全。

治疗方案

内科治疗同单瓣膜损害者，手术治疗为主要措施。

第六节　原发性心肌病

心肌疾病是指除心脏瓣膜病、冠心病、高血压性心脏病、肺源性心脏病、先天性心脏病及甲亢性心脏病以外的以心肌病变为主要表现的一组疾病。其中发病原因不清的称为原发性心肌病，主要包括 5 型：扩张型心肌病、肥厚型心肌病、限制型心肌病、致心律失常型右室心肌病和未定型心肌病。在此只涉及扩张型心肌病和肥厚型心肌病两种主要类型。

一、扩张型心肌病

扩张型心肌病主要特征是单侧或双侧心腔扩大，心肌收缩功能减退；表现为伴或不伴充血性心力衰竭的症状及各种类型心律失常的表现；病死率较高，5 年存活率小于 50 %。病因迄今不清。

诊断要点

缺乏特异性诊断指标，主要根据有充血性心力衰竭、心律失常的症状和体征，超声心动图和 X 线片提示心脏扩大，并除外心脏瓣膜病、冠心病、先天性心脏病等心脏病即可以诊断。

治疗方案

扩张型心肌病目前尚无有针对性的特效治疗，当发展到失代偿期出现心衰时，给予对症治疗。

预案 1：美托洛尔（倍他乐克）6.25～12.5mg，口服，每日 2 次。

预案 2：卡托普利 25mg，口服，每日 3 次。

预案 3：硝酸异山梨酯（消心痛）10mg，口服，每日 3 次。

预案 4：呋塞米（速尿）20～40mg，口服，每日 2～3 次。

预案 5：螺内酯（安体舒通）20～40mg，口服，每日 2～3 次。

预案 6：地高辛 0.25mg，口服，每日 1 次。

预案 7：阿司匹林 0.1mg，口服，每日 1 次。

说 明

① β 受体阻滞剂治疗心衰具有一定疗效，其机制与抗儿茶酚胺保护心肌有关。而且，衰竭的心脏用 β 受体阻滞剂可抑制心肌收缩力，故应在患者心衰症状稳定后开始用药，从小剂量开始，逐渐增加，直到美托洛尔用量达 200mg/d 或患者心率达 60 次/分左右时。

② 血管紧张素转换酶抑制剂可减轻心脏前后负荷，保护心肌，而没有其他血管扩张剂对神经体液调节的不利作用。最近临床实践证明，对于结构和功能受损的心脏，ACEI 可阻止其扩大，延缓心衰发生。

③ 洋地黄类药物对心腔扩大、射血分数低、有舒张期奔马律者有一定疗效。尤其对慢性心衰伴房颤、心室率快者，疗效肯定。急性心衰时，可用速效洋地黄类药物，如毛花苷 C 0.2～0.4mg 加入 10% 葡萄糖溶液 20ml 中缓慢静脉注射。

④ 本病体循环或肺循环栓塞发生率高，应用抗凝、抗血小板药物（如阿司匹林、氯吡格雷或替格瑞罗）对改善病情有益，但有出血等禁忌证时不用。

⑤ 口服药不能控制病情者，常采取静脉用药。例如：硝酸甘油 10～20mg 及多巴胺 20～40mg，加入 10% 葡萄糖溶液 500ml 中静脉滴注。急性心衰或顽固心衰可用硝普钠 25～50mg，加入 5% 葡萄糖溶液 250ml 中静脉滴注，6～8 滴/分（300μg/min）开始，如血压正常而心衰不缓解者可逐渐加快滴速或加大硝普钠浓度，每日 1 次或持续，视病情需要而定。

⑥ 心肌病心衰伴心律失常时，首先针对其诱因如低钾、低镁、心肌缺血、左室功能不全等进行治疗。β 受体阻滞剂兼有抗心律失常及预防猝死的作用。室性心律失常还可用利多卡因或美西律，必要时使用胺碘酮或安装除颤复律起搏器。

⑦ 窦性心律，LVEF<35%，完全性左束支传导阻滞（CLBBB）、左心室舒张末期内径（LVDD）≥55mm，可行心脏再同步化治疗（CRT）。

⑧ 心衰进行性发展，伴重度心腔扩张者，为心脏移植适应证。

⑨ 特异性心肌病中（如缺血性心肌病、酒精性心肌病、围生期心肌病等）以心脏扩大、心功能不全为主要表现者，除病因治疗外（如治疗冠心病），其治疗方法与扩张型心肌病基本相同。

二、肥厚型心肌病

本病的基本病变是心肌非对称性肥厚，心室腔变小，左心室血液充盈受阻，又可分为梗阻型肥厚型心肌病与非梗阻型肥厚型心肌病两种亚型。

诊断要点

① 有劳累后呼吸困难、心前区痛、心悸等症状。

② 心电图表现：左心室肥大、ST-T 改变，常于胸前导联见到巨大倒置的 T 波。V_3、V_5、aVL 导联上有深而不宽的 Q 波，有时在Ⅱ、Ⅲ、aVF、V_1、V_7 导联也可有 Q 波。

③ 超声心动图表现：不对称性室间隔肥厚，室间隔厚度与左室后壁厚度之比大于 1.3∶1；二尖瓣前叶在收缩期前移；左心室腔缩小，流出道狭窄；左心室舒张功能障碍。

④ 注意除外高血压性心脏病、冠心病心绞痛及主动脉瓣狭窄等病变。

治疗方案

无特效治疗，主要是对症治疗充血性心力衰竭和各种心律失常。

预案 1：维拉帕米（异搏定）40～80mg，口服，每日 3 次。

预案 2：阿替洛尔（氨酰心安）12.5～25mg，口服，每日 2 次。

说　　明

① 治疗原则是迟缓心肌治疗，主要应用钙拮抗剂（地尔硫䓬）、β受体阻滞剂（美托洛尔）。

② 对于有明显流出道梗阻的患者可以考虑进行介入治疗，如室间隔化学消融、植入双腔起搏器治疗。

第七节　病毒性心肌炎

病毒感染引起心肌本身的炎症病变，以柯萨奇病毒 A、B 组，孤儿病毒（ECHO）、脊髓灰质炎病毒常见，临床表现轻重不一。常于病毒感染 1～3 周后出现心悸、胸痛、呼吸困难、水肿，甚至阿-斯综合征。体检可见与发热程度不平行的心动过速，各种心律失常，可听到第三心音或杂音，可有颈静脉怒张、肺啰音、肝大等心力衰竭体征。重症可出现心源性休克。

诊断要点

① 上呼吸道感染或腹泻等病毒感染后 3 周出现心脏症状。

② 3 周后出现下列心律失常。

a. 窦性心动过速、房室传导阻滞、窦房阻滞或束支传导阻滞。

b. 多源、成对的室性期前收缩，自主性房性或交界性心动过速，阵发或非阵发性室性心动过速，心房颤动或心室颤动。两个以上导联ST 段呈水平型或下斜型下移大于 0.05mV，或 ST 段异常抬高，或出现异常 Q 波。

③ 血 CK-MB 升高或心肌肌钙蛋白阳性。

④ 病原学诊断依据。

a. 心内膜、心包、心肌或心包穿刺液中分离到病毒、病毒基因片段或病毒蛋白抗原。

b. 特异性病毒抗体阳性。

c. 血中特异 IgM 抗体阳性。

具备上述①、②、③项中的任意两项，排除其他心肌疾病后可临床诊断为急性病毒性心肌炎。同时具备病原学确诊依据之 b、c 项，可确诊为病毒性心肌炎，同时具备病原学确诊依据之任意一项，可从病原学上确诊为病毒性心肌炎。

治疗方案

预案 1：1,6-二磷酸果糖 10g，静脉滴注，每日 1 次。

预案 2：辅酶 Q_{10} 10mg，口服，每日 3 次。

说　明

① 休息极为重要，总休息时间不得少于 6 个月，有心功能不全者须绝对卧床休息。进食富含维生素和蛋白质的食物。

② 并发症治疗。

a. 心源性休克：快速静脉滴注大剂量肾上腺皮质激素或大剂量维生素 C，同时适当应用多巴胺等血管活性药物。

b. 心力衰竭：可用地高辛或毛花苷 C（西地兰），由于心肌炎时对洋地黄敏感，易中毒，一般用常规剂量的 2/3，适当应用利尿剂和血管活性药物。

c. 心律失常：根据出现心律失常的类型对症选用药物。

第八节　急性心包炎

急性心包炎为心包脏层和壁层的急性炎症，可以由细菌、病毒、自身免疫、物理、化学等因素引起。常是某种疾病的一部分或并发症。

诊断要点

① 胸痛和/或呼吸困难症状。

② 心脏查体：望诊心尖搏动减弱或消失；叩诊心影向两侧扩大；听诊心音遥远减弱，部分可以听到心包摩擦音；有颈静脉怒张、下肢水肿甚至肝大、腹水、奇脉等体征。

③ 心电图见 QRS 低电压，ST 段弓背向下抬高，出现于 aVR 导联以外的全部常规导联。

④ X 线片示心影增大，超声心动图见到液性暗区。

治疗方案

预案 1： 卧床休息至发热和胸痛消失。

预案 2： 阿司匹林 0.3～0.5g，口服，每日 3 次。

预案 3： 吲哚美辛（消炎痛）25mg，口服，每日 3 次。

预案 4： 结核性心包积液的治疗。

异烟肼 300mg，口服，每日 1 次。

利福平 450mg，口服，每日 1 次。

乙胺丁醇 750mg，口服，每日 1 次。

说　明

① 本病为自限性疾病（包括病毒性心包炎、心肌梗死后心包炎等），病程 2～6 周，急性期主要对症处理，给予非甾体抗炎药。

② 症状控制后可出院，但应定期复查有无发生渗出性心包炎及缩窄性心包炎。

③ 大量心包积液有心脏压塞症状时，进行心包穿刺放液。必要时行心包-胸膜开窗术。

④ 本病预后较好。偶见少数长期心包积液者，如无症状可不予特殊处理；如出现心包缩窄，需行心包切除术。

⑤ 结核性心包炎抗结核治疗需要 1 年以上，参考"肺结核"治疗。

⑥ 抗结核治疗的同时可用肾上腺皮质激素，一般建议在心包抽液时向心包腔内注入地塞米松 5mg，有利于心包腔内炎症和积液的吸收，疗程 3～4 周。

第九节 感染性心内膜炎

感染性心内膜炎为心脏内膜表面的微生物感染伴赘生物形成，瓣膜为常见受累部位。常见病原体为链球菌和葡萄球菌。临床表现可有发热、贫血，心脏杂音的性质、强度变化或出现新的杂音，心力衰竭出现或加重。于全身尤其指趾处可有微血管炎和微栓塞的表现，可同时伴有脑、心脏、脾、肾、肠系膜等动脉栓塞和肺栓塞表现。

诊断要点

① 有感染性心内膜炎的临床表现，如发热伴有心脏杂音，尤其是主动脉瓣关闭不全杂音，贫血、脾大、白细胞升高，伴或不伴栓塞。

② 血培养病原微生物阳性对本病诊断有重要价值。

治疗方案

① 亚急性感染性心内膜炎。

预案1：青霉素（3.2~4）×10^6U ┃ 静脉滴注，每4~6h一次，
　　　　5%葡萄糖溶液250ml ┃ 用4周以上。或加用

阿米卡星（丁胺卡那）0.2g ┃ 静脉滴注，每日2~3次。
5%葡萄糖溶液250ml

预案2：氨苄西林2g ┃ 静脉滴注，每4h1次。或加用
　　　　5%葡萄糖溶液250ml

阿米卡星（丁胺卡那）0.2g ┃ 静脉滴注，每日2~3次。
5%葡萄糖溶液250ml

② 急性感染性心内膜炎

预案1：萘夫西林2g ┃ 静脉滴注，每4h1次，用4~6周。
　　　　5%葡萄糖溶液250ml ┃ 或加用

阿米卡星（丁胺卡那）0.2g ┃ 静脉滴注，每日2~3次，用3~5天。
5%葡萄糖溶液250ml

预案2：头孢唑啉2g ┃ 静脉滴注，每8h1次，用4~6周。
　　　　5%葡萄糖溶液250ml ┃ 或加用

阿米卡星（丁胺卡那）0.2g ┃ 静脉滴注，每日2~3次，用3~5天。
5%葡萄糖溶液250ml

说　明

① 阿米卡星为氨基糖苷类抗生素，因其肾毒性小和耐药率低有取代庆大霉素的倾向，若没有阿米卡星时可考虑用庆大霉素，每日 $160\sim240mg/d$ 静脉注射，应注意肾毒性和耳毒性。

② 抗生素治疗的用药原则为早期应用、充分用药、静脉用药，病原菌不明时选用广谱抗生素，最好根据细菌培养和药敏试验指导用药。

③ 病情较严重的须手术治疗。

（王　宏　荣　丹　杨忠茜）

第三章　呼吸系统疾病

第一节　急性上呼吸道感染

急性上呼吸道感染是鼻腔、咽或喉部急性炎症的总称。常见病原体为病毒，仅少数由细菌引起。本病患者不分年龄、性别、职业和地区，具有一定的传染性，有时可伴有严重的并发症。

诊断要点

① 各种可导致全身或呼吸道局部防御功能降低的原因，如受凉、淋雨、过度紧张或疲劳等均可诱发本病。

② 上呼吸道症状：咽部干、痒或烧灼感，可有喷嚏、鼻塞、流清水样鼻涕等症状；咽痛，也可出现流泪、听力减退、味觉迟钝、咳嗽、声音嘶哑和呼吸不畅等。全身症状：发热、乏力、全身酸痛、头痛等。

③ 外周血象：病毒性感染时白细胞计数正常或偏低，淋巴细胞比例升高；细菌性感染时，有白细胞总数和中性粒细胞比例增多和核左移现象。

④ 病原学检查：一般情况下不做。必要时可用免疫荧光法、酶联免疫吸附检测法、血清学诊断法或病毒分离等鉴定方法确定病毒的类型；细菌培养和药物敏感试验有助于细菌感染的诊断和治疗。

治疗方案

预案1：对症处理

发热、头痛：对乙酰氨基酚（扑热息痛）　0.5g，口服，必要时；或
　　　　　　　百服宁　0.5g，口服，必要时。

咽痛：慢咽舒宁　一袋，口服，每日2～3次；或
　　　良咽含片　一片，含服。

鼻塞、流涕：感康　两片，每日2～3次，口服。

咳嗽：咳必清25mg，口服，每日3次。

预案2：中药治疗

抗感解毒颗粒　10g，口服，每日3次。

复方板蓝根冲剂 2 包，口服，每日 3 次。

预案 3：抗病毒治疗

生理盐水 250ml
病毒唑（利巴韦林）500mg ｜静脉滴注，每天 1 次。

预案 4：抗菌药物治疗，可选用下列药物之一

青霉素类：青霉素 V 钾片 125～250mg，口服，每 6～8h 1 次，疗程至退热后至少 2 天。

阿莫西林 0.5g，口服，每 6～8h 1 次。

头孢菌素类：头孢羟氨苄（欧意）0.5g，口服，每天 2 次。

头孢拉定（泛捷复）0.25～0.5g，口服，每 6h 1 次。

头孢克洛（希克劳）250mg，口服，每 8h 1 次。

大环内酯类：罗红霉素 0.15g，口服，每天 2 次。

阿奇霉素 0.5g，口服，每天 1 次。

喹诺酮类：左氧氟沙星（可乐必妥）0.5g，口服，每天 1 次。

说　明

① 病毒感染一般不需要抗菌药物，目前尚无特殊抗病毒药物，以对症处理、休息、戒烟、多饮水、保持室内空气流通和防治继发细菌感染为主。

② 须与流行性感冒（简称流感）鉴别：流感病毒引起的急性呼吸道传染病，临床特征是急起高热、乏力、肌肉酸痛，而呼吸道卡他症状较轻。

③ 若在上呼吸道感染后 3 周内出现不能用一般原因解释的严重乏力、胸闷、头晕、呼吸困难、心律失常等，应警惕合并病毒性心肌炎。

④ 喹诺酮类药物使用禁忌：孕妇及哺乳期妇女、18 岁以下患者禁用。此外偶有用药后发生横纹肌溶解症、低血糖、跟腱炎、精神紊乱以及过敏性血管炎等，如有上述症状发生须立即停药并进行适当处置，直至症状消失。肾功能不全者应减量，重度肾功能不全者、有中枢神经系统疾病及癫痫病史者慎用。

第二节　急性气管支气管炎

急性气管支气管炎是由生物、物理、化学刺激或过敏等因素引起的气管、支气管黏膜的急性炎症。临床主要症状有咳嗽和咳痰。常见于寒冷季节或气候突变时。也可由急性上呼吸道感染迁延不愈所致。

诊断要点

① 吸入过冷空气、粉尘、刺激性气体、烟雾或花粉等致敏原，也可有病毒、细菌直接感染或因急性上呼吸道感染的病毒或细菌蔓延引起本病。

② 咳嗽、咳痰，偶有痰中带血，可出现程度不等的胸闷、气短。

③ 呼吸音常正常，可以在两肺听到散在干湿性啰音。啰音部位不固定，咳嗽后可减少或消失。

④ 周围血中白细胞计数和分类多无明显改变。细菌感染较重时，白细胞总数和中性粒细胞增高，痰培养可发现致病菌，胸部 X 线片大多正常或仅有肺纹理增粗。

治疗方案

预案 1：控制感染，可选用下列药物之一。

青霉素类：青霉素 V 钾片 125～250mg，口服，每 6～8h 1 次。

　　　　　阿莫西林　0.5g，口服，每 6～8h 1 次。

头孢菌素类：头孢羟氨苄（欧意）0.5g，口服，每天 2 次。

　　　　　　头孢拉定（泛捷复）0.25～0.5g，口服，每 6h 1 次。

　　　　　　头孢克洛（希克劳）250mg，口服，每 8h 1 次。

大环内酯类：罗红霉素　0.15g，口服，每天 2 次。

　　　　　　阿奇霉素　0.5g，口服，每天 1 次。

喹诺酮类：左氧氟沙星（可乐必妥）0.5g，口服，每天 1 次。

预案 2：对症治疗。

发热：扑热息痛　0.5g，口服。

干咳：咳必清　25mg，口服，每天 3 次。

痰黏稠：盐酸氨溴索（沐舒坦）30mg，口服，每天 3 次。或

　　　　乙酰半胱氨酸（富露施）100mg，口服，每天 2 次。

支气管痉挛：氨茶碱　0.1g，口服，每天 3 次。

　　　　　　多索茶碱（安赛玛）0.2～0.4g，口服，每天 2 次。或

　　　　　　5% 葡萄糖溶液 250ml ┐
　　　　　　氨茶碱 0.25g　　　　┘静脉滴注或

　　　　　　生理盐水 100ml ┐
　　　　　　多索茶碱（安赛玛）0.2g ┘静脉滴注

说　明

① 氨茶碱禁忌证：严重心律失常、活动性消化性溃疡、心功能不全及急性心肌梗死伴血压显著降低、未经控制的惊厥。静脉注射时须稀释成浓度低于 25mg/ml 的稀释液，静脉注射速度<10mg/min 或改为静脉滴注。

② 安赛玛禁忌证：急性心肌梗死、哺乳妇女。

第三节　肺炎

肺炎是指终末气道、肺泡和肺间质的炎症，可由病原微生物、理化因素、免疫损伤、过敏及药物所致。细菌性肺炎是最常见的肺炎，也是最常见的感染性疾病之一。肺炎按解剖分类可分为大叶性肺炎、小叶性肺炎和间质性肺炎。按病因可分为细菌性肺炎、非典型病原体所致肺炎、病毒性肺炎、真菌性肺炎、其他病原体所致肺炎和理化因素所致的肺炎。按患病环境可分为社区获得性肺炎和医院获得性肺炎。

一、社区获得性肺炎

社区获得性肺炎（community acquired pneumonia，CAP），亦称院外肺炎，是指在社区环境中机体受微生物感染而发生的肺炎，包括在社区感染、尚在潜伏期，因其他原因住院后而发病的肺炎，并排除在医院内感染而于出院后发病的肺炎。CAP 最为常见。临床病情轻重不一。80%患者可以在门诊治疗；20%患者需要住院治疗，其中占总数 1%～2%的患者为重症肺炎，需要入住重症监护病房（ICU）治疗。

诊断要点

① 发热，通常是高热，伴或不伴寒战。新发的咳嗽，伴或不伴咳痰，或咳痰性状改变，有些患者咳铁锈色痰。胸痛、气短。其他全身症状包括疲劳、头痛、肌痛、恶心、呕吐、腹痛等。

② 体温升高，通常≥38℃，热病容，少数病人发绀。呼吸增快：通常频率>20 次/分。呼吸频率≥30 次/分提示病情严重。血压：收缩压<90mmHg 或舒张压≤60mmHg 提示病情严重。心率：通常>100 次/分。肺部体征：可见患侧呼吸动度减弱、叩诊浊音、听诊支气管呼吸音和干啰音、湿啰音。少数病人可有胸膜摩擦音或呼吸音减弱。约 44.5%老年肺炎患者可出现意识模糊和谵妄等。

③ 细菌感染者的白细胞计数及中性粒细胞一般均较高，可有核左移。胸部 X 线表现为炎性浸润阴影，也可出现肺叶实变、空洞形成、胸腔积液等。痰或胸水涂片检查，培养致病菌及抗生素敏感试验。免疫荧光、酶联免疫吸附试验、对流免疫电泳等方法检测血清病原菌的抗原或抗体。但有 50％的 CAP 病例并不能明确病原。

④ 除外肺结核、肺部肿瘤、非感染性肺间质病、肺水肿、肺不张、肺栓塞、肺嗜酸性粒细胞浸润症、肺血管炎等。

附：临床分型

存在下述 4 项主要不良预后因素中的 2 项或以上的患者视为重症 CAP。

仅具有下述一项的患者可根据临床情况视为非重症 CAP。

① 意识障碍。

② 呼吸频率≥30 次/分。

③ 收缩压<90mmHg 或舒张压≤60mmHg。

④ 血尿素氮≥7mmol/L。

出现下列征象中 1 项或以上者可诊为重症肺炎。

① 意识障碍。

② 呼吸频率≥30 次/分。

③ PaO_2/FiO_2<300，需机械通气治疗。

④ 动脉收缩压<90mmHg。

⑤ 并发脓毒性休克。

⑥ X 线胸片显示双侧或多肺叶受累，或入院 48h 内病变扩大≥50％。

⑦ 少尿：尿量<20ml/h 或<80ml/4h，或并发急性肾功能衰竭需要透析治疗。

治疗方案

预案 1：对症治疗

发热：对乙酰氨基酚（扑热息痛） 0.5g，口服。

干咳：咳必清 25mg，口服，每天 3 次。

痰黏稠：盐酸氨溴索（沐舒坦） 30mg，口服，每天 3 次。或
乙酰半胱氨酸（富露施） 100mg，口服，每天 2 次。

支气管痉挛：氨茶碱 0.1g，口服，每天 3 次。
多索茶碱（安赛玛） 0.2～0.4g，口服，每天 2 次。

呼吸困难：氧疗。

预案 2：抗菌素治疗结合当地的流行病学情况，针对可能的病原菌选择抗菌素。

（1）针对肺炎链球菌

首选　青霉素 G 240 万 U
　　　生理盐水 100ml ｜静脉滴注，每 4h 1 次或每 6h 1 次。

次选　阿莫西林　0.5g，口服，每天 3 次。

　　　头孢拉定　0.5g，口服，每 6h 1 次；或 1g，静脉滴注，每 12h 1 次。

　　　头孢呋辛　0.5g，口服，每 12h 1 次；或 1.5g，静脉滴注，每 8h 1 次。

其他　左氧氟沙星　0.5g，口服（或静脉滴注），每天 1 次。

　　　罗红霉素　0.15g，口服，每天 2 次。

　　　阿奇霉素　0.5g，口服（或静脉滴注），每天 1 次。

（2）针对流感嗜血杆菌

首选　青霉素 G 240 万 U
　　　生理盐水 100ml ｜静脉滴注，每 4h 1 次或每 6h 1 次。

　　　阿莫西林　0.5g，口服，每天 3 次。

　　　头孢哌酮/舒巴坦　1g，静脉滴注，每 12h 1 次或每 8h 1 次。

次选　头孢拉定　0.5g，口服，每 6h 1 次或 1g 静脉滴注，每 12h 1 次。

　　　头孢呋辛　0.5g，口服，每 12h 1 次或 1.5g 静脉滴注，每 8h 1 次。

　　　头孢曲松　1~2g，静脉注射或静脉滴注，每天 1 次。

　　　左氧氟沙星　0.5g，口服或静脉滴注，每天 1 次。

其他　罗红霉素　0.15g，口服，每天 2 次。

　　　阿奇霉素　0.5g，口服或静脉滴注，每天 1 次。

（3）针对金黄色葡萄球菌

① 耐甲氧西林菌株

首选　万古霉素 0.5~1g
　　　生理盐水 200ml ｜静脉滴注（时间≥1h），每天 2 次。

　　　替考拉宁　0.4g
　　　生理盐水 100ml ｜静脉滴注（时间≥30min），每天 1 次。

② 对甲氧西林敏感菌株

首选 　苯唑西林　0.5～1g，口服，每天 4 次；或 0.25～1g，静脉
滴注每 6h 1 次。

双氯青霉素 0.5g，口服，每天 4 次。

次选 　头孢拉定　0.5g，口服，每 6h 1 次；或 1g，静脉滴注，每
12h 1 次。

头孢呋辛　0.5g，口服，每 12h 1 次；或 1.5g，静脉滴注，
每 8h 1 次。

头孢吡肟　1～2g，静脉滴注，每天 2 次。

（4）针对卡他莫拉菌

首选 　头孢呋辛　0.5g，口服，每 12h 1 次；或 1.5g，静脉滴注，
每 8h1 次。

头孢尼西　1～2g，静脉注射或静脉滴注，每天 1 次。

头孢曲松　1～2g，静脉注射或静脉滴注，每天 1 次。

复方新诺明　800mg，口服，每天 2 次。

次选 　罗红霉素　0.15g，口服，每天 2 次。

阿奇霉素　0.5g，口服或静脉滴注，每天 1 次。

其他 　左氧氟沙星　0.5g，口服或静脉滴注，每天 1 次。

（5）针对铜绿假单胞菌

① 单剂用药

首选以下一种。

半合成青霉素类：

哌拉西林　2～4g，静脉滴注，每 6～8h 1 次。

哌拉西林/他唑巴坦　2.25～4.5g，静脉滴注，每 8h 1 次。

替卡西林　3g，静脉滴注，每 6h 1 次。

替卡西林/克拉维酸　1.6～3.2g，静脉滴注，每 6h 1 次。

头孢菌素类：

头孢他啶　0.5～2g，静脉滴注，每 8h 1 次。

头孢哌酮　1～2g，静脉滴注，每天 2 次

头孢吡肟　1～2g，静脉滴注，每天 2 次。

喹诺酮类：

环丙沙星　0.2～0.4g，静脉滴注，每天 2 次。

左氧氟沙星　0.5g，静脉滴注，每天 1 次。

次选以下一种。

亚胺培南 0.5g，静脉滴注，每6～8h 1 次。

美洛培南 0.5g，静脉滴注，每8h 1 次。

② 联合用药

首选 阿米卡星 0.2～0.4g，静脉滴注（滴注时间 30～60min），每12h 1 次；或

环丙沙星 0.2～0.4g，静脉滴注，每天 2 次。

联合以下药物中的一种：

替卡西林 3g，静脉滴注，每6h 1 次；或

头孢他啶 0.5～2g，静脉滴注，每6h 1 次；或

头孢吡肟 1～2g，静脉滴注，每12h 1 次；或

哌拉西林/他唑巴坦 2.25～4.5g，静脉滴注，每8h 1 次。

次选 选用以下一种：

亚胺培南 0.5g，静脉滴注，每6～8h 1 次；

美洛培南 0.5g，静脉滴注，每8h 1 次；

左氧氟沙星 0.5g，静脉滴注，每天 1 次。

(6) 针对革兰阴性杆菌

首选以下一种：

头孢呋辛 1.5g，静脉注射或静脉滴注，每8h 1 次。

头孢尼西 1～2g，静脉注射或静脉滴注，每天 1 次。

头孢曲松 1～2g，静脉注射或静脉滴注，每天 1 次。

头孢哌酮 1～2g，静脉滴注，每天 2 次。

次选 左氧氟沙星 0.5g，静脉滴注，每天 1 次。

哌拉西林/他唑巴坦 2.25～4.5g，静脉滴注，每8h 1 次。

其他 阿米卡星 0.2～0.4g | 静脉滴注（滴注时间 30～60min），

生理盐水 200ml | 每天 2 次。

硫酸小诺霉素 120mg | 静脉滴注（滴注时间 30～60min），

生理盐水 200ml | 每天 2 次

(7) 针对肠杆菌属，包括变形杆菌、克雷伯菌属和大肠埃希菌

首选以下一种：

头孢呋辛 1.5g，静脉注射或静脉滴注，每8h 1 次。

头孢尼西 1～2g，静脉注射或静脉滴注，每天 1 次。

头孢曲松 1～2g，静脉注射或静脉滴注，每天 1 次。

头孢哌酮 1～2g，静脉滴注，每天 2 次。

次选以下一种：

亚胺培南 0.5g，静脉滴注，每6～8h 1次。

美洛培南 0.5g，静脉滴注，每8h 1次。

其他 头孢哌酮/舒巴坦 2g，静脉滴注，每12h 1次。

哌拉西林/他唑巴坦 2.25～4.5g，静脉滴注，每8h 1次。

左氧氟沙星 0.5g，静脉滴注，每天1次。

莫西沙星 0.4g，静脉滴注，每天1次。

联合用药：头孢哌酮或头孢曲松＋氨基糖苷类。

（8）针对厌氧菌

首选 青霉素 G 240万 U
生理盐水 100ml } 静脉滴注，每4h 1次或每6h 1次。

哌拉西林/他唑巴坦 2.25～4.5g，静脉滴注，每8h 1次。

克林霉素 600mg，静脉滴注，每天2次或每8h 1次。

头孢米诺 1g，静脉滴注，每12h 1次。

次选 甲硝唑 200mg，静脉滴注，每天2次。

替硝唑 800mg，静脉滴注，每天1次。

（9）针对非典型病原体所致肺炎

肺炎支原体、肺炎衣原体和军团菌被认为是非典型病原体中代表性的致病微生物，都是细胞内病原体。

首选 10％葡萄糖溶液 500ml
红霉素 1.0g } 静脉滴注，每6h 1次，治疗反应较好2天后改为红霉素0.5g，口服，每6h 1次，疗程3周。

次选 阿奇霉素 0.5g，口服或静脉滴注，每天1次，可用3天，停3天，总疗程3周。

左氧氟沙星 0.5g，静脉滴注，每天1次。

莫西沙星 0.4g，静脉滴注，每天1次。

（10）针对病毒性肺炎

流感病毒肺炎早期（48h内）可用：

金刚烷胺 0.1g，静脉滴注，每天2次，连用3～5天。

疱疹病毒肺炎可选择：

阿昔洛韦 5mg/kg，静脉滴注，每天3次，连用7天。

呼吸道合胞病毒：

利巴韦林（病毒唑） 1.2～2.0g，静脉滴注，连用7天。

（11）针对真菌性肺炎

① 念珠菌肺炎

氟康唑 0.1～0.15mg，静脉滴注，每天 1 次或每天 2 次。

在重症患者以及耐氟康唑的克柔念珠菌、近平滑念珠菌等感染须选择两性霉素 B　0.3mg/(kg·d)，静脉滴注。

② 曲霉菌肺部感染

伊曲康唑　0.1～0.2mg，口服，每天 1 次。

两性霉素 B　0.3mg/(kg·d)，静脉滴注。

③ 肺隐球菌病

氟康唑　0.1～0.15mg，静脉滴注，每天 1 次或每天 2 次。

两性霉素 B　0.3mg/(kg·d)，静脉滴注。

（12）针对肺寄生虫病

① 肺吸虫病

吡喹酮　25mg，口服，每天 3 次，共 2 天，总剂量 150mg/kg。

② 卡氏肺孢子虫肺炎

选用以下一种：

复方新诺明　（SMZ 800mg＋TM 160mg），口服，每天 2 次。

克林霉素　600mg，静脉滴注，每天 2 次或每 8h 1 次。

说　明

① 50%CAP 病例并不能明确病原，因此须根据可能病原菌选择经验治疗。

② 肺炎链球菌是最常见的 CAP 病原菌。我国成人 CAP 肺炎链球菌对青霉素的不敏感率在 20% 左右，高水平耐药或存在耐药高危险因素时应选择头孢曲松、喹诺酮类（左氧氟沙星、莫西沙星）或万古霉素。我国肺炎链球菌对大环内酯类耐药率普遍在 60% 以上，且多呈高水平耐药，因此在怀疑为肺炎链球菌所致 CAP 时不宜单独使用大环内酯类，但大环内酯类对非典型致病菌仍有良好疗效。

③ 虽然约 50%CAP 病例在发病前有上呼吸道病毒感染史，但仅有一小部分（2%～15%）CAP 为病毒感染。对怀疑感染流感病毒的患者一般不推荐联合应用经验性抗病毒治疗，只有对于有典型流感症状（发热、肌痛、全身不适和呼吸道症状）、发病时间＜2 天的高危患者及处于流感流行期时，才考虑联合应用抗病毒治疗。

④ 对于危及生命的重症肺炎，建议早期采用广谱强效的抗菌药物，待病情稳定后可根据病原学进行针对性治疗。抗生素治疗要尽早开始，首剂争取在诊断 CAP 后 4h 内使用。

⑤ 抗感染治疗一般可于热退和主要呼吸道症状明显改善后 3～5 天停药，不宜将肺部阴影完全吸收作为停用抗菌药物的指征。对于普通细菌性感染（如肺炎链球菌），用药至患者热退后 72h 即可；对于金黄色葡萄球菌、铜绿假单胞菌、克雷伯菌属或厌氧菌等容易导致肺组织坏死的致病菌所致的感染，建议抗菌药物疗程≥2 周。

⑥ 对于非典型病原体，疗程应略长，如肺炎支原体、肺炎衣原体感染的疗程建议为 14～21 天，军团菌感染的疗程建议为 10～21 天。

⑦ 重症肺炎除有效抗感染治疗外，营养支持和呼吸道分泌物引流亦十分必要。

⑧ 以下是部分抗菌药物使用的注意事项。

a. 青霉素类：用药前必须详细询问用药过敏史及过敏性疾病史，并须先做青霉素皮肤试验。全身应用大剂量青霉素可引起腱反射增强、肌肉痉挛、抽搐、昏迷等中枢系统反应（青霉素脑病）。青霉素钾盐不可快速静脉注射。本类药物在碱性溶液中易失活。

b. 头孢菌素类：禁用于对头孢菌素类有过敏史及有青霉素过敏性休克史的患者。中度以上肾功能不全患者应根据肾功能适当调整剂量。头孢哌酮可导致凝血酶原血症或出血，合用维生素 K 可预防出血。用药期间及治疗结束后 72h 内应避免摄入含酒精的饮料。

c. 碳青霉烯类：不宜用于治疗轻症感染，更不可作为预防用药。本类药物所致的严重中枢神经系统反应多发生在原有癫痫病史等中枢神经系统疾患者及肾功能减退患者未减量用药者，因此原有癫痫等中枢神经系统疾患者避免应用。

d. 糖肽类（万古霉素、替考拉宁）：可能出现"红人综合征"（表现为面部、肩和颈部皮肤发红），通常与静脉滴注速度过快有关。有肾毒性、耳毒性，耳鸣通常先于听力丧失出现，可作为停药的指征。

e. 喹诺酮类：用药期间避免长时间日光照射。18 岁以下患者、妊娠期及哺乳期妇女禁用。偶可引起抽搐、癫痫、神志改变、视力损害等严重中枢神经系统不良反应。可引起光敏反应、关节病变、肌腱断裂等，并偶可引起心电图 QT 间期延长。

f. 大环内酯类：肝功能损害患者须适当减量，并定期复查肝功能。

肝病患者和妊娠期妇女不宜应用红霉素酯化物。

g. 氨基糖苷类：可能出现肾毒性、耳毒性和神经肌肉阻滞作用。对门诊治疗患者不宜选用本类药物。

h. 复方新诺明：过敏反应多见。可致肝、肾及血液系统损害。用药期间需保持足够液体摄入。

二、医院获得性肺炎

医院获得性肺炎（HAP），简称医院内肺炎，是指患者入院时不存在、也不处于感染潜伏期，而于入院48h后在医院内发生的肺炎，包括在医院内获得感染而于出院后48h内发病的肺炎。其中以呼吸机相关肺炎（ventilator-associated pneumonia，VAP）最为常见，治疗和预防控制最为困难。VAP的界定是指建立人工气道（气管插管/切开）和接受机械通气24h后，或停用机械通气和拔除人工气道48h内发生的肺炎。

诊断要点

① X线显示新出现或进展性肺部浸润性病变合并以下之一者：a. 体温>38℃；b. 近期出现咳嗽、咳痰，或原有呼吸道症状加重，并出现脓痰，伴或不伴胸痛；c. 肺部实变体征和（或）湿性啰音；d. WBC>$10×10^9$/L，伴或不伴核左移。在排除其他基础疾病如肺不张、心力衰竭和肺水肿、药物性肺损伤、肺栓塞和ARDS后，可作出临床诊断。

② 早期诊断有赖于对HAP的高度警惕性。高危人群如昏迷、免疫低下、胸腹部手术、人工气道机械通气者，出现原因不明发热或热型改变；咳嗽咳痰症状加重、痰量增加或脓性痰；氧疗患者所需吸氧浓度增加或机械通气者所需每分通气量增加，均应怀疑HAP可能，及时进行X线检查，必要时行CT检查。

③ 某一些基础疾病和危险因素有助于对感染病原体的判定。a. 昏迷、头部创伤、近期流感病毒感染、糖尿病、肾衰竭者容易并发金黄色葡萄球菌肺炎；b. 铜绿假单胞菌的易感因素为长期住ICU、长期应用糖皮质激素和（或）广谱抗生素、支气管扩张症、粒细胞缺乏、晚期AIDS；c. 军团菌则为应用糖皮质激素、地方性或流行性因素；d. 有腹部手术和吸入史者，则要考虑厌氧菌感染。由于HAP病原谱复杂、多变，而且多重耐药菌频发，应特别强调开展病原学诊断。

④ 病情评估：出现以下任何一项者，应认为是重症HAP。

a. 须入住 ICU。

b. 呼吸衰竭需要机械通气或 $FiO_2 > 35\%$ 才能维持 $SaO_2 > 90\%$。

c. X 线上可见病变迅速进展，累及多肺叶或空洞形成。

d. 严重脓毒血症伴低血压和（或）器官功能紊乱的证据（休克：收缩压 $< 90mmHg$ 或舒张压 $< 60mmHg$，需要血管加压药大于 4h。肾功能损害：尿量 $< 20ml/h$ 或 $< 80ml/4h$，而无其他可解释原因。急性肾功能衰竭需要透析）。在机械通气并发 VAP 的患者，单次氧合指数（PaO_2/FiO_2）绝对值意义不大，应动态观察。凡 PaO_2/FiO_2 或肺顺应性进行下降，或气道阻力进行性升高，而无其他原因可以解释是肺炎加重的重要参考指标。除重症外均归入中轻症。

e. 晚发 HAP 和 VAP 大多为多重耐药菌感染，在处理上不论其是否达到重症标准，一般亦按重症处理。

治疗方案

包括抗感染治疗、呼吸治疗（如吸氧和机械通气）、免疫治疗、支持治疗以及痰液引流等，以抗感染治疗最重要。

预案 1：早发、轻症、中症 HAP，以肺炎链球菌、肠杆菌科细菌、流感嗜血杆菌、MSSA 等常见。

青霉素不过敏者，选用以下一种：

头孢呋辛 1.5g，静脉注射或静脉滴注，每 8h 1 次。

头孢尼西 1～2g，静脉注射或静脉滴注，每天 1 次。

头孢曲松 1～2g，静脉注射或静脉滴注，每天 1 次。

头孢哌酮 1～2g，静脉滴注，每天 2 次。

头孢哌酮/舒巴坦 2g，静脉滴注，每 12h 1 次。

哌拉西林/他唑巴坦 2.25～4.5g，静脉滴注，每 8h 1 次。

青霉素过敏者，选用以下一种：

左氧氟沙星 0.5g，静脉滴注，每天 1 次。

莫西沙星 0.4g，静脉滴注，每天 1 次。

预案 2：重症、晚发 HAP，以铜绿假单胞菌、不动杆菌、肠杆菌属细菌、耐甲氧西林金黄色葡萄球菌（MRSA）等多见。

选择联合用药：

左氧氟沙星 0.5g，静脉滴注，每天 1 次。或

莫西沙星 0.4g，静脉滴注，每天 1 次。或

阿米卡星　　0.2～0.4g ｜静脉滴注，每天2次，滴注时间30～60min。
生理盐水　　200ml

联合头孢哌酮/舒巴坦　2g，静脉滴注，每12h 1次。或

哌拉西林/他唑巴坦　2.25～4.5g，静脉滴注，每8h 1次。或

亚胺培南　0.5g，静脉滴注，每6～8h 1次。或

美洛培南　0.5g，静脉滴注，每8h 1次。

预案3：存在金黄色葡萄球菌感染危险因素时，应加用万古霉素或替考拉宁。

万古霉素　　0.5～1g ｜静脉滴注（时间≥1h），每天2次。
生理盐水　　200ml

替考拉宁　　0.4g ｜静脉滴注（时间≥30min），每天1次。
生理盐水　　100ml

第四节　肺脓肿

肺脓肿是由各种病原体感染所致肺组织坏死、液化，形成的空腔性病变。常见病因：①在麻醉、醉酒、药物过量、脑血管意外或外伤、癫痫发作、溺水或睡眠等意识障碍和（或）咳嗽反射异常时，带有致病菌的口腔或上呼吸道分泌物或碎屑被吸入肺组织，引起吸入性肺脓肿；②脓毒血症或化脓性病灶产生的感染性栓子经血循环进入肺内血管，引起血源性肺脓肿；③肺部疾病如肺炎、肺梗死继发肺组织感染和坏死，肺癌的中央坏死或胸部创伤引起局部异物存留或肺组织血肿，支气管内异物或肿瘤阻塞管腔，其远端肺组织发生肺不张和感染，肺部邻近器官的化脓性感染（如阿米巴性肝脓肿）侵入肺组织等均可形成继发性肺脓肿。

肺脓肿多为混合性细菌感染，包括需氧菌和厌氧菌等。主要需氧致病菌包括金黄色葡萄球菌、化脓性链球菌、肺炎克雷白杆菌、大肠杆菌和铜绿假单胞菌等。军团菌或流感嗜血杆菌引起的肺炎有时也合并脓肿形成。厌氧菌主要包括消化链球菌、消化球菌和梭菌属等。免疫缺陷者可因非典型分支杆菌、真菌等感染，导致急/慢性肺脓肿。

诊断要点

① 急性发作的畏寒、高热、咳嗽和咳大量脓臭痰等病史。

② 白细胞总数和中性粒细胞显著增高；X线示肺野大片浓密炎性阴

影中有空腔及液平面可作出诊断。

③ 有皮肤创伤感染，疖、痈等化脓性病灶，胸部 X 线检查示有两肺多发性小脓肿，可诊断为血源性肺脓肿。邻近器官存在化脓性病变时，应注意继发性肺脓肿。

治疗方案

预案 1：以厌氧菌为主的感染可选用

生理盐水 250ml
青霉素　 240 万 U｜静脉滴注，每 8～12h 1 次。

脆性类杆菌对青霉素不敏感，可用

生理盐水　 250ml（或 5％葡萄糖溶液 250ml）
克林霉素　 0.6g
林可霉素　 1.8g｜静脉滴注，每天 2 次。或

甲硝唑　 0.4g，静脉滴注，每天 2 次。
替硝唑　 0.8g，静脉滴注，每天 2 次。

预案 2：以金黄色葡萄球菌为主的感染可选用

(1) 耐甲氧西林菌株选用

万古霉素　 0.5～1g
生理盐水　 200ml｜静脉滴注（时间≥1h），每天 2 次。或

替考拉宁　 0.4g
生理盐水　 100ml｜静脉滴注（时间≥30min），每天 1 次。

(2) 对甲氧西林敏感菌株选用

头孢吡肟　 1～2g
生理盐水　 100ml｜静脉滴注，每天 2 次。

预案 3：以革兰阴性杆菌为主的感染可选用

首选在 100ml 生理盐水中加入以下一种

头孢呋辛　 1.5g，静脉注射或静脉滴注，每 8h 1 次。
头孢尼西　 1～2g，静脉注射或静脉滴注，每天 1 次。
头孢曲松　 1～2g，静脉注射或静脉滴注，每天 1 次。
头孢哌酮　 1～2g，静脉滴注，每天 2 次。

次选以下一种

左氧氟沙星　 0.5g，静脉滴注，每天 1 次。
哌拉西林/他唑巴坦　 2.25～4.5g，静脉滴注，每 8h 1 次。

其他　阿米卡星　0.2～0.4g｜静脉滴注（滴注时间 30～60min），
　　　生理盐水　200ml｜每天 2 次。

小诺霉素　120mg
生理盐水　200ml｜静脉滴注（滴注时间 30～60min），每天 2 次。

预案 4：对症治疗

祛痰：氯化铵 0.3g，口服，每天 3 次。

沐舒坦 30mg，每天 3 次。

化痰片 0.5g，每天 3 次。

预案 5：痰液浓稠者，可用气道湿化（如蒸气吸入）等以利痰液的引流。体位引流可助脓液的排出。使脓肿部位处于高位，在患部轻拍，2～3 次/日，每次 10～15min。

说　明

① 抗生素治疗疗程一般为 8～12 周左右，直至临床症状完全消失。X 线片显示脓腔及炎性病变完全消散，仅残留条索状纤维阴影。血源性肺脓肿病原菌（多数为金黄色葡萄球菌）为脓毒血症的并发症，应按脓毒血症治疗。

② 警惕患者大咯血，防止窒息。治疗包括侧卧位卧床休息、镇静、轻轻将存留在气管内的积血咯出。止血常用垂体后叶素 10U 加于 20～30ml 生理盐水或葡萄糖溶液中，缓慢静脉注入（15～20min），然后以10～40U 于 5％葡萄糖溶液 500ml 中静脉滴注维持治疗。但禁用于高血压、冠心病、心功能不全的患者及孕妇。此时可考虑选用其他止血药。慎用强镇咳药，以免因抑制咳嗽反射及呼吸中枢，使血块不能排出而引起窒息。

③ 咯血窒息是咯血致死的主要原因，窒息时患者可胸闷、气憋、唇甲发绀、面色苍白、冷汗淋漓、烦躁不安。应立即保持呼吸道通畅，采取头低脚高 45°的俯卧位，轻拍背部，迅速排出积血，并尽快挖出或吸出口、咽、喉、鼻部血块。必要时，有条件可气管插管或气管切开，以解除呼吸道阻塞。反复大咯血可予适当补液或输血。

④ 肺脓肿治疗必须早期和彻底。有效的抗生素和充分的脓液引流是治疗的关键。甲硝唑不能单独应用治疗肺脓肿，必须与其他抗生素联合应用。体位引流也可以导致脓液流入其他支气管引起病变扩散或急性阻塞。

⑤ 增强机体抵抗力。注意口腔卫生，预防胃内容物误吸入气管。上呼吸道、口腔的感染灶必须加以根治。预防肺部感染。安静卧床休息，加强营养。

第五节　支气管扩张症

支气管扩张症（简称支扩）指各种原因破坏中等大小支气管管壁肌肉和弹力组织进而导致支气管持续、不可逆性扩张和变形。表现为慢性咳嗽，咳大量脓性痰和（或）反复咯血。可发生于任何年龄，常首发于青少年。支气管扩张的主要发病原因为支气管-肺组织的感染和支气管阻塞。先天性发育缺损及遗传因素也引起的支气管扩张，但较少见。支气管扩张症可局限于一个肺段或肺叶，也可弥漫性分布于一侧肺或双侧肺的多个肺叶。大多数位于下叶，尤其是左下叶，也常发生于右中叶和左舌叶。按照形态学改变可分为柱状支气管扩张、囊状支气管扩张和曲张型支气管扩张。

诊断要点

① 慢性咳嗽，咳大量脓性痰和（或）反复咯血。

② 肺部固定部位持续存在的局限性湿啰音。

③ X线检查表现为轨道样柱状气管扩张或粗乱肺纹理中多个不规则的环状透亮阴影或呈卷发状阴影，感染时阴影内出现液平面。

④ CT检查可以更加清晰地显示伴有管壁增厚的柱状扩张，或成串成簇的囊样改变以及曲张形状支气管扩张。如有条件，可进一步检查以寻找导致扩张的病因。

治疗方案

关键在于呼吸道保持引流通畅和有效的抗菌药物治疗。

预案 1：体位引流

根据病变部位采取不同体位引流，每日 2～4 次，每次 15～30min。体位引流时，间歇做深呼吸后用力咳，同时用手轻拍患部，可提高引流效果。

预案 2：对症治疗

祛痰　氯化铵　0.3～0.6g，口服，每天 3 次。

　　　溴己新　8～16mg，口服，每天 3 次。

　　　溴己新溶液　8mg，雾化吸入。

解痉宁　氨茶碱0.1g，口服，每天3次。

或吸入 β_2-受体激动剂等。

预案3：抗感染治疗

阿莫西林0.5g，口服，每天4次。

环丙沙星0.5g，口服，每天2次。

注：新型大环内酯类抗生素，如克拉霉素或阿奇霉素或第二代头孢菌素亦可供选择。感染严重者，应予静脉滴注抗生素（如头孢呋辛）等。如咳黄绿色痰，考虑存在铜绿假单胞菌感染时，应予头孢他啶或头孢哌酮。反复感染者，考虑可能存在产酶耐药菌感染时，可予配伍 β-内酰胺酶抑制剂类抗生素，如头孢哌酮加舒巴坦、哌拉西林加他唑巴坦等。

预案4：手术治疗

病变局限，反复大咯血，经药物治疗不能控制，全身情况良好，可根据病变范围做肺段或肺叶切除术。

说　明

① 针对咯血的处理。少量咯血，如痰中带血者，一般无需特殊处理。中等量的咯血应卧床休息；大量咯血则应绝对卧床休息，以患侧卧位为宜，若不能明确出血部位，则暂取平卧位。鼓励患者轻微咳嗽，将血液咯出。常用垂体后叶素治疗咯血。突然大量咯血时可静脉给药，取该药5～10U，用5%～25%葡萄糖溶液20～40ml稀释后缓慢静脉注射，5～20min注完，必要时隔6h以上重复注射。大量咯血停止后仍有反复咯血者，可将该药10～20U溶于生理盐水或5%葡萄糖溶液100～500ml内静脉滴注，维持3～5日；肌内注射每次5～10U。

② 用垂体后叶素后可有面色苍白、出汗、心悸、胸闷、腹痛、便意及过敏等不良反应，对高血压、冠心病、心力衰竭、孕妇原则上禁用。

③ 普鲁卡因用于大量咯血不能使用垂体后叶素者。用法为：0.5%普鲁卡因10ml（50mg），用25%葡萄糖溶液40ml稀释后缓慢静脉注射，每天1～2次。或取该药150～300mg溶于5%葡萄糖溶液500ml，静脉滴注。用药前必须先做皮试，有该药过敏史者禁用；药量不宜过高，注入速度不能过快，否则可引起颜面潮红、谵妄、兴奋、惊厥等症状，对出现惊厥者可用异戊巴比妥或苯巴比妥钠解救。

④ 止血敏用法为每次0.25～0.75g，肌内注射或静脉注射，每日2～3次。静脉注射快时可发生休克，须密切观察。安络血每次10mg肌内注射，每日2次。口服每次2.5～5mg，每日3次。癫痫及精神病患

者忌用。

⑤ 维生素 K_1 10mg，肌内注射或缓慢静脉注射，每日 1～2 次；维生素 K_3 4～8mg，每日 2～3 次，肌内注射或口服。云南白药 0.3～0.5g，每天 3 次，口服。止血粉 0.5～1.0g，每日 3 次，口服。

⑥ 咯血量大或咯血过猛内科治疗无止血趋向者或反复大量咯血，有发生窒息及休克危险者，应及时转院治疗，必要时行支气管镜止血、选择性支气管动脉造影及栓塞治疗或紧急外科手术治疗。如已经发生窒息，应患侧卧位，头低脚高位，轻拍背部以便使血块咯出，清除口腔、鼻腔、喉部积血，必要时使用气管插管以保持气道通畅。

⑦ 治疗方案的确定要考虑多方面的因素，如症状轻重、有无反复肺部感染史、发作的次数及治疗的效果，尤其注意有无咯血史。合理应用抗生素后，大部分感染可以控制。注意保持痰液引流通畅。威胁生命的因素主要为大咯血，应及时处理。

⑧ 防治麻疹、百日咳、支气管肺炎及肺结核等急/慢性呼吸道感染，对预防支气管扩张具有重要意义。早期发现和治疗可防止病情发展和加重。

第六节　支气管哮喘

支气管哮喘（简称哮喘）是由多种细胞（如嗜酸性粒细胞、肥大细胞、T 淋巴细胞、中性粒细胞、气道上皮细胞等）和细胞成分参与的气道慢性炎症性疾患。根据临床表现哮喘可分为急性发作期、慢性持续期和缓解期。慢性持续期是指在相当长的时间内，每周均不同频度和（或）不同程度地出现症状（喘息、气急、胸闷、咳嗽等）；缓解期系指经过治疗或未经治疗症状、体征消失，肺功能恢复到急性发作前水平，并维持 4 周以上。

诊断要点

① 反复发作喘息、气急、胸闷或咳嗽，多与接触变应原、冷空气、理化刺激、病毒性上呼吸道感染、运动等有关。

② 发作时在双肺可闻及散在或弥漫性、以呼气相为主的哮鸣音，呼气相延长。

③ 上述症状可经治疗缓解或自行缓解。

④ 除外其他疾病所引起的喘息、气急、胸闷和咳嗽。

⑤ 临床表现不典型者（如无明显喘息或体征）应至少具备以下一项试验阳性：支气管激发试验或运动试验阳性；支气管舒张试验阳性[1秒钟用力呼气容积（FEV₁）增加15%以上，且FEV₁增加绝对值＞200ml]；最大呼气流量（PEF）日内变异率或昼夜波动率＞20%。

符合①～④或④、⑤者，可以诊断为支气管哮喘。

治疗方案

治疗方案流程见图3-1。

预案1：常用的吸入β₂受体激动剂

沙丁胺醇（万托林） 1～2喷（200μg/喷），每天3～4次。

沙丁胺醇雾化溶液 5mg（0.05% 20ml），雾化吸入，每次20min，共3次。

特布他林（喘康速） 250μg，雾化吸入，每天2～4次。

福美特罗（奥克斯都保） 4.5μg，雾化吸入，每天1～2次。

预案2：几种常用的茶碱制剂

氨茶碱 负荷量：4～6mg/kg；维持剂量：0.6～0.8mg/(kg·h)

多索茶碱（安赛玛） 200mg
25%葡萄糖溶液 40ml ｜ 静脉滴注，每天2次。或

安赛玛 300mg
5%葡萄糖溶液 100ml ｜ 静脉滴注，每天1次。

预案3：几种常用的抗胆碱制剂

溴化异丙托品气雾剂 20μg/吸，每次2吸，每天4次。

溴化异丙托品水溶液（0.025%） 20ml（500μg），每天3次或每天4次。

预案4：常用的吸入激素

必可酮（二丙酸倍氯米松，BUD） 200～1000μg/d。

普米克（布地奈德，BUD） 200～800μg/d。

预案5：静脉及口服激素

中/重度哮喘

甲泼尼龙 40～80mg，静脉滴注，每天2次，共2～3天，症状改善后改用

甲泼尼龙 8～16mg，口服，每天2次，共5～7天。或

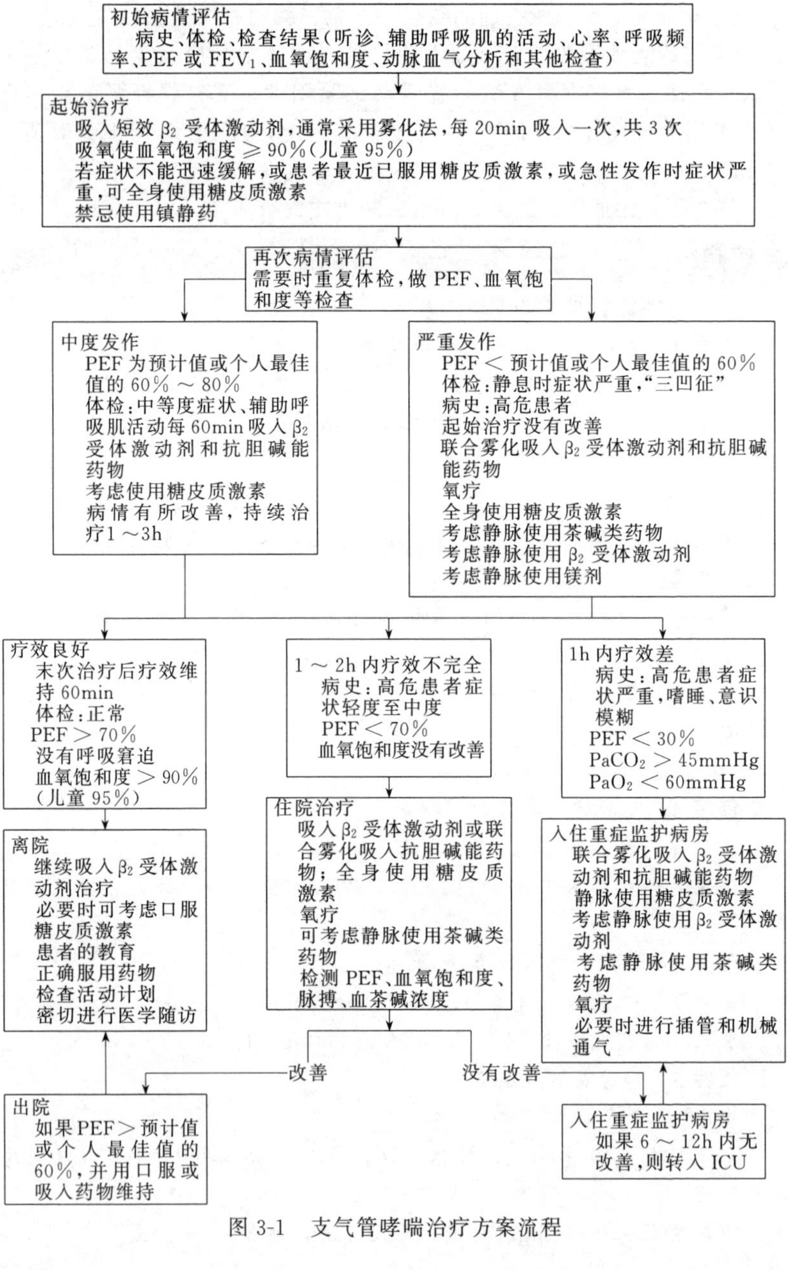

初始病情评估
　病史、体检、检查结果（听诊、辅助呼吸肌的活动、心率、呼吸频率、PEF 或 FEV$_1$、血氧饱和度、动脉血气分析和其他检查）

起始治疗
　吸入短效 β$_2$ 受体激动剂，通常采用雾化法，每 20min 吸入一次，共 3 次
　吸氧使血氧饱和度 ≥ 90%（儿童 95%）
　若症状不能迅速缓解，或患者最近已服用糖皮质激素，或急性发作时症状严重，可全身使用糖皮质激素
　禁忌使用镇静药

再次病情评估
　需要时重复体检，做 PEF、血氧饱和度等检查

中度发作
　PEF 为预计值或个人最佳值的 60% ～ 80%
　体检：中等度症状、辅助呼吸肌活动每 60min 吸入 β$_2$ 受体激动剂和抗胆碱能药物
　考虑使用糖皮质激素
　病情有所改善，持续治疗 1 ～ 3h

严重发作
　PEF ＜ 预计值或个人最佳值的 60%
　体检：静息时症状严重，"三凹征"
　病史：高危患者
　起始治疗没有改善
　联合雾化吸入 β$_2$ 受体激动剂和抗胆碱能药物
　氧疗
　全身使用糖皮质激素
　考虑静脉使用茶碱类药物
　考虑静脉使用 β$_2$ 受体激动剂
　考虑静脉使用镁剂

疗效良好
　末次治疗后疗效维持 60min
　体检：正常
　PEF ＞ 70%
　没有呼吸窘迫
　血氧饱和度 ＞ 90%（儿童 95%）

1 ～ 2h 内疗效不完全
　病史：高危患者症状轻度至中度
　PEF ＜ 70%
　血氧饱和度没有改善

1h 内疗效差
　病史：高危患者症状严重，嗜睡、意识模糊
　PEF ＜ 30%
　PaCO$_2$ ＞ 45mmHg
　PaO$_2$ ＜ 60mmHg

离院
　继续吸入 β$_2$ 受体激动剂治疗
　必要时可考虑口服糖皮质激素
　患者的教育
　正确服用药物
　检查活动计划
　密切进行医学随访

住院治疗
　吸入 β$_2$ 受体激动剂或联合雾化吸入抗胆碱能药物；全身使用糖皮质激素
　氧疗
　可考虑静脉使用茶碱类药物
　检测 PEF、血氧饱和度、脉搏、血茶碱浓度

入住重症监护病房
　联合雾化吸入 β$_2$ 受体激动剂和抗胆碱能药物
　静脉使用糖皮质激素
　考虑静脉使用 β$_2$ 受体激动剂
　考虑静脉使用茶碱类药物
　氧疗
　必要时进行插管和机械通气

改善　　　　没有改善

出院
　如果 PEF ＞ 预计值或个人最佳值的 60%，并用口服或吸入药物维持

入住重症监护病房
　如果 6 ～ 12h 内无改善，则转入 ICU

图 3-1　支气管哮喘治疗方案流程

琥珀氢化可的松 200～400mg，静脉滴注，每天 2 次，共 2～3 天。

危重度哮喘

甲泼尼龙 80～120mg，静脉滴注，每 6～8h 1 次，共 2～3 天。症状改善后改用

甲泼尼龙 16～32mg，口服，每天 2 次，共 7～10 天。或

琥珀氢化可的松 200～400mg，静脉滴注，每 6～8h 1 次，共 2～3 天。

预案 6：硫酸镁

25% 硫酸镁 5ml
25% 葡萄糖溶液 40ml ｜ 静脉注射（20min 内）

25% 硫酸镁 10ml
25% 葡萄糖溶液 250ml ｜ 静脉滴注（30～40 滴/min）

说　明

① 以上方案为基本原则，但必须个体化，联合应用，以最小的剂量、最简单的联合、最少的不良反应达到最佳控制症状为原则。每 3～6 个月对病情进行一次评估，然后再根据病情进行方案调整或升级或降级治疗。

② 茶碱类的主要不良反应为胃肠道症状和心血管症状，最好在用药中监测血浆茶碱浓度，其安全有效浓度为 6～15μg/ml。发热、妊娠、小儿或老年，有心、肝、肾功能障碍及甲状腺功能亢进者须慎用。合用西咪替丁、喹诺酮类、大环内酯类药物等可以影响茶碱类代谢而使其排泄减慢，应减少用量。

③ 静脉应用糖皮质激素时最好选用短效制剂（如甲泼尼龙），地塞米松半衰期长，不良反应多，宜慎用；如无短效制剂时，宜短期应用，症状好转后立即停用或换用喷雾剂。吸入糖皮质激素时，应注意用后漱口，避免口咽念珠菌感染等副作用。

第七节　慢性阻塞性肺病

慢性阻塞性肺病（COPD）是包括慢性支气管炎和肺气肿的一组疾病，其特点是均具有气流阻塞并缓慢进行性发展，但部分有可逆性（主要是由于气道疾病和肺气肿呈现不同的组合共同引起气流受限），可伴有气道高反应性。支气管哮喘的气流阻塞具有可逆性，不属于 COPD，但也

有某些支气管哮喘患者，在疾病进程中发展为不可逆性气流阻塞，当支气管哮喘与慢性支气管炎或（和）肺气肿重叠存在时，也可看作COPD。没有气流阻塞的慢性支气管炎或肺气肿不属于COPD。已知病因或具有特异病理表现并有气道阻塞的一些疾病如囊性纤维化、弥漫性泛细支气管炎、支气管扩张或闭塞性细支气管炎等也不包括在COPD内。

一、慢性支气管炎

诊断要点

① 咳嗽、咳痰或伴喘息，每年发病持续3个月，并连续两年或以上。

② 排除其他心、肺疾患（如肺结核、肺尘埃沉着病、支气管哮喘、支气管扩张、肺癌、肺脓肿、心脏病、心功能不全等）。

③ 如每年发病持续不足3个月，而有明确的客观检查依据（如X线检查、呼吸功能检查等）亦可诊断。

④ 临床分型、分期

a. 分型：可分为单纯型和喘息型。单纯型慢性支气管炎诊断符合慢性支气管炎诊断标准，具有咳嗽、咳痰两项症状。喘息型慢性支气管炎诊断符合慢性支气管炎诊断标准，除具有咳嗽、咳痰外尚有喘息症状，并经常或多次出现哮鸣音。

b. 分期：按病情进展分为三期。

ⅰ. 急性发作期。指在1周内出现脓性痰或黏液脓性痰，痰量明显增加，或伴有发热、白细胞计数增高等炎症表现，或1周后咳嗽、咳痰、喘息任何一项症状明显加剧。

ⅱ. 慢性迁延期。指不同程度的咳嗽、咳痰或喘息症状迁延不愈或急性发作期1个月以上者。

ⅲ. 临床缓解期。指经治疗后或自然缓解，症状基本消失，或偶有轻微咳嗽和少量咳痰，至少持续两个月以上者。

治疗方案

急性发作期

预案1：对症治疗

镇咳、祛痰：溴己新 8～16mg，口服，每天2～3次；

乙酰半胱氨酸 100mg，口服，每天2次；

急支糖浆　10ml，口服，每天3次。

解痉、平喘：氨茶碱片　100～300mg，口服，每天2次；

沙丁胺醇　2～4mg，口服，每天3次或

沙丁胺醇定量吸入剂（100μg/吸），每次1～2吸，每4～6h1次。

严重者也可用以下一种：

氨茶碱　负荷量4～6mg/kg；维持剂量0.6～0.8mg/(kg·h)。

生理盐水　100ml
安赛玛　200mg ｜ 静脉滴注，每12h1次，或

生理盐水　100ml
安赛玛　300mg ｜ 静脉滴注，每天1次。

雾化治疗可选用

生理盐水　20ml
庆大霉素　4万U
沐舒坦　30mg ｜ 雾化吸入，每天2次。
地塞米松　5mg

预案2：控制感染

根据临床经验或痰病原菌培养和药敏试验选择针对主要致病菌的抗生素治疗。可选其中一种：

生理盐水　250ml
青霉素240万U ｜ 静脉滴注，每8～12h1次。

生理盐水　100ml
头孢呋辛　1.5g ｜ 静脉滴注，每12h1次。

生理盐水　250ml
阿奇霉素　0.5g ｜ 静脉滴注，每天1次。

左氧氟沙星　0.5g，静脉滴注，每天1次。

莫西沙星　0.4g，静脉滴注，每天1次。

说　明

① 对年老体弱无力咳痰或痰量较多者，应以祛痰为主，不宜选用强镇咳剂（如可待因等），以免抑制呼吸中枢及加重呼吸道阻塞和炎症，导致病情恶化。

② 缓解期治疗宜以扶正固本为主，加强锻炼，增强体质，提高机

体抵抗力，预防复发，冬病夏治，可能有一定好处。应注意避免各种致病因素。适当应用增强免疫功能的药物（如核酸注射液、胸腺肽注射液）可能有一定的好处。

二、阻塞性肺气肿

诊断要点

① 在原有咳嗽、咳痰症状基础上，出现逐渐加重的呼吸困难。初起仅在劳动、上楼或登山爬坡时有气促；随着病情的发展，在平地活动甚至在静息时也感气促。当慢性支气管炎急性发作时，气道阻塞加重，胸闷、气促加重，发生低氧血症和（或）高碳酸血症，并可产生因低氧血症和（或）高碳酸血症引起的一系列症状。

② 早期体征可不明显。出现胸部过度膨隆，前后径增大，横膈运动受限；叩诊呈过清音，心浊音界缩小或不易叩出；听诊心音遥远，呼吸音普遍减弱，呼气延长，并发肺部感染时，两肺干/湿啰音明显。晚期病人呼吸困难加重，常采取身体前倾位，颈、肩部辅助呼吸肌参加呼吸运动，呼吸时常呈缩唇呼气，有口唇发绀及肺动脉高压、右心室肥厚体征，甚至出现右心衰竭体征。

③ 胸部 X 线检查：肺容量扩大，胸腔前后径增大，肋骨定向变平，肋间隙增厚；肺野透明度增加，横膈位置降低，心脏悬垂狭长，肺野周围血管纹理减少、纤细等。胸部 CT 检查：特别是高分辨率 CT 比普通胸片有更大的敏感性与特异性，它可以确定小叶中心型和全小叶型等病变，了解肺大泡的大小和数量，估计非大泡区域肺气肿的程度，对预计外科手术效果有用。但 CT 检查不应该作为一种常规检查。

④ 肺功能检查对于阻塞性肺气肿诊断以及估计其严重程度、疾病进程和预后有重要意义。a. 第一秒用力呼气量/用力肺活量（FEV_1/FVC）是轻度 COPD 的敏感指标，阻塞性肺气肿时该值常＜60％。b. 残气量（RV）、RV/TLC（肺总量）增加等肺容量的改变也可作为肺气肿指标，RV/TLC＞40％对诊断阻塞性肺气肿有重要意义。

⑤ 动脉血气检查是显示低氧血症、高碳酸血症和酸碱失衡最客观的敏感指标，也是判断疾病预后、疗效的有意义的指标。早期 COPD 患者可显示轻度至中度的低氧血症和呼吸性碱中毒。随着疾病的进展，除低氧血症逐渐明显外，可同时出现高碳酸血症。

治疗方案

目的在于：阻止症状发展和疾病反复加重；保持最适当的肺功能；改善活动能力，提高生活质量。

预案1：控制感染

根据临床经验或痰病原菌培养和药敏试验选择针对主要致病菌的抗生素治疗。可选择其中一种：

生理盐水　250ml
青霉素　240万U ｝静脉滴注，每8～12h 1次。

生理盐水　100ml
头孢呋辛　1.5g ｝静脉滴注，每12h 1次。

生理盐水　250ml
阿奇霉素　0.5g ｝静脉滴注，每天1次。

左氧氟沙星　0.5g，静脉滴注，每天1次。

莫西沙星　0.4g，静脉滴注，每天1次。

预案2：解痉、平喘

氨茶碱片　100～300mg，口服，每天2次；

沙丁胺醇　2～4mg，口服，每天3次或沙丁胺醇定量吸入剂（100μg/吸），每次1～2吸，每4～6h 1次。

严重者也可用以下一种：

氨茶碱　　负荷量4～6mg/kg；
　　　　　维持剂量0.6～0.8mg/（kg·h）｝静脉滴注,每12h 1次；
生理盐水　100ml　　　　　　　　　　　　　　或
安赛玛　200mg

生理盐水　100ml
安赛玛　　300mg ｝静脉滴注，每天1次。

生理盐水　100ml
甲强龙40～80mg ｝静脉滴注，每天2次。

雾化治疗可选用：

生理盐水 20ml
庆大霉素4万U
沐舒坦 30mg ｝雾化吸入，每天2次。
地塞米松 5mg

预案 3：镇咳、祛痰

溴己新　8～16mg，口服，每天 2～3 次。

乙酰半胱氨酸　100mg，口服，每天 2 次。

急支糖浆　10ml，口服，每天 3 次。

预案 4：呼吸兴奋剂

临床上一般仅在 COPD 并发 Ⅱ 型呼吸衰竭，特别是肺性脑病时使用。使用时剂量不宜过大，宜通畅气道，增加吸氧浓度。

生理盐水　500ml
可拉明　1.125～1.875g　静脉滴注，必要时。
洛贝林　9mg

预案 5：氧疗

氧疗的目的是使血氧饱和度（SaO_2）上升至＞90％和（或）$PaO_2 \geqslant$ 60mmHg 而不使 $PaCO_2$ 上升超过 100mmHg 或 pH 小于 7.25。给氧应从低剂量开始（鼻导管氧流量为 1～2L/min）。

长期家庭氧疗（LTOT）：经鼻导管吸入氧气，流量 1.5～2.5L/min，PaO_2 一般可达 60mmHg 以上。吸氧持续时间不应少于 15h/d。

说　明

① COPD 稳定期无须应用抗菌药物。在未能确定 COPD 感染病原菌情况下，则须进行经验用药，经验用药主要根据常见 COPD 感染病原菌以及病情轻重程度来选择药物，一般社区获得性感染革兰阳性菌比较高，约占 50％以上；医院内感染则革兰阴性菌比例较高，约占 60％～80％。对于门诊较轻的患者，选择口服或肌内注射抗菌药物较多；而住院较重的患者应选择抗菌谱较广、静脉注射的抗菌药物。

② 吸烟是引起 COPD 的主要危险因素，停止吸烟是治疗 COPD 的重要措施，应使用各种办法使患者停止吸烟。控制职业病或环境污染，避免或防止粉尘、烟雾及有害气体吸入。

③ 康复治疗可以改善（因进行气流阻塞、严重呼吸困难而很少活动的）患者的活动能力、提高生活质量，是 COPD 患者一项重要的治疗措施。它包括呼吸生理治疗、肌肉训练、营养支持、精神治疗与教育等多方面措施。

第八节　慢性肺源性心脏病

慢性肺源性心脏病（简称慢性肺心病），是由于慢性肺和胸廓疾病或肺血管病变所引起的肺循环阻力增加、肺动脉高压，进而引起右心室肥厚、扩大，甚至发生右心衰竭的心脏病。

诊断要点

① 肺、心功能代偿期

a. 慢性咳嗽、咳痰、喘息，活动后可感心悸、气短、呼吸困难和劳动耐力下降，并有不同程度发绀等缺氧症状。

b. 体检可见明显肺气肿体征，右心室虽扩大，但常因肺气肿存在而心浊音界不易叩出，心音遥远。肺动脉瓣区第二心音亢进（此体征也可因肺气肿存在而不明显），提示有肺动脉高压存在。剑突下可见心脏收缩期搏动，三尖瓣区可听到心脏收缩期杂音，听诊剑突下心音强于心尖部，多提示有右心室肥厚和扩大。部分病例因严重肺气肿使胸腔内压升高，阻碍了腔静脉回流，可出现颈静脉充盈，又因膈肌下降，肝下缘可在肋下触及，酷似右心功能不全的体征，但此时静脉压无明显升高，肝脏亦非淤血，前后径并不增大，且无压痛，可予以鉴别。

② 肺、心功能失代偿期

a. 多数患者以呼吸衰竭为主，急性呼吸道感染是最常见的诱因。

b. 心力衰竭为主，少数患者可出现急性肺水肿或全心衰竭，也可出现心律失常。

③ X线检查除有肺、胸基础疾病及急性肺部感染的特征外，尚有肺动脉高压征。X线诊断标准如下：a. 右下肺动脉干扩张，横径≥15mm或右下肺动脉横径与气管横径比值≥1.07，或经动态观察右下肺动脉干增宽2mm以上；b. 肺动脉段中度突出或其高度≥3mm；c. 中心肺动脉扩张和外周分支纤细两者形成鲜明对比；d. 圆锥部显著突出（右前斜位45°）或高度≥7mm；e. 右心室增大。具有上述五项中的一项可以诊断。

④ 心电图主要条件：a. 额面平均电轴≥90°；b. V_1 导联 R/S≥1；c. 重度顺钟向转位（V_5 导联 R/S≤1）；d. $R_{V_1}+S_{V_5}>1.05mV$；e. aVR导联 R/S 或 R/Q≥1；f. $V_1 \sim V_3$ 呈 QS、Qr、qr（需除外心肌梗死）；

g. 肺型 P 波。次要条件：a. 肢体导联低电压；b. 右束支传导阻滞（不完全性或完全性）。具有一个主要条件的即可诊断，具有两条次要条件的为可疑肺心病的心电图表现。

⑤ 超声心动图检查主要条件：a. 右室流出道内径≥30mm；b. 右心室内径≥20mm；c. 右心室前壁厚度≥5mm，或有前壁搏动幅度增强者；d. 左右心室内径比值＜2；e. 右肺动脉内径≥18mm，或肺动脉干内径≥20mm；f. 右室流出道内径/左房内径比值＞1.4；g. 肺动脉瓣曲线出现肺动脉高压征象者（a 波低平或＜2mm，或有收缩中期关闭征等）。参考条件：a. 室间隔厚度≥12mm，搏幅＜5mm 或呈矛盾运动征象者；b. 右心房增大，内径≥25mm（剑突下区探查）；c. 三尖瓣前叶曲线 DE、EF 速度增快，E 峰呈尖高型，或有 AC 间期延长者；d. 二尖瓣前叶曲线幅度低，CE＜18mm，CD 段上升缘慢、延长，呈水平位或有 EF 下降速度减慢，小于 90mm/s。凡有肺胸疾病的患者，具有上述两项条件（其中必具一项主要条件）均可诊断肺心病（上述标准仅用于心前区探测部位）。

⑥ 心向量图检查：主要表现为右心增大图形。随右心室肥大的程度加重，QRS 环方位有正常的左下前或后逐渐演变为向右、再向下、最后转向右前，但终末部分仍在右后。QRS 环向逆钟向运行或"8"字形发展至重度时的顺钟向运行。P 环多狭窄，左侧与前额面 P 环振幅增大，最大向量向前下、左或右。一般来说，右心室肥大越明显，则 P 环向量越向右。

⑦ 动脉血气分析对肺心病诊断与治疗具有重要意义。

⑧ 血液流变学检查可了解红细胞变形性、血液高凝状态；血电解质测定，可了解电解质紊乱；血常规检查可见红细胞、血红蛋白的升高，合并感染时，白细胞总数升高、中性粒细胞升高。

治疗方案

急性加重期治疗原则是积极控制感染；通畅气道，改善呼吸功能；纠正缺氧与二氧化碳潴留；控制呼吸衰竭和心力衰竭。

预案 1：控制支气管-肺部感染。参考痰菌培养及药物敏感试验，选择有效的抗菌药物，在培养结果出来前，可进行经验性治疗。

预案 2：通畅呼吸道，纠正缺氧与二氧化碳潴留。

预案 3：酸碱失衡及电解质紊乱的纠正。

预案4：心力衰竭的治疗

氢氯噻嗪（双氢克尿塞）25mg，口服，每日1～3次，联合

安体舒通40mg，口服，每日1～2次（使用过程中注意补钾）。

在下列情况仍应考虑使用洋地黄：①感染已控制，呼吸功能已改善，利尿剂治疗右心功能未能改善者；②合并室上性快速心律失常，如室上性心动过速、心房颤动（心室率＞100次/分）者；③以右心衰竭为主要表现而无明显急性感染的患者；④合并急性左心衰竭者。

毛花苷C 0.2～0.4mg 或
毒毛旋子苷K 0.125～0.25mg ｜ 缓慢静脉注射。
5％葡萄糖溶液20ml

血管扩张剂可选用：

硝酸甘油 10mg
5％～10％葡萄糖溶液250ml ｜ 静脉滴注（5～80μg/min），每天1次。

酚妥拉明 10mg
5％～10％葡萄糖溶液250ml ｜ 静脉滴注（100～300μg/min），每天1次。

硝酸异山梨酯（消心痛）5～10mg，口服，每天3次。

预案5：心律失常的治疗

一般的心律失常经过控制呼吸道感染，纠正缺氧、二氧化碳潴留、酸碱失衡及电解质紊乱可自行消失，如持续存在，可根据心律失常的类型选用药物。

说　明

① 肺心病患者一旦出现肺心功能衰竭，诊断一般不难。但在肺心病早期，诊断尚有一定难度。因此，必须密切结合病史、体征及实验室检查结果，全面分析，综合判断。

② 慢性肺心病可出现以右心衰竭为主的心功能不全。一般经过氧疗、控制呼吸道感染、改善呼吸功能、纠正低氧和解除二氧化碳潴留后，心力衰竭症状可减轻或消失，不需常规使用利尿剂和强心剂。较重者或上述治疗无效者可选用利尿剂和强心剂。

③ 利尿剂的应用原则是小剂量、联合使用排钾和保钾利尿剂，疗程宜短，间歇用药。使用过程中注意补钾。强心剂使用中应注意纠正低氧血症和低钾血症，不宜依据心率快慢观察疗效。因为低氧血症和低钾血症可引起心率增快。

第九节　呼吸衰竭

诊断要点

① 主要是缺氧和二氧化碳潴留的临床表现。呼吸困难、发绀。可有神经精神症状，严重者甚至出现嗜睡、抽搐、意识丧失甚至昏迷等。心慌、心动过速常见，有时可伴有心绞痛。严重、持续呼吸衰竭可导致上消化道出血、尿量减少、水钠潴留、水肿甚至急性肾衰。

② 动脉血气分析示 PaO_2 低于 8kPa（60mmHg），伴或不伴有 $PaCO_2$ 高于 6.65kPa（50mmHg）。

治疗方案

呼吸衰竭（简称呼衰）的治疗原则是治疗病因，去除诱因，保持呼吸道通畅，纠正缺氧，解除二氧化碳潴留，治疗与防止缺氧和二氧化碳潴留所引起的各种症状。

预案1：通畅气道、缓解痉挛

0.5％沙丁胺醇溶液 1～5mg，雾化吸入。

氨茶碱 0.25～0.5g ┐
生理盐水 250ml ┘静脉滴注

甲泼尼龙　40～80mg ┐
生理盐水　100ml ┘静脉滴注

α-糜蛋白酶　10万U ┐
庆大霉素　8万U │
地塞米松　5mg │雾化吸入
注射用水　20ml ┘

预案2：抗感染治疗

经验性治疗时应首先选用喹诺酮类或氨基糖苷类联合下列药物之一：①抗假单胞菌 β-内酰胺类（如头孢他啶、头孢哌酮、哌拉西林、替卡西林、美洛西林等）；②广谱 β-内酰胺类/β-内酰胺酶抑制剂（替卡西林/克拉维酸、头孢哌酮/舒巴坦钠、哌拉西林/他佐巴坦）；③碳青霉烯类（如亚胺培南）；④必要时联合万古霉素（针对 MRSA）；⑤当估计真菌感染可能性较大时应选用有效的抗真菌药物。有条件者应尽快行痰培养及药物敏感试验，明确致病菌和选用敏感有效的抗生素。但是必须明确痰培养的结果并不完全代表肺部感染病原菌。因此对于痰培养的结果也要结合病史、临床综合分析判断。

预案 3：呼吸中枢兴奋剂

尼可刹米　1.125g

洛贝林　9mg　　　　　静脉滴注

5％葡萄糖溶液（或生理盐水）500ml

说　明

① 应用呼吸兴奋剂时要密切观察患者的神志改变，呼吸频率、幅度和节律，定时复查动脉血气。如出现皮肤瘙痒、烦躁等副反应，须减慢滴速。若经 24h 未见效或出现肌肉抽搐等反应，则应停用，此时应改换机械通气。呼吸衰竭患者通气若因中枢抑制为主，呼吸兴奋剂疗效较好；例如慢性阻塞性肺病呼吸衰竭时，因支气管-肺病变、中枢反应性低下或呼吸肌疲劳而引起低通气量，此时可考虑应用呼吸兴奋剂。而肺炎、肺水肿和肺间质广泛纤维化的换气功能障碍者，则呼吸兴奋剂不宜使用。应用呼吸兴奋剂时，必须尽可能地减轻胸、肺和气道的机械负荷，如分泌物的引流、支气管解痉剂的应用、消除肺间质水肿和其他影响胸肺顺应性的因素。否则应用呼吸兴奋剂会增加呼吸功和耗氧量，加速呼吸肌疲劳，使呼吸衰竭进一步恶化。

② 在呼吸道通畅条件下，如呼吸停止，应立即做人工呼吸（包括口对口人工呼吸、手控简易呼吸囊人工通气等）。如发生心脏骤停，还应予体外心脏按摩等有关心肺复苏的抢救措施。

③ 呼吸衰竭诊断明确后应进一步明确原发病的诊断。呼吸道通畅条件下，维持适当的通气和吸氧浓度是治疗的关键。而原发病的治疗是呼吸衰竭治疗的根本。

④ 临床医师对慢性呼吸衰竭应用机械通气的标准掌握不一，以下标准可供临床参考：a. $PaCO_2$ 进行性升高，或较缓解期明显升高且绝对值超过 70～80mmHg；b. 严重的低氧血症，合理氧疗后，$PaCO_2 < 40mmHg$；c. 呼吸频率>35 次/分，或出现呼吸抑制；d. 并发肺性脑病。

⑤ 氧疗的方法

a. 慢性呼吸衰竭患者临床上最常用的简便方法是应用鼻导管吸氧，氧流量 1～3L/min，其吸氧浓度（FiO_2）＝21％＋4％×（1～3）＝25％～33％。有条件者也可用面罩吸氧。

b. 吸氧浓度：对于慢性呼吸衰竭应采用控制性氧疗，其吸氧浓度通常为 25%～33%。对于 I 型呼吸衰竭患者吸氧浓度可适当提高，尽快使 $PaO_2 > 60mmHg$，但一般也不超过 40%。对于 II 型呼吸衰竭患者，宜从低吸氧浓度开始，逐渐加大吸氧浓度，一般不超过 33%。其最终目标是 $PaO_2 > 60mmHg$。而对升高的 $PaCO_2$ 没有明显加重趋势。

⑥ 酸碱失衡及电解质紊乱的治疗：原则上不需要补碱性药物。但是当 pH＜7.20 时，为了减轻酸血症对机体的损害，可以适当补 5% 碳酸氢钠，一次量为 40～60ml，以后再根据动脉血气分析结果酌情补充。只要将 pH 升至 7.20 以上即可。当呼吸性酸中毒合并代谢性酸中毒时，补碱量可适当加大，在 pH＜7.20 时，一次补 5% 碳酸氢钠量可控制在 80～100ml，以后再根据动脉血气分析结果再酌情处理。只要患者尿量在 500ml/d 以上，常规补氯化钾 3.0～4.5g/d，牢记见"见尿补钾，多尿多补，少尿少补，无尿不补"的原则。应注意二氧化碳不要排出过快，特别是机械通气治疗时，避免二氧化碳排出后发生碱中毒。

⑦ 慢性呼吸衰竭患者由于缺氧、二氧化碳潴留以及使用糖皮质激素和氨茶碱等因素，常可并发消化道出血。其防治原则为病因治疗和对症治疗：a. 尽快纠正缺氧，解除二氧化碳潴留；b. 应慎用或禁用对胃肠道有刺激的药物或食物；c. 预防性应用抑酸剂，如氢氧化铝凝胶、H_2 受体拮抗剂和质子泵抑制剂以控制胃液酸度，减少出血机会；d. 对有消化道出血先兆者，及早安置胃管，先抽尽胃内容物，胃内注入去甲肾上腺素或用凝血酶；e. 如无 DIC 并存，消化道出血可用止血敏、6-氨基己酸等；f. 如合并 DIC，应用抗凝剂肝素及低分子右旋糖酐等；g. 出血明显，发生严重贫血者，应补充血容量，纠正贫血。

第十节　急性肺损伤与急性呼吸窘迫综合征

急性肺损伤（ALI）与急性呼吸窘迫综合征（ARDS）是指由心源性以外的各种肺内外致病因素所导致的急性、进行性、缺氧性呼吸衰竭。ALI 和 ARDS 具有性质相同的病理生理改变，严重的 ALI 或 ALI 的最终严重阶段被定义为 ARDS。ALI/ARDS 主要病理特征为肺微血管通透性增高而导致的肺泡渗出液中富含蛋白质的肺水肿及透明膜形成，并伴有肺间质纤维化。

诊断要点

① ALI/ARDS 的高危因素：a. 直接肺损伤因素包括严重肺感染、胃内容物吸入、肺挫伤、吸入有毒气体、淹溺、氧中毒等。b. 间接肺损伤因素包括脓毒症、严重的非胸部创伤、重症胰腺炎、大量输血、体外循环、DIC 等。

② ALI/ARDS 的诊断标准：a. 有发病的高危因素；b. 急性起病，呼吸频数和（或）呼吸窘迫；c. 低氧血症。ALI 时 $PaO_2/FiO_2 \leqslant 300mmHg$；ARDS 时 $PaO_2/FiO_2 \leqslant 200mmHg$；d. 胸部 X 线检查两肺浸润阴影；e. 肺毛细血管楔压（PCWP）$\leqslant 18mmHg$ 或临床上能除外心源性肺水肿。凡符合以上 5 项可诊断为 ALI 或 ARDS。

治疗方案

至今尚无特效的方法。积极治疗原发病，特别是控制感染，改善通气和组织氧供，防止进一步的肺损伤和肺水肿，是目前治疗的主要原则。

预案 1：积极控制感染

严重感染是引起 ALI/ARDS 的首位高危因素，又是影响 ALI/ARDS 的首要原因。因此，在危重患者抢救过程中，应严格无菌操作，撤除不必要的血管内导管和尿管，预防皮肤溃疡，寻找并处理外科感染，以减少医院内感染。对 ALI/ARDS 并发感染征象的患者，应加强对感染部位的寻找，并应结合血、尿、痰细菌培养和临床情况，选择强有力的抗生素治疗。

预案 2：积极抢救休克

静脉输液避免过多过快，晶体液与胶体液以 1:1 为宜，参考中心静脉压、血压、肺动脉楔压、脉压差与尿量，随时调整输入液体量。一般每天出入液体量控制在入量比出量少 500ml 左右。尽量少用库存血。

预案 3：机械通气

当吸入氧浓度（FiO_2）>0.5，而 $PaO_2 < 60mmHg$，应予机械通气，其最常用的通气模式是呼气末正压（PEEP）。

说　明

① 目前国内学者不主张常规应用糖皮质激素来防治 ALI/ARDS。但对多发性长骨和骨盆骨折并发的 ALI/ARDS、急性胰腺炎、误吸等并

发的 ALI/ARDS，仍主张应用糖皮质激素来治疗。

② 非皮质醇类抗炎药物主要包括布洛芬、消炎痛和氯灭酸等，早期应用方可奏效。

③ 减轻肺水肿主要应控制补液量，特别是胶体液量，以免肺循环液体静压增加或大量血浆蛋白通过渗透性增加的肺泡毛细血管膜，在肺泡和间质积聚，加重肺水肿。在血流动力学状态稳定情况下，为减轻肺水肿，可酌情用少量利尿剂。

④ ARDS 患者机体处于高代谢状态，能量消耗增加，即使在恢复期亦持续较长时间。因此，必须尽早地给予强有力的营养支持。

第十一节　肺结核

诊断要点

① 患者既往有结核病史、开放性结核接触史和（或）其他易患因素。慢性咳嗽、咳痰和（或）咯血，多伴有结核中毒症状。

② 胸部影像学检查示肺上部、单侧或双侧多种不同性质的病灶（斑点、结节、条索影、云雾状阴影和空洞等），可有肺内播散迹象及肺门淋巴结肿大。

③ 痰涂片、集菌法或培养中找到结核菌是确诊肺结核的主要依据。

④ 除外其他呼吸系统疾病。

治疗方案

预案 1： 异烟肼　0.3g，每天 1 次

利福平　0.45g，每天 1 次

吡嗪酰胺　1.5g，每天 1 次

链霉素　0.75g，每天 1 次

以上药物联合，每周 3 次强化治疗 2 个月，随后，

异烟肼　0.3g，每天 1 次

利福平　0.45g，每天 1 次

每周 3 次继续治疗 4 个月。

预案 2： 异烟肼　0.3g，每天 1 次

利福平　0.45g，每天 1 次

吡嗪酰胺　1.5g，每天 1 次

以上药物联合，每周 3 次强化治疗 2 个月，随后，

异烟肼　0.3g，每天 1 次

利福平　0.45g，每天 1 次

每周 3 次继续治疗 4 个月。

说　明

① 确诊结核病后应到专科医院进行治疗。

② 应坚持早期、联用、适量、规律、全程 5 项原则。

③ 视病情轻重、有无痰菌和细菌耐药情况以及经济状况、药源供应等，选择化疗方案。

④ 应注意药物的不良反应：异烟肼可引起周围神经炎、中毒性肝炎及精神症状等；利福平对肝功能损伤多见，可引起黄疸及转氨酶升高，应定期复查肝功；链霉素有肾及听力损害的副作用；吡嗪酰胺偶有肝脏损害和痛风等毒副反应；乙胺丁醇可引起球后神经炎。

⑤ 干酪样肺炎、急性粟粒性肺结核、结核性脑膜炎有高热等严重结核毒性症状，或结核性胸膜炎伴大量胸腔积液者，可在使用有效抗结核药物的同时，加用糖皮质激素，常用泼尼松，每日 15～20mg，顿服，以减轻炎症及过敏反应，促进渗液吸收，减少纤维组织形成及胸膜粘连。待毒性症状减轻后，泼尼松剂量递减，至 6～8 周停药。

⑥ 咯血的治疗包括侧卧位卧床休息、镇静、轻轻将存留在气管内的积血咯出。止血常用垂体后叶素 10U 加于 20～30ml 生理盐水或 5％ 葡萄糖溶液中，缓慢静脉注入（15～20min），然后以 10～40U 于 5％葡萄糖溶液 500ml 中静脉滴注维持治疗。但禁用于高血压、冠心病、心功能不全的患者及孕妇。此时可考虑选用其他止血药。慎用强镇咳药，以免因抑制咳嗽反射及呼吸中枢，使血块不能排出而引起窒息。咯血窒息是咯血致死的主要原因，窒息时患者可胸闷、气憋、唇甲发绀、面色苍白、冷汗淋漓、烦躁不安。应立即保持呼吸道通畅，采取头低脚高 45° 的俯卧位，轻拍背部，迅速排出积血，并尽快挖出或吸出口、咽、喉、鼻部血块。必要时，有条件可气管插管或气管切开，以解除呼吸道阻塞。反复大咯血可予适当补液或输血。

⑦ 呼吸困难时予吸氧。有继发感染时应用抗生素。有支气管痉挛时用支气管解痉剂。并发气胸或渗出性胸膜炎时给予抽气或抽液。

第十二节 肺血栓栓塞症

肺血栓栓塞症（PTE）为来自静脉系统或右心的血栓阻塞肺动脉或其分支所致疾病，以肺循环和呼吸功能障碍为其主要临床和病理生理特征。

诊断要点

① 高危病例出现不明原因的呼吸困难、胸痛、晕厥和休克，或伴有单侧或双侧不对称性下肢肿胀、疼痛。

② 动脉血气分析常表现为低氧血症、低碳酸血症、肺泡动脉血氧分压差 $[P_{(A-a)}O_2]$ 增大。部分患者的结果可以正常。

③ 大多数病例表现有非特异性的心电图异常。较为多见的表现包括 V_1、V_4 导联的 T 波改变和 ST 段异常；部分病例可出现 SⅠQⅢTⅢ 征（即Ⅰ导联 S 波加深，Ⅲ导联出现 Q/q 波及 T 波倒置）；其他心电图改变包括完全或不完全右束支传导阻滞；肺型 P 波；电轴右偏，顺钟向转位等。心电图改变多在发病后即刻开始出现，以后随病程的发展演变而呈动态变化。观察到心电图的动态改变较之静态异常对于提示 PTE 具有更大意义。

④ X 线胸片多有异常表现，但缺乏特异性。可表现为：区域性肺血管纹理变细、稀疏或消失，肺野透亮度增加；肺野局部浸润性阴影；尖端指向肺门的楔形阴影；肺不张或膨胀不全；右下肺动脉干增宽或伴截断征；肺动脉段膨隆以及右心室扩大征；患侧横膈抬高；少量至中量胸腔积液征等。仅凭 X 线胸片不能确诊或排除 PTE，但在提供疑似 PTE 线索和除外其他疾病方面，X 线胸片具有重要作用。

⑤ 超声心动图：可以发现右室壁局部运动幅度降低；右心室和（或）右心房扩大；室间隔左移和运动异常；近端肺动脉扩张；三尖瓣反流速度增快；下腔静脉扩张，吸气时不萎陷。

⑥ 血浆 D-二聚体是交联纤维蛋白在纤溶系统作用下产生的可溶性降解产物，为一个特异性的纤溶过程标记物。D-二聚体对急性 PTE 有较大的排除诊断价值，若其含量低于 $500\mu g/L$，可基本除外急性 PTE。

⑦ 核素肺通气/灌注扫描检查典型征象是呈肺段分布的肺灌注缺损，并与通气显像不匹配。诊断敏感性和特异性均接近 100%。下肢静

脉表现为显影中断、显影延迟、放射滞留、侧支循环。

⑧ 螺旋 CT 造影：肺动脉内的低密度充盈缺损，远端血管不显影；间接征象包括肺野楔形密度增高影，条带状的高密度区或盘状肺不张，中心肺动脉扩张及远端血管分支减少或消失等。CT 对亚段 PTE 的诊断价值有限。核磁共振成像（MRI）对段以上肺动脉内栓子诊断的敏感性和特异性均较高，避免了注射碘造影剂的缺点。适用于碘造影剂过敏的患者。MRI 具有潜在的识别新旧血栓的能力。

⑨ 肺动脉造影：为 PTE 诊断的经典与参比方法。如果其他无创性检查手段能够确诊 PTE，而且临床上拟仅采取内科治疗时，则不必进行此项检查。

⑩ 分型。

a. 大面积 PTE：临床上以休克和低血压为主要表现，即体循环动脉收缩压＜90mmHg，或较基础值下降幅度≥40mmHg，持续 15min 以上。须除外新发生的心律失常、低血容量或感染中毒症所致血压下降。

b. 次大面积 PTE：超声心动图表现有右心室运动功能减弱或临床上出现有心功能不全表现。

c. 非大面积 PTE：不符合以上大面积 PTE 标准的 PTE。无血流动力学紊乱和右心功能不全，预后较好。

治疗方案

预案 1：一般治疗

监测血压、心率、呼吸、心电图及血气分析。绝对卧床、防止用力大便。避免血栓脱落再栓塞，必要时用通便药或灌肠。对症给予镇痛药。

预案 2：呼吸及循环支持

① 呼吸支持：面罩给氧/无创性机械通气。

② 循环支持：对于低血压或休克者，维持体循环收缩压在 90mmHg 以上。

生理盐水　500ml	
多巴胺　100mg	
多巴酚丁胺　60mg 或	静脉滴注
阿拉明　40mg	

预案 3：溶栓治疗

选用以下一种：

重组组织纤溶酶原激活剂（rt-PA）　50mg 或 100mg，静脉滴注 2h。

尿激酶　2 万 IU/kg，静脉滴注 2h。

链激酶　4400IU/kg，静脉注射 10min，随后 2200IU/kg，持续静脉滴注 12h。

预案 4：抗凝治疗

溶栓治疗结束后，应每 2～4h 测定一次凝血酶原时间（PT）或活化部分凝血活酶时间（APTT），当其水平降至正常值的 2 倍时，即应开始规范的肝素抗凝治疗。

① 普通肝素 2000～5000IU（按 80IU/kg）静脉注射，继之以 18IU/kg 持续静脉滴注。

② 低分子肝素（LMWH）　1mg/kg，皮下注射，每天 1～2 次。

③ 华法林　于肝素治疗的第 1～3 天开始，起始剂量 3～5mg/d，口服。需与肝素重叠 4～5 天，根据国际标准化比率（INR）调整剂量。连续 2 天达到 2.5 时，停止肝素，单独口服华法林。疗程至少 3～6 个月。

说　明

① 溶栓治疗指征：大面积肺栓塞的患者、次大面积肺栓塞患者。

溶栓时间窗：14 天以内。但鉴于可能存在血栓的动态形成过程，这一时间窗的规定并不是绝对的。

溶栓治疗的并发症：出血。发生率约为 5%，其中致死性出血发生率约为 1%。

溶栓治疗的禁忌证：绝对禁忌证包括活动性内出血、近期的自发性颅内出血；相对禁忌证包括大手术、分娩、器官活检、不能压迫的血管穿刺史（2 周内）、两个月内缺血性卒中、10 天内胃肠道出血、15 天内严重创伤、1 月内神经外科手术或眼科手术、难于控制的重度高血压（收缩压>180mmHg 舒张压>110mmHg）、近期心肺复苏、血小板<100000 个/mm³、妊娠、感染性心内膜炎、糖尿病出血性视网膜病变、严重的肝肾疾病、出血性疾病。

② 当使用尿激酶、链激酶溶栓时不强调同时使用肝素治疗；但以 rt-PA 溶栓时，则必须同时应用肝素治疗。

③ 应用肝素/低分子肝素前测定基础 APTT、PT、血常规，注意是否存在抗凝禁忌证。抗凝禁忌证：血小板减少、活动出血、凝血功能障

碍、严重未控制高血压、近期手术者等。但对确诊肺栓塞的患者多是相对禁忌证。

④ 普通肝素应用：在开始治疗后的最初 24h 内每 4～6h 测定 APTT，根据 APTT 调整剂量，尽快使 APTT 达到并维持于正常值的 1.5～2.5 倍。达稳定治疗水平后，改每天上午测定 APTT 1 次。在使用肝素的第 3～5 天必须复查血小板计数。若较长时间使用肝素，尚应在第 7～10 天和 14 天复查。若出现血小板迅速降低或持续降低达 30% 以上，或血小板计数 $<100 \times 10^9$ 个/升，应停用肝素。一般在停用肝素后 10 天内血小板开始逐渐恢复。当血栓复发的风险很大而又必须停用肝素时，可考虑放置下腔静脉滤器。

⑤ 低分子肝素（LMWH）的应用：不需监测 APTT 和调整剂量，用低分子肝素的前 5～7 天内无需监测血小板数量。当疗程长于 7 天时，需开始每隔 2～3 天检查血小板计数。使用较普通肝素方便，疗效不低于普通肝素。由肾脏清除，肾功不全者须慎用。

⑥ 华法林在达到治疗水平前，应每日测定国际标准化比率（INR），其后 2 周每周监测 2～3 次，以后根据 INR 的稳定情况每周监测 1 次或更少。若行长期治疗，约每 4 周测定 INR 并调整华法林剂量 1 次。

⑦ 肺动脉血栓摘除术：适用于经积极的保守治疗无效的紧急情况。患者应符合：a. 大面积 PTE，肺动脉主干或主要分支次全堵塞，不合并固定性肺动脉高压者（尽可能通过血管造影确诊）；b. 有溶栓禁忌证者；c. 经溶栓和其他积极的内科治疗无效者。

⑧ 临床高度怀疑肺栓塞，因病情不允许进行确诊检查，不能诊断肺栓塞。在尽可能排除其他诊断，无溶栓或抗凝禁忌证，可考虑抗凝或溶栓治疗。

第十三节　胸腔积液

诊断要点

① 胸痛、呼吸困难等症状。

② 查体呼吸减弱，甚至消失，语颤减弱或消失，叩诊浊音，呼吸音减弱或消失等体征。

③ X 线胸片、B 超等，提示胸腔积液。

④ 必要时胸膜腔穿刺抽水可确诊胸腔积液。胸穿抽出不凝固血液，则可确诊血胸。如胸腔穿刺抽得脓液，可确诊脓胸。但是要进一步确诊胸水性质，进一步明确导致胸水的原发疾病，必须进行胸水化验等一系列检查。如考虑为脓胸，则应做涂片镜检、细菌培养及抗菌素敏感试验，不仅可进一步明确脓胸诊断，还可依此选用有效的抗菌素治疗。

治疗方案

预案 1：少量或无症状的胸腔积液，可以不予处理，除非是为了必要的检查。更重要的是治疗原发疾病。

预案 2：胸腔积液较多，影响呼吸，甚至威胁生命时，应立即予胸腔穿刺抽液以控制症状。

说　明

① 胸腔穿刺方法：患者取坐位面向椅背，两前臂置于椅背上，前额伏于前臂上。不能起床者可取半坐卧位，患侧前臂上举双手抱于枕部。穿刺点选在胸部叩诊实音最明显部位，一般常取肩胛线或腋后线第 7~8 肋间；有时也选腋中线第 6~7 肋间或如有条件可行超声波定位确定。常规消毒皮肤，消毒直径约 15cm，戴无菌手套，覆盖消毒洞巾。用 2% 利多卡因在下一肋骨上缘的穿刺点自皮至胸膜壁层进行局部浸润麻醉。以左手示指与中指固定穿刺部位的皮肤，右手将穿刺针的三通活栓转到与胸腔关闭处，再将穿刺针在麻醉处缓缓刺入，当针锋抵抗感突然消失时，转动三通活栓使其与胸腔相通，进行抽液。首次抽液不超过 600ml，以后每次不超过 1000ml。抽液结束时，穿刺口消毒，局部用消毒纱布覆盖、固定。

② 如抽液过程中，患者出现头晕、出汗、面色苍白、心悸、脉细、四肢发凉，应考虑发生"胸膜反应"，此时应立即停止抽液，使患者平卧，必要时皮下注射 0.1% 肾上腺素 0.5ml，并密切观察血压，注意休克的发生。如患者于抽液过程中或抽液后出现呼吸困难、发绀、咳嗽、咳白色或血性泡沫痰，两肺散在湿啰音；影像学检查示以肺门为中心的蝶状或片状模糊阴影。应考虑发生复张性肺水肿。通常是由于抽液过多过快，使胸腔压力骤减。应即吸氧，酌情使用利尿剂和糖皮质激素，控制出入水量，注意酸碱平衡。

③ 胸腔积液不是一种疾病，而是全身性疾病或胸膜疾病的后果，积极寻找和治疗原发病才是关键。

第十四节　外源性过敏性肺泡炎

外源性过敏性肺泡炎为吸入外界有机粉尘所引起的过敏性肺泡炎。组织学特征为肺泡炎和慢性间质性肺炎，伴非干酪性肉芽肿，有时累及终末细支气管。临床主要表现为吸入有机粉尘后出现发热、咳嗽、呼吸困难及不同程度的肺功能障碍等。本病有以下 4 个特点：①吸入有机（多属植物性）粉尘引起发病；②证明有特异性沉淀抗体；③有肺泡及小气道炎症或类似结节病样的肉芽肿病理改变；④慢性过程可发生肺纤维化。

诊断要点

① 有吸入有机粉尘的病史。发热、咳嗽、呼吸困难。

② 两肺底部闻及捻发音。

③ 胸部 X 线呈磨玻璃样及微细颗粒状阴影、弥漫性网织或小结节影。

④ 肺功能以弥散功能障碍为主合并限制性通气功能障碍。

⑤ 血清沉淀反应阳性。

⑥ BALF 中淋巴细胞明显增高，$CD_4/CD_8 < 1$ 等。

⑦ 必要时可慎重进行吸入激发试验。肺活组织检查可提高确诊率。

治疗方案

泼尼松　30～60mg，口服，每天 1 次，2～4 周后视病情减量以至停药。

说　明

① 应尽快且仔细地获取患者的职业史、生活环境状况，转移患者脱离致病原，卧床休息。一般急性病例在脱离工作环境后数日症状可自行消失，肺功能恢复。

② 呼吸困难、发绀者应予吸氧。抗生素可酌情使用，以防继发感染。

③ 重症和亚急性肺泡炎伴明显症状和肺功能损害的病例，除脱离工作环境、避免再吸入抗原外，可应用肾上腺皮质激素治疗。对已有明显肺纤维化的病例，激素只能对尚存的部分炎症有效，对已形成的纤维化、蜂窝肺无效。

④ 各种预防措施均有助于本病预防，如收割的干草和谷物应晒干后入仓；饲养禽类的场所经常清洁，妥善处理鸟粪；湿化器和系统中的水保持清洁，避免污染等。

第十五节 原发性支气管肺癌

原发性支气管肺癌是原发于支气管黏膜或腺体的最常见的肿瘤，常有区域性淋巴结和血行转移，病情进展程度与细胞的生物特性有关。

诊断要点

① 原发肿瘤引起的症状：咳嗽，咳白痰，合并感染可咳黄痰；咯血或痰中带血；气急；发热，由于合并感染或肿瘤坏死所致。

② 肿瘤局部扩展引起的症状：胸痛，呼吸困难，吞咽困难，声音嘶哑，上腔静脉阻塞综合征，Horner 综合征等。

③ 由肿瘤远处转移引起的症状：与转移脏器有关，常见于脑、中枢神经系统转移，肝转移，骨转移，淋巴结转移等。

④ 厌食、乏力、体重下降等。

⑤ 肺外表现：异位内分泌综合征（如 SIADH）、异位 ACTH 综合征、神经肌肉综合征、高钙血症、类癌综合征、多发性周围神经炎、肌无力样综合征、肥大性肺性骨关节病等。

⑥ 胸部 X 线检查，是发现肺癌的最基本的方法。中心型肺癌多表现为一侧肺门类圆形阴影；周边型肺癌可见斑片状、结节状、球状、网格状阴影等。细支气管-肺泡癌可表现为孤立结节影、肺炎型或肺弥散性小结节影。

⑦ CT 可发现更小的病灶和一些特殊部位的病灶，并有助于临床分期。

⑧ MRI 在明确肿瘤与大血管关系方面优于 CT。

⑨ 脱落细胞学检查是诊断肺癌的重要方法。中心型肺癌阳性率高。

⑩ 纤维支气管镜检查是诊断肺癌的主要方法。对中心型肺癌，刷检及活检的阳性率可达 90% 以上。

⑪ 病理学检查：在透视、胸部 CT 或 B 超引导下细针经胸壁穿刺进行肺部病灶活检、经纵隔镜或胸腔镜活检。

⑫ 如经上述检查仍无法确诊，又高度怀疑肺癌时，可以行开胸手术探察。

治疗方案

预案1：小细胞肺癌（SCLC）

局限期SCLC：应先化疗和放疗，部分病例可以选择手术，术后再内科治疗，对于治疗达到完全缓解的患者，建议行预防性颅脑照射。

广泛期患者应先化疗，部分患者可选择性地加用放射治疗。

具体化疗方案如下。

EP方案：依托泊苷（VP-16）　100mg/m^2，静脉滴注，第1～3天。

顺铂（DDP）　80mg/m^2，静脉滴注，第1天。

每3周为一个周期。

ACE方案：环磷酰胺（CTX）　1000mg/m^2，静脉注射，第1天。

阿霉素（ADM）　45mg/m^2，静脉注射，第1天。

依托泊苷（VP-16）　80mg/m^2，静脉滴注，第1～3天。

每3周为一个周期。

预案2：非小细胞肺癌（NSCLC）

Ⅰ期：应先手术切除，术后辅助性化疗仍有争议，一般术后不主张放疗。对于不能耐受手术的患者可以行放疗和化疗。

Ⅱ期：应先手术，对于不能耐受手术的患者可放疗、化疗。对肺门淋巴结转移明显的患者，可以行术前新辅助化疗或放疗。手术/放疗后进行辅助性化疗和生物治疗，有助于降低局部复发和远处转移，提高长期生存率，一般术后不主张放射治疗。

Ⅲ期：应先做术前新辅助化疗，若治疗后病灶明显缩小有手术指征，可考虑手术切除，术后进行辅助性化疗、放疗和生物治疗。

Ⅳ期：建议先进行以全身治疗为主的综合治疗，如放疗、化疗和生物治疗等。

具体化疗方案如下。

EP方案：依托泊苷（VP-16）100mg/m^2，静脉滴注，第1～3天。

顺铂（DDP）　80mg/m^2，静脉滴注，第1天。

每3～4周为一个周期。

ICE方案：异环磷酰胺（IFO）1.2g/m^2，静脉滴注，第1～3天。

卡铂（CBP）300mg/m^2，静脉滴注，第1天。

依托泊苷（VP-16）　80mg/m^2，静脉滴注，第1～3天。

每4周为一个周期。

说　明

① 上腔静脉综合征（SVCS）是肿瘤临床最常见的急症，主要是由胸内肿瘤压迫上腔静脉引起的急性或亚急性呼吸困难和面颈肿胀。检查可见面颈、上肢和胸部静脉回流受阻、淤血、水肿，重者缺氧和颅内高压，需要紧急处理以缓解症状。肺部增强 CT 可以明确诊断。

治疗原则：首先是缓解症状，其次才是根治肿瘤。一般治疗包括患者应卧床，抬高头部及给氧，限盐饮食，适当给予利尿和激素治疗，必要时可给一定的抗凝、抗栓治疗。

特殊治疗包括化疗和放疗，对小细胞肺癌（SCLC）患者主张先进行化疗，症状缓解后再进行放射治疗。对非小细胞肺癌（NSCLC）主张放疗、化疗同时进行，不能耐受同步治疗者，可以根据患者具体状态决定化疗和放疗的顺序。

抢救成功标准：呼吸困难和颜面肿胀缓解。

② 急性肿瘤溶解综合征（ATLS）是由于肿瘤细胞溶解破坏后的产物迅速释放入血引起，高尿酸血症、高钾血症、高磷酸盐血症、低钙血症及急性肾功能衰竭是本病的特征。常见于肿瘤负荷过大，增殖迅速且对化疗高度敏感的肿瘤患者。

治疗原则：对于肿瘤负荷大的患者，治疗前应先进行发生 ATLS 可能性的评估，对肾功不全的患者，应减少抗肿瘤药物的用量。化疗前先进行 $1\sim2$ 天的静脉水化，纠正水、电解质、酸碱平衡紊乱，化疗后每 $3\sim4$ 天复查一次肾功能、离子。依据检测结果对症治疗。对于化疗后出现急进性肾功能损害，应尽早开始血液透析。

抢救成功标准：血清学检测肾功能正常，血尿酸正常，水、电解质、酸碱平衡紊乱得以纠正。

③ 大咯血：由于肿瘤对局部肺组织血管的浸润或肿瘤新生血管破裂，导致突然出现的大咯血。临床可见突然出现的咯血，常为大血块，伴呼吸急促甚至呼吸困难、口唇发绀、大汗、心慌，甚至血压下降。有心脏基础病的患者可诱发心律失常、急性左心衰、心绞痛，甚至心肌梗死等，可危及生命。

治疗原则：吸氧、止血、对症支持治疗。

抢救成功标准：咯血减轻或停止，生命体征平稳。

④ 急性心包填塞通常发生在肺癌晚期的患者。查体可见心动过速、

心律失常、心脏浊音界扩大、心脏搏动减弱、心音遥远、低血压、心包摩擦音、奇脉等，最终将导致心脏衰竭。超声心动图可以明确诊断。

治疗原则：吸氧、利尿、应用糖皮质激素及对症止痛等，以及心包穿刺抽液并注入化疗药物。

抢救成功标准：生命体征平稳。

第十六节 常见的胸外科疾病

一、肋骨骨折

诊断要点

① 有胸部外伤史。

② 胸部疼痛，在深呼吸、咳嗽及转动身体时加重。局部肿胀，皮下有瘀斑。有时可少量咯血。

③ 骨折处有明显压痛。胸廓挤压试验时骨折处疼痛加剧，有时可触及骨折断端或皮下气肿。多根多段肋骨骨折时，出现胸壁软化、骨折部位胸廓变平、呈反常呼吸、呼吸困难、甚至休克。

④ X线检查可确定骨折部位、数目、是否合并血气胸。但如骨折发生在肋骨与软骨交接处、青枝骨折或腋部的肋骨骨折常显影不清，应特别注意辨认。

⑤ 对疑有血气胸且病情危重、不允许搬动的患者，可行胸腔穿刺，以利血气胸的诊断。

治疗方案

预案 1：一般治疗

取半坐位卧床休息，经常翻身，保持呼吸道畅通，鼓励患者咳嗽、深呼吸，用祛痰剂以助排痰。酌情用小剂量可待因或哌替啶（杜冷丁）止痛。必要时给予吸氧或蒸气吸入。老年、体弱及咳痰困难者，应用气管插管或气管切开，以吸出痰液，及早应用抗生素防止肺部感染。有休克者给予输血、补液或用升压药物积极纠正休克。

预案 2：闭合性肋骨骨折

① 棉垫压迫加胸带包扎制动：具有止痛效果好、疗效可靠、不影响呼吸运动、无皮肤过敏反应等优点。

② 肋间神经封闭法：用1％普鲁卡因5～10ml，在肋骨角处注入肋骨下缘，范围包括骨折处上下各1肋间。亦可用2％普鲁卡因10ml直接注入骨折处止痛。必要时1h后再注射1次。第2天、第3天可重复注射。

预案3：开放性肋骨骨折

尽早施行清创术，缝合伤口，其他同闭合性肋骨骨折。

预案4：多根多段肋骨骨折

① 对范围小且反常呼吸运动轻者，用棉垫压迫加胸带包扎或沙袋压迫制动。

② 对胸壁软化范围大者，用肋骨牵引固定术，方法是在软化胸壁的中央，选择2～3条肋骨，在局麻下用手巾钳夹持，外加滑车牵引，牵引重量2～3kg，时间2～3周。

③ 控制性机械通气：当有严重性肺挫伤伴有呼吸衰竭，$PaO_2 <$ 8.0kPa 时则应行气管插管或气管切开，插入带气囊的导管，连接于人工呼吸器上进行辅助呼吸。若有气胸，应先行肋间闭式引流。

④ 手术复位固定适用于少数年轻较健壮患者或有胸内合并伤，开胸手术时顺便施行。方法是将肋骨断端用不锈钢丝固定或以克氏针做肋骨骨髓内固定。

二、胸骨骨折

诊断要点

① 有胸部外伤史。

② 胸骨区疼痛、肿胀，咳嗽及深呼吸时疼痛加重。

③ 胸骨局部明显压痛。

④ 骨折重叠移位者，可触及畸形及骨擦音或骨折端随呼吸移动。骨折如无移位或合并胸内脏器损伤严重时，骨折本身易被忽略。

⑤ 胸骨侧位或斜位X线片可明确诊断。

⑥ 常合并胸内脏器或其他部位的损伤，如胸壁软化、肺挫伤、支气管破裂、气胸或血胸、心包裂伤、心肌挫伤、心脏破裂、胸主动脉破裂、腹腔内脏伤、脊柱损伤等。伤后常继发休克。

治疗方案

预案1：无移位的骨折

卧床休息3～4周。平卧时应去枕或于两肩胛间垫一薄枕，保持挺胸位。疼痛重者，可用镇痛剂，亦可用 2% 利多卡因 5～10ml 做局部封闭。

预案 2：骨折有移位

病情稳定后及早行骨折复位。

① 闭式复位：在局部麻醉下，患者取后伸仰卧位，背部垫薄枕，两手上举过头并后伸，使上胸前凸，然后下压向前移位的骨折端，将骨折复位。

② 手术复位

a. 悬吊牵引法：沿胸骨骨折端左右缘肋间隙各切一小口；紧贴胸骨后剥离，勿伤胸廓内动/静脉。将骨折内陷段用钢针经一侧切口穿入另一侧切口穿出，将钢针两端连在一起，用床旁牵引使其复位。牵引重量 2～4kg，牵引时间 2～3 周。

b. 巾钳夹持牵引法：用巾钳夹住断骨上段，患者尽力后仰，使胸椎过伸，持续用力拉出下陷的胸骨，用床旁牵引保持复位状态。

c. 切开固定法：在局部麻醉或全身麻醉下，于骨折处胸骨正中切口，用钝性骨剥离器或持骨器撬起骨折端，使之上下端对合，以不锈钢丝 2～3 条穿过断处的上下端并拧紧固定。术中勿伤及胸骨后的重要脏器。

预案 3：及时处理并发症

早期应用抗生素，预防感染；失血或发生休克时应输血、补液等。

三、创伤性窒息综合征

创伤性窒息综合征是胸部受到强烈的暴力挤压时，因受惊而产生本能的屏气动作，声门突然关闭，使肺内气体不能排出，造成胸内压力急剧升高，压迫心脏和大血管导致的临床综合征。由于上腔静脉系统无瓣膜、静脉血液被挤回头、颈及上肢静脉内，引起上半身的瘀血而并发毛细血管点状出血。

诊断要点

① 有胸部挤压伤史。

② 头、颈及上肢皮肤呈青紫色，可见皮肤、口腔黏膜下及眼结膜下的瘀血斑。常有眼球突出。视网膜血管破裂时可失明，颅内血管破裂时可发生昏迷。

③ 伤后多伴有胸骨骨折、肋骨骨折、脊椎骨折及气胸、血胸等。

半数患者合并心脏挫伤。

④ 眼科检查可确定视网膜损伤程度。

⑤ X 线检查可确定是否合并骨折。

⑥ CT 检查可了解颅内出血程度。

治疗方案

预案 1：一般治疗

保持安静，卧床休息，半卧位，呼吸困难者给氧。输液速度不要过快，限制晶体液的输入，否则易引起肺水肿。

预案 2：合并症的治疗

对发生截瘫或四肢麻痹者，需给予相应治疗，一般预后良好。当伴有明显中枢神经症状，疑有脑水肿时，应给予脱水剂并限制入液量；有心脏挫伤时，除给保护心脏药物外，应密切观察有无心包填塞症状；一旦出现，应及时做心包切开引流术。对并发的骨折可作相应处理。

四、损伤性气胸

肺、支气管、食管及胸壁的损伤，造成胸膜腔与外界相通，即产生气胸。气胸可分为闭合性气胸、开放性气胸及张力性气胸 3 种。

（一）闭合性气胸

空气进入胸膜腔后，小的伤口常自行闭合，胸膜腔即不再与外界相通，腔内气体可逐渐被吸收，肺组织因胸膜腔负压而逐渐膨胀。

诊断要点

① 肺压缩低于 1/3 者为小量气胸，患者可无明显的呼吸困难及循环功能紊乱。肺压缩 1/3～1/2 为中量气胸，肺压缩 ＞1/2 以上为大量气胸，两者均有胸痛和憋气；中量气胸和大量气胸的患者气管向健侧移位，伤侧胸部叩诊呈浊音，呼吸音减弱或消失，有时出现皮下气肿。

② X 线检查可显示肺压缩程度并明确诊断。

③ 胸腔穿刺抽出气体则可确诊。

治疗方案

预案 1：小量气胸

无需特殊治疗。

预案 2：中量气胸和大量气胸

可经锁骨中线第 2 肋间抽气或行胸腔闭式引流，以促使肺复张。

（二）开放性气胸

开放性气胸是指胸壁有直接通向胸膜腔的创口，随着呼吸运动，空气可经创口自由进出。由于患者胸腔负压消失，肺受压萎陷，健侧肺也受到一定压缩，严重影响通气功能；肺和胸膜所受的损伤性刺激及纵隔摆动的刺激，可引起胸膜肺休克；残气的对流加重了缺氧；负压的消失及纵隔摆动可影响静脉血回流，导致循环功能紊乱。

诊断要点

① 有严重的呼吸困难、发绀、出冷汗、脉搏细弱、血压下降等表现。

② 胸壁有创口通胸膜腔，呼吸时可听到空气进出创口而发出的"嘶—嘶"声。听诊呼吸音消失，有时听到纵隔摆动的声音。

③ X 线检查可发现肺压缩程度及纵隔摆动。

治疗方案

预案 1：急救

立即封闭创口，使开放性气胸变为闭合性气胸。消毒伤口周围皮肤后，在患者深呼气之末，用 5～6 层油纱布封闭伤口，无菌纱布敷盖，胶布固定，再加压包扎。

预案 2：对症治疗

取半坐位，鼓励患者咳嗽，经常翻身，给氧、补液及输血等，有休克者予以纠正。在正压全麻下，对伤口彻底清创，剪除坏死及不健康的肌肉组织，摘除异物和游离骨片，修整肋骨残端，缝合肌壁肌肉。皮肤及皮下组织不必全部缝合，以利引流。

预案 3：给予抗生素 防治继发感染。

（三）张力性气胸

张力性气胸多由于胸部闭合性损伤时肺或支气管裂伤所致。裂伤组织呈活瓣式，吸气时空气进入胸腔，呼气时空气不易排出，随呼吸运动而致胸腔内压逐渐升高，使患侧肺被压缩，因纵隔移向健侧，健侧肺亦受压，发生严重的呼吸困难，又因上、下腔静脉受压扭曲，心房被压，严重阻碍静脉血液回流至心脏，从而迅速发生呼吸循环衰竭。

诊断要点

① 有胸部外伤史。

② 患者呼吸极度困难、发绀，且呈休克状态。

③ 颈部气管向对侧移位，肋间隙增宽，呼吸音消失。半数患者伴有血胸。

④ X 线检查见整侧肺被压缩，纵隔向对侧移位。

⑤ 胸腔诊断性穿刺：取 2ml 注射器配以 1 号针头，注射器内容 1ml 等渗盐水。患者取坐位，以水平方向在锁骨中线第 2 肋间刺入胸腔，如有气体溢出，针栓被推向外方，即可诊为张力性气胸。

治疗方案

预案 1：急救

立即用一个粗针头，缚上 1 个橡皮指套（顶部剪开 1cm 切口）插入伤侧锁骨中线第 2 肋间排气；或在上述部位插入一个有侧孔的粗导尿管，接水封瓶排气。

预案 2：胸腔闭式引流

单纯排气可由锁骨中线第 2 肋间插管；若并发血胸，为了同时排气排血，可选腋中线第 6 肋间插管。待 5～6 天后排气排液停止，X 线检查肺已复张时可拔管。

预案 3：胸部探查

适用于胸腔封闭引流仍不能缓解症状者。

五、损伤性血胸

血胸是胸部刨伤严重并发症之一。出血的来源有：①心脏和大血管出血，出血量大，患者多死于现场；②肋间动静脉和胸廓内动静脉出血，因压力高出血为持续性，不易自然停止，多需开胸手术止血；③肺组织破裂出血，多在短期内自然停止。

血胸因出血量不同可分为：①小量血胸，出血量＜500ml，胸片上液面不超过膈顶；②中量血胸，出血量 500～1500ml，胸片上液面上界可达肺门；③大量血胸，出血量＞1500ml，胸片上液面上界可超过肺门，甚至全部肺野，肺压缩严重。

诊断要点

① 有胸部外伤史，胸腔抽出积血即可确诊。

② 非进行性血胸

a. 小量血胸可无明显症状；大量血胸可出现面色苍白、脉搏细弱、血压下降、呼吸困难等。

b. 气管向健侧移位，伤侧肋间饱满，呼吸动度减弱，下胸部叩诊浊音，呼吸音减弱以至消失。

c. 周围血红细胞计数及血红蛋白降低，血细胞比容减少。

d. X线检查，伤侧可见胸腔内积液阴影，如为血气胸可见液平面，纵隔向健侧移位。

e. 超声检查可发现液平面。

③ 进行性血胸

a. 脉搏加快、血压下降，经输血、补液等抗休克治疗不见好转，或一度好转又迅速恶化。

b. 胸腔穿刺抽出的血液很快凝固。

c. 胸腔积血抽出后，又很快增加，或封闭引流瓶内引流量＞200ml/h。

d. 周围血血红蛋白、红细胞计数及血细胞比容呈进行性降低。

e. X线检查，可见胸腔内积液阴影继续增大。

④ 血胸继发感染

a. 有寒战、高热、食欲不振等全身中毒症状，周围血白细胞总数增高。

b. 胸腔积血涂片可找到细菌或细菌培养阳性。

c. 胸腔积液涂片检查红细胞、白细胞之比例，正常为500∶1，若红白细胞之比例达100∶1即提示已有感染。

d. 将胸腔抽出液1ml放于试管内，加生理盐水5ml，混合静置3min，若溶液为淡红色而透明，表示无感染，若呈浑浊或出现絮状物表示已有感染。

治疗方案

预案1：一般治疗

严密观察患者的神志、血压、脉搏、呼吸等变化。如出现失血性休克，应尽快输血、输液纠正休克。

预案2：非进行性血胸

小量血胸不需特殊处理，常可自行吸收。血量较多者，在伤后12～24h内进行胸腔穿刺抽出积血，抽血过程中，如患者无不适感，血压及脉搏无变化，可尽量多抽。抽后在胸腔内注射青霉素、链霉素以预防感染。对中量以上的血胸可采用闭式引流。

预案 3：进行性血胸

及时剖胸探查。根据术中所见，对胸壁破裂的血管予以缝扎；对肺裂伤进行修补；对严重肺裂伤或挫伤进行肺叶切除；对破裂的心脏、大血管进行修复。

预案 4：凝固性或机化性血胸

前者出血停止 1～2 周内，开胸清除血块；后者在伤后 3～5 周内行早期纤维剥脱术。亦有对早期凝固性血胸，在胸膜腔内注入链激酶，24h 后将已溶解的积血抽出，可重复注射。如已放置闭式引流，注药后应将引流管钳夹。待患者平卧 8h 后再开放，效果较好。

预案 5：感染性血胸

应及早放置闭式引流，排出积脓。对脓胸粘连形成的多房血胸或凝固性血胸及纤维胸发生感染者，应及早施行开胸术。术后用大剂量有效的抗生素控制感染。

六、急性脓胸

急性脓胸是指胸膜腔的急性化脓性感染，多继发于肺部感染。亦可因胸部损伤或外科手术而引起。致病菌多为链球菌、葡萄球菌及肺炎链球菌。渗出液初为浆液性，以后由于纤维素和炎性细胞的沉淀，渗出液变稠成脓性。当脓液较稀、胸膜腔未粘连时，脓液遍布于全胸膜腔，称为全脓胸。若肺与胸壁或膈肌有了粘连，脓液被局限在胸膜腔局部，则称为局限性脓胸。如伴有肺泡破裂，空气进入胸膜腔，则脓腔上部积气、下部积脓，称为脓气胸。

诊断要点

① 多有肺炎、肺脓肿、脓毒血症或胸外伤病史。

② 高热、胸痛、咳嗽、呼吸急促、脉搏加快、食欲减退；胸腔积液较多时，患者不能平卧，气管向健侧移位，患侧肋间隙饱满，呼吸运动减弱，叩诊呈浊音。如有脓气胸则上部为鼓音，下部为浊音。语颤和呼吸音减弱或消失；肺脓肿破裂引起的脓胸，常有厌氧细菌的混合感染，脓有恶臭味，易发生败血症。

③ X 线检查可见患侧有致密阴影，若有气体存在，则出现液平面。如脓液不多，亦无气体，脓液和肺之间可形成一条由外上斜向内下的斜形弧线。

④ 超声检查有助于局限性脓胸的定位和判断脓液的量。

⑤ 胸腔穿刺抽出脓液即可确诊。

治疗方案

预案 1：一般治疗

给予高营养高维生素饮食，维持水、电解质平衡。贫血体弱者给少量多次输血，以提高机体抵抗力。

预案 2：控制感染

首选青霉素、链霉素，亦可用四环素、庆大霉素或头孢菌素，以后根据细菌培养及药物敏感试验选择抗生素。

预案 3：穿刺抽液

适用于早期脓胸，脓液较稀薄者。一般 1～2 天抽脓 1 次，每次抽脓后注入青霉素 40 万 U，链霉素 0.5g。

预案 4：闭式引流

适用于脓液多且稠厚者。目前多主张一旦确诊为脓胸，应尽早行闭式引流。

七、创伤性膈疝

膈肌损伤可由直接暴力（如刺伤或弹片穿入伤等）或间接暴力（如挤压伤、撞击伤及爆震伤等）所引起。损伤多发生于左侧膈肌，右膈肌下因有肝脏保护，故损伤机会较少。膈肌损伤破裂后，因胸膜腔的压力差，可使腹内脏器进入胸膜腔发生膈疝。由于腹内脏器（胃、肠、脾等）进入胸内，压迫肺脏，使肺萎缩产生胸闷、气急、呼吸困难、发绀等症状。如严重压迫心脏，可出现心悸、脉弱，甚至休克，最后造成循环衰竭。进入胸腹腔的胃、结肠和小肠因位置改变而发生扭转，或因膈疝孔使肠系膜血管受压，发生绞窄性坏死，引起腐败性脓胸及中毒性休克。

诊断要点

① 有胸腹部闭合性或开放性创伤史，尤其是刺伤。

② 临床表现为腹痛、呕吐、腹胀及便秘等肠梗阻症状。如有胃肠绞窄坏死者可出现呕吐和便血；严重者，出现呼吸困难、发绀、心率增快、血压下降等呼吸循环衰竭症状。

③ 体征包括患侧胸廓隆起，下部叩诊呈浊音或鼓音，纵隔及心脏

移向健侧。听诊呼吸音消失但可听到肠鸣音。腹部平坦且柔软。

④ X 线检查见胸腔内有胃肠腔积液面，必要时可口服钡剂或碘油等造影剂以助确诊。

治疗方案

预案 1：一般治疗

禁食、持续胃肠减压，适当输液、输血。对呼吸困难者，应清除呼吸道分泌物，给予吸氧。

预案 2：手术治疗

膈肌破裂无论裂口大小，大多不能自愈，均应进行修补。在止痛及抗休克治疗后及时进行手术，多经左胸第 7 肋间后外侧切口进胸，回纳腹腔脏器，修补膈肌裂口。保留术前放置的胃肠减压管，防止腹胀。安置胸腔引流管，尽快使受压萎陷的肺复张。

预案 3：药物治疗

应用广谱抗生素，防止继发感染。

八、食管破裂

食管破裂可发生于钝性伤、锐器伤及火器伤。亦可因剧烈呕吐致自发性食管破裂，或食管镜检查时发生。食管破裂后，由于带有各种细菌的唾液和食物及反流的胃内消化液溢入纵隔内，可迅速引起严重的纵隔感染。如穿破胸膜进入胸腔，则发生张力性液气胸，很快形成腐败性脓胸。

诊断要点

① 有外伤、呕吐或食管镜检查的病史。

② 早期症状可有突发胸痛或上腹痛，且向肩背部放射。气促、发热及呼吸困难，颈部可扪及皮下气肿。

③ 食管损伤穿孔后的症状与损伤部位有密切关系。

a. 颈段食管破裂：颈部疼痛、吞咽困难和声音嘶哑。可触及皮下气肿。颈部有开放伤口疑有食管损伤时，可用胃管插入颈段食管内，缓缓注气同时在颈部压迫食管远端，若见有气体从伤口逸出，则表明有穿孔，在手术探查时，用此法有助于找到食管穿孔处。

b. 胸段食管破裂：胸骨后或上腹部剧烈疼痛，在颈部可触及皮下气肿。食管穿孔进入胸腹腔者，可发生液气胸，可有患侧胸痛、呼吸困难及发绀等。

c.腹腔段食管破裂：出现上腹部腹膜炎症状，可形成膈下脓肿。

④ 血常规示周围血白细胞计数增高。

⑤ X线检查可见纵隔影增宽或积气及一侧或双侧胸腔积液积气。食管碘油造影可以确定破裂部位。

⑥ 胸腔穿刺抽出液类似胃液，pH值呈酸性。也可口服美蓝，若抽出胸液呈蓝色，则可确诊。

治疗方案

预案1：一般疗法

绝对禁食，尽量吐出唾液，加强营养支持疗法，输全血或血浆、输液等纠正脱水和电解质紊乱；以鼻饲及行胃或空肠造影术饲食。

预案2：控制感染

应用大剂量抗生素（如青霉素、链霉素、氨苄青霉素）及甲硝唑等，以控制感染。对胸腔穿刺液或切开引流分泌物，做细菌培养及药敏试验，以便选择敏感的抗生素。

预案3：手术疗法

① 发病在12h以内，或感染较轻者，可做裂口直接修补术，术后局部或胸腔内放置引流。

② 对穿孔时间长或已发生感染者，可行局部切开引流术或胸腔闭式引流术，使肺膨胀。同时做胃或空肠造瘘，保持充分营养，食管裂孔多能自行愈合。

③ 对破裂口较大、感染严重或一般情况差者，可行食管旷置二期重建手术。同时在裂口以上食管内置胃管持续吸引；做胸腔闭式引流术及胃或空肠造瘘术。待感染控制及营养状况改善后（一般需3个月以上），再进行食管结肠吻合术，完成重建术。

九、气管破裂

气管破裂多见于闭合性胸外伤（钝性伤或挤压伤等）和穿透伤（如枪弹、锐器及支气管镜检查所致损伤等）。

诊断要点

① 患者有胸部损伤史。

② 剧烈胸痛，吸气时加重。呼吸困难、心悸、脉速，咳嗽时有血痰排出。颈部气管穿透伤时，因空气进出伤口可发出吸吮声。

③ 体征有呼吸极度困难，颜面发绀，重者因缺氧而致昏迷。颈、胸部触及皮下气肿，气管向健侧移位，患胸叩诊呈鼓音，听诊呼吸音消失。

④ 对张力性气胸或血胸患者，已行胸腔闭式引流，见有大量气体排出，肺仍不复张，应想到发生本病的可能。成年患者多合并肋骨骨折。

⑤ X线检查可见伤侧肺萎陷，气胸或血气胸，纵隔移向对侧。有时可见纵隔气肿影。

⑥ 对疑有气管、支气管破裂而患者病情允许时，可施行纤维支气管镜检查，可有助于诊断。

治疗方案

预案 1：对有气胸或张力性气胸患者

应选用大口径的导管行胸腔闭式引流。对呼吸困难或咯血者，须做气管内插管。输血、输液及时纠正休克。

预案 2：对已确诊的较小支气管裂口（＜1cm）的患者

可保守治疗，经采用胸腔闭式引流、气管切开、控制感染等措施，多可自行痊愈。

预案 3：对伤情严重者

应立即施行手术治疗，争取早期行支气管修补或吻合术，必要时做全肺切除术。麻醉及术中要保持健侧支气管通畅，一般支气管损伤的患者应使用双胶管插管麻醉，切口可采用前外侧切口，经第5肋间进胸，或术前先做闭式引流排空胸内积血，以防胸内积血经大支气管裂口流入健侧支气管，引起窒息。对胸内高位气管损伤，采用正中胸骨劈开切口进行修补手术。若为气管分叉以上损伤，则选右前外侧切口剖胸进行修补。颈段气管若完全断离，可做端-端吻合以获治愈。

预案 4：术后处理

术后可行气管切开，加强护理，及时吸痰，选用刺激性小的抗生素加入 α-糜蛋白酶雾化吸入或气管内滴注。静脉注射抗生素防治感染，2～3周后行气管镜检查，若发现吻合口狭窄应予扩张，每周1～2次，一般扩张4～6周。

十、心脏与大血管损伤

心脏、大血管损伤可分为穿通伤和闭合伤两种。穿通性损伤多因尖锐器物（如刀、剪、匕首、枪弹等）刺伤所致，往往在短时内大出血致死。闭合性损伤,多见于挤压伤、坠落伤,特别是交通事故中司机被汽车驾驶盘所伤。可表现为心脏挫伤、心包裂伤、心脏脱位、心脏破裂、血心包及室间隔、瓣膜损伤等。无论是穿通性或闭合性大血管损伤,除非形成膜下出血或心包填塞,往往在运送途中死亡。

诊断要点

① 有胸部尤其是心前区创伤史,存在难以纠正的大出血或休克,应想到发生本病的可能。从胸壁伤口的部位和暴力方向,可推断心脏伤口的位置。

② 胸痛局限在心前区或胸骨后,呼吸困难、口唇发绀、颈静脉怒张。脉搏减弱且不规则。血压下降,静脉压升高。听诊心音遥远及心律不齐,响亮的心前区杂音多为室间隔或瓣膜等损伤所致。

③ 心包穿刺不仅有助于诊断,而且可缓解心包压力,改善全身血循环。应注意(因缺血)出血可能成为凝块,约 $15\%\sim20\%$ 的心包填塞穿刺可为阴性。

④ 病情允许时进行 X 线检查,观察合并肺损伤和胸腔积血情况。心包腔内有积血时,可见心影增大,心搏减弱,心脏各弓平直。如有金属异物存留亦可查出其部位。

⑤ 早期心电图可正常,有的伤后 $24\sim72h$ 才出现心电图改变。异常心电图常表现为 ST 段移位,T 波低平或倒置,以及心律失常。对判断心肌损伤的部位、有无传导系统或冠状动脉损伤等提供依据。

⑥ 超声检查可见心包积液征象。

⑦ 疑有室间隔穿破或瓣膜损伤时,超声心动图检查可帮助确诊。

⑧ 中心静脉压测定对区别失血性休克与心包填塞引起的休克有很大帮助。心包填塞时,中心静脉压在 $1.18kPa$ 以上,失血性休克时中心静脉压常在 $0.49kPa$ 以下。做动态观察有助于对病情进展的了解。

治疗方案

预案 1:急救处理

① 保持呼吸道通畅:立即吸氧,必要时行气管插管人工辅助呼吸。

② 补充血容量:应做静脉切开或锁骨下静脉穿刺,将导管放入腔静脉或右心房内,用于快速输血、输液或输血浆代用品,亦可做中心静脉压的测定,注意对心肌挫伤者输液不要过多过快,以免引起心衰。

③ 纠正酸性中毒:可静脉输入 5%碳酸氢钠溶液 $100\sim200ml$,以纠

正酸中毒。

④ 异丙肾上腺素：1mg 加入 5％葡萄糖 250ml 中静脉滴入，在穿透性损伤有心包填塞时，可改善心肌的收缩力，因而增加心排出量。

预案 2：心包穿刺

有心包填塞者，应立即行心包穿刺，抽出心包内积血，缓解心包内压力，有时患者可因此得救。

预案 3：手术治疗

① 对处于濒死状态的可疑者，应及时手术。可选用局部麻醉或气管内插管麻醉，一般于左胸前外侧第 4 肋间切口，亦可根据伤情及伤道而定。

② 心脏损伤裂口，可在手指轻压下止血，用 2-0 或 3-0 丝线在手指下方做间断缝合；如心肌较脆，可用带涤纶垫片的无损伤针行褥式缝合，以防勒伤心肌。对冠状动脉附近的损伤，应通过冠状动脉的深层做褥式缝合。心房伤可用心耳钳夹住缝扎成连续缝合。

③ 大血管损伤的治疗

a. 主动脉损伤：对裂口较小者，可在无损伤主动脉钳夹住止血后，用无损伤针缝合；形成夹层动脉瘤者，在体外循环下进行人造血管移植术。

b. 主动脉弓上动脉损伤：无名动脉伤一般应修复或人造血管移植。左锁骨下动脉裂伤可进行吻合或结扎。左颈总动脉伤，应进行修复以维持血流畅通。

c. 腔静脉损伤：多采用带垫无损伤针行褥式缝合止血；如裂口过大，又近心脏入口处，可自左心耳内插入一大小合适的导管，直达上腔静脉或下腔静脉。导管上端具有侧孔，静脉血可经其流入右心房。心耳外的导管段用血管钳夹住。在裂口上下端阻断腔静脉，进行直接缝合。

十一、急性化脓性心包炎

急性化脓性心包炎是指心包脏层和壁层间的急性炎症，主要致病菌为金黄色葡萄球菌、肺炎链球菌及溶血性链球菌，偶见脑膜炎双球菌和沙门菌属。常见感染源有：①胸内邻近器官炎症的直接蔓延，如肺炎、脓胸及纵隔感染等；②血行性细菌播散；③心包损伤，直接将细菌带入心包；④膈下脓肿或肝脓肿穿透膈肌进入心包。

诊断要点

① 多见于幼儿及青壮年。常在败血症的恢复期发病。临床表现既有败血症的中毒症状（如发冷、发热、乏力、食欲减退、消瘦、贫血等），又有急性心包炎的局部症状（气短、咳嗽、脉快、不能平卧等）。

② 心前区疼痛，咳嗽或深呼吸时加剧。颈静脉怒张、血压下降、脉压缩小、心率加快、心音遥远，可闻及心包摩擦音。如延误治疗，可出现水肿、肝大和腹水。

③ 周围血白细胞数增高。

④ X线检查可见心脏阴影普遍向两侧扩大，心脏搏动减弱，立位时心影呈梨形或烧瓶形。

⑤ 心电图检查早期可见 ST-T 段升高，T 波常倒置，QRS 波表现为低电压。

⑥ 超声心动图可见液性暗区。

⑦ 心包穿刺抽出脓性液体即可确诊。

治疗方案

预案 1：一般治疗

卧床休息，取半卧位，高蛋白、高维生素饮食，病重者除输液外，应少量多次输血。纠正水和电解质紊乱及维持酸碱平衡。

预案 2：心包穿刺抽液减压

适用于早期病例及心包填塞症状明显者。在严格无菌操作下，用较粗的针头做心包穿刺术。尽量抽净脓液，将脓液做细菌培养及药物敏感试验。抽液后将青霉素 40 万 U 注入心包腔。心包穿刺抽脓和心包腔内注射抗生素，每天 1 次。若脓液逐渐减少、变稀薄说明效果良好，可逐渐延长穿刺的间隔时间。

预案 3：心包切开引流术

适用于病程较长，全身中毒症状严重，或经穿刺抽脓无效者。

预案 4：心包部分切除术

对病程较长，心包增厚较明显，心包切开引流术后，症状虽一度好转，但不久心脏受压症状又重新出现，且有形成缩窄性心包炎的趋势，可行心包部分切除术。

（肖　莉　敖　然　张凌志　蒋丽娟）

第四章　消化系统疾病

第一节　胃食管反流病

胃内容物（包括十二指肠液）反流入食管或以上部位，引起不适症状或并发症，称为胃食管反流病（GERD）。GERD 可分为非糜烂性反流病（NERD）和糜烂性反流病（ERD）。烧心和反酸是 GERD 最常见的典型症状，可伴随食管外症状，包括咳嗽、咽喉症状、哮喘等。酸（碱）反流导致的食管黏膜破损称为反流性食管炎（RE）。上消化道内镜检查是 RE 的主要诊断方法。

诊断要点

① 有典型的 GERD 症状，如明显烧心、反酸、胸骨后灼痛等。

② 无报警症状者须行内镜食管动力检查或质子泵抑制剂试验方可确诊。

③ 质子泵抑制剂（PPI）试验简便、有效，可作为 GERD 的初步诊断方法；食管反流监测是 GERD 的有效检查方法，未使用 PPI 者可选择单纯 pH 监测，正在使用 PPI 者需加阻抗监测以检测非酸反流。

治疗方案

① 一般治疗。

生活方式的改变，如减肥、抬高床头、戒烟、避免睡前进食、避免食用可能诱发反流症状的食物等。

② 药物治疗。

预案 1：首选质子泵抑制剂（PPI）。

埃索美拉唑（耐信）40mg，口服，每日 1 次；或

奥美拉唑（洛赛克）40mg，口服，每日 1 次；或

泮托拉唑（潘妥洛克）40mg，口服，每日 1 次。

注：单剂量 PPI 治疗无效可改用双倍剂量，一种 PPI 无效可尝试换用另一种 PPI。疗程至少 8 周。对于合并食管裂孔病的 GERD 患者以及重度食管炎患者，PPI 剂量通常需要加倍。对于 NERD 和轻度食管炎的患者，可采取按需治疗。

预案2：H$_2$ 受体拮抗剂（H$_2$RA）。

西咪替丁 200mg，每日 3 次，饭后服用，或睡前服 400mg；或

雷尼替丁 150mg，每日 2 次，清晨及睡前服用；或

法莫替丁 20mg，每日 2 次，或 40mg，每日 1 次，临睡前服用。

注：肾功能不全者剂量应减半。

预案3：促胃肠动力药。

多潘立酮（吗丁啉）10mg，口服，每日 3 次，必要时剂量可加倍；儿童 0.3mg/kg，口服，每日 3 次，宜于饭前 15～30min 服用；或

莫沙比利（加斯清）10mg，三餐前口服，每日 3 次，维持治疗剂量为每次 10mg，每日 2 次（早餐前和就寝前）；或每次 20mg，每日 1 次（睡前服用），病情严重者剂量可加倍。

预案4：黏膜保护剂。

蒙脱石粉（思密达）3g，每日 3 次，食管炎患者宜饭后服用。

③ 抗反流手术。

对于 PPI 治疗有效但需要长期服药的患者，抗反流手术是另一种治疗选择。目前最常用的抗反流手术术式是腹腔镜胃底折叠术。

④ GERD 内镜下治疗。

手段包括射频治疗、注射或植入技术和内镜腔内胃食管成形术，其长期有效性有待进一步证实。

说　明

① PPI 作用于胃壁细胞，为 H$^+$-K$^+$-ATP 酶抑制剂，选择性对胃酸分泌有明显抑制作用，起效迅速。当怀疑胃溃疡时，应首先排除癌症的可能性，因用本品治疗可减轻其症状，延误诊断。孕妇、哺乳期妇女慎用，肝肾功能不全者慎用，对本品过敏者禁用。

② H$_2$RA 能抑制基础胃酸分泌和刺激引起的胃酸分泌，可使胃酸减少，胃蛋白酶活性降低而且具有速效和长效的特点。肝、肾功能不全者慎用。胃溃疡患者应排除癌症后方可使用，对本品过敏者、严重肾功能不全者及孕妇、哺乳期妇女、8 岁以下儿童禁用。

③ 多潘立酮（吗丁啉）为作用较强的多巴胺受体拮抗剂，具有外周阻滞作用，直接作用于胃肠壁，可增加下食管括约肌张力，防止胃食管反流，增强胃蠕动，促进胃排空，协调胃与十二指肠运动，抑制恶心、呕吐，并能有效地防止胆汁反流，不影响胃液分泌。适用于胃排空

延缓、胃食管反流。应注意抗胆碱能药品可能会对抗本品的抗消化不良作用，故二者不宜合用。1 岁以下儿童由于血脑屏障发育不完善，故不能排除对 1 岁以下婴儿产生中枢副作用的可能性。孕妇慎用。

④ 莫沙比利主要是通过刺激肠肌层神经丛释放乙酰胆碱而起作用，可明显加强胃窦-十二指肠的消化活性，协调并加强胃排空，增加小肠、大肠的蠕动并缩短短肠运动时间，但不影响胃分泌。对本品过敏者禁用。禁止同时口服或非肠道应用酮康唑、伊曲康唑、咪康唑、氟康唑、红霉素、克拉霉素等。

⑤ 蒙脱石粉（思密达）具有层状结构及非均匀性电荷分布，对消化道内的病毒、病菌及其产生的毒素有极强的固定、抑制作用；对消化道黏膜有很强的覆盖能力，并通过与黏液蛋白相互结合，从质和量两方面修复黏膜，提高黏膜屏障对攻击因子的防御能力。如需服用其他药物，建议与本品间隔一段时间应用。

⑥ 对于 Barrett 食管患者，建议其定期进行内镜复查。

⑦ 根据临床分析，轻度 GERD 及 RE 可单独选用 PPI、促动力药或 H_2RA；中度 GERD 及 RE 宜采用 PPI 或 H_2RA 和促动力药联用；重度 GERD 及 RE 宜加大 PPI 口服剂量，或 PPI 与促动力药联用。

第二节　慢性胃炎

诊断要点

① 胃炎病程迁延，大多无症状或症状很轻。

② 有症状者主要为消化不良，且为非特异性。消化不良症状的有无和严重程度与慢性胃炎的内镜所见及胃黏膜的病理组织学分级无明显相关性。

③ X 线检查无诊断价值，只能作为排除性诊断。

④ 确诊主要依赖内镜检查和胃黏膜活检，尤其是后者的诊断价值更大。

⑤ 诊断应力求明确病因，应仔细询问病史，建议常规检测幽门螺杆菌（HP）。

治疗方案

慢性胃炎的治疗目的是缓解症状和改善胃黏膜炎性反应；治疗应尽

可能针对病因，遵循个体化原则。

① 幽门螺杆菌阳性，有胃黏膜萎缩、糜烂、消化不良症状或胃癌家族史者，推荐根除幽门螺杆菌。

国内推荐的四联方案为标准剂量 PPI＋标准剂量铋剂（均为每日 2 次，餐前半小时服）＋2 种抗菌药物（餐后即服）。标准剂量 PPI：埃索美拉唑 20mg、雷贝拉唑 10mg、奥美拉唑 20mg、兰索拉唑 30mg、泮托拉唑 40mg，每日 2 次。标准剂量铋剂：枸橼酸铋钾 220mg，每日 2 次。

抗菌药物预案 1：阿莫西林 1000mg，每日 2 次＋克拉霉素 500mg，每日 2 次。

抗菌药物预案 2：阿莫西林 1000mg，每日 2 次＋左氧氟沙星 500mg，每日 1 次或 200mg，每日 2 次。

抗菌药物预案 3：阿莫西林 1000mg，每日 2 次＋呋喃唑酮 100mg，每日 2 次。

抗菌药物预案 4：四环素 750mg，每日 2 次＋甲硝唑 400mg，每日 2 次或每日 3 次。

抗菌药物预案 5：四环素 750mg，每日 2 次＋呋喃唑酮 100mg，每日 2 次。

对铋剂过敏者，可采取三联治疗方案，即 PPI＋阿莫西林＋克拉霉素或 PPI＋克拉霉素＋甲硝唑，剂量参考上述推荐方案。疗程为 10 天或 14 天。

② 有胃黏膜糜烂和/或以反酸、上腹痛等症状为主者，可根据病情或症状严重程度选用抗酸剂、H_2RA 或 PPI。

预案 1：法莫替丁 20mg，口服，每日 2 次；或
奥美拉唑 20mg，口服，每日 1 次。

预案 2：适用于胆汁反流者
铝碳酸镁 1000mg，饭后 2h 嚼服。

③ 根据患者症状可选用促动力药、消化酶制剂等。

预案：多潘立酮（吗丁啉）10mg，三餐前半小时口服，每日 3 次。或莫沙比利 10mg，三餐前半小时口服，每日 3 次。

说　明

① 成功根除 HP 可使胃黏膜慢性活动性炎症得到明显改善，但对改善消化不良症状的作用有限。

② 法莫替丁适用于胃黏膜糜烂或以烧心、反酸、上腹饥饿痛等症

状为主者。

③ 胶体果胶铋兼有杀菌作用和黏膜保护作用。

④ 其他治疗措施：消除致病因子如戒烟、纠正不良饮食习惯、停用对胃黏膜有损伤的药物，有明显精神心理因素的慢性胃炎患者可用抗抑郁药或抗焦虑药。恶性贫血者注射维生素 B_{12}。对于重度不典型增生应动态观察，必要时预防性手术治疗，建议内镜下黏膜切除。

第三节　消化性溃疡

消化性溃疡主要是指发生在胃和十二指肠的慢性溃疡，包括胃溃疡（GU）和十二指肠溃疡（DU）。溃疡的形成与胃酸和胃蛋白酶的消化有关，溃疡的黏膜缺损超过黏膜肌层。

诊断要点

① 依据溃疡病的三大特点：慢性病程、节律性疼痛和周期性发作的病史可作出初步诊断，但也有初次发作以黑便或呕血等症状为主。

② X线钡餐检查发现溃疡龛影可确诊，或行内镜检查及黏膜活检可确诊。

治疗方案

① 一般治疗。

生活规律，注意劳逸结合，避免过劳和精神紧张，改变不良的生活习惯，合理饮食，定时进餐，避免对胃有刺激的食物和药物，戒烟酒，停止服用非甾体抗炎药（NSAID）。

② 药物治疗。

a. 根除 HP 治疗同"慢性胃炎"，抗 HP 治疗 1 月后复查。

b. 抑制胃酸分泌的常用药物如下。

预案 1：H_2 受体拮抗剂（H_2RA）

西咪替丁 400mg，口服，每日 2 次；或

雷尼替丁 150mg，口服，每日 2 次；或

法莫替丁 20mg，口服，每日 2 次。

预案 2：质子泵抑制剂（PPI）

奥美拉唑 20mg，口服，每日 2 次；或

泮托拉唑 40mg，口服，每日 2 次；或

埃索美拉唑 20mg，口服，每日 2 次。

如恶心、呕吐不能服药者，可静脉滴注 PPI 制剂，如奥美拉唑 40mg，静脉滴注，每日 1～2 次。

c. 保护胃黏膜治疗常用药物如下。

预案 1：硫糖铝 1 袋，口服，每日 2 次，疗程 4～8 周。

预案 2：枸橼酸铋钾 110mg，每日 3～4 次，疗程 4～6 周。

预案 3：替普瑞酮 50mg，口服，每日 3 次。

③ NSAID 所致溃疡的治疗和预防。

对 NSAID 所致溃疡的预防及治疗应首选 PPI，通过它高效抑制胃酸分泌作用，显著改善患者的胃肠道症状、预防消化道出血、提高胃黏膜对 NSAID 的耐受性，并能促进溃疡愈合。PPI 疗程与剂量同消化性溃疡。H_2RA 仅能预防 NSAID 所致十二指肠溃疡的发生，但不能预防 NSAID 所致胃溃疡的发生。

④ 溃疡复发的预防。

HP 感染、长期服用 NSAID 是导致消化性溃疡复发的主要原因，其他原因尚有：吸烟、饮酒等不良习惯。对复发性溃疡的治疗，应首先分析其原因，作出相应的处理。对于 HP 感染者，应进行根除治疗。长期服用 NSAID 是导致消化性溃疡复发的另一重要因素，如因原发病需要不能停药者，可更换环氧合酶-2（COX-2）抑制剂，并同时服用 PPI。

⑤ 消化性溃疡手术治疗适应证。

上消化道大出血经内科紧急处理无效；急性穿孔；瘢痕性幽门梗阻；内科治疗无效的顽固性溃疡；胃溃疡疑有癌变。

说　明

① 治疗目的：消除病因、解除症状、愈合溃疡、防止复发、避免并发症。

② 治疗策略：首先区分 HP 是阴性还是阳性，如 HP 阳性，抗 HP 治疗＋抑酸治疗；如 HP 阴性，常规抑酸治疗或加用黏膜保护剂。

③ 治疗疗程：抗 HP 治疗 10 天或 14 天，抑酸治疗，DU 4～6 周，GU 6～8 周。

④ 维持治疗：根据溃疡复发频率、年龄、服用 NSAID、吸烟、合并其他严重疾病、溃疡并发症史等决定，一般 3～6 个月。

⑤ 关于消化性溃疡手术治疗应采取慎重态度，严格掌握适应证，

因部分患者手术后有远期并发症，如残胃炎、吻合口溃疡、术后营养不良、餐后综合征、残胃癌等，尤其是残胃癌，认为术后 15 年为其危险期，发生率明显增高，约 $0.6\% \sim 2.5\%$。

第四节　肠结核和结核性腹膜炎

一、肠结核

肠结核是由结核杆菌侵犯肠道引起的慢性特异性感染。肠结核主要由人型结核杆菌引起，少数因饮用未经消毒的带菌牛奶或乳制品而发生牛型结核杆菌肠结核，回盲部是肠结核的好发部位。

诊断要点

① 青壮年患者有肠外结核，主要是肺结核病史。

② 临床表现有腹泻、腹痛、右下腹压痛，也可有腹部肿块，原因不明的肠梗阻，伴有发热、盗汗等结核毒血症症状。

③ X 线检查发现回盲部有激惹、肠腔狭窄、肠段缩短变形等征象。

④ 结核菌素试验强阳性。

⑤ 结肠镜下取材活检或手术切除后标本病理检查有确诊价值。

治疗方案

治疗目的：消除症状，改善全身情况，促使病灶愈合，防治并发症。

预案 1：休息与营养

活动性结核应卧床休息，积极改善营养，必要时可给静脉内高营养治疗。

预案 2：抗结核化学药物治疗

是本病治疗关键。抗结核药物的选择、用法、疗程同"肺结核"。抗结核治疗 1 年后对症治疗。

预案 3： 腹痛可用抗胆碱能药物，如阿托品、山莨菪碱（654-2）等，注意纠正水、电解质紊乱，对不完全性梗阻者，应进行胃肠减压以缓解症状。

预案 4：手术治疗

适应证为完全性肠梗阻；急性肠穿孔或慢性肠穿孔内瘘经内科治疗未能闭合者；肠道大出血经积极保守治疗无效者。

二、结核性腹膜炎

结核性腹膜炎是由结核杆菌引起的慢性、弥漫性腹膜感染。本病可见于任何年龄，以青壮年多见，多数在 40 岁以下。以女性多见，男女发病比例为 1：2。

诊断要点

① 青壮年患者，有结核病史，伴有其他脏器结核证据，不明原因发热 2 周以上，伴有腹痛、腹胀、腹水、腹部肿块、腹部压痛或腹壁柔韧感。

② 腹水为渗出液，以淋巴细胞为主。

③ 一般细菌培养阴性，细胞学检查未找到癌细胞。

④ X 线胃肠钡餐检查发现肠粘连等征象。

⑤ 结核菌素试验呈强阳性。

⑥ 影像学引导下或腹腔镜下腹膜活检有确诊价值。

治疗方案

本病治疗关键是及早给予规则、全程抗结核化疗药物，以达到早日康复、避免复发和防止并发症的目的。

预案 1：对症治疗，注意休息和营养。

预案 2：抗结核化疗。

强调全程规则治疗，特别对粘连型、干酪型患者，三联用药，维持治疗 1.5 年以上。治疗方案同"肺结核"。

预案 3：大量腹水，可适当放腹水减轻症状。

预案 4：手术治疗。

适用于并发完全性、急性肠梗阻或不完全性、慢性肠梗阻内科治疗无效；肠穿孔引起急性腹膜炎或局限性化脓性腹膜炎经抗生素治疗不见好转者；肠瘘经加强营养与抗结核化疗而未能闭合者；诊断困难，与腹腔肿瘤或某些急腹症不能鉴别者，可考虑剖腹探查。

第五节　炎症性肠病

一、溃疡性结肠炎

溃疡性结肠炎又称非特异性溃疡性结肠炎，是一种病因未明的直肠和结肠炎性病变，病变位于结肠黏膜与黏膜下层。临床表现为腹泻、黏液脓血便、腹痛。应用药物治疗可使病情缓解，但易于复发，病情迁延，可出现并发症，甚至癌变。因此应坚持规范治疗，定期复查。

诊断要点

① 溃疡性结肠炎缺乏诊断的金标准，主要结合临床表现、内镜和病理组织学进行综合分析，在排除感染性和其他非感染性结肠炎的基础上作出诊断。

② 持续或反复发作的腹泻、黏液脓血便伴里急后重和不同程度的全身症状，病程多在 4 周以上。可有皮肤、黏膜、关节、眼、肝、胆等的肠外表现。

③ 结肠镜检查发现黏膜血管纹理模糊、紊乱或消失，黏膜充血、水肿、质脆、自发或接触性出血和脓性分泌物附着，亦常见黏膜粗糙、呈细颗粒状。病变明显处可见多发性糜烂及溃疡，可有结肠袋变浅、假息肉等。

④ 黏膜活组织检查可发现固有膜内弥漫性急慢性炎症细胞浸润，隐窝结构改变，黏膜糜烂、溃疡及肉芽组织增生。

⑤ 疾病评估。

a. 临床类型：可分为初发型和慢性复发型。初发型指无既往病史而首次发作。慢性复发型指临床缓解期再次出现症状，临床最常见。

b. 疾病活动性的严重程度：病情分为活动期和缓解期，活动期疾病按严重程度分为轻度、中度、重度。轻度：大便小于每日 4 次，便血轻或无，脉搏正常，体温正常，血红蛋白正常，红细胞沉降率（ESR）小于 20mm/h。重度：大便大于每日 6 次，便血严重，脉搏＞90 次/分，体温＞37.8℃，血红蛋白低于正常值的 75%，ESR＞30mm/h。中度：介于轻度、重度之间。

c. 病变范围：E1 直肠；E2 左半结肠；E3 广泛结肠。

治疗方案

治疗目标是诱导并维持临床缓解及黏膜愈合，防治并发症，改善患者生活质量。

预案 1：一般治疗。

强调休息、饮食和营养。纠正水、电解质紊乱，输血改善贫血，输白蛋白等。病情严重者应禁食、静脉营养。腹痛、腹泻对症处理，控制继发感染。

预案 2：氨基水杨酸制剂。

柳氮磺胺吡啶（SASP）3～4g/d，分次口服，病情缓解后2g/d，维持1～2年。或

5-氨基水杨酸（ASA）前体药巴柳氮4～6g/d，分次口服，病情缓解后2g/d，维持治疗1年以上。或

美沙拉嗪2～4g/d，分次口服或顿服。

预案 3：糖皮质激素。

按泼尼松0.75～1mg/(kg·d)，症状缓解后开始逐渐缓慢减量至停药，注意快速减量会导致早期复发。重症患者首选静脉用激素，甲泼尼龙40～60mg/d，或氢化可的松300～400mg/d，剂量再大不会增加疗效，但剂量不足亦会降低疗效。

预案 4：免疫抑制剂。

适用于激素无效或依赖者。硫唑嘌呤1.5～2.5mg/(kg·d)，分2～3次口服，疗程1年。

预案 5：英夫利昔。

当激素及上述免疫抑制剂治疗无效或激素依赖或不能耐受上述药物治疗时，可考虑英夫利昔治疗。国外研究已肯定其疗效，其使用详见"克罗恩病"治疗部分。

预案 6：手术治疗。

绝对指证：大出血、穿孔、癌变及高度疑为癌变。

相对指证：积极内科治疗无效的重度患者，合并中毒性巨结肠内科治疗无效者宜更早行外科干预；内科治疗疗效不佳和药物不良反应已严重影响生活质量者，可考虑外科手术。

预案 7：局部治疗。

主要适合病变局限于直肠、乙状结肠的病例。局部用药有美沙拉嗪栓剂0.5～1g，每日1～2次；美沙拉嗪灌肠剂1～2g，每日1～2次。激素如氢化可的松琥珀酸钠盐（禁用酒石酸制剂）每晚100～200mg；布地奈德泡沫剂2mg，每日1～2次，适用于病变局限在直肠者，该药的全身不良反应少。也可采用中药如锡类散进行灌肠治疗。

二、克罗恩病

克罗恩病又称局限性肠炎、节段性肠炎或肉芽肿性肠炎，是病因未

明的胃肠道慢性炎性肉芽肿性疾病。病变多见于末段回肠和近端结肠，呈节段性分布，临床上以腹痛、腹泻、腹块、瘘管形成和肠梗阻为特点，可伴有发热、贫血、营养障碍及关节、皮肤、眼、口腔黏膜、肝脏等肠外损害。本病有终身复发倾向，重症患者迁延不愈，预后不良。发病高峰年龄为 18～35 岁。

诊断要点

缺乏诊断的金标准，诊断需要结合临床表现、内镜、影像学和病理组织学进行综合分析并随访观察。在排除其他疾病基础上，可按下列要点诊断：

① 具备上述临床表现者可临床疑诊，安排进一步检查；同时具备典型结肠镜或小肠镜特征以及影像学特征者，可临床拟诊。

② 如再加上活检提示克罗恩病的特征性改变且能排除肠结核，可作出临床诊断。

③ 如有手术切除标本，可根据标准作出病理确诊。

④ 对无病理确诊的初诊病例，随访 6～12 个月，根据对治疗的反应及病情变化判断，符合克罗恩病自然病程者，可作出临床确诊。

⑤ 如与肠结核混淆不清但倾向于肠结核者，应按肠结核进行诊断性治疗 8～12 周，再行鉴别。

治疗方案

治疗目标：诱导缓解和维持缓解，防治并发症，改善生存质量。

预案 1：一般治疗。

必须要求患者戒烟，继续吸烟会明显降低药物疗效、增加手术率及术后复发率。患者营养不良常见，注意检查患者的体重及体重指数（BMI）。调理饮食和补充营养，病变活动期高营养低渣饮食，补充维生素 B_{12}、叶酸等多种维生素及微量元素。严重营养不良、肠瘘及短肠综合征者，可给予全胃肠外营养。病情重者可禁食，输注白蛋白，控制肠道继发感染，选用广谱抗生素。腹痛、腹泻患者给予对症治疗。

预案 2：氨基水杨酸制剂。

柳氮磺胺吡啶 4～6g/d，分 4 次口服，病情缓解后 2g/d，维持 1～2 年。或

美沙拉嗪 3～4g/d，病情缓解后 2g/d，维持治疗 1 年以上。

预案 3：糖皮质激素。

泼尼松 $0.75 \sim 1 \mathrm{mg}/(\mathrm{kg} \cdot \mathrm{d})$，可口服，亦可静脉应用。

预案 4：免疫抑制剂。

硫唑嘌呤 $1.5 \mathrm{mg}/\mathrm{kg}$，分 $2 \sim 3$ 次口服，疗程 $1 \sim 2$ 年。

预案 5：英夫利昔。

英夫利昔是我国目前唯一批准用于克罗恩病治疗的生物制剂，用于激素及免疫抑制剂治疗无效或激素依赖者，或不能耐受上述药物者。使用方法为 $5 \mathrm{mg}/\mathrm{kg}$，静脉滴注，在第 0、2、6 周给予作为诱导缓解；随后每隔 8 周给予相同剂量作长程维持治疗。

预案 6：抗生素（甲硝唑、环丙沙星）对肠道感染有控制作用。

预案 7：手术治疗。

手术后复发率高。手术适应证限于完全性肠梗阻、瘘管与脓肿形成、急性穿孔或不能控制的大量出血。

说　明

① 氨基水杨酸制剂对控制轻度、中度患者有一定疗效。特别是对克罗恩病为首选药物。柳氮磺胺吡啶胃肠道副作用较大，有骨髓抑制作用。

② 糖皮质激素是目前控制病情活动的有效药物，适用于活动期，特别是以小肠病变为主、有肠外表现者效果较好，但不能防止复发。长期大量用药，副作用大如消化道出血、血糖升高等，一般推荐病情缓解后递减药量，维持半年左右。

③ 免疫抑制剂适用于激素疗效不佳或有依赖的慢性活动性病例，可减少激素用量乃至停用，可使病情改善或缓解，严重不良反应是白细胞减少等骨髓抑制表现。

第六节　急性出血性坏死性小肠炎

急性出血性坏死性小肠炎是由 C 型产气荚膜芽孢杆菌感染引起的一种急性肠炎，本病病变主要在小肠，病理改变以肠壁出血坏死为特征。其主要临床表现为腹痛、便血、发热、呕吐和腹胀。严重者可有休克、肠麻痹等中毒症状和肠穿孔等并发症。

诊断要点

① 诊断主要根据临床症状。突然腹痛、腹泻、便血及呕吐，伴中度发热，或突然腹痛后出现休克症状，应考虑本病的可能。

② 腹部 X 线片有助于诊断。

③ 本病需与中毒性痢疾、过敏性紫癜、急性克罗恩病、绞窄性肠梗阻、肠套叠、阿米巴肠病以及肠息肉病等鉴别。

治疗方案

预案 1： 一般治疗。

休息、禁食，腹痛、便血和发热期应完全卧床休息和禁食，直至呕吐停止，便血、腹痛减轻时方可进流质饮食，以后逐渐加量。腹胀和呕吐严重者可做胃肠减压。

预案 2： 纠正水、电解质紊乱。

本病失水、失钠和失钾者较多见。可根据病情酌定输液总量和成分。儿童每日补液量 80～100ml/kg，成人 2000～3000ml/d，其中 5%～10% 葡萄糖溶液约占 2/3～3/4，生理盐水约占 1/4～1/3，并加 3～5g 的氯化钾。

预案 3： 抗休克。

迅速补充有效循环血容量。除补充晶体液外，应适当输血浆、新鲜全血或人血清白蛋白等胶体液。血压不升者可配合多巴胺治疗，山莨菪碱可酌情选用。

预案 4： 抗生素。

氨苄西林 4～8g/d、头孢他定 4g/d 或头孢哌酮钠/舒巴坦钠 4～8g/d，一般选两种联合应用。

预案 5： 激素。

成人用氢化可的松 200～300mg/d 或地塞米松 5～20mg/d；儿童用氢化可的松 4～8mg/(kg·d) 或地塞米松 1～2.5mg/d，均静脉滴注。

预案 6： 对症治疗。

腹痛者，可给予解痉剂，盐酸消旋山莨菪碱 10mg 临时肌内注射，青光眼及尿潴留患者禁用。严重腹痛者，可予哌替啶 100mg，临时肌内注射，但必须观察急腹症的症状及体征，以防错过手术时机。

高热时，解热药来比林 0.9g，临时肌内注射，或予物理降温。

烦躁者，可给予吸氧，地西泮 10mg，临时肌内注射。

预案 7： Welchii 杆菌抗毒血清 42000～85000U，静脉滴注，有较好疗效。

说　明

① 抗生素可以控制肠道内感染因而减轻临床症状，应用时间长时

可给予"整肠生"（地衣芽孢杆菌）0.5g，每天 3 次，口服以防胃肠道菌群失调。

② 肾上腺皮质激素可减轻中毒症状，抑制过敏反应，对纠正休克也有帮助，但有加重肠出血和促发肠穿孔的危险。一般应用不超过 3 天；剂量大时可引起消化道出血等副作用。

③ 下列情况可考虑手术治疗：肠穿孔；严重肠坏死，腹腔内有脓性或血性渗液；反复大量肠出血，并发出血性休克；肠梗阻，肠麻痹；不能排除其他需急诊手术治疗的急腹症。

④ 手术方法：肠管内无坏死或穿孔者，可予普鲁卡因肠系膜封闭，以改善病变肠段的血液循环；病变严重而局限者可做肠段切除并吻合；肠坏死或肠穿孔者，可做肠段切除、穿孔修补或肠外置术。

第七节　功能性肠病

一、功能性消化不良

功能性消化不良又称非溃疡性消化不良，是指有持续性或反复发作性的上腹不适、饱胀、早饱、胸骨后疼痛不适、恶心、呕吐或其他上腹部症状，而难以用器质性疾病解释，持续至少 3 个月的临床综合征。

诊断要点

① 餐后饱胀、早饱、上腹痛、上腹烧灼感、嗳气、恶心、呕吐等症状超过 3 个月。

② 内镜检查未发现溃疡、糜烂、肿瘤等器质性病变。

③ 实验室、超声、X 线等检查排除肝、胆、胰、肠道器质性病变。

④ 无糖尿病、结缔组织病、精神病等，无腹部手术史。

⑤ 追踪 2～5 年，两次以上胃镜复查，未发现新的器质性病变。

治疗方案

预案 1：甲氧氯普胺（胃复安）5～10mg，每天 3 次，饭前 30min 口服或 10～20mg，肌内注射，每日 1 次；或

多潘立酮（吗丁啉）10mg，每日 3 次，饭前 30min 口服；或

莫沙比利 5～10mg，每日 3 次，饭前 30min 口服。

预案 2：促动力药物＋抑酸剂＋黏膜保护剂。

多潘立酮（吗丁啉）10mg，每日 3 次，饭前 30min 口服＋奥美拉唑 20mg，每日 2 次，口服＋铝碳酸镁（达喜）1000mg，口服，每日 3 次。

预案 3：抑酸剂＋黏膜保护剂。

法莫替丁 20mg，每日 2 次，口服＋替普瑞酮（施维舒）50mg，每日 3 次，口服。

预案 4：抗抑郁药。

盐酸帕罗西汀（赛乐特）20mg，每日 1 次，口服；或

氟西汀（百忧解）10mg，口服，每日 1 次。

失眠者可选用地西泮、阿普唑仑等。

说　明

① 甲氧氯普胺口服剂量一般不宜超过 0.5mg/(kg·d)，否则易引起锥体外系反应。大剂量或长期应用，可能阻断多巴胺受体，使胆碱能受体相对亢进而导致锥体外系反应（特别是年轻人），主要表现为帕金森综合征，可出现肌震颤、头向后倾、斜颈、阵发性双眼向上注视、发音困难、共济失调等。可用苯海索等抗胆碱药治疗。注射给药可能引起直立位低血压。严重呕吐不能口服的患者，可肌内注射。

② 促动力药物适用于反流型功能性消化不良，如有便秘，促动力药物可换成莫沙比利；抑酸剂也可用 H_2RA 代替。

③ 抑酸剂适用于溃疡型功能性消化不良，抑酸剂也可选用制酸剂如氢氧化铝凝胶，黏膜保护剂可换做果胶铋或膜固思达。

二、肠易激综合征

肠易激综合征（IBS）是一种以腹痛或腹部不适伴排便习惯改变为特征的功能性肠病，该病缺乏可解释其临床症状的形态学改变和生化异常。

诊断要点

排除器质性疾病而反复发作的腹痛或不适出现至少 6 个月，最近 3 个月内每个月至少 3 天出现症状，合并以下两条或多条者可以确诊。

① 排便后症状缓解。

② 发作时伴有排便频率改变。

③ 发作时伴有大便性状（外观）改变。

治疗方案

① 一般治疗。

向患者详细解释肠易激综合征的诊断及疾病的性质，以解除患者的顾虑和提高对治疗的信心，是治疗最重要的一步。通过详细询问病史，了解患者求医原因（如恐癌心理），进行有针对性的解释；力求发现诱发因素（如饮食因素、某些应激事件等）并设法予以祛除。提供膳食和生活方式调整的指导建议，可能有助于缓解症状。对失眠、焦虑者适当予以镇静剂。

② 药物治疗。

预案 1：以腹痛为主要症状者。

阿托品 1mg，临时肌内注射或口服；或

匹维溴铵（得舒特）40mg，口服，每日 3 次；或

马来酸曲美布丁 100～200mg，口服，每日 3 次。

预案 2：以腹泻为主要症状者。

蒙脱石粉（思密达）3～6g，口服，每日 3 次；或

洛哌丁胺（易蒙停）首次 4mg，每有腹泻加 2mg 至止泻，不超过 16mg/d，慢性腹泻可用 4～8mg/d 长期维持；或

中药谷参肠胺 2～4 粒，口服，每日 3 次。

预案 3：以便秘为主要症状者。

聚乙二醇（福松）10～20g，每日 1～2 次，口服；或

乳果糖 15ml（杜密克），每日 2 次，口服；或

替加色罗（泽马可）6mg，每日 2 次，口服。

预案 4：伴有焦虑、抑郁症状者。

帕罗西汀（赛乐特）10mg，每日 1 次，口服。

说　明

① 阿托品适用于以腹痛为主的患者，老年人及青光眼者禁用，前列腺增生者慎用。匹维溴铵为特异性肠道平滑肌钙离子拮抗剂，可缓解平滑肌痉挛。

② 蒙脱石粉（思密达）具有不对称性，可以吸附病毒和细菌，通过与消化道黏膜糖蛋白结合使黏膜层增厚，加速黏膜的修复和再生；偶可引起便秘，便秘、腹胀、大便性状异常时应及时停用。

③ 养成良好的排便习惯及多运动、多饮水，可服用蜂蜜等润肠食物，一般主张使用作用温和的轻泻药以减少不良反应和药物依赖性。尽量不服用番泻叶、果导片等易产生依赖性的药物。

三、慢性便秘

便秘表现为排便次数减少、粪便干硬和/或排便困难。排便次数减少指每周排便少于 3 次。排便困难包括排便费力、排出困难、排便不尽感、排便费时及需要手法辅助排便。慢性便秘的病程至少为 6 个月。

诊断要点

① 必须包括下列 2 项或 2 项以上：至少 25％的排便感到费力，至少 25％的排便为干粪球或硬粪，至少 25％的排便有不尽感，至少 25％的排便有肛门直肠梗阻感和/或堵塞感，至少 25％的排便需手法辅助（如用手指协助排便、盆底支持），每周排便少于 3 次。

② 不用泻药时很少出现稀便。

③ 不符合肠易激综合征的诊断标准。

诊断前症状出现至少 6 个月，且近 3 个月症状符合以上诊断标准。

治疗方案

治疗的目的是缓解症状，恢复正常肠道动力和排便生理功能。

预案 1：调整生活方式。

合理膳食、多饮水、多运动、建立良好的排便习惯是慢性便秘的基础治疗措施。膳食：增加纤维素和水分的摄入，推荐每日摄入膳食纤维25～35g、每日至少饮水 1.5～2.0L。适度运动：尤其对久病卧床、运动少的老年患者更有益。建立良好的排便习惯：结肠活动在晨醒和餐后时最为活跃，建议患者在晨起或餐后 2 小时内尝试排便，排便时集中注意力，减少外界因素的干扰，只有建立良好的排便习惯，才能真正完全解决便秘问题。

预案 2：膨松剂。

麦麸、欧车前、聚卡波非钙、甲基纤维素。

预案 3：聚乙二醇（福松）10g，每日 2 次，口服。

预案 4：不吸收糖类

乳果糖（杜密克）15～30ml，每日 1～2 次，口服。

预案 5：蒽醌类药物。

番泻叶、芦荟等。

预案 6：促动力药物。

莫沙比利 5mg，每日 3 次，口服。

预案7：不吸收盐类。

硫酸镁10ml，每日1次，口服。

预案8：灌肠。

通过肛门插管盐水灌肠或冲洗对直肠黏膜无损伤，清水灌肠对便秘也有效，但是大量清水保留灌肠时应该警惕水中毒的发生，插管时应注意插管方向朝后，动作应轻柔避免损伤直肠黏膜。

预案9：心理疗法与生物反馈治疗。

中度、重度便秘患者常有焦虑甚至抑郁等。焦虑、情感受挫也可加重便秘症状或为便秘病因之一，应予以认知治疗，使患者消除紧张情绪。生物反馈疗法适用于功能性出口梗阻型便秘，目的是教会患者在刺激排便时放松盆底肌群并有效地增加腹压。

预案10：外科治疗。

如果经过严格的非手术治疗后便秘症状仍不能改善，且各种特殊检查提示有明确的病理解剖和确凿的功能异常部位，可考虑手术治疗。外科手术适应证包括继发性巨结肠、部分结肠冗长、结肠无力、重度直肠前膨出、直肠内套叠、直肠黏膜内脱垂等。

第八节　肝脏和胆囊疾病

一、肝硬化

诊断要点

① 患者有病毒性肝炎、长期酗酒、长期接触有毒化学药品、血吸虫病、营养失调等病史。

② 代偿期临床表现仅有轻度乏力、纳差、腹胀等，肝、脾轻度至中度肿大。

③ 失代偿期症状较多。全身症状：消瘦、疲乏、面色晦暗，尿少或下肢水肿。消化道症状：纳差、腹胀、恶心、呕吐、腹泻、腹痛。出血倾向及贫血：鼻出血、齿龈出血、紫癜和胃肠道出血及不同程度贫血。内分泌障碍：性功能障碍、睾丸萎缩、男性乳房发育、女性月经失调；皮肤出现蜘蛛痣，毛细血管扩张，肝掌及色素沉着。门脉高压：脾轻度、中度肿大，脾功能亢进。侧支循环建立，以食管、胃底静脉曲张最常见，其次为腹壁、脐周静脉曲张及痔核形成。腹水，部分患者可合

并肝性胸水。

④ 有些患者肝功能异常，肝脏活组织检查符合肝硬化组织改变。

治疗方案

肝硬化的内科治疗目前只能恢复和保持肝功能，使活动性病变趋向静止，改善失代偿期症状，尽可能使其向代偿期方向恢复，预防和治疗某些并发症，从而延长患者寿命，保持一定程度的工作能力和生活能力。早期对因治疗，晚期对症治疗，必要时行肝移植治疗。

预案 1：一般治疗。

休息、饮食治疗，一般每日应摄取能量 2500kcal，宜高蛋白质饮食，以促进肝细胞再生和恢复，特别是患者有腹水和低蛋白血症时。但患者肝性脑病时，蛋白质摄入量应降低。

预案 2：保肝降酶治疗。

甘草酸二钠（甘利欣或美能）150mg，口服，每日 3 次；或

10％葡萄糖溶液 250ml＋甘草酸二钠 150mg，静脉滴注。

预案 3：补充维生素。

复合维生素（金施尔康或 21 金维他等），1 粒，口服，每日 2 次。

注意：有食管静脉曲张者应碾碎口服，以防引起食管静脉曲张破裂出血。

预案 4：治疗腹水。

限制钠、水的摄入。给无盐、低盐饮食，每日摄入氯化钠 1.2～2.0g，进水量 1000ml/d 左右。如有显著低钠血症，进水量应限制在 500ml/d 内。

保钾利尿剂螺内酯（安体舒通）20～40mg，口服，每日 3 次；联合排钾利尿剂呋塞米 20mg，口服，每日 3 次。

原则上先用螺内酯抗醛固酮保钾排钠数日后加用呋塞米（排钾）减少离子紊乱，二者比例以 100：40 为宜，治疗原则为每日体重减轻不超过 0.5kg，剂量不宜过大，利尿速度不宜过猛以避免诱发肝性脑病，腹水消退后利尿剂减量。

白蛋白 10g，每日 1 次或隔日 1 次，静脉滴注，可有效提高胶体渗透压。

腹水浓缩回输：是治疗难治性腹水的好办法及治疗肝肾综合征的有效措施。

作用在于清除潴留的钠、水，提高血浆白蛋白浓度和有效循环血容

量，改善肾血液循环，减轻或消除腹水。副作用和并发症包括发热、感染、电解质紊乱。禁忌证包括腹水感染、癌性腹水、心肺功能不全。

预案 5：治疗自发性腹膜炎。

一经诊断立即进行治疗，不能等待腹水细菌培养结果；以革兰阴性杆菌兼顾革兰阳性球菌的抗菌药物 2～3 种联合应用；开始剂量大，以后酌减（根据细菌培养结果调整抗生素）；坚持早期、足量、联合的原则。

腹腔内抗生素治疗，配合放腹水、腹腔内注射抗生素。

预案 6：上消化道出血的治疗见"上消化道出血"。

二、药物性肝病

药物性肝病是指由药物和/或其代谢产物引起的肝脏损害。可以发生在以往没有肝病史的健康者或原来就有严重疾病的患者，在使用某种药物后发生程度不同的肝脏损害，均称为药物性肝病。其中以老年人多见。

诊断要点

① 年龄大于 50 岁，服用多种药物，曾服用已知有肝毒性的药物。

② 出现特殊的血清自身抗体如抗 M6、抗 LKM2、抗 CYP1A2、抗 CYP2E1，血液药物分析阳性。

③ 肝活检有药物沉积及小囊泡性脂肪肝、嗜伊红细胞浸润、小叶中央坏死等肝损伤证据。

④ 对于药物过敏反应所致的肝病则具有以下特点：服药开始后 5～90 天及距最后一次用药 15 天之内出现肝功能障碍；首发症状主要为发热、皮疹、皮肤瘙痒和黄疸等；发病初期外周血嗜酸性粒细胞上升（达 6% 以上）或白细胞增加；药物敏感试验为阳性，血清中有自身抗体。

⑤ 多数情况下诊断药物性肝病不需要肝活检，然而在需要排除其他肝损伤病因和定义至今未知肝毒性药物的损伤等情况下可进行肝活检检查。

治疗方案

预案 1：一般疗法。

确诊或疑诊药物性肝病要立即停药。对有过敏史、肝/肾病史、酗酒、长期毒物接触者要监护，定期检查肝功能，有下列情况之一应果断停药：丙氨酸氨基转氨酶（ALT）超过正常值上限 3 倍；胆红素（BIL）超过正常值上限 3 倍；碱性磷酸酶（ALP）超过正常值上限 1.5 倍。给予支持治疗，卧床休息，摄入足够能量和蛋白质，维持水、电解质平衡，成年人每日总能量不少于 2000kcal，除肝性脑病外，日供蛋白质 1.0～1.5g/kg，保证必需氨基酸、支链氨基酸的供给，并补充多种维生素（维生素 C、维生素 K、维生素 E、维生素 B_{12} 等）。

预案 2：解毒疗法。

还原型谷胱甘肽（阿拓莫兰）1200mg（2 支），静脉滴注，每日 1 次。

水飞蓟素（利加隆）140mg，口服，每日 3 次。

预案 3：降酶疗法。

甘草甜素（强力宁或甘利欣或美能）40～80ml（2～4 支），加入 5％葡萄糖溶液中静脉滴注，每日 1 次。

预案 4：利胆疗法。

苯巴比妥（鲁米那）120～180mg/d，分 3 次口服。

门冬氨酸钾镁（潘南金或天甲美）30ml（3 支）加入 0.9％氯化钠溶液 500ml 中静脉滴注。

熊去氧胆酸（优思弗）15mg/（kg·d），分 3 次口服。

腺苷蛋氨酸（思美泰）500～1000mg（1～2 支），静脉滴注或肌内注射，每日 1 次，主治肝内胆、汁淤积。

预案 5：其他疗法。

多烯磷脂酰胆碱（易善复）600mg，口服，每日 3 次。

泼尼松 30～45mg/d，3～5 天后，若胆红素下降 40％～50％，剂量减半，以后每天减 5mg，总疗程控制在 12 天。对无效病例，最多用 7 天。

注意：糖皮质激素治疗存有争论，多认为仅用于少数有特殊适应证的病例，不可滥用。主要用于利胆，短程给药。

预案 6：肝移植。

终末期慢性肝病是肝移植的主要适应证。

三、脂肪肝

诊断要点

① B 超脂肪肝诊断通用标准。

a. 肝实质点状高回声（回声水平肝高于脾、肾）。

b. 回声衰减（＋）～（＋＋）。

c. 肝内脉管显示不清。

凡是具备 a 加 b、c 项之一者可确诊；仅具有 a 者可做疑似诊。

② 肝、脾 CT 值的比值小于 1 为诊断脂肪肝的标准。

治疗方案

去除病因、饮食控制、锻炼减重等对于轻度脂肪肝有一定的逆转作用，但临床治疗表明，中度、重度脂肪肝仅靠上述措施并不能有效地去除肝内沉积的脂肪。

预案 1：血脂调节药。

消胆胺 4～5g，口服，每日 3 次；或

普伐他汀 10mg，口服，每日 1 次。

预案 2：腺苷蛋氨酸（思美泰）1000mg，饭后服，每日 3 次。

预案 3：熊去氧胆酸 200mg，口服，每日 3 次。

预案 4：多烯磷脂酰胆碱（易善复）2 粒，口服，每日 3 次；或 5% 葡萄糖溶液 250ml＋多烯磷脂酰胆碱 20ml，静脉滴注，每日 1 次。

疗程需 3 个月以上。注意：多烯磷脂酰胆碱静脉滴注时需加在葡萄糖溶液中。

预案 5：还原型谷胱甘肽（古拉定）0.6～1.2g＋生理盐水 100ml，静脉滴注，每日 1 次。

四、胆石病

胆石病是指发生于胆道系统任何部位和不同病理状况下的结石病，包括肝内胆管、胆囊、胆总管内的结石，也包括胆道病变，如胆总管囊状扩张、肝内胆管囊状扩张时并发的结石，胆石病一般指原发在胆囊的结石。根据结石部位，国内的胆石病又分为胆囊结石、肝内胆管结石、原发性胆（总）管结石、胆囊结石下降而来的继发性胆总管结石、胆管囊肿合并结石。

诊断要点

右上腹痛为主，有时伴有后背痛、恶心、呃逆等消化不良症状；当有急性炎症时，疼痛合并发热、黄疸，称为 Charco 三联征；可行 B 超检查以明确诊断；如果仍不能明确诊断，行 MRI 或逆行性胰胆管造影

（ERCP）可确诊。

治疗方案

① 内科治疗。

内科治疗适应证包括初次发作，症状较轻，青年患者；经内科治疗病情迅速缓解；临床症状不典型；发病3天以上，无紧急手术指征，内科治疗有缓解。

预案1：消胆胺6～10g/d起，3g/d维持，长期用应补充脂溶性维生素。

预案2：50％硫酸镁10ml，口服，每日3次。

注意：硫酸镁可以松弛Oddi's括约肌，促进胆汁排泄，排出滞留胆汁。主要用于症状缓解期，应持续数周。可引起腹泻。

预案3：硝酸甘油0.6mg，口服，每4h一次；或

阿托品0.5mg，肌内注射，每4h一次；或加用

非那根25mg，临时肌内注射。

注意：消除胆绞痛，哌替啶（杜冷丁）可与阿托品合用，应注意观察病情；吲哚美辛（消炎痛）可有效；吗啡勿用。

预案4：高胆汁浓度的抗生素

青霉素8×10^6U＋丁胺卡那霉素0.4g＋甲硝唑（灭滴灵）0.2g，静脉滴注，每日2次；或

左氧氟沙星0.2g＋甲硝唑0.2g，静脉滴注，每日2次；或

头孢哌酮/舒巴坦2.0g＋左氧氟沙星0.2g＋甲硝唑0.2g，静脉滴注，每日2次。

注意：选择青霉素类＋丁胺卡那霉素＋甲硝唑，经济便宜，但丁胺卡那霉素有耳、肾毒性，对年老、梗阻性黄疸明显者，可用菌刻单代替抗菌谱相似的丁胺卡那霉素，以减少耳、肾毒性；喹诺酮类＋甲硝唑是耐药较少的方案；严重感染选择第三代头孢菌素＋喹诺酮类＋甲硝唑。甲硝唑和喹诺酮类胆汁浓度均高；头孢菌素类中头孢哌酮及头孢三嗪的胆汁浓度最高。

预案5：溶石药物治疗。

鹅去氧胆酸（CDCA）150mg，口服，每日3次；或

熊去氧胆酸（UDCA）150mg，口服，每日3次；或

十味蒂达2粒，口服，每日3次。

注意：适应证是直径<1.5cm 的胆固醇结石，结石应透 X 线，胆囊浓缩和收缩功能好、肝功能良好者。肥胖者用药量大。疗程在 6 个月以上，一般 1～2 年，停药后 7 年内 50％复发。鹅去氧胆酸价格较高且有肝损害、腹泻等副作用，较少应用，目前常用熊去氧胆酸 150mg，每日 3 次或两药合用，每日各 300mg，可减少副作用，缩短疗程。

十味蒂达为藏药，对缓解疼痛具有较好的作用，并有利胆排石的作用。

② 体外震波碎石。

适应证：有症状的胆囊结石；口服法胆囊造影显示胆囊功能正常；X 线透光阴性（无钙化）；直径 5～25mm 的单颗结石或直径 5～15mm 的 2～5 颗结石。

禁忌证：口服法胆囊造影胆囊不显影或显影的位置过高，或有畸形等因素致 B 超结石定位困难；不透 X 线胆囊结石；B 超示胆囊萎缩或胆囊壁粗糙增厚＞5mm；胆囊炎症急性期；凝血功能障碍；有严重心（特别是带起搏器者）、肺、肝、肾疾病和胃、十二指肠溃疡；妊娠期；碎石 3 次无效。

不良反应包括皮下瘀斑、腹部隐痛、胆绞痛、发热、黄疸、胰腺炎、心律失常、休克、胆管炎、转氨酶增高、黑便、血尿、血丝痰、胆道出血。

③ 外科手术治疗。

以下为手术指征。

a. 临床症状重，不易缓解，胆囊肿大，紧张度较大。

b. 腹部压痛，腹肌强直，腹膜刺激征明显。

c. 内科治疗过程中腹部体征加重。

d. 化脓性胆囊炎，有寒战、高热，白细胞计数极高。

e. 60 岁以上，症状重；中年以上女性。

f. 无明显临床症状的直径 5mm 左右的多发性息肉不需要手术，可继续观察；直径在 10mm 以下无临床症状的单发性息肉，应定期观察（3 个月），若病变有增大趋势则手术；直径在 10mm 以上的单发息肉或处于胆囊颈部者，不论有无临床症状，均应手术治疗。

g. 疑有早期胆囊癌时也应考虑手术治疗。

第九节 消化道出血

一、上消化道出血

诊断要点

① 患者有呕血、黑便的病史，排除消化道以外的出血及进食和药物引起的黑便。

② 大便潜血阳性：出血量 5～10ml/d。黑便：出血量 50～100ml/d。胃内积血量在 250～300ml 可呕血。

③ 根据患者既往病史及出血量大小区分出血为溃疡病、应激性溃疡、炎症等引起的非食管胃底静脉曲张破裂出血还是肝硬化门脉高压引起的静脉曲张破裂出血。

治疗方案

（1）非食管胃底静脉曲张破裂出血

预案 1：一般治疗。

记录呕血、黑便和便血的频次、颜色和总量，定期复查红细胞计数、血红蛋白、血细胞比容与血尿素氮等。监测意识状态、脉搏和血压、肢体温度、尿量等，老年患者常需心电、血氧饱和度和呼吸监护。应立即建立快速静脉通道，并选择较粗静脉以备输血，最好能留置导管。根据失血的多少在短时间内输入足量液体，以纠正循环血量的不足。在积极补液的前提下，可以适当选用血管活性药物以改善重要脏器的血液灌注。

预案 2：内镜下止血。

起效迅速、疗效确实，应作为治疗的首选。推荐对 Forrest 分级 Ⅰa～Ⅱb 的出血性病变行内镜下止血治疗。常用的内镜止血方法包括药物局部注射、热凝止血和机械止血 3 种。

药物局部注射：使用一次性注射器注射 1：10000 肾上腺素溶液，于出血点周围的 4 个象限进行注射，共注射 4～16ml。这一方法可在 95％的患者中达到初次止血，再出血率为 15％～20％。研究表明，加用硬化剂不能降低再出血率，而这些制剂可能引起注射部位坏死，已不建议使用。注射无水乙醇于出血部位并不优于肾上腺素，并有穿孔的危险，而注射可直接刺激血凝块形成的制剂如纤维蛋白胶和凝血酶是有效的。

热凝止血：可使用高频电、氩离子喷凝术（APC）、单极或双极电凝探头及热探头等进行止血治疗。止血效果可靠，但需要一定的设备与技术经验。

机械止血：主要采用各种止血夹，尤其适用于活动性出血，但对某些部位的病灶难以操作。

预案3：抑酸药物。

推荐大剂量PPI治疗，如埃索美拉唑80mg静脉注射后，以8mg/h速度持续输注72h，适用于大量出血患者；常规剂量PPI治疗，如埃索美拉唑40mg静脉滴注，每12h一次，实用性强，适于基层医院开展。

预案4：止血药物。

局部应用止血药物，可经口服或胃内灌注，常用去甲肾上腺素8mg＋生理盐水100ml，每次20ml。或凝血酶1000U，每4～8h一次。

预案5：血管介入治疗。

选择性动脉内药物灌注止血：应用Seldinger插管技术，根据腹腔内脏动脉分布特点，上消化道出血将导管留置在腹腔动脉干。插管成功后，注射造影剂，一旦确定出血部位，即可采用缩血管药灌注。缩血管药可使胃肠小动脉收缩，平滑肌轻度痉挛，胃肠血流量明显减少而起止血作用。

选择性动脉栓塞：经导管动脉栓塞是指将某种固体或液体物质通过导管选择性注入某一血管并使其阻塞，以达到治疗目的的一项技术。栓塞材料主要有明胶海绵、弹簧圈、PVA颗粒。栓塞术用于上消化道出血可达到止血目的，对于病因不明确的上消化道出血可作为应急止血措施。例如十二指肠球部溃疡常选择栓塞十二指肠上动脉。

预案6：手术治疗。

药物、内镜和放射介入治疗失败或病情特别凶险者，可考虑手术治疗。

择期手术。大部分上消化道出血的病例经内科治疗，在出血停止或基本控制后，通过进一步检查明确病变的部位和性质，如有手术适应证，应择期手术。

急诊手术。急诊手术的适应证为保守治疗无效，24h内输血量超过1500ml，血流动力学仍不稳定者；或合并穿孔、幽门梗阻者。

预案7：原发病的治疗。

对出血病因明确者，为提高疗效、防止复发，应采取针对原发病的病因治疗，如幽门螺杆菌阳性的消化性溃疡患者，应予抗幽门螺杆菌治疗及抗溃疡治疗。需要长期服用 NSAID 者一般推荐同时服用 PPI 或黏膜保护剂。

（2）静脉曲张性出血

预案 1：一般治疗。

同非静脉曲张性出血。但食管胃底静脉曲张破裂时须禁食。呕血停止后 2～3 天开始进食。

预案 2：药物治疗。

血管加压素或垂体后叶素 0.2～0.4U/min，连续静脉泵入，最高可加至 0.8U/min，常联合静脉输入硝酸酯类药物。

生长抑素首剂负荷量 250μg 静脉注射后，持续进行 250μg/h 静脉滴注。

奥曲肽起始静脉注射 50μg，之后 50μg/h 静脉滴注。

PPI 可以提高胃内 pH 值，促进血小板聚集和纤维蛋白凝块的形成，避免血凝块过早溶解，有利于止血和预防再出血，临床常用。

活动性出血时常存在胃黏膜和食管黏膜炎性水肿，预防性使用抗生素有助于止血，并可减少早期再出血及预防感染。可使用喹诺酮类抗生素。

预案 3：气囊压迫止血。

气囊压迫可使出血得到有效控制，但出血复发率高。当前只用于药物治疗无效的病例或作为内镜下治疗前的过渡疗法，以获得内镜止血的时机。目前已很少应用单气囊止血。进行气囊压迫时，应根据病情 8～24h 放气一次，拔管时机在血止后 24h，一般先放气观察 24h，若仍无出血即可拔管。

预案 4：内镜下治疗。

套扎治疗。适应证为急性食管静脉曲张破裂出血；外科手术后食管静脉曲张再发；中重度食管静脉曲张虽无出血史但存在出血危险倾向（一级预防）；既往有食管静脉曲张破裂出血史（二级预防）。

硬化治疗。适应证同套扎治疗。对于不适合套扎治疗的食管静脉曲张者，也可考虑应用硬化治疗。

组织黏合剂治疗。适应证为急性胃底静脉曲张出血；胃底静脉曲张有红色征或表面糜烂且有出血史（二级预防）。组织黏合剂疗法有效而经济，但组织黏合剂治疗后可发生排胶出血、败血症和异位栓塞等并发症，且有一定的操作难度及风险。

预案 5：介入治疗。

经颈静脉肝内门体静脉支架分流术（TIPS）：能在短期内明显降低门脉压力，因此推荐用于治疗门脉高压和食管胃底静脉曲张破裂出血。

预案 6：外科手术治疗。

外科分流手术在降低再出血率方面非常有效，但可增加肝性脑病风险，且与内镜及药物治疗相比并未改善生存率。肝移植是可考虑的理想选择。

预案 7：药物预防。

非选择性 β-受体阻滞剂：可减少再出血，提高生存率。

二、下消化道出血

诊断要点

下消化道出血为 Treitz 韧带以下的出血，常以黑便或暗红色血便为主，偶有便潜血阳性或鲜红便。明确便血原因至关重要，病情许可时可行结肠镜或小肠镜检查以明确出血部位，也可行动脉造影或同位素扫描来判断出血部位。

治疗方案

预案 1：保守治疗。

下消化道出血一经查明原因多先行保守治疗，除一般对症治疗外，对结肠良性出血病变还可采用冰盐水灌肠，一般将 8mg 去甲肾上腺素加入 200～300ml 生理盐水中保留灌肠，使局部血管收缩而止血。绝大多数患者经此治疗可达止血目的。

预案 2：内镜治疗。

可在出血灶周围注射 1∶10000 肾上腺素溶液止血，也可在出血灶上喷洒去甲肾上腺素、凝血酶、医用黏合胶等止血，还可采用高频电凝、热探头、止血夹止血等方法。

预案 3：介入治疗。

下消化道出血的介入治疗由于选择性动脉插管的导管可以直达出血病灶的肠管边缘血管，局部用药及栓塞的安全性大为提高，且疗效确实，目前在临床应用较广。但对血管栓塞仍应持慎重态度，不可因误栓而导致肠管坏死。其方法一般包括两个方面：一是经导管注入垂体加压素，注射速度为 0.2～0.4U/min，值得注意的是肠缺血性疾病所致的出血，垂体加压素滴注会加重病情，应为禁忌，还可选择立止血等止血药；二是选择性动脉栓塞疗法，分暂时性栓塞和永久性栓塞两种，前者用明胶海绵、自体血凝块等，后者用金属线圈、聚乙烯醇等。对于消化道出血严重，但又不能手术的患者，可先栓塞，待病情稳定后择期手术。

预案4：手术治疗。

a. 择期手术。大部分下消化道出血的病例经保守治疗，在出血停止或基本控制后，通过进一步检查明确病变的部位和性质，如有手术适应证，应择期手术。

b. 急诊手术。急诊手术的适应证为保守治疗无效，24h内输血量超过1500ml，血流动力学仍不稳定者；已查出血原因和部位，仍继续出血者；大出血合并肠梗阻、肠套叠、肠穿孔或急性腹膜炎者。对于出血难以控制，且经过多种特检方法仍不能明确出血部位及病变性质的病例，应在抢救的同时，在病情尚能耐受手术的情况下，行急诊剖腹探查术。术中应从空肠起始段开始逐段顺序向远端检查，若借助无影灯或冷光源透照肠壁，能观察溃疡及血管病变，触摸可发现肠壁隆起性病变。若仍未能发现出血部位，可选择术中内镜检查、术中动脉造影、肠管分段钳夹和穿刺肠系膜上/下动脉注入亚甲蓝等方法进一步寻找出血部位。对于术前行动脉造影发现出血而定位不准确者，可留置血管导管，术中于导管内注入亚甲蓝，以准确、快速找出出血点，以便进一步治疗。

第十节　胰腺炎

一、急性胰腺炎

诊断要点

临床上符合以下3项特征中的2项，即可诊断急性胰腺炎（AP）。

① 与AP符合的腹痛（急性、突发、持续、剧烈的上腹部疼痛，常向背部放射）。

② 血清淀粉酶和/或脂肪酶活性至少>3倍正常上限值。

③ 增强CT/MRI或腹部超声呈AP影像学改变。

治疗方案

预案1：发病初期的处理。

主要目的是纠正水、电解质紊乱，支持治疗，防止局部及全身并发症。观察内容包括血、尿、凝血常规测定，粪便潜血、肾功能、肝功能测定，血糖、血钙测定，心电监护，血压监测，血气分析，血清电解质测定，胸部 X 线摄片，中心静脉压测定。常规禁食，必要时行胃肠减压。SAP 病情危重时，建议入重症监护病房密切监测生命体征，调整输液速度和液体成分。一经诊断应立即开始进行控制性液体复苏，主要分为快速扩容和调整体内液体分布两个阶段，必要时使用血管活性药物。补液量包括基础需要量和流入组织间隙的液体量。

预案 2：抑制胰腺外分泌和胰酶抑制剂应用。

生长抑素及其类似物（奥曲肽）可以通过直接抑制胰腺外分泌而发挥作用。H_2RA 或 PPI 可以通过抑制胃酸分泌而间接抑制胰腺分泌，还可以预防应激性溃疡的发生。蛋白酶抑制剂（乌司他丁、加贝酯）主张早期足量应用。

预案 3：营养支持。

轻型急性胰腺炎（MAP）患者只需短期禁食，故不需肠内或肠外营养。中重症急性胰腺炎（MSAP）或重症急性胰腺炎（SAP）患者常先施行肠外营养，待患者胃肠动力能够耐受，及早实施肠内营养。肠内营养的最常用途径是内镜引导或 X 线引导下放置鼻空肠管。

预案 4：抗生素应用。

对于非胆源性 AP 不推荐预防性使用抗生素。对于胆源性 MAP 或伴有感染的 MSAP 和 SAP 应常规使用抗生素。推荐方案：碳青霉烯类；青霉素＋内酰胺酶抑制剂；第三代头孢菌素＋抗厌氧菌；喹诺酮＋抗厌氧菌。疗程 7～14 天，特殊情况下可延长应用时间。

预案 5：胆源性胰腺炎的内镜治疗。

对于怀疑或已经证实的 AP 患者（胆源性），如果符合重症指标和/或有胆管炎、黄疸、胆总管扩张，或最初判断是 MAP 但在治疗中病情恶化者，应行鼻胆管引流或内镜下十二指肠乳头括约肌切开术。

预案 6：手术治疗。

在 AP 早期阶段，除严重的腹腔间隔室综合征，均不建议外科手术治疗。在 AP 后期阶段，若合并胰腺脓肿和/或感染，应考虑手术治疗。

二、慢性胰腺炎

诊断要点

① 典型的临床表现（反复发作上腹痛或急性胰腺炎等）。

② 影像学检查提示胰腺钙化、胰管结石、胰管狭窄或扩张等。

③ 病理学特征性改变。

④ 胰腺外分泌功能不全表现。

②或③可确诊，①＋④拟诊。

治疗方案

预案 1： 患者须禁酒、戒烟，避免过量高脂、高蛋白饮食。长期脂肪泻患者，应注意补充脂溶性维生素及维生素 B_{12}、叶酸，适当补充各种微量元素。

预案 2： 胰腺外分泌功能不全的治疗。

主要应用外源性胰酶制剂替代治疗并辅助饮食疗法。胰酶制剂对缓解胰源性疼痛也具有一定作用。

胰酶肠溶胶囊（得每通）150mg，口服，每日 3 次；或

复方消化酶胶囊（达吉）2 粒，口服，每日 3 次。

预案 3： 止痛治疗。

轻症患者可经戒酒、控制饮食缓解疼痛。

盐酸消旋山莨菪碱，10mg 临时肌内注射；或

哌替啶（杜冷丁）100mg，临时肌内注射。

预案 4： 内镜介入治疗。

主要用于胰管减压和取石，缓解胰源性疼痛、提高生活质量，术式包括胰管扩张、支架置入、取石、碎石、囊肿引流等。

预案 5： 外科治疗。

手术治疗分为急诊手术和择期手术。

急诊手术适应证：慢性胰腺炎并发症引起的感染、出血、囊肿破裂等。

择期手术适应证：内科和介入治疗无效者；压迫临近脏器导致胆道、十二指肠梗阻，内镜治疗无效者，以及左侧门脉高压伴出血者；假性囊肿、胰瘘或胰源性腹水，内科和介入治疗无效者；不能排除恶变者。

第十一节　其他

一、肠梗阻

诊断要点

依据患者腹痛、腹胀、呕吐、停止排便等表现，立位腹平片可见肿

大的肠袢及三个以上的液平面，诊断较容易。

治疗方案

预案 1：非手术治疗。

指征：单纯性粘连性不完全性肠梗阻、麻痹性肠梗阻或痉挛性肠梗阻、蛔虫或粪块堵塞性肠梗阻、肠结核炎症所致不完全性肠梗阻、肠套叠早期。治疗期间应严密观察，如症状、体征不见改善或反而加重，特别是疑有绞窄性肠梗阻的，应立即手术治疗。

目的：降低肠内压、促进肠功能恢复。

措施：禁食，鼻胃管、鼻肠管有效的胃肠减压，口服或胃肠道灌注植物油、中药，洗肠，空气灌肠复位，驱虫，软便等。

预案 2：手术治疗。

指征：各种类型的绞窄性肠梗阻、肿瘤、先天性肠道畸形引起的肠梗阻，以及非手术治疗无效的患者。

原则：选用简单、有效的方法恢复肠道的连续性。

具体术式视病因、性质、部位及患者全身情况而定。

二、放射性肠炎

放射性肠炎是盆腔、腹腔、腹膜后恶性肿瘤经放射治疗引起的肠道并发症。分别可累及小肠、结肠和直肠，故又称为放射性直肠炎、放射性结肠炎、放射性小肠炎。

诊断要点

本病的诊断一般不困难。有放疗史结合临床表现和有关检查，可以确定病变的性质和部位，即可明确诊断。

治疗方案

预案 1：一般治疗。

急性期应卧床休息。饮食以无刺激、易消化、营养丰富、多次少餐为原则。限制纤维素摄入。腹泻严重者可采用静脉高营养疗法。

预案 2：收敛解痉。

颠茄合剂、复方樟脑酊、石榴皮煎剂。阿司匹林可有效控制放射性肠炎的早期腹泻，可能与抑制前列腺素的合成有关。

预案 3：局部镇痛剂和粪便软化剂。

2%苯唑卡因棉籽油保留灌肠，或用温石蜡保留灌肠或温水坐浴（适用于有显著里急后重和疼痛者）。

预案4：激素灌肠。

琥珀酰氢化可的松500mg加200ml温盐水保留灌肠。

预案5：骶前封闭疗法

0.5%普鲁卡因40ml、维生素$B_6$100mg、维生素$B_1$200mg、α-糜蛋白酶2～5mg、链霉素0.5g，每隔5～7天封闭一次，治疗1～3次，可使疼痛明显减轻。

预案6：止血。

低位肠出血：可在内镜直视下压迫止血或使用止血剂或出血点做8字缝合止血。但不能烧灼止血。

部位较高的出血点：去甲肾上腺素4～6mg或新福林10～20mg稀释于200ml温盐水中保留灌肠，或用凝血酶100～1000U加200ml温盐水保留灌肠，一般在1～3min内即可止血。大量难以控制的高位出血需做外科处理。

预案7：抗感染。

有继发性感染时，需用抗生素。

预案8：α_2巨球蛋白6ml，隔日肌内注射，或每日肌内注射3ml。

注：α_2巨球蛋白治疗放射性肠炎，效果良好。用药后黏膜出血和疼痛明显好转，溃疡趋向愈合。其原理可能是通过抑制血浆激肽释放酶，使之减少，从而减轻毛细血管渗出和疼痛。同时α_2巨球蛋白可与多种蛋白水解酶结合抑制后者对肠壁的作用。

预案9：手术治疗。

肠狭窄、梗阻、瘘道等后期病变多需外科手术治疗。远端结肠病变，可做横结肠造口术，以达到永久性或暂时性大便改道，其结果常较单纯切开远端结肠病变为好。一般结肠造口，需经6～12个月，待结肠功能恢复再关闭。

（邵晓冬）

第五章　风湿免疫系统疾病

第一节　类风湿关节炎

类风湿关节炎（Rheumatoid arthritis，RA）是一种以侵蚀性关节炎为主要表现的全身性自身免疫病，我国 RA 患病率为 0.2%～0.4%，多见于中年女性，男女之比为 1:3。临床表现为以双手和腕等小关节受累为主的对称性、持续性多关节炎，病理表现为关节滑膜的慢性炎症，并出现关节软骨和骨组织的破坏，最终导致关节畸形和功能丧失。可伴有关节外系统损害，血清中可出现类风湿因子（RF）及抗环瓜氨酸多肽抗体（抗 CCP 抗体）等多种自身抗体阳性。

诊断要点

典型病例可参照 1987 年美国风湿病学会（ACR）分类诊断标准。

① 晨僵：关节及其周围僵硬感至少持续 1h（病程≥6 周）。

② 3 个或 3 个以上区域关节部位的关节炎：医师观察到下列 14 个关节区（两侧的近端指间关节、掌指关节、腕、肘、膝、踝及跖趾关节）中至少累及 3 个，且同时软组织肿胀或积液（不是单纯骨隆起）（病程≥6 周）。

③ 手关节炎：腕、掌指或近端指间关节区中，至少有一个关节区肿胀（病程≥6 周）。

④ 对称性关节炎：两侧关节同时受累（两侧近端指间关节、掌指关节及跖趾关节受累时，不一定绝对对称）（病程≥6 周）。

⑤ 类风湿结节：医师观察到在骨突部位、伸肌表面或关节周围有皮下结节。

⑥ 类风湿因子阳性：任何检测方法证明血清中类风湿因子含量升高，而该方法在健康人群中阳性率小于 5%。

⑦ 影像学改变：在手和腕的后前位相上有典型类风湿关节炎的放射学改变，必须包括骨质侵蚀或受累关节及其邻近部位有明确的骨质脱钙。

以上 7 条满足 4 条或 4 条以上并排除其他关节炎即可诊断为类风湿

关节炎。

对早期或不典型 RA，易出现漏诊或误诊，可参照 2009 年 ACR/EULAR 的 RA 分类标准和评分系统。即：至少 1 个关节肿痛，并有滑膜炎的证据（临床和超声或 MRI）；同时排除了其他疾病引起的关节炎，并有典型的常规放射学 RA 骨破坏的改变，可诊断为 RA。该标准对关节受累情况、血清学指标、滑膜炎持续时间和急性时相反应物 4 个部分进行评分，总得分 6 分以上也可诊断 RA（见下表）。

ACR/EULAR 2009 年 RA 分类标准和评分系统

关节受累情况	受累关节数	得分(0～5)
中大关节	1	0
	2～10 个	1
小关节	1～3 个	2
	4～10	3
至少 1 个小关节	＞10 个	5
血清学指标		得分(0～3)
RF 和抗 CCP 抗体均(－)		0
RF 和抗 CCP 抗体低滴度(＋)		2
RF 和抗 CCP 抗体高滴度(＋)		3
滑膜炎持续时间		得分(0～1)
＜6 周		0
＞6 周		1
急性时相反应(0～1)		得分(0～3)
CRP 和 ESR 正常		0
CRP 或 ESR 升高		1

治疗方案

治疗目的在于控制病情，改善关节功能和预后，尽量减少致残率。应强调早期治疗、联合用药和个体化治疗的原则。

（1）一般治疗

强调患者教育及整体和规范治疗的理念。适当的休息、理疗、加强关节肌肉功能锻炼对缓解症状、改善功能有一定的作用。

（2）药物治疗

预案 1：非甾体抗炎药（NSAIDs）＋甲氨蝶呤（MTX）或来氟米特（LEF）

适用于病情相对较轻的患者。

双氯芬酸（扶他林）25～50mg，口服，每日 3 次。或

萘普生 0.2～0.3 g，口服，每日 2～3 次。或

布洛芬（芬必得）300～600m g 口服，每日 2 次。或

美洛昔康（莫比可）7.5mg，口服，每日 1～2 次。或

塞来昔布（西乐葆）100～200mg，口服，每日 2 次（磺胺过敏者慎用）。或

尼美舒利（普威）50～100mg，口服，每日 2 次。

加用

甲氨蝶呤（MTX），开始 7.5mg，每周一次，口服、肌注、皮下注射、静脉注射及关节腔内注射均可，每周递增 2.5mg，至常用剂量每周 7.5～25mg，待临床症状控制满意后，可逐渐减量。或

来氟米特（LEF）10～20mg/d，口服（适用于不能耐受 MTX 者）。

预案 2：非甾体抗炎药＋甲氨蝶呤（MTX）＋柳氮磺吡啶（SSZ）或羟氯喹（HCQ）

适用于 MTX 单药疗效不佳，中到高疾病活动度且有预后不良因素的 RA。

预案 1 加用

柳氮磺吡啶（SSZ）：一般从 0.25g，每日 3 次开始，以后每周递增 0.25g，至 2.0～3.0g/d，分 2～3 次服用（本品起效较慢，一般在用药后 4～8 周起效）。或

羟氯喹（HCQ）200mg，口服，每日 2 次（起效慢，2～3 月见效）。

预案 3：非甾体抗炎药＋甲氨蝶呤（MTX）＋来氟米特（LEF）或非甾体抗炎药＋甲氨蝶呤（MTX）＋柳氮磺吡啶（SSZ）＋羟氯喹（HCQ）

适用于重症 RA 或血清中有高滴度自身抗体及多种自身抗体阳性者。

注意：MTX＋LEF 方案肝损害发生率高于其他联合治疗方案，需监测肝功。

预案 4：糖皮质激素＋改变病情抗风湿药（DMARDs）

适用于抗风湿药单药或联合治疗效果不佳时，可短期使用小到中等剂量激素，要尽早尽快减药。

DMARDs 为 MTX、LEF、SSZ、HCQ 中任意 2～3 种联合，加用

泼尼松≤10mg/d 或甲泼尼龙≤8mg/d，晨起顿服，一般不超过 3 个月。

关节腔内注射激素：适合单关节炎和只有少数关节炎的患者，可选

用复方倍他米松注射液 1ml 关节腔内注射，同一关节一年内不超过 3 次。

预案 5：生物制剂＋改变病情抗风湿药（DMARDs）

适用于对传统 DMARDs 治疗失败的、伴有预后不良因素的、中重度病情活动度 RA。

抗风湿药中任意 2～3 种联合，加用

英夫利昔单抗（infliximab）3mg/kg，静脉滴注，第 0-2-6 周用药 1次，其后每 8 周用药 1 次；或

阿达木单抗（adalimumab）40mg，皮下注射，每 2 周 1 次。或

受体抗体融合蛋白：依那西普（etanercept）25mg，皮下注射，每周 2 次。或

托珠单抗（Tocilizumab）8mg/kg，静脉滴注，每月 1 次。

说　明

① NSAIDs 药物种类较多，一般先选择一种，应用数日至 1 周无效，应加至足量，如仍无效则再换另一种制剂，避免同时服用两种以上的 NSAIDs。尽可能用最低有效量、短疗程。老年人可选用半衰期短或较小剂量的 NSAIDs。

② NSAIDs 药物的主要不良反应是胃肠道症状、肝肾功损害、可能增加心血管不良事件等。对有消化性溃疡病史者，宜选用 COX-2 抑制剂或其他 NSAIDs＋质子泵抑制剂；肾功能不全者应慎用；心血管高危人群建议选用萘普生。

③ NSAIDs 外用制剂可缓解关节局部肿痛。

④ 甲氨蝶呤主要副作用有恶心、胃肠不适、口腔溃疡、肝损害、肺间质病变、血白细胞减少、脱发等，应在用药前后注意血常规、肝功能和肺 CT。

⑤ 如长期应用 MTX，则在 MTX 用药 24h 后，给予单剂量叶酸每周 1mg 或 5mg，有助于减轻 MTX 的不良反应。

⑥ 来氟米特常见不良反应有腹泻、瘙痒、高血压、肝酶增高、皮疹、脱发和一过性白细胞下降等。服药期间监测血常规及肝肾功。孕妇禁用，有生育意向的女性停药一年后方可妊娠。

⑦ 磺胺类过敏者禁用柳氮磺吡啶；本品主要副作用包括消化道症状，如恶心、呕吐、转氨酶增高；皮疹；血细胞减少；男性精子减少及形态异常（停药可恢复）等。应定期复查血象、肝肾功。

⑧ 羟氯喹主要不良反应有恶心、视物模糊、头痛、头晕、皮疹，个别病例可出现心律失常。有心动过缓或心脏传导阻滞者禁用。视网膜损害是其最值得重视的不良反应，其表现有复视、视网膜点状或团状色素沉着，视野缩小。应每半年检查眼底，一旦出现异常立即停药。

第二节　系统性红斑狼疮

系统性红斑狼疮（Systemic Lupus Erythematosus，SLE）是一种累及多系统、多器官的自身免疫病，其主要临床特征为血清中出现以抗核抗体为代表的多种自身抗体和多系统受累，临床表现复杂多样。本病以生育年龄女性为多见，发病年龄 10～39 岁者占 73.3%，男女之比为 1：（7～9）。

诊断要点

目前普遍采用美国风湿病学会（ACR）1997 年推荐的 SLE 分类标准。该分类标准的 11 项中，符合 4 项或 4 项以上者，在除外感染、肿瘤和其他结缔组织病后，可诊断 SLE。

① 颊部红斑——固定红斑，扁平或高起，在两颧突出部位。

② 盘状红斑——片状高起于皮肤的红斑，黏附有角质脱屑和毛囊栓；陈旧病变可发生萎缩性瘢痕。

③ 光过敏——对日光有明显的反应，引起皮疹，从病史中得知或医生观察到。

④ 口腔溃疡——经医生观察到的口腔或鼻咽部溃疡，一般为无痛性。

⑤ 关节炎——非侵蚀性关节炎，累及 2 个或更多的外周关节，有压痛、肿胀或积液。

⑥ 浆膜炎——胸膜炎或心包炎。

⑦ 肾脏病变——尿蛋白＞0.5g/24h 或＋＋＋，或管型（红细胞、血红蛋白、颗粒或混合管型）。

⑧ 神经病变——癫痫发作或精神病，除外药物或已知的代谢紊乱。

⑨ 血液学疾病——溶血性贫血，或白细胞减少，或淋巴细胞减少，或血小板减少。

⑩ 免疫学异常——抗 ds-DNA 抗体阳性，或抗 Sm 抗体阳性，或抗磷脂抗体阳性（包括抗心磷脂抗体、狼疮抗凝物、至少持续 6 个月的梅毒血清试验假阳性三者中具备一项阳性）。

⑪ 抗核抗体——在任何时候和未用药物诱发"药物性狼疮"的情况下，抗核抗体滴度异常。

治疗方案

（1）一般治疗　除去各种诱因，对日光敏感的患者，应采取防护措施，注意避免暴晒或照射紫外线。

（2）药物治疗

预案1：非甾类抗炎药＋抗疟药（HCQ）

适用于轻型SLE——患者虽有疾病活动，但症状轻微，仅表现光过敏、皮疹、关节炎或轻度浆膜炎，而无明显内脏损害。具体用法参见"类风湿关节炎"。

预案2：糖皮质激素＋甲氨蝶呤（MTX）或硫唑嘌呤（AZA）

适用于有明显重要脏器受累的中度活动型狼疮，SLEDAI评分10～14分。

泼尼松$0.5\sim1$mg/（kg·d），晨起顿服，$4\sim6$周后以每$1\sim2$周减10%的速度缓慢减量，维持治疗剂量尽量小于10mg/d。

甲氨蝶呤（MTX）用法参见"类风湿关节炎"。

硫唑嘌呤（AZA）$50\sim100$mg/d，口服，维持用药，用药后需每周监测血常规。

预案3：糖皮质激素＋环磷酰胺（CTX）或霉酚酸酯（MMF）

适用于狼疮肾炎及重型SLE，MMF适用于CTX不能耐受或有生育要求的SLE患者。

泼尼松1mg/kg，每日1次，口服，病情稳定后2周或疗程8周内，以每$1\sim2$周减10%的速度缓慢减量，减至0.5mg/（kg·d）后，减药速度按病情适当调慢。加用

环磷酰胺冲击疗法：$0.5\sim1.0$g/m^2，加入生理盐水250ml中静脉滴注，每$3\sim4$周1次，个别难治、危重患者可缩短冲击间期。多数患者$6\sim12$个月后病情缓解，而在巩固治疗阶段，常需要继续环磷酰胺冲击治疗，延长用药间歇期至约3个月1次，维持$1\sim2$年。

注意：该药可导致白细胞减少和诱发感染，还可导致肝损害、胃肠道反应、出血性膀胱炎、脱发、性腺抑制，可导致女性卵巢功能衰竭。

霉酚酸酯（MMF）：$1\sim2$g/d，分2次口服。

注意：该药尚不能代替环磷酰胺，用药期间需注意感染风险。

预案4：大剂量甲泼尼龙（MP）冲击＋环磷酰胺（CTX）

适用于狼疮危象。

甲泼尼龙 $500\sim1000mg$，每天1次，加入5%葡萄糖溶液250ml中，缓慢静脉滴注 $1\sim2h$，连续3天为1疗程，疗程间隔期 $5\sim30$ 天，冲击后需口服泼尼松 $1mg/(kg\cdot d)$。加用

环磷酰胺（用法同预案3）。

注意：用药期间及用药后均需密切观察有无感染发生。

预案5：较大剂量泼尼松 $[1\sim2mg/(kg\cdot d)]$ ＋静脉输注大剂量人静脉用免疫球蛋白（IVIG）

适用于重症血小板减少性紫癜的治疗。

静脉用人免疫球蛋白，可按 $0.4g/(kg\cdot d)$，静脉滴注，连续 $3\sim5$ 天为1个疗程。主要的不良反应为过敏反应，对有免疫球蛋白A缺陷的患者禁用IVIG。

糖皮质激素用法同预案3。

第三节　强直性脊柱炎

强直性脊柱炎（Ankylosing Spondylitis，AS）是一种慢性炎症性疾病。病变主要累及骶髂关节、脊柱骨突、脊柱旁软组织和外周关节，可伴发关节外表现，严重者可发生脊柱畸形和强直。AS的病理性标志和早期表现之一为骶髂关节炎，肌腱端病为本病的特征之一。我国AS患病率在0.3%左右，发病年龄 $13\sim31$ 岁，40岁以后及8岁以前发病者少见。男性患者多于女性，男女比为5:1，男性患者症状重，病情进展快；而女性发病缓慢，病情较轻。本病有明显家族聚集倾向，与人类白细胞抗原（HLA）B_{27} 密切相关。

诊断要点

1984年修订的AS纽约标准如下。

① 下腰背痛持续至少3个月，疼痛随活动改善，但休息不减轻。

② 腰椎在前后和侧屈方向活动受限。

③ 胸廓扩展范围较同年龄、同性别的正常值减少。

④ 双侧骶髂关节炎Ⅱ～Ⅳ级，或单侧骶髂关节炎Ⅲ～Ⅳ级。

如果患者具备④加上①～③中的任何一条可确诊为强直性脊柱炎。

对不符合上述标准者，可参考 2009 年 ASAS 推荐的中轴型 SpA 的分类标准诊断。

治疗方案

目前尚无根治的方法，合理的治疗可以控制症状并改善预后。

① 非药物治疗

加强疾病知识的教育，养成睡硬板床、用低枕等生活习惯，鼓励患者合理和坚持进行体育锻炼，保持良好的体姿，功能锻炼的重要性不亚于药物治疗，游泳是很好的有效辅助治疗方法。适当的理疗对缓解症状有一定的帮助。

② 药物治疗

预案 1：非甾体抗炎药

为强直性脊柱炎（AS）的主要治疗用药，对早期或晚期 AS 患者的症状治疗都是首选的。它可迅速改善患者腰背部疼痛和僵硬感，减轻关节肿胀和疼痛及增加关节活动度。

具体用药及注意事项参见"类风湿关节炎"的治疗。

预案 2：非甾体抗炎药＋柳氮磺吡啶（SSZ）

可改善 AS 患者的外周关节炎，可降低 IgA 水平。

非甾体抗炎药及 SSZ 的用量及注意事项见"类风湿关节炎"的治疗。

预案 3：非甾体抗炎药＋柳氮磺吡啶（SSZ）＋甲氨蝶呤（MTX）或来氟米特（LEF）

适用于活动性 AS 患者经预案 2 治疗无效时。

非甾体抗炎药及 MTX、LEF、SSZ 的用量及注意事项见"类风湿关节炎"治疗。

预案 4：非甾体抗炎药＋沙利度胺

适用于男性难治性强直性脊柱炎患者。

沙利度胺：初始剂量每晚 50mg，每 10～14 天递增 50mg，至 150～200mg/d 维持。

非甾体抗炎药的选择及注意事项见"类风湿关节炎"治疗。

预案 5：糖皮质激素

对难治性虹膜炎可应用激素及免疫抑制剂，一般不主张口服或静脉全身使用，可以对肌腱端及顽固性外周关节炎行局部注射治疗。

预案 6：生物制剂（TNF-α 拮抗剂）

适用于活动性 AS 或非甾体抗炎药治疗无效的患者。

英夫利昔单抗（infliximab）5mg/kg，静脉滴注，第 0-2-6 周用药 1 次，其后每 6 周用药 1 次；或

阿达木单抗（adalimumab）40mg，皮下注射，每两周 1 次。

依那西普（etanercept）25mg，皮下注射，每周 2 次。

第四节 干燥综合征

干燥综合征（Sjögren syndrome，SS）是一种以累及外分泌腺体为主的慢性炎症性自身免疫性疾病。临床除有唾液腺和泪腺受损功能下降而出现口干、眼干外，尚有其他外分泌腺及腺体外其他器官的受累而出现多系统损害的症状，血清中有多种自身抗体和高免疫球蛋白血症。它分为原发性和继发性两类，前者指不具有另一种诊断明确的结缔组织病的干燥综合征。后者指发生于另一种诊断明确的结缔组织病的干燥综合征。原发性干燥综合征在我国发病率为 0.29%～0.77%，女性多见，男女比例 1：（9～20），发病年龄多在 40～50 岁。

诊断要点

目前普遍采用 2002 年干燥综合征国际分类标准如下。

Ⅰ. 口腔症状：3 项中有 1 项或 1 项以上。

① 每日感口干持续 3 个月以上；

② 成年后腮腺反复肿大或持续肿大；

③ 吞咽干性食物时需用水帮助。

Ⅱ. 眼部症状：3 项中有 1 项或 1 项以上。

① 每日感到不能忍受的眼干持续 3 个月以上；

② 有反复的砂子进眼或砂磨感觉；

③ 每日需用人工泪液 3 次或 3 次以上。

Ⅲ. 眼部症状：下述检查有 1 项或 1 项以上阳性。

① Schirmer 试验（＋）（≤5mm/min）；

② 角膜染色（＋）（≥4 van Bijsterveld 计分法）。

Ⅳ. 组织学检查：下唇腺病理示淋巴细胞灶≥1（指 4mm² 组织内至少有 50 个淋巴细胞集聚于唇腺间质者为一灶）。

Ⅴ. 唾液腺受损：下述检查任 1 项或 1 项以上阳性。

① 唾液流率（＋）（≤1.5ml/15min）；

② 腮腺造影（＋）；

③ 唾液腺同位素检查（＋）。

Ⅵ. 自身抗体：抗 SSA 抗体或抗 SSB 抗体（＋）（双扩散法）。

① 原发干燥综合征：无任何潜在疾病的情况下，有下述 2 条则可诊断。a. 符合 4 条或 4 条以上者，但必须含有条目Ⅳ（组织学检查）和（或）条目Ⅵ（自身抗体）；b. 条目Ⅲ、Ⅳ、Ⅴ、Ⅵ中任意 3 条阳性。

② 继发干燥综合征：患者潜在的疾病（任何一种结缔组织病），而符合Ⅰ和Ⅱ中任意 1 条，同时符合条目Ⅲ、Ⅳ、Ⅴ中任意 2 条。

③ 必须除外：头部面部放疗史，丙肝病毒感染，AIDS，淋巴瘤，结节病，Graves病，抗乙酰胆碱药的应用（如阿托品、莨菪碱、溴丙胺太林、颠茄等）。

治疗方案

预案 1：人工泪液

适用于单纯干燥性角结膜炎患者。

预案 2：正瑞片 1～2 片，口服，每日 3 次。停止吸烟、饮酒及避免服用引起口干的药物，保持口腔清洁，常漱口。

适用于单纯口干患者。

预案 3：非甾类抗炎药＋硫酸羟氯喹（HCQ）

适用于肌肉痛、关节痛为主要表现者。

非甾体抗炎药及 HCQ 用法与注意事项参见"类风湿关节炎"的治疗。

预案 4：糖皮质激素＋硫唑嘌呤（AZA）或环磷酰胺（CTX）

适用于合并神经系统损害、肾小球肾炎、肺间质病变、肝损害、血小板降低及肌炎等有重要脏器受累的患者。

轻症和慢性病程者，应用小量至中等量激素，如泼尼松，每日 10～30mg，晨起顿服。

急性起病和重症患者，应用泼尼松，每日 60～100mg，晨起顿服。6～8 周后以每 1～2 周减 10％的速度缓慢减量，减至泼尼松 0.5mg/（kg·d）后，减药速度按病情适当调慢。维持治疗的泼尼松剂量尽量小于 10mg/d。

AZA、CTX 用药及注意事项参见"系统性红斑狼疮"的治疗。

预案 5：糖皮质激素＋生物制剂（CD20 单抗）

适用于对常规治疗效果不佳，且有严重的关节炎、严重血细胞减少、周围神经病变及有相关的淋巴瘤的原发性干燥综合征（PSS）患者。

利妥昔单抗（rituximab）375mg/m²，每周 1 次，静脉滴注。

糖皮质激素用法及注意事项同预案 4。

第五节 多发性肌炎和皮肌炎

多发性肌炎和皮肌炎是一组横纹肌非化脓性炎症性疾病，可累及肢带肌、颈肌、咽肌。它以对称性的四肢近端肌无力、血清肌酶升高、肌电图出现肌源性损害、病理示肌肉不同程度的炎症和坏死为临床特征。可累及多个系统和器官，亦可伴发肿瘤。多发性肌炎指无皮肤损害的肌炎，皮肌炎指伴有皮疹的肌炎，特征性皮疹包括向阳性紫红斑、Gottron 征、技工手及暴露部位皮疹等。该病女性多于男性，可发生在任何年龄，在 5～14 岁和 45～60 岁有高峰发病倾向。

诊断要点

1975 年 Bohan/ Peter 建议的诊断标准如下。

① 对称性近端肌无力，伴或不伴吞咽困难和呼吸肌无力；

② 血清肌酶升高，特别是 CK 升高；

③ 肌电图有肌源性损害表现；

④ 肌活检异常；

⑤ 特征性皮肤损害。

具备上述①、②、③、④者可诊断多发性肌炎，具备①～④项中的 3 项可能为多发性肌炎，只具备两项者为可疑多发性肌炎。

具备⑤，再加上③项或④项者，可确诊为皮肌炎；具备⑤，加上两项可能为皮肌炎，具备⑤，加上一条者为可疑皮肌炎。

治疗方案

（1）一般治疗

急性期卧床休息，并适当进行肢体被动运动，预防肌肉萎缩，控制症状后可适当锻炼。给予高热量、高蛋白饮食，避免感染。

（2）药物治疗

预案 1：糖皮质激素（首选）

适用于轻度、中度多发性肌炎和皮肌炎患者。

泼尼松 1～2mg/(kg·d)，晨起顿服，多数患者于治疗 1～2 月后肌酶下降，肌力明显恢复。泼尼松减量应缓慢，一般为一年左右，减量至 $5\sim10mg/d$，后继续服药，持续两年以上。

预案 2：大剂量糖皮质激素

适用于病情发展迅速的患者，或伴有严重吞咽困难、心肌受累或有进展型肺间质病变的患者。

甲泼尼龙 $0.5\sim1g/d$ 静脉冲击治疗，连用 3 天，然后改为 $60mg/d$，口服，余同预案 1。

预案 3：糖皮质激素＋甲氨蝶呤（MTX）或硫唑嘌呤（AZA）

适用于激素治疗无效者。

甲氨蝶呤每周 $7.5\sim20mg$，对肌炎及皮疹均有益处，注意事项见"类风湿关节炎"治疗。

硫唑嘌呤 $1\sim2mg/(kg\cdot d)$，口服，起效慢，至少 6 个月才能判断是否有效，注意事项见"系统性红斑狼疮"治疗。

预案 4：糖皮质激素＋环孢素 A（CsA）

适用于 MTX 或 AZA 治疗无效的难治性病例。

环孢素 A：常用剂量 $3\sim5mg/(kg\cdot d)$，口服，用药期间主要监测血压及肾功能，当血肌酐增加大于 30% 需停药。可导致青光眼及牙龈增生、多毛症。

糖皮质激素用法同预案 1。

预案 5：糖皮质激素＋环磷酰胺（CTX）

主要用于伴有肺间质病变的肌炎及皮肌炎患者。

环磷酰胺 $50\sim100mg/d$，口服。重症者环磷酰胺 $0.8\sim1g$ 加入生理盐水 $250ml$ 中，静脉滴注，每 $3\sim4$ 周 1 次，个别难治、危重患者可缩短冲击间期。多数患者 $6\sim12$ 个月后病情缓解，而在巩固治疗阶段，常需要继续环磷酰胺冲击治疗，逐渐延长用药间歇期，至约 3 个月一次维持数年。

糖皮质激素用法同预案 1。

预案 6：糖皮质激素＋静脉注射免疫球蛋白（IVIG）

适用于复发性和难治性肌炎及皮疹病例。

静脉用免疫球蛋白，常规治疗剂量 $0.4g/(kg\cdot d)$，静脉滴注，每月用 5 天，连续 $3\sim6$ 个月以维持疗效；对于难治性皮肌炎的皮疹，可加用小剂量 IVIG，剂量为 $0.1g/(kg\cdot d)$，每月 5 天，共应用 3 个月。

糖皮质激素用法同预案 2。

说　明

① 合并恶性肿瘤的肌炎或皮肌炎患者，在切除肿瘤后，肌炎症状可自然缓解。其预后取决于恶性肿瘤的预后。

② 对并发肺间质病变者，需警惕感染的反复发生，可因反复感染导致呼吸衰竭；对并发心肌受累者，可出现心力衰竭及致死性心律失常，必要时需安装心脏起搏器。

（吴齐雁　郭　琳）

第六章　血液系统疾病

第一节　缺铁性贫血

缺铁性贫血是体内铁的存储不能满足正常红细胞生成的需要而发生的贫血，是由于铁的摄入量不足、吸收量减少、需要量增加、利用障碍或丢失过多所致。症状与贫血程度和发生速度有关。典型形态学表现为小细胞低色素性贫血。治疗上首先查明原因，去除诱因、对症补铁。

诊断要点

① 症状为疲乏、心悸、气短、头晕、注意力不集中。少数严重患者可出现吞咽困难、口角炎和舌炎。体征除贫血外貌外，毛发干枯易脱落。指甲不光滑，易碎裂，甚至呈匙状甲。

② 小细胞低色素性贫血，血清铁、铁蛋白降低，总铁结合力升高。骨髓铁染色显示细胞内外铁均减少。

治疗方案

预案 1： 硫酸亚铁（福乃得）1 片，饭后口服，每日 1 次，连服 4～6 周后复查。

预案 2： 多糖铁复合物（力蜚能）

预防贫血：每日 50mg，口服，足以满足儿童生长和成人的基本需求。

治疗贫血：6 岁以上儿童及成人 100～150mg/d，6 岁以下儿童 50mg/d，每日 1 次。

预案 3： 右旋糖酐铁（科莫非）

右旋糖酐铁溶液可肌内注射、静脉注射或静脉滴注。每天补铁 100～200mg，根据补铁总量确定，一周 2～3 次。

右旋糖酐铁 100～200mg 用 0.9% 氯化钠溶液或 5% 葡萄糖溶液稀释至 100ml，静脉滴注。给予首次剂量时，应先缓慢滴注 25mg，至少 15min，如无不良反应发生，可将剩余剂量在 30min 内滴注完毕。

说　明

① 尽可能查明病因，针对病因治疗。成人最为常见的病因是女性

月经量过多和慢性消化道出血。

② 铁剂应整片吞服，不得咬碎。本品与制酸药如碳酸氢钠、磷酸盐类、鞣酸盐类及含鞣质的药物或饮料同用，易产生沉淀而影响吸收。服药期间不要喝浓茶及食用鞣酸过多的食物。妊娠期补充铁剂以在妊娠中期、后期最为适当，由于此时铁摄入量减少而需要量增加。

③ 多糖铁复合物（力蜚能）对胃肠黏膜无刺激和腐蚀作用，耐受性、安全性好，特别适用于孕妇、老年人和儿童。

④ 治疗有效可见网织红细胞于 4～5 天内开始升高，血红蛋白正常后继续补铁 2～3 个月。

第二节　巨幼细胞性贫血

巨幼细胞性贫血是由于脱氧核糖核酸（DNA）合成障碍所引起的一组贫血，主要由体内缺乏维生素 B_{12} 或叶酸所致，亦可因遗传或药物等获得性 DNA 合成障碍引起。本症特点是大细胞性贫血、骨髓三系巨幼改变、出现无效造血。

诊断要点

① 维生素 B_{12} 和叶酸缺乏的临床表现基本相似，可引起一系乃至三系减少，表现为消化道症状，如食欲减退、腹胀、腹泻及舌炎等。以舌炎最为突出，表现为舌质红、舌乳头萎缩、表面光滑，俗称"牛肉舌"，伴疼痛。

② 维生素 B_{12} 缺乏时常伴神经系统表现，如乏力、手足麻木、感觉障碍、行走困难等周围神经炎、亚急性或慢性脊髓后侧索联合变性，后者多见于恶性贫血。小儿和老年患者常出现精神症状，如无欲、嗜睡或精神错乱。

③ 实验室检查：维生素 B_{12} 和叶酸减少。

治疗方案

① 叶酸缺乏。

预案 1：叶酸，成人每次 5～10mg，口服，每日 3 次；儿童每次 5mg，口服，每日 3 次。用药至贫血完全消失，若无原发病，不需维持治疗。

预案 2：叶酸，成人每次 10～20mg，肌内注射，每日 1 次，20～30天为一个疗程。小儿每次 15mg，口服，每日 1 次。

② 维生素 B_{12} 缺乏。

预案 1：维生素 B_{12}，成人每次 $250\sim500\mu g$，口服，每日 $1\sim3$ 次；或者 $500\sim1000\mu g$，肌内注射，每周 3 次。

预案 2：甲钴胺（弥可保），成人每次 1 安瓿（含甲钴胺 $0.5mg$），每周 3 次，肌内注射或静脉注射。给药约 2 个月后，作为维持治疗每隔 $1\sim3$ 个月可给予 1 安瓿。

说　　明

① 叶酸缺乏好发于妊娠期和婴儿期。1/3 的妊娠妇女有叶酸缺乏，妊娠期营养不良性巨幼细胞性贫血常发生于妊娠中期、末期和产后，感染、饮酒、妊娠高血压综合征以及合并溶血、缺铁及分娩时出血过多均可诱发本病。

② 对慢性溶血性贫血或长期服用抗癫痫药者应给予叶酸预防性治疗，全胃切除者应每月预防性肌内注射维生素 B_{12} 一次。

③ 严重巨幼细胞性贫血在给予叶酸和或维生素 B_{12} 治疗时应适当补充钾。

第三节　自身免疫性溶血性贫血

自身免疫性溶血性贫血（AIHA）是由于免疫功能紊乱所产生自身抗体结合在红细胞表面或游离在血清中，使红细胞致敏或激活补体，红细胞过早破坏而发生溶血性贫血。

诊断要点

① 症状：乏力、头昏、心悸、气短，可伴有寒战、发热、腰痛、胸闷。

② 体征：贫血外貌，皮肤、巩膜黄染，脾轻至中度肿大。

③ 辅助检查。

a. 血象：多数呈正细胞正色素性贫血，血红蛋白减少；网织红细胞增高，小球形红细胞增多，可见幼红细胞。白细胞、血小板正常。

b. 骨髓象：以幼红细胞为主的红系细胞增生活跃。粒系、巨核细胞系正常。

c. 血生化检查：血总胆红素及间接胆红素增高，血清结合珠蛋白减少或消失。

d. 直接抗人球蛋白试验（Coomb's 试验）阳性，间接抗人球蛋白试验阳性或阴性（温抗体型自身免疫性溶血性贫血），冷凝集素试验阳性（冷凝集素综合征）。

治疗方案

预案 1：积极寻找引起 AIHA 的原因。

约 50％的患者为继发性 AIHA，病因明确者，应积极治疗原发病。

预案 2：糖皮质激素。

急性溶血危象者可用甲泼尼龙 500～1000mg 静脉滴注，3～5 天后改用泼尼松 1mg/(kg·d)，口服，7～10 天内病情改善；

当血红蛋白接近正常时，每周渐减泼尼松用量 10～15mg，直至泼尼松 20mg/d；

定期查血红蛋白及网织红细胞计数 2～3 周，若稳定，每周减泼尼松 2.5mg，至 5～10mg/d，或隔日应用泼尼松 10～20mg，总疗程 6～12 个月。若治疗 3 周无效，则快速减量停药。

预案 3：脾切除。

应用大剂量糖皮质激素治疗 2 周后溶血和贫血无改善；或每日需较大剂量泼尼松（＞15mg）以维持血液学的改善；或不能耐受泼尼松以及有禁忌证者，应考虑脾切除治疗。

预案 4：利妥昔单抗。

利妥昔单抗 375mg/m² 或者 100mg，静脉滴注，每周 1 次，连续 4 周，有效率在 83％～87％。

预案 5：免疫抑制剂。

大剂量泼尼松（＞15mg）不能维持血液学改善者，应用硫唑嘌呤 50～200mg/d 或环磷酰胺 50～150mg/d。血液学缓解后，先减少糖皮质激素剂量，后减少免疫抑制剂至维持剂量，维持治疗 3～6 个月。用药期间注意观察骨髓抑制等副作用。

预案 6：大剂量静脉注射丙种球蛋白。

0.4g/(kg·d)，连用 5 天，可有一定疗效，但疗效短暂。

预案 7：血浆置换。

适用于抗体滴度高、糖皮质激素治疗效果差的患者。

预案 8：输血。

溶血危象或贫血严重的患者可适量输注全血或洗涤红细胞。

第四节 再生障碍性贫血

诊断要点

1987 年第四届全国再生障碍性贫血学术会议修订的再生障碍性贫血（再障）诊断标准如下。

① 全血细胞减少，网织红细胞绝对值减少。

② 一般无脾肿大。

③ 骨髓检查显示至少一部位增生减低或重度减低。（如增生活跃，巨核细胞应明显减少，骨髓小粒成分中应见非造血细胞增多。有条件者应做骨髓活检等检查。）

④ 能除外其他引起全血细胞减少的疾病，如阵发性睡眠性血红蛋白尿、骨髓增生异常综合征中的难治性贫血、急性造血功能停滞、骨髓纤维化、急性白血病、恶性组织细胞病等。

⑤ 一般抗贫血药物治疗无效。

治疗方案

预案 1：支持疗法。

血小板数$<20\times10^9$个/升伴有出血倾向者，宜输入浓缩血小板，采用单采或人类白细胞抗原（HLA）相合的血小板输注可提高疗效。贫血严重者，一般以输入浓缩红细胞为妥。反复输血者宜应用去铁胺排铁治疗。

注意：凡有可能引起骨髓损害的物质均应设法去除，禁用一切对骨髓有抑制作用的药物。积极做好个人卫生和护理工作。对粒细胞缺乏者宜保护性隔离，积极预防感染。

预案 2：雄激素。

为治疗慢性再障首选药物。雄激素必须在一定量残存的造血干细胞基础上才能发挥作用，急性再障、严重再障常无效。慢性再障有一定的疗效，但用药剂量要大，持续时间要长。丙酸睾酮 50～100mg/d，肌内注射；吡唑甲氢龙（康力龙）6～12mg/d，口服；十一酸睾酮（安雄）120～160mg/d，分次口服，疗程至少 6 个月。

预案 3：骨髓移植。

骨髓移植是重型再障的最佳疗法，且能达到根治的目的。一旦确诊重型再障或极重型再障，年龄<40 岁，有 HLA 配型相符同胞供髓者，

在有条件的医院应首选异基因骨髓移植。

预案 4：免疫抑制剂。

适用于年龄大于 40 岁或无同胞供髓者的重型再障。

常用的有抗胸腺球蛋白（ATG）和抗淋巴细胞球蛋白（ALG）。

环孢菌素 A（CSA）也是治疗重型再障的常用药物。由于应用方便、安全，因此比 ALG/ATG 更常用，剂量为 $10 \sim 12 \text{mg/(kg·d)}$。对重型再障有效率也可达 $50\% \sim 60\%$，起效较慢，一般至少要观察至服药后 $3 \sim 6$ 个月。

预案 5：造血细胞因子和联合治疗。

采用大剂量重组人促红细胞生成素（EPO）治疗再障。

粒细胞集落刺激因子（G-CSF）、粒细胞-巨噬细胞集落刺激因子（GM-CSF）或白细胞介素-3（IL-3），对提高中性粒细胞、减少感染可能有一定效果。

说　明

① 丙酸睾酮的男性化副作用较大，出现痤疮、毛发增多、声音变粗、女性闭经、儿童骨成熟加速及骨骺早期融合，且有一定程度的水钠潴留。丙酸睾酮肌内注射多次后局部常发生硬块，宜多处轮换注射。

② 环孢菌素 A 的不良反应：较常见的有厌食、恶心、呕吐等胃肠道反应，牙龈增生伴出血、疼痛，约 1/3 用药者有肾毒性，可出现血清肌酐、尿素氮增高，肾小球率过滤减低等肾功能损害以及高血压等。牙龈增生一般可在停药 6 个月后消失。慢性、进行性肾中毒多于治疗后约 12 个月发生。为保证用药安全宜进行血药浓度检测，安全有效血药浓度范围为 $300 \sim 500 \text{ng/ml}$。

第五节　粒细胞减少症和粒细胞缺乏症

诊断要点

（1）粒细胞减少症

① 成人外周血白细胞低于 4.0×10^9 个/升（儿童 ≥10 岁者低于 4.5×10^9 个/升，<10 岁者低于 5.0×10^9 个/升）称为白细胞减少症。

② 成人外周血中性粒细胞绝对值低于 2.0×10^9 个/升（儿童 ≥10 岁者低于 1.8×10^9 个/升，<10 岁者低于 1.5×10^9 个/升）称为粒细胞减少症。

③ 粒细胞减少症的症状缺乏特异性，起病较缓慢，少数患者无明显症状，在检查血象时偶然发现。有症状患者述乏力、疲倦、头晕、纳差、心悸、失眠及低热。部分患者反复患上呼吸道、泌尿道和胆道感染。如中性粒细胞低于 1.0×10^9 个/升时，感染倾向明显增加。

（2）粒细胞缺乏症

① 外周血中性粒细胞绝对值低于 0.5×10^9 个/升或完全缺乏时成为粒细胞缺乏症。

② 粒细胞缺乏症往往起病急骤，全身症状严重，病情常在数小时或数日内发展到极期。临床表现为突发寒战、高热、头痛、全身肌肉或关节疼痛、虚弱、衰竭。患者身体内细菌藏匿之处，如口腔、咽峡、阴道、直肠、肛门等部位很快发生感染。病灶不易局限，迅速恶化及蔓延，引起肺部感染、败血症、脓毒血症等致命性严重感染，如感染得到控制，中性粒细胞可在 $7 \sim 10$ 天后逐渐上升。

治疗方案

对于有病因可寻的患者，应去除诱因，如停用可疑药物、脱离有害因素、控制感染等，继发于其他疾病者应积极治疗原发病。

（1）粒细胞减少症的治疗

① 中性粒细胞计数在 $(1.0 \sim 1.5) \times 10^9$ 个/升的患者，感染风险低，一般不需要药物治疗。

② 中性粒细胞计数在 $(0.5 \sim 1.0) \times 10^9$ 个/升的患者，感染危险轻度增加，当出现发热或存在感染时，应予处理。

预案 1：应用有效抗生素控制感染，如头孢他啶、头孢吡肟、哌拉西林/他唑巴坦中的一种。

预案 2：维生素 B_6、维生素 B_4、鲨肝醇、利血生等。一般 $2 \sim 3$ 种合用，疗效不确定。

预案 3：对于免疫因素引起中性粒细胞减少的患者，可试用泼尼松 $10 \sim 20mg$，口服，每日 3 次，但不宜长期应用。也可静脉应用免疫球蛋白，以提高中性粒细胞计数和改善感染并发症。

预案 4：粒细胞集落刺激因子（G-CSF）和粒-巨噬细胞集落刺激因子（GM-CSF），短期引用多有确切疗效。

（2）粒细胞缺乏症的治疗

粒细胞缺乏时极易发生严重的细菌感染和真菌感染，危及生命，应及早治疗。

预案 1：宜及早使用集落刺激因子治疗，如 G-CSF 或 GM-CSF，剂量 $2\sim10\mu g/(kg\cdot d)$，皮下注射。大多数患者反应良好，粒细胞很快上升。

预案 2：应采取严密消毒隔离措施，有条件可将患者置于"无菌室"中。

预案 3：作为经验治疗应及时给予足量广谱抗生素，常用碳青霉烯类，或头孢吡肟、哌拉西林/他唑巴坦治疗，疑有真菌感染时可使用氟康唑或两性霉素 B 治疗，然后再根据微生物学依据进行调整。

说　明

对于粒细胞减少症患者的诊治，首先必须明确减少程度的轻重，其次患者是否有发热或存在感染灶。对于中性粒细胞严重减少并且怀疑存在感染的患者，应在取得适当供培养的标本后，不待结果回报，立即结合当地具体情况，静脉注射抗生素进行治疗。同时做到：鉴定患者可能接触到的药物和毒素；尽可能确定中性粒细胞减少已历时多久；确定有无复发性感染；检查有无可能为其病因的系统性病变；复查血常规，末梢血涂片，进行骨髓穿刺，以确定最可能的病理生理机制。

第六节　脾功能亢进

脾功能亢进（脾亢）是指各种疾病引起的脾肿大和血细胞减少，分为原发性脾功能亢进和继发性脾功能亢进。原发性脾功能亢进系指原因不明的脾功能亢进，继发性脾功能亢进指在原发病基础上并发脾功能亢进。临床上以继发性脾功能亢进居多。常见病因包括感染、充血性脾大、血液系统疾病、结缔组织病、脾脏疾病等。

诊断要点

① 以脾大、血细胞减少和骨髓增生为主要临床表现。主要包括：a. 原发疾病的表现；b. 脾功能亢进本身的表现，脾肿大，可达盆腔并越过中线，可产生左上腹沉重感，并压迫胃肠道产生症状；血细胞减少，可累及三系，但出血和感染的表现并不严重。贫血、出血、感染的程度往往还受原发病的影响。

② 国内的诊断标准（1991）如下。

a. 脾大。轻度肿大在肋缘下未触及的，应以超声、放射性核素等手段检测。

b. 外周血中血细胞一系、两系或三系同时减少。

c. 脾切除后外周血象接近正常或恢复正常。

d. ^{51}Cr 标记红细胞或血小板注入体内后，脾区体表放射性活跃比率大于肝的 2～3 倍，提示红细胞或血小板在脾内过度破坏或滞留。

在考虑脾功能亢进诊断时，以 a、b、c 三条更为重要。

治疗方案

① 原发性脾亢可采取脾区放射治疗、脾部分栓塞术或脾切除术。

② 对继发性者，应首先治疗原发病，有时脾功能亢进可以减轻甚至消失。若治疗后脾亢无改善且原发疾病允许，可在治疗原发病的同时采取脾部分栓塞术或脾切除治疗，以脾切除采用最多。

说　明

① 脾切除术的适应证：脾大明显，造成严重压迫症状；有门脉血栓形成者；因显著的血小板减少而导致出血者；有严重的贫血，尤其溶血性贫血者；白细胞极度减少伴有反复感染者；原发性脾功能亢进者。

② 脾切除的并发症：血栓形成和栓塞；感染（尤在 5 岁以下儿童，发病率更高，易致致死性败血症）；原发病恶化。

③ 对于脾肿大患者的处理，首先询问病史，了解患者是否患有已知的可以引发脾肿大的疾病，而后寻找有无感染、肝病、自身免疫病、血液系统疾病等。若全身症状提示恶性肿瘤或影像检查提示脾占位性病变，可考虑行脾切除术。若无上述情况发生，可严密随访观察。

第七节　过敏性紫癜

过敏性紫癜是由于血管壁异常所致的出血性疾病。主要是机体对某些物质发生变态反应，引起毛细血管通透性增加导致出血，表现为过敏性血管炎征象。以非血小板减少性紫癜、腹痛、关节炎、肾炎为临床特征。各年龄段均可发病，但主要见于儿童，发病峰值年龄 4～11 岁。发病以冬春季为多，男女比例约 1.4∶1。

诊断要点

① 多数患者在发病前 1 周有上呼吸道感染史，随之出现典型的临床表现。

② 根据病史、临床特征和毛细血管脆性试验阳性，除外血小板数量、功能异常及各种凝血因子异常后可以诊断。

③ 1990 年美国风湿病学院制订的过敏性紫癜的诊断标准如下。

a. 可触性紫癜。

b. 发病年龄≤20 岁。

c. 急性腹痛。

d. 组织切面显示小动脉壁和小静脉壁中有中性粒细胞浸润。

符合以上 2 条或以上者可诊断为过敏性紫癜，该标准的敏感性和特异性约 87%，但须注意，若仅具备诊断标准的 b、c 两项者，诊断应慎重，以免引起误判。

治疗方案

① 去除致病因素。

包括防治上呼吸道感染，清除局部病灶，避免摄入可能致敏的食物或药物。

② 一般治疗。

对于轻症患者，支持治疗即可，包括卧床休息，注意水、电解质平衡及营养；便潜血为阳性者，可给予流质食物。

③ 药物治疗。

预案 1：对症治疗。

有荨麻疹或血管神经性水肿者，可用氯苯那敏，每次 4mg，每日 3 次；10%氯化钙 10ml，静脉注射，每日 1 次，连续 7～10 天；同时可用维生素 C、芦丁。

腹痛可用阿托品或山莨菪碱解痉止痛。

消化道出血者用西咪替丁治疗。

预案 2：对于胃肠道血管炎和重症过敏性紫癜患者，可用糖皮质激素。口服泼尼松 0.5～1mg/(kg·d)，总疗程 2～3 周，有一定效果，注意逐渐减量。对于有肾脏病变者，糖皮质激素效果不明显。

预案 3：对于肾型患者，可用免疫抑制剂。硫唑嘌呤 2～3mg/(kg·d)或环磷酰胺 2～3mg/(kg·d)，服用数周或数月。应密切注意血象变化及其他不良反应。

说　明

① 本病须与特发性血小板减少性紫癜、风湿性关节炎、系统性红

斑狼疮、肾小球肾炎、IgA 肾病等鉴别。腹部症状明显或为初发表现时还应注意与外科急腹症鉴别。

② 本病缺乏特异性实验室检查。血小板计数正常，出血、凝血时间正常，部分病例毛细血管脆性试验阳性。

③ 若有肾脏受累，可表现为血尿、蛋白尿、管型尿。肾活检显示肾小球系膜有 IgA 沉积。

④ 有消化道症状者大多便潜血试验为阳性。

第八节　原发性血小板减少性紫癜

原发性血小板减少性紫癜（ITP）是由于体内产生抗自身血小板的抗体，使血小板在肝、脾被吞噬破坏，导致血小板明显减少，临床出现出血症状的一种疾病。

诊断要点

① 皮肤黏膜可见瘀点、瘀斑，严重者呈大片瘀斑或血肿；口腔黏膜可有血泡，牙龈渗血；颅内出血者可有神经系统体征。

② 血象：多次化验血小板计数减少，一般无贫血（出血严重者可有轻度贫血），白细胞数正常，血细胞形态无异常。

③ 体检：脾脏一般不增大。

④ 骨髓象：增生正常，巨核细胞数多增高，伴成熟障碍（多数患者产血小板巨核细胞＜30％）。

⑤ 排除其他继发性血小板减少症。

治疗方案

预案 1：一般治疗。

出血严重者应注意休息，血小板低于 20×10^9 个/升，应避免活动，严格卧床。

预案 2：糖皮质激素。

泼尼松 1mg/kg，1 次顿服或分 3 次口服，待血小板正常并稳定后，逐渐减为维持剂量，疗程 6 个月。若 3 周无效，则迅速减量停用激素。

甲泼尼龙 1000mg，静脉滴注，共用 3 天（用于急症患者的处理），然后改用泼尼松口服。

预案 3：免疫球蛋白。

血小板低于 20×10^9 个/升，伴有危及生命的出血或需接受较大手术的患者用免疫球蛋白 0.4g/(kg·d)，连用 3～5 天。

预案 4：血小板输注。

血小板低于 20×10^9 个/升，有出血者，或需要近期手术者，需给予单采血小板输注。

预案 5：脾切除。

适应证：服用激素禁忌证者；激素治疗无效者；或需服较大剂量激素维持治疗者。

预案 6：其他药物。

利妥昔单抗、促血小板生成素受体激动剂艾曲波帕对难治性 ITP 均有较好疗效。免疫抑制剂长春新碱、环孢霉素等亦有一定疗效。

第九节 血友病

血友病是性染色体隐性遗传性疾病，临床上以凝血因子减少或缺乏，导致自发性或轻微外伤后出血不止为主要表现。

诊断要点

① 临床表现：关节出血为本病特征，常反复发生。外伤后皮肤、黏膜及肌肉出血，也可有自发出血者。内脏出血可有咯血、呕血、便血、尿血，颅内出血少见。

② 体征：外伤后皮肤瘀斑，伤口渗血不止，关节肿胀、压痛、活动障碍，反复关节出血患者可见关节畸形及功能障碍。

③ 辅助检查：血常规正常；出血时间正常，凝血时间延长，凝血酶原时间（PT）正常，活化部分凝血活酶时间（APTT）延长。Ⅷ因子和Ⅸ因子活性测定可确诊并进行临床分型。

治疗方案

预案 1：适用于血友病甲。

人凝血Ⅷ因子用量视病情而定，一般出血轻可 5～10U/kg，每日 2 次，共用 3～5 天，大出血加倍，并应配合伤口止血措施。

预案 2：输冷沉淀物、新鲜冰冻血浆。

轻度关节积血、深部血肿的血友病甲患者：Ⅷ因子活性应提高到 15%～30%，需输注 10～15U/kg（1U Ⅷ因子相当于正常血浆 1ml 所含的浓度）。

严重关节积血和深部血肿者：Ⅷ因子活性应提高到40%～50%，需输注15～25U/kg。

需做大手术者：Ⅷ因子活性应提高到60%～70%以上，需输注30～50U/kg。而且常需每隔12h反复输入，以维持Ⅷ因子在患者血液中的浓度。

预案3：适用于血友病乙。

输新鲜冰冻血浆、Ⅸ因子浓缩物，开始剂量40～60U/kg，维持量20U/kg，每日1次。血友病乙患者可输储存5天以内的血浆，一次输入量不宜过多，一般10ml/kg。

预案4：脱氨-8-精氨酸加压素（DDAVP）。

有提高血浆内Ⅷ因子活性和抗利尿作用，可用于治疗轻型血友病甲患者，减轻其出血症状，剂量为0.2～0.3μg/kg，溶于20ml生理盐水中缓慢静脉注射，此药能激活纤溶系统，故须与6-氨基己酸或止血环酸联用。

预案5：手术治疗。

关节严重畸形，影响正常活动者，在严格替代治疗情况下，可行矫形手术。

预案6：局部出血以压迫止血为主。

预案7：减少和避免外伤出血。如因患外科疾病需手术治疗，应注意在术前、术中和术后输新鲜、冰冻血浆或补充所缺乏的凝血因子。

说　明

① 血友病和获得性抗血友病球蛋白缺乏症（获得性抗血友病球蛋白缺乏者和部分反复输用本品的血友病患者），可因血中出现抗Ⅷ因子抗体使疗效降低，可换用从猪血浆中精制的Ⅷ因子制剂或与泼尼松等同时使用。

② 凝血因子每日用量超过20U/kg可能引起肺水肿，因此心脏病患者慎用。输注速度过快时可发生头痛、心动过速、心衰、血压下降、呼吸困难及发绀等。输凝血因子可引起变态反应，并有可能成为病毒性肝炎和艾滋病的传染源。

第十节　血液系统恶性肿瘤

一、急性白血病

急性白血病是一种造血干细胞及祖细胞恶变，使正常的增殖、分化及成熟能力发生改变，导致持续增殖，逐步取代骨髓并经血液浸润至全身组织及器官。

诊断要点

① 临床症状：急性起病，出现贫血症状（如乏力、心悸等）；鼻出血、牙龈出血或消化道出血；感染发热，可有骨痛、关节痛等；中枢神经系统受累可出现头痛、恶心、呕吐、抽搐、大小便失禁，甚至昏迷。

② 体征：贫血外貌、结膜苍白，皮肤黏膜可见瘀点、瘀斑，牙龈出血或伴牙龈增生，淋巴结肿大，胸骨、胫骨压痛，肝脾轻度、中度肿大。

③ 辅助检查

a. 血象：血红蛋白、血小板减少，白细胞计数可增高或减少，分类可见原始细胞、幼稚细胞。

b. 骨髓象：增生活跃至极度活跃，原始细胞和/或幼稚细胞大于20％。结合化学染色和流式细胞术用于白血病的分型，并常规进行染色体、融合基因和基因突变的检测，用于分型和评估预后。

治疗方案

预案 1：化疗。
化疗是治疗急性白血病的主要手段，具体方案参见相关专业书籍。
预案 2：造血干细胞移植。

说　　明

① 控制出血：白血病患者因血小板减少而出血者，每次输机器单采血小板 1U，可用酚磺乙胺（止血敏）1.5～2.0g/d 静脉滴注。

② 注意休息，高热、严重贫血或有明显出血时，应卧床休息。

③ 进食高能量、高蛋白质食物，维持水、电解质平衡。

④ 感染的防治：严重感染是导致患者死亡的主要原因，因此防治感染尤为重要。对进行化疗的患者隔离，化疗后患者白细胞最低点在化疗后 10 天左右，可持续 1 周左右。注意口腔、鼻咽部、肛门周围皮肤卫生。食物和食具应先灭菌。口服不吸收的抗生素（如庆大霉素、多黏菌素）和抗真菌药（如制霉菌素、万古霉素）以杀灭或减少肠道的细菌和真菌。对已存在感染的患者，治疗前做细菌培养及药敏试验，选择有效抗生素进行经验治疗。注意有无真菌、病毒的混合感染。

⑤ 纠正贫血：显著贫血者可酌情输注悬浮红细胞，使血红蛋白达

到 80g/L 以上。

二、慢性粒细胞性白血病

慢性粒细胞性白血病（慢粒）是一种骨髓增殖性疾病，其特点是粒系（包括已成熟的粒细胞和幼稚阶段的粒细胞）产生过多。在疾病早期，这些细胞尚具有分化的能力，且骨髓功能是正常的。本病常于数年内保持稳定，最后转变为多种类型急性白血病。

诊断要点

① 起病缓慢，最早出现的自觉症状往往是乏力、低热、多汗或盗汗、体重减轻等代谢亢进表现。脾肿大可引起左季肋区或左上腹沉重不适。

② 体征：脾肿大（一般患者初次就诊时常常已达脐平面以下），坚实、无压痛，但如有新近发生的脾梗死则有明显的局部压痛，并可以听到摩擦音。

③ 血常规检查：白细胞计数高达 100×10^9 个/升以上，血涂片中大多以中性杆状核细胞、晚幼粒细胞及中幼粒细胞为主。易见嗜酸性粒细胞及嗜碱性粒细胞。

④ 骨髓象：骨髓呈增生明显至极度活跃，细胞分类与外周血相似。

⑤ 中性粒细胞碱性磷酸酶活性明显降低。

⑥ 染色体检查：Ph[1] 染色体见于 90% 以上的慢粒患者。*Bcr/Abl* 融合基因阳性。

治疗方案

预案 1：化学治疗。具体方案参考相关专业书籍。

预案 2：分子靶向治疗。

酪氨酸激酶抑制剂（TKI）伊马替尼、达沙替尼、尼洛替尼为首选药物。

预案 3：骨髓移植。

TKI 治疗失败或不耐受者；高危患者或新诊断的儿童和青少年，与亲兄弟姐妹 HLA 相同，可作异基因造血干细胞移植；移植成功者，一般能获得长期生存或治愈。

预案 4：干扰素

仅用于不能接受 TKI 和造血干细胞移植的患者。

三、淋巴瘤

淋巴瘤是淋巴结和结外部位淋巴组织的免疫细胞肿瘤，来源于淋巴细胞的恶变。

诊断要点

① 淋巴结肿大是本病最常见的表现。60%～70%的患者因淋巴结肿大就诊。主要症状或体征是浅表淋巴结进行性、无痛性肿大。霍奇金病通常有颈或锁骨上淋巴结受累，非霍奇金淋巴瘤除横膈上/下淋巴结受累外，经仔细临床检查可发现其他淋巴样组织部位如滑车、腋窝淋巴结和韦氏环受侵。部分患者出现淋巴结肿大引起的压迫、梗阻表现。

② 可有发热、盗汗或体重减轻等症状。

③ 血常规检查：部分患者伴有淋巴细胞升高，贫血和血小板减少。

④ 生化与免疫学检查：可有乳酸脱氢酶升高，出现单克隆免疫球蛋白和广谱抗人球蛋白试验阳性。

⑤ 淋巴结、皮肤活检病理学检查及必要时肝脏穿刺活检确定诊断。影像学及骨髓检查等有助于分期。

治疗方案

具体请参考相关专著。

说　明

① 霍奇金淋巴瘤及非霍奇金淋巴瘤对放疗及化疗敏感，是可治愈性肿瘤。治疗应根据其肿瘤类型结合预后因素制定合理的个体化治疗方案。

② 难治及复发病例，特别是化疗尚敏感者，可进行大剂量化疗/放疗联合自体造血干细胞移植。

③ 因淋巴瘤是化疗敏感肿瘤，化疗时注意肿瘤溶解综合征的发生。如患者肿瘤负荷大、乳酸脱氢酶高、有高尿酸血症等则容易出现肿瘤溶解综合征，在治疗时应充分补液，尿量应在 3000ml/24h 以上，碱化尿液应用别嘌呤醇 0.1～0.2g，口服，每天 3 次。注意离子紊乱及肾功能，每 12h 复查一次，直至病情稳定。

四、多发性骨髓瘤

多发性骨髓瘤（MM）是克隆性浆细胞异常增殖，以及分泌的单克隆免疫球蛋白导致相关脏器损伤的一种恶性肿瘤。

诊断要点

① 临床表现除乏力、头晕及贫血等一般表现外，有骨骼疼痛，背痛最常见，如并发急性感染及肾功能不全，可有相应症状。

② 体征：皮肤、黏膜苍白，局限性骨骼压痛，有病理性骨折者可见骨骼畸形。

③ 辅助检查。

a. 血象：血红蛋白减少，呈正细胞正色素性贫血；白细胞、血小板早期正常，晚期减少。

b. 骨髓象：增生活跃，骨髓瘤细胞占10％以上。红细胞常呈缗线状排列。

c. 免疫电泳：可见特异性条带。总蛋白增高，白蛋白降低，免疫球蛋白增高，血清蛋白电泳可见均匀的高而窄的M峰。血免疫球蛋白测定：$IgG>35g/L$；$IgA>20g/L$；$IgD>2.0g/L$；$IgE>2.0g/L$；$IgM>15g/L$。

d. 尿本-周蛋白阳性。

e. 骨X线片、CT或同位素扫描，可发现多部位穿凿样溶骨性病变或广泛性骨质疏松。

f. 红细胞沉降率增快；血钙增高；肾功能衰竭时，尿素氮、肌酐增高。

治疗方案

多发性骨髓瘤患者多年老体弱，目前以硼替佐米为基础的方案为治疗首选，其他新药包括沙利度胺、来那度胺，也有很好的疗效。

第十一节　弥散性血管内凝血

弥散性血管内凝血（DIC）不是一个独立的疾病，而是许多疾病发展过程中的一个重要的中间过程。其特征为血管内凝血被激活，微循环血栓形成，大量消耗凝血因子和血小板，导致继发性纤溶酶大量生成，临床出现出血、脏器功能障碍、微血管病性溶血及休克等症状。多种疾病可引起DIC，最常见于产科并发症、全身重度感染、严重创伤、转移性肿瘤等。

诊断要点

根据病程长短分为急性型 DIC 和慢性型 DIC。急性型发病快，数小时或 1～2 天，出血重，病情凶险。慢性型病程可达数月，多表现为实验室异常，如血小板计数减少、纤维蛋白（原）降解产物（FDP）增高、3P 试验阳性等。DIC 为一个动态发展过程，在不同阶段，临床表现存在很大差异。根据机体凝血和溶血系统的不同状态可分为 3 期。

① 高凝期。往往仅在实验室检查时发现血液凝固性增高，急性型很难发现，慢性型较明显。

② 消耗性低凝期。

a. 由于血浆凝血因子和血小板被大量消耗，临床上表现为出血症状明显。特征是出血的广泛程度和严重程度不能用原发病解释。

b. 微血管栓塞。因受累血管不同而症状各异。常见肾、肺、脑、皮肤受累。

c. 休克。往往用原发病难以解释，抗休克治疗效果差。

d. 微血管病性溶血。

③ 继发纤溶期。出血广泛而且严重。主要是大量凝血因子被消耗，血液低凝，兼继发纤溶亢进，FDP 抑制血小板聚集并有抗凝作用，加重出血，而休克、酸中毒等也使疾病恶化。

治疗方案

预案 1：原发病的处理是终止 DIC 的主要措施。

预案 2：支持治疗。

包括补充凝血因子和血小板输注。补充新鲜血浆为改善凝血因子缺乏的首选治疗，建议每次输注量在 10～15ml/kg。出血患者建议血小板计数维持在 50×10^9 个/升以上，无出血患者若血小板低于 20×10^9 个/升，可予预防性输注。低纤维蛋白原患者（$<1.0g/L$）可予补充纤维蛋白原 2～4g，静脉滴注。

预案 3：抗凝治疗。

使用抗凝剂可以阻断 DIC 的病理过程，减轻器官损伤并改善其功能，适用于疾病早期、无活动性出血的患者。

（陶　荣）

第七章　内分泌及代谢性疾病

第一节　内分泌疾病

一、泌乳素瘤

泌乳素瘤起自垂体泌乳素细胞，是垂体瘤的一种，占垂体功能瘤的 $40\%\sim60\%$。

诊断要点

① 临床表现由泌乳素升高所致，女性表现为月经减少或闭经、溢乳、不育。男性表现为性功能低下、阳痿，个别患者有乳房发育和溢乳。部分患者有肿瘤压迫症状，如头痛、视野缺损等。

② 实验室检查：血泌乳素（PRL）浓度显著升高，未治患者多超过 150ng/ml。

③ 垂体 CT 及 MRI 可发现垂体占位性病变。

治疗方案

预案 1：溴隐亭。从 $1.25\sim2.5$mg/d 顿服开始，逐渐增加至每次 2.5mg，口服，每日 3 次。

预案 2：手术治疗。溴隐亭治疗是该病首选的治疗方法，但部分患者对溴隐亭反应不佳，可选择手术疗法。

预案 3：放射治疗。对溴隐亭等药物有抵抗同时有手术禁忌证的患者可选择放射治疗。

说　明

① 对于大多数垂体瘤来说，溴隐亭 $2.5\sim7.5$mg/d 往往能使 PRL 降至正常，瘤体缩小。但如上述剂量效果不满意，可逐渐增大剂量至 $20\sim30$mg/d。在达到最大剂量后，可逐渐减量，至最小有效剂量后可长期维持。

② 溴隐亭的副作用主要有胃肠道反应和体位性低血压，多发生于起始治疗阶段，可通过降低起始剂量（如 0.625mg/d）、缓慢增加剂量、药物与食物同服等措施减少不良反应的发生率。

二、巨人症和肢端肥大症

由于腺垂体生长激素细胞腺瘤或增生而持久地分泌过多的生长激素（GH），引起软组织、骨骼及内脏增生、肥大及内分泌代谢紊乱。青少年骨骼未闭合时发病形成巨人症，青春期后继续发展或青春期后起病则形成肢端肥大症。

诊断要点

① 临床表现有特殊外貌，青春期前起病者身材高大，青春期后继续发展或青春期后起病者面部增长变阔、眉弓颧突出、下颌突出伸长、鼻大耳阔、厚唇肥舌、牙疏语浊、面容粗陋，指趾增粗、肥大，掌阔趾厚，皮肤粗厚，毛孔粗大多油，心、肝、肾等内脏器官呈肥大性改变。可伴有糖耐量异常或糖尿病。部分患者有肿瘤压迫症状。

② 血 GH 水平升高且不被高糖抑制，血胰岛素样生长因子 I（IGF-I）水平升高。

③ 垂体 CT 及 MRI 可证实垂体瘤的存在。

治疗方案

预案 1：垂体生长激素瘤所致者首选手术治疗。对存在手术禁忌证及手术切除不彻底或术后复发的患者也可以考虑放射治疗。

预案 2：奥曲肽（善得定）$100\mu g$，皮下注射，每 8h 一次。

预案 3：溴隐亭 $1.25\sim2.5mg/d$ 顿服，逐渐增加至 $10\sim15mg/d$，分 3 次口服。

说 明

① 奥曲肽从 20 世纪 80 年代起开始用于肢端肥大症的治疗，常用剂量 $100\mu g$，每 8h 皮下注射 $50\mu g$ 亦有效，而另外一些患者则需 $1500\mu g/d$ 方有满意疗效。副作用为偶发的餐后高血糖、胃肠道反应及增加胆石症风险等。

② 溴隐亭主要副作用是胃肠道反应、眩晕、低血压等，需长期服用，停药易复发。

三、垂体前叶功能减退症

垂体前叶功能减退症又称腺垂体功能减退症，乃腺垂体激素分泌不足所致的临床综合征，多由垂体或下丘脑区肿瘤、炎症、手术、创伤、放疗等引起。妇女产后大出血所致的垂体前叶功能减退症称为席汉（Sheehan）综合征。

诊断要点

① 相关病史，如垂体瘤手术史、垂体瘤放射治疗史、产后大出血史等。

② 垂体或下丘脑区肿瘤压迫表现，如头痛、视野缺损等。

③ 腺垂体激素分泌不足及其所致靶腺功能减退表现：妇女产后无乳伴乳房萎缩和毛发脱落；性腺功能减退表现，如月经减少或闭经、性欲减退伴阴毛及腋毛脱落；甲状腺功能减退表现，如厌食、乏力、淡漠、水肿等；肾上腺皮质功能减退表现，如纳差、乏力、血压降低等。

④ 腺垂体激素水平降低或刺激试验显示储备功能下降。

⑤ 靶腺激素水平降低。

⑥ 垂体 CT、MRI 等影像学检查有相关发现。

治疗方案

① 肾上腺皮质激素替代治疗。

预案 1：氢化可的松，早 8 点 20mg，16 点 10mg，口服。

预案 2：泼尼松，早 8 点 5mg，16 点 2.5mg，口服。

② 甲状腺激素替代治疗。

预案 1：左甲状腺素 50μg，口服，每日 1 次，开始每周增加 25μg，逐渐增加至 100～200μg。

预案 2：甲状腺素片 20～40mg，口服，每日 1 次，开始每周增加 20mg，逐渐增加至 60～120mg。

③ 性激素替代治疗。

预案 1：女性患者应用（人工月经周期）。

己烯雌酚 0.5～1.0mg，口服，每日 1 次，连用 25 天，停 5 天后开始下一周期。黄体酮 10mg，每日 1 次，于周期的第 21～25 天肌内注射。有生育要求者：尿促性素 75U，每日 1 次，肌内注射，直至血浆雌二醇增至 600pg/ml 或连用 9～12 天。之后绒促性素 5000U，每日 1 次，肌内注射，用 2～3 天。

预案 2：男性患者应用。

11-酸睾酮 80～160mg，口服，每日 2～3 次；或丙酸睾酮 25～50mg，肌内注射，每 1～2 周一次。有生育要求者：绒促性素 1000U，每周 2～3

次，肌内注射，4～6周后加用尿促性素75～150U，隔日1次，肌内注射。

说　明

① 不同患者各靶腺激素缺乏的程度可有较大差异，故不同患者激素替代治疗的剂量亦可有很大不同，应根据患者具体情况调节剂量。

② 甲状腺素制剂要在应用糖皮质激素后2～3天开始服用。

③ 应激情况下糖皮质激素应适当加量，必要时需要静脉使用氢化可的松。

④ 肾上腺皮质激素替代治疗不可以血皮质醇水平作为剂量调整的依据，可根据患者症状或24h尿游离皮质醇调整剂量。甲状腺激素替代治疗剂量可根据血游离三碘甲状腺原氨酸（FT_3）和游离甲状腺素（FT_4）水平调整。

⑤ 对于下丘脑性性腺功能减退的治疗可应用促性腺激素释放素（GnRH）治疗，现已有GnRH泵通过脉冲释放方式给药。

⑥ 对无生育要求者可单用靶腺性激素治疗。中年以上妇女甚至无需性激素治疗。部分女患者行人工月经周期后性欲仍差，可予小剂量丙酸睾酮肌内注射。

⑦ 有些垂体前叶功能减退症的病因是可以治疗的，如下丘脑肿瘤、垂体肿瘤可进行手术或放疗。

四、尿崩症

尿崩症是由于下丘脑或垂体疾病使抗利尿激素分泌不足或肾脏对抗利尿激素不敏感而使得机体持续排出大量稀释尿的综合征。临床上表现为多尿、烦渴、多饮、低比重尿。病变在下丘脑及垂体者称为中枢性尿崩症，病变在肾脏者称为肾性尿崩症，多为先天遗传性疾病，部分为后天获得。

诊断要点

① 有典型的多尿、烦渴、多饮症状，每日尿量可达5～10L。

② 尿比重通常在1.005以下，禁饮试验阳性（禁饮后尿量无明显减少、尿比重无明显上升、尿渗透压低于血渗透压）。

③ 在充分禁饮的情况下皮下注射加压素5U后尿量明显减少、尿比重明显上升、尿渗透压升高大于50%且高于血渗透压者为中枢性尿崩症；若尿量、尿比重、尿渗透压无改善，则为肾性尿崩症。

④ 蝶鞍 CT、MRI 等影像学检查显示垂体后叶高信号消失、垂体柄增粗，有助于中枢性尿崩症的诊断。

治疗方案

① 激素替代疗法（适用于中枢性尿崩症）。

预案 1： 去氨加压素（弥凝）$50\mu g$，每日 2～3 次，口服。

预案 2： 去氨加压素以 2～$4\mu g$ 起始，肌内注射，以后根据尿量决定下一次用药时间。

预案 3： 鞣酸加压素（长效尿崩停）0.1ml 起始，肌内注射，逐渐增至 0.2～0.5ml，以能控制多尿症状 3～6 天为宜。

预案 4： 水剂加压素 5～$10\mu g$，每日 3～4 次，皮下注射。

② 其他治疗。

预案 1： 氢氯噻嗪 25～50mg，每日 3 次，口服。

预案 2： 卡马西平 100mg，每日 3 次，口服。

说　　明

① 中枢性尿崩症可为某些肿瘤的首发表现，故首次发现的中枢性尿崩症应随访鞍区 MRI，这在儿童和青少年尤其重要。

② 激素替代疗法的常见副作用是水中毒，往往因剂量偏大所致，可应用呋塞米治疗。为预防水中毒有人主张可每月停药 1～2 天使体内多余的水分被排出。

③ 部分性尿崩症表现常不典型，轻症如能正常饮水、无明显不适感可不予治疗。

④ 治疗要求高度个体化，用最小的剂量使尿量降至 2500ml 左右，尿比重趋于正常。

⑤ 其他治疗可作为激素替代治疗的辅助治疗，也可以单独应用于部分性中枢性尿崩症或肾性尿崩症。氢氯噻嗪可引起低钾，药量大时注意补钾。卡马西平副作用有头疼、恶心、眩晕、疲乏、肝损害及白细胞减少，注意监测。

五、单纯性甲状腺肿

单纯性甲状腺肿是由于多种原因引起的甲状腺非炎症性、非肿瘤性肿大，不伴甲状腺功能减退或亢进表现。根据疾病的流行情况可分为地方性与散发性，以前者多见，多因缺碘所致，又称为地方性甲状腺肿。

女性多于男性。单纯性甲状腺肿腺体增大而柔软，有时体积甚大，边缘不明显。单纯性甲状腺肿初期甲状腺为弥漫性肿大，称为弥漫性甲状腺肿，随着病程发展，各部分腺体的增生可不均匀，产生一个或数个结节，即形成结节性甲状腺肿。

诊断要点

① 甲状腺弥漫性肿大。

② 甲状腺功能正常。

③ 甲状腺自身抗体阴性，甲状腺吸碘率正常或轻度升高。

治疗方案

预案 1：缺碘者予以补碘，食用加碘盐并且进食含碘丰富的食物如海带等，必要时可予碘化钾。

预案 2：左甲状腺素 $25\sim50\mu g$，口服，每日 1 次，每隔 $2\sim3$ 周增加 $25\mu g/d$，以达最适剂量。

预案 3：甲状腺片 $10\sim20mg$，口服，每日 1 次，每隔 $2\sim3$ 周增加 $10\sim20mg/d$ 以达最适剂量。

预案 4：甲状腺肿大特别显著产生压迫症状者宜手术治疗。

说　　明

① 单纯性甲状腺肿的治疗主要取决于病因。缺碘所致者，应补碘剂，地方性甲状腺肿应用碘剂进行防治，故适用预案 1。

② 青春期、发育期或妊娠期的生理性甲状腺肿，可以不给药物，应多食含碘丰富的海带、紫菜等。

③ 对于年轻患者的弥漫性单纯性甲状腺肿，为了减少甲状腺肿大，应给予足量的甲状腺激素以抑制促甲状腺激素（TSH）分泌而又不引起甲状腺功能亢进，故适用预案 2。

④ 对于巨大甲状腺肿即胸骨后甲状腺压迫气管、食管或喉返神经而影响生活或工作者，宜手术治疗。

六、甲状腺功能亢进症

甲状腺功能亢进症（甲亢），是指由多种病因导致甲状腺功能增强，从而分泌甲状腺激素（TH）过多所导致的临床综合征。其特征有甲状腺肿大、眼征、基础代谢率增加和自主神经系统功能失常。各种病因所致的甲亢中，以 Graves 病最多见。Graves 病（GD）又称毒性弥漫性甲状腺肿或 Basedow 病，是一种伴 TH 分泌增多的器官特异性自身免疫病。临床表现除甲状腺肿大和高代谢综合征外，尚有突眼以及较少见的胫前黏液性水肿或指端粗厚等。

诊断要点

① 女性多见，男女之比为 1∶（4～6），以 20～40 岁多见。多数起病缓慢，少数在精神创伤或感染等应激后急性起病。典型表现有 TH 分泌过多所致高代谢综合征、甲状腺肿大及眼征。在详细询问病史的基础上，结合临床表现即可拟诊。

② 甲状腺功能检查显示血游离三碘甲状腺原氨酸（FT_3）、游离甲状腺素（FT_4）升高，TSH 降低。TSH 受体抗体阳性支持 Graves 病的诊断。FT_3、FT_4 升高，而 TSH 不降低提示中枢性甲亢。

③ 甲状腺吸碘率升高。

④ 早期轻症、小儿及老年人表现为不典型甲亢，则有赖于甲状腺功能检查和其他必要的特殊检查方可确诊，还要排除其他原因所致的甲亢。

治疗方案

预案 1：甲巯咪唑（他巴唑）20～40mg/d，分 2～3 次口服，控制后减量；
美托洛尔 12.5～25mg，口服，每日 2 次。

预案 2：丙硫氧嘧啶 300～450mg/d，分 2～3 次口服；
普萘洛尔 10mg，口服，每日 3 次。

预案 3：卡比马唑（甲亢平）每 30～40mg/d，分 2～3 次口服；
美托洛尔 12.5～25mg，口服，每日 2 次。

预案 4：放射性[131]I 治疗。

预案 5：手术治疗。

说　明

① 焦虑、失眠者可给予镇静、催眠药物。

② 甲巯咪唑、丙硫氧嘧啶和卡比马唑均为抗甲状腺药物，通过抑制甲状腺过氧化酶减少甲状腺素的合成，其中丙硫氧嘧啶还有减少 T_4 向 T_3 转化的作用。故在甲亢危象时丙硫氧嘧啶为首选。但在非甲亢危

象患者，近年倾向于选择甲巯咪唑。在早孕阶段如需使用抗甲状腺药物，一般选用甲巯咪唑。

③ 抗甲状腺药物治疗分为初治期、减量期和维持期三个阶段，总疗程12～18个月。初治期剂量较大，至症状控制或血甲状腺激素水平降至正常或接近正常时即可减量，一般每2～4周减量一次，直至最小维持量。甲巯咪唑、卡比马唑的维持量一般为5～10mg/d、丙硫氧嘧啶的维持量一般为50～100mg/d。疗程中除非有较严重的反应，一般不宜中断药物治疗，并定期随访甲状腺功能。

④ 不同个体初治剂量和维持量可有较大差异。一些患者对抗甲状腺药物不敏感，甲巯咪唑和卡比马唑的初治剂量可高达60mg/d，丙硫氧嘧啶的初治剂量可高达120mg/d。有些患者维持量很小，甲巯咪唑和卡比马唑可低至隔日2.5mg，丙硫氧嘧啶可低至隔日25mg。

⑤ 抗甲状腺药物最主要的副作用为粒细胞减少，严重者可引起粒细胞缺乏，可发生于用药的任何阶段，包括剂量较小的维持阶段。轻度的粒细胞减少患者可无症状，只有在检查血常规时才能发现，可给予利可君、鲨肝醇等药物。如白细胞总数低于3×10^9个/升或中性粒细胞计数低于1.5×10^9个/升应停药。严重的粒细胞缺乏起病凶险，发展快，可出现严重的乏力、发热、咽痛等症状，应立即给予粒细胞集落刺激因子。肝功能损害和药疹也是抗甲状腺药物常见的不良反应，可分别给予保肝药物及抗组胺药物。肝功能损害或药疹显著者宜停用抗甲状腺药物，改为放射性[131]I治疗或手术治疗。

⑥ 抗甲状腺药物、[131]I治疗及手术治疗是三种最主要的甲亢治疗方法，每一种治疗均有其优点，亦有其缺点，可根据患者具体情况予以选择。如选择抗甲状腺药物治疗，一定要向患者及其家属说明抗甲状腺药物的副作用及其注意事项。

七、甲状腺危象

甲状腺危象是指甲亢未能得到有效控制，在某种诱因作用下病情急剧恶化，危及生命的状态。

诊断要点

① 有甲亢病史，且未得到很好的控制。

② 发热，体温可达39℃，大汗淋漓，脱水明显。

③ 心动过速，心率超过 $140\sim160$ 次/分，并可出现室上性心动过速、房扑、房颤及心衰、休克等。

④ 神经精神系统可出现烦躁、焦虑、幻觉，甚至谵妄、昏迷等。

⑤ 消化系统可出现恶心、呕吐、腹痛、腹泻、黄疸及肝功能障碍。

⑥ 实验室检查示 FT_3、FT_4 升高而 TSH 降低。

治疗方案

预案 1：丙硫氧嘧啶（PTU）600mg，口服或胃管注入，以后 200mg，口服，每 8h 一次，待甲状腺危象恢复后改为常规剂量。

预案 2：在给予丙硫氧嘧啶 1h 后，给复方碘溶液 $30\sim60$ 滴，以后 $5\sim10$ 滴，口服或胃管注入，每 8h 一次。或碘化钠 $0.5\sim1.0g$ 加入 5% 葡萄糖溶液 500ml 中缓慢静脉滴注 $12\sim24h$，病情好转逐渐减量，危象消除可停用。

预案 3：普萘洛尔（心得安）$20\sim80mg$，口服，每 $6\sim8h$ 一次。

预案 4：氢化可的松 100mg 加入 5% 葡萄糖溶液 500ml 中静脉滴注，每天 $2\sim3$ 次。

说　　明

① 视病情需要给予吸氧、物理降温等，若存在明显脱水可每日补液 $2000\sim3000ml$，同时注意纠正水、电解质紊乱，加强营养支持疗法，同时积极控制诱因，对症抗感染。

② 有明显的兴奋、躁动症状时可选用镇静药物，如地西泮 $5\sim10mg$，肌内注射或静脉注射；或苯巴比妥 $0.1\sim0.2mg$，肌内注射。也可以选用 10% 水合氯醛 $10\sim15ml$ 保留灌肠。普萘洛尔应用时应确定无心功能不全。

八、甲状腺功能减退症

甲状腺功能减退症（甲减），是由多种原因引起的甲状腺激素（TH）合成、分泌或效应不足所致的一组内分泌疾病。按起病年龄可分为三型：呆小病、幼年型甲减、成年型甲减。病情严重时各型均可表现为黏液性水肿。本节主要介绍成年型甲减。多见于中年女性，男女之比约为 $1:(5\sim10)$。除手术切除或放疗损毁腺体者外，多数起病隐匿，发展缓慢，有时长达 10 余年后始有典型表现。

诊断要点

① 典型临床表现为畏寒、少汗、体温偏低、乏力少言、动作缓慢、厌食而体重不减或增加。另可有记忆力减退、智力低下、反应迟钝、嗜睡、精神抑郁、神经质表现等精神神经系统表现。

② 诊断除临床表现外，主要依靠血激素水平。总甲状腺素（TT_4）、FT_4、总三碘甲状腺原氨酸（TT_3）、FT_3 降低而 TSH 升高，为甲状腺性甲减或原发性甲减；TT_4、FT_4、TT_3、FT_3 降低而 TSH 不高甚至降低，为中枢性甲减。

③ 早期轻型甲减多不典型，需与贫血、特发性水肿、肾病综合征、肾小球肾炎及冠心病等鉴别，同时还应排除低 T_4 综合征或 T_3 综合征。

治疗方案

对症治疗，有贫血者补充铁剂、维生素 B_{12}、叶酸等。胃酸低者补酸，与 TH 合用疗效好。各种类型的甲减，均需用 TH 替代，永久性甲减者需终身服用。

预案 1： 左甲状腺素 $25\sim50\mu g$，口服，每日 1 次，以后根据血 FT_3、FT_4 及 TSH 水平调整剂量。

预案 2： 甲状腺片 $10\sim20mg$，口服，每日 1 次，以后根据血 FT_3、FT_4 及 TSH 水平调整剂量。

说　明

常规替代治疗药物仅考虑用左甲状腺素口服。治疗的目标是用最小剂量纠正甲减而不产生明显不良反应，使血 TSH 值恒定在正常范围（$0.5\sim5.0mU/L$）内，但应注意以下几点。

① 应用甲状腺素必须从小剂量开始，逐渐加量，尤其有甲状腺功能减退性心脏病或 50 岁以上的患者，有冠心病者更应慎重，以免诱发心律失常、心绞痛。

② 必须定期监测 TSH 值。

③ 必须强调基础替代用量的个体化，遇有青春发育、应激、腹泻、吸收不良，及使用某些药物（如糖皮质激素、利福平、卡马西平等）时应适当增加用量。妊娠期用量应增加 $50\%\sim100\%$。

④ 替代治疗必须从小剂量开始，视病情需要每 $2\sim3$ 个月增加剂量一次，直至达到最佳效果。

⑤ 接受长期替代治疗要注意监测体重、心功能等，防止因 TH 过量引起的骨质疏松、心脏肥大、心律失常。

九、甲状腺炎

（一）急性化脓性甲状腺炎

急性化脓性甲状腺炎是指甲状腺的化脓性感染。

诊断要点

① 局部可表现为颈前甲状腺部位皮肤红、肿、热、痛。周围组织水肿，可有淋巴结肿大及压痛。吞咽时甲状腺疼痛加重。后期脓肿形成，甲状腺部位可有波动感。全身症状可有发热、寒战、食欲不振等症状。严重者有可呼吸困难等压迫症状。

② 实验室检查血白细胞及中性粒细胞可增高，C 反应蛋白升高；甲状腺功能检查示 FT_3、FT_4、TSH、甲状腺自身抗体、吸碘试验均可正常；甲状腺扫描提示相应部位的放射性碘缺损。

③ 脓肿形成后甲状腺穿刺可抽出脓液。

④ 超声检查可见小液平面。

治疗方案

预案 1：青霉素 8×10^6 U 加入生理盐水 250ml 中静脉滴注，每天 2 次。

预案 2：脓肿形成后应切开引流，以免脓肿破入气管、食管、纵隔内。

说　明

① 适当休息，给予高能量、高营养、流质饮食。

② 局部早期可用冷敷，晚期用热敷。

③ 脓肿形成后可根据脓液细菌培养及药敏试验结果选择抗菌药物。

（二）亚急性甲状腺炎

亚急性甲状腺炎又称德奎尔万甲状腺炎或肉芽肿性甲状腺炎，其发病原因是病毒感染甲状腺，是一种可以自行恢复的甲状腺病毒感染性疾病。有报道，本病有季节性发病倾向，发病还有地区性集聚现象。临床上本病不常见，有不少轻型患者可能误诊为咽炎，临床表现不典型未能检出者估计不在少数。本症在女性较男性多 3～6 倍。好发年龄为 30～50 岁，儿童少见。

诊断要点

① 甲状腺肿大、疼痛，触摸甲状腺疼痛加重。发热，部分患者有高热。

② 有轻度甲状腺毒症表现，如心悸、手抖等。

③ 发病前往往有上呼吸道感染史。

④ 实验室检查血白细胞及中性粒细胞升高，红细胞沉降率增加（常大于 50mm/h），C 反应蛋白升高。血清 FT_3、FT_4 升高，TSH 降低。甲状腺吸碘率显著降低，与血清 FT_3、FT_4 升高形成"分离"现象。

⑤ 甲状腺穿刺细胞学检查显示淋巴细胞和多形核白细胞浸润，胶质减少乃至消失，并有多核巨细胞出现及肉芽肿形成。

治疗方案

预案 1：双氯芬酸钠（扶他林）25mg，口服，每日 3 次。

预案 2：泼尼松 10mg，口服，每日 3 次，症状控制后逐渐减量。

说　明

① 本病不可与亚急性淋巴细胞性甲状腺炎混淆，后者也称为沉寂性甲状腺炎或无痛性甲状腺炎，如发生于产后则称为产后甲状腺炎，属于自身免疫性甲状腺炎，可视为桥本甲状腺炎的一个临床亚型。

② 对轻型病例，采用非甾体抗炎药控制症状即可，无需使用糖皮质激素。病情较重者或非甾体抗炎药疗效不佳者需应用糖皮质激素，如泼尼松，剂量一般为 20～40mg/d，个别患者需要更大剂量。糖皮质激素可迅速缓解疼痛等症状，持续用药 1～2 周后减量，可每周减量 5mg/d，总疗程 6～8 周。治疗中复查红细胞沉降率可指导用药。如病情反复，加大剂量仍然有效。糖皮质激素如剂量太小，反应不佳，减量过快则会使病情反复。也有人提出，如果糖皮质激素连续使用，所用剂量使患者不出现症状，直至其放射性碘摄取率恢复正常，可以避免复发。

③ 应注意糖尿病激素的副作用，必要时可加用制酸药。

④ 患者伴有甲状腺毒症时，此种甲状腺毒症为一过性，一般不需用抗甲状腺药物治疗，通常采用 β-受体阻滞剂（如普萘洛尔，每日 30mg）控制甲状腺毒症症状即可，如使用抗甲状腺药物则迅速出现甲减。

⑤ 有甲状腺功能减退而病情轻者，无需处理；较重者，可用甲状腺激素替代一段时间。少数患者出现永久性甲状腺功能减退则须长期甲

状腺激素替代，可用左甲状腺素或甲状腺片，剂量个体差异较大，可根据患者情况决定，一般小剂量起始，根据用药后血 FT_3、FT_4 及 TSH 水平调整剂量。

（三）慢性淋巴细胞性甲状腺炎

慢性淋巴细胞性甲状腺炎又称桥本甲状腺炎，为最常见的自身免疫性甲状腺炎。本病好发年龄为 30～50 岁，90％以上发生于女性。

诊断要点

① 本病典型的临床表现为中年女性，病程较长，甲状腺呈弥漫性、质地硬韧、无痛性轻度或中度肿大。发展慢，可有轻压痛，颈部局部压迫和全身症状不明显，常有咽部不适感（这比甲状腺肿大更常见）。

② 甲状腺功能正常或偏低。甲状腺功能检查结果与病期有关。疾病初期可有甲状腺毒症，表现为血 FT_3、FT_4 升高而 TSH 降低，称为桥本毒症。桥本毒症为一过性甲状腺毒症，一般不需抗甲状腺药物治疗，血 FT_3、FT_4、TSH 水平会逐渐恢复正常并维持多年。随后出现亚临床甲减，表现为血 FT_3、FT_4 正常而 TSH 升高，最后缓慢发展为临床甲减。

③ 甲状腺自身抗体测定对诊断本病有重要意义。大多数患者血中抗甲状腺过氧化物酶抗体（TPOAb）及抗甲状腺球蛋白抗体（TgAb）阳性，且滴度逐渐升高，并长期维持于高水平。

④ 甲状腺超声检查：早期患者甲状腺弥漫性增大，回声不均匀，甲状腺内血流较丰富，有时呈"火海"征，但动脉流速和阻力指数明显低于甲亢，晚期患者血流减少。

治疗方案

预案 1：随访。多数慢性淋巴细胞性甲状腺炎患者不需要特殊治疗。确诊后，如甲状腺较小又无明显症状，不急于治疗，可以随诊。

预案 2：左甲状腺素 25μg，口服，每日 1 次，以后根据血激素测定结果调整剂量。

预案 3：甲状腺片 20mg，口服，每日 1 次，以后根据血激素测定结果调整剂量。

说　明

① 预案 1 适用于甲状腺功能正常者，预案 2 和预案 3 适用于伴有甲

状腺功能减低者。

② 甲状腺功能正常的慢性淋巴细胞性甲状腺炎患者如甲状腺肿明显、年龄较轻且血 TSH 水平不在正常参考范围低限也可使用小剂量左甲状腺素或甲状腺片以抑制 TSH，达到使甲状腺缩小或减慢甲状腺增大的目的。

③ 对于甲状腺肿已经压迫了邻近组织或明显影响了颈部正常外观的患者，即使无甲减亦可使用甲状腺激素，如甲状腺激素治疗无效，可考虑手术治疗。

④ 糖皮质激素可以使肿大的甲状腺缩小，并可使抗甲状腺抗体的滴度降低，但弊大于利，故不建议使用。

⑤ 有甲状腺毒症者可给予 β-受体阻滞剂，一般不需抗甲状腺药物。如与 Graves 病共存，须用抗甲状腺药物治疗，但易出现甲减，故抗甲状腺药物剂量不要太大，并密切观察甲状腺功能。合并 Graves 病者除非有抗甲状腺药物严重不良反应，否则不采用放射性碘或手术治疗，因可出现严重甲减。

⑥ 硒剂可降低桥本甲状腺炎患者甲状腺自身抗体水平，但能否改变自然病程尚不清楚。

十、甲状腺结节

甲状腺结节是指各种原因导致甲状腺内出现一个或多个组织结构异常的团块。甲状腺结节是一种常见病，近年患病率呈上升趋势，在中老年人中发生率很高，女性多于男性。据报道，一般人群中用触诊法查出甲状腺结节的患病率为 3%～7%，用超声的方法则高达 20%～70%。

诊断要点

① 甲状腺触诊时扪及肿块。

② 甲状腺 B 超检查发现结节。

治疗方案

预案 1：随访。

预案 2：甲状腺穿刺。

预案 3：左甲状腺素 25μg，口服，每日 1 次，以后根据血激素测定结果调整剂量。

预案 4：甲状腺片 20mg，口服，每日 1 次，以后根据血激素测定结果调整剂量。

　　预案5：手术治疗。

　　预案6：放射碘治疗。

说　明

　　① 虽能触及"结节"，但在超声检查中未能证实的不能诊断为甲状腺结节。体检未能触及，而在影像学检查偶然发现的结节称作"甲状腺意外结节"。

　　② 发现甲状腺结节后应作全面评估，包括血激素水平测定、甲状腺B超检查等。

　　③ 诊治中最重要的是确定结节的良恶性。如临床难以判断，可行甲状腺穿刺。

　　④ 多数甲状腺结节不需要特殊治疗，每年复查甲状腺B超及甲状腺功能1～2次，如结节无恶变证据且甲状腺功能正常可继续随访，不予处理。

　　⑤ 预案3和预案4为甲状腺激素抑制治疗，于部分患者可使结节生长速度减慢乃至使结节缩小。年龄较轻、血TSH在正常参考范围中位以上者可试用；年龄较大、血TSH在正常参考范围中位以下者则不主张甲状腺激素抑制治疗。

　　⑥ 结节较大出现压迫症状或怀疑为恶性结节者建议采取预案5。良性结节的手术治疗适应证：出现与结节明显相关的局部压迫症状；合并甲状腺功能亢进，内科治疗无效者；肿物位于胸骨后或纵隔内；结节进行性生长，临床考虑有恶变倾向或合并甲状腺癌高危因素。因外观或思想顾虑过重影响正常生活而强烈要求手术者，可作为手术的相对适应证。

　　⑦ 高功能结节的治疗可采取预案5或预案6。

十一、甲状腺肿瘤

（一）甲状腺腺瘤

　　甲状腺腺瘤是常见的颈部良性肿瘤，多见于40岁以下的女性。甲状腺腺瘤病理上分为六种类型：滤泡状腺瘤、胚胎型腺瘤、胎儿型腺瘤、嗜酸性腺瘤、乳头状腺瘤和不典型腺瘤，其中以滤泡状腺瘤最常见。乳头状腺瘤可发生囊变，形成乳头状囊腺瘤。

诊断要点

① 颈部出现的圆形或椭圆形结节，多为单发，直径从几毫米至数厘米不等，生长缓慢，少有压迫症状，表面光滑，无压痛，随吞咽上下移动。肿瘤一般较软，如钙化则质地变硬。

② 大部分患者无任何症状，少数患者的腺瘤分泌较多甲状腺激素（高功能腺瘤），可出现甲亢症状，偶可因腺瘤较大而出现压迫症状。囊性腺瘤囊壁血管破裂发生囊内出血时，肿瘤可在短期内迅速增大，局部出现胀痛，并可有压迫症状。血液吸收后肿瘤可缩小甚至消失。

③ 甲状腺核素显像时以"有功能结节"多见，且随着腺瘤的功能自主性不断增加，甲状腺激素合成与分泌增多，可表现为"热结节"。甲状腺B超检查可显示腺瘤。

治疗方案

预案1：较小的腺瘤如没有症状可随访。

预案2：左甲状腺素 $50\mu g$，口服，每日1次。

预案3：甲状腺片 20mg，口服，每日1次。

预案4：甲巯咪唑 $10\sim30mg/d$，分 $1\sim3$ 次口服。

预案5：放射性 [131]I 治疗。

预案6：手术治疗。

说　明

① 预案1适用于较小的无症状甲状腺腺瘤，一般每半年复查一次甲状腺B超，每年复查血甲状腺功能 $1\sim2$ 次。

② 预案2和预案3为甲状腺激素抑制治疗，利用甲状腺激素抑制垂体 TSH 的分泌以达到使腺瘤缩小的目的。如患者用药前 TSH 已偏低，则疗效不佳。用药过程应密切观察腺瘤大小变化及患者是否有胸闷、心悸等症状以调整剂量，如用药后腺瘤不缩小而患者出现胸闷、心悸等症状宜停药。

③ 高功能腺瘤引起的甲亢可采用预案4、预案5和预案6。一般来说，高功能腺瘤对抗甲状腺药物不敏感，较适合放射性 [131]I 治疗和手术治疗。如有 [131]I 治疗和手术治疗禁忌证，则采取抗甲状腺药物治疗。

④ 如腺瘤较大出现压迫症状，宜采用预案6。

（二）甲状腺囊肿

甲状腺囊肿临床发病率较高，占甲状腺结节的 $5\%\sim20\%$。

诊断要点

① 甲状腺囊肿患者无任何不适，往往是在无意中发现颈前部肿物，也有的有甲状腺结节病史。囊肿壁血管破裂发生囊内出血时，囊肿可在短期内迅速增大，局部出现胀痛，并可有压迫症状。

② 只靠触诊难以做出诊断，此时超声检查可准确判定肿块为囊性还是实性，并可区分薄壁囊肿还是厚壁囊肿。超声检查可见肿块内有液性暗区，可与实性结节区别。

③ 放射性核素显像多为"冷结节"。甲状腺功能检查多在正常范围。

④ 甲状腺囊肿一般为良性，偶可为恶性。囊肿穿刺囊液细胞学检查有助于鉴别囊肿的良恶性。

治疗方案

预案 1：随访。较小的囊肿如没有症状可随访。

预案 2：手术治疗。

预案 3：穿刺抽液并注射硬化剂。

说　明

① 甲状腺囊肿多为良性。甲状腺癌伴囊肿者少见，约 $1\% \sim 2\%$。

② 囊肿穿刺抽液并注射硬化剂具有良好的疗效。常用的硬化剂包括无水酒精等，可使囊壁发生无菌性坏死、粘连、纤维化、囊腔闭塞，达到治疗囊肿的目的。

③ 如果为血性囊肿，反复抽吸后又迅速积聚者，应警惕癌变的可能，最好采用手术治疗。

④ 上述治疗后，给予口服甲状腺激素制剂，可减少囊肿复发，促进残留硬结的吸收。

（三）甲状腺癌

甲状腺癌约占所有恶性肿瘤的 1%。甲状腺癌包括甲状腺乳头状癌、甲状腺滤泡状癌、甲状腺未分化癌、甲状腺髓样癌，其中前三者起源于滤泡上皮细胞，后者起源于滤泡旁细胞。甲状腺乳头状癌和甲状腺滤泡状癌统称为分化型甲状腺癌，占全部甲状腺癌的 90% 以上。

诊断要点

① 甲状腺结节，且超声等检查有恶性征象。

② 甲状腺穿刺细胞病理提示恶性。

③ 髓样癌有血降钙素水平升高。

　　预案 1：手术治疗。
　　预案 2：术后放射性碘治疗。
　　预案 3：TSH 抑制治疗。

　　① 微小癌（直径<1cm）且无腺外浸润、无转移者术后可不做放射性碘治疗。
　　② TSH 抑制治疗需权衡获益与副作用。

十二、皮质醇增多症

　　皮质醇增多症又称库欣综合征，是由于各种原因使肾上腺皮质分泌过多的糖皮质激素而致的一组临床症状群，分为促肾上腺皮质激素（ACTH）依赖性皮质醇增多症和非 ACTH 依赖性皮质醇增多。垂体 ACTH 分泌增加引起的库欣综合征称为库欣病。长期大量应用外源性糖皮质激素引起类似库欣综合征的临床表现称为医源性皮质醇增多症。

　　① 满月脸、向心性肥胖、皮肤宽大紫纹、多血质、高血压、低血钾、糖尿病或糖耐量异常等临床表现。垂体促肾上腺皮质激素瘤所致者可有垂体瘤的一般表现，如血 PRL 升高、压迫症状等。异位促肾上腺皮质激素综合征者可有皮肤色素沉着、低钾血症、代谢性碱中毒及原发肿瘤的表现。肾上腺癌所致者可有低钾血症、代谢性碱中毒等表现。

　　② 血皮质醇水平升高，昼夜节律紊乱，尿游离皮质醇升高，尿 17-羟皮质类固醇和 17-酮皮质类固醇升高。小剂量地塞米松抑制试验阳性（即小剂量地塞米松不能有效降低血皮质醇、尿游离皮质醇及尿皮质醇代谢产物）。

　　③ 库欣病者血 ACTH 升高，小剂量地塞米松抑制试验阳性，大剂量地塞米松抑制试验阴性。肾上腺腺瘤及肾上腺癌所致者，血 ACTH 降低，小剂量和大剂量地塞米松抑制试验均呈阳性。异位促肾上腺皮质激素综合征者血 ACTH 显著升高。

　　④ 库欣病者垂体 CT 及 MRI 可显示垂体微腺瘤或大腺瘤，双侧肾

上腺均增生。肾上腺腺瘤及肾上腺癌所致者肾上腺 B 超、CT 及 MRI 可显示肾上腺占位，垂体 CT 及 MRI 则无阳性发现。异位促肾上腺皮质激素综合征者可有原发肿瘤的表现。

⑤ 岩下窦血样 ACTH 测定有助于鉴定库欣病和异位促肾上腺皮质激素综合征。

治疗方案

预案 1：经蝶手术。

预案 2：经颅手术。

预案 3：垂体放射治疗

预案 4：肾上腺手术。

预案 5：溴隐亭 7.5～10mg，分 3 次口服。

预案 6：酮康唑 0.2～1.8g/d，分次口服，维持量 0.6～0.8g/d。

预案 7：赛康啶 6mg，口服，每日 3 次。

说　明

① 在病因治疗之前，对临床症状较重者最好采取对症措施改善其并发症。对糖尿病或糖耐量异常者要进行饮食控制和口服降糖药或应用胰岛素治疗，对有感染者应适当应用抗生素控制感染，有低钾血症和严重负氮平衡也要对症治疗。

② 皮质醇增多症的病因不同，治疗方法和预后也不同。预案 1 适用于垂体微腺瘤所致，预案 2 适用于垂体大腺瘤，预案 3、预案 5 和预案 7 适用于不能手术的库欣病，预案 4 适用于肾上腺腺瘤或肾上腺癌，预案 6 适用于不能手术的皮质醇增多症（包括库欣病及肾上腺肿瘤所致者）。

十三、原发性醛固酮增多症

原发性醛固酮增多症（原醛症）乃因肾上腺皮质球状带分泌过多醛固酮而致以水、电解质紊乱及高血压为主要表现的临床症状群。本病多见于成人，女性较男性多见。病因最常见为醛固酮瘤，也可见于原发性肾上腺皮质增生、产醛固酮的肾上腺癌等。

诊断要点

① 高血压伴低血钾，高血压一般为轻中度，低血钾早期不明显，随病程进展逐渐显著，可出现肌无力、周期性麻痹、肢端麻木、夜尿增

多等表现。

② 实验室检查显示低血钾、代谢性碱中毒，血钠在正常高限或略高于正常。尿钾排出增多（在低血钾的情况下 24 小时尿钾仍超过 25mmol）。血醛固酮水平及尿醛固酮排量升高。血肾素水平及血管紧张素 II 水平降低。血浆醛固酮/肾素比值（ARR）升高，如血浆醛固酮以纳克/分升（ng/dl）为单位，血浆肾素活性以纳克/（毫升·小时）[ng/(ml·h)] 为单位，ARR 值超过 30 应疑诊原醛症，超过 50 具有诊断意义。

③ 心电图有 U 波及其他低钾表现。

④ ARR 值测定为原醛症良好的筛查手段，但不据此诊断原醛症。原醛症的证实试验包括口服钠负荷试验、静脉生理盐水试验、氟氢可的松抑制试验和卡托普利激发试验，其中以静脉生理盐水试验最简便易行。有高血压且静脉生理盐水试验（4h 内输注生理盐水 2L）血醛固酮水平不能抑制到 10ng/dl 以下可诊断原醛症，5～10ng/dl 应高度怀疑原醛症（可通过其他试验予以证实）。

⑤ 肾上腺影像学（B 超、CT 及 MRI）对原醛症分型有重要帮助。

⑥ 肾上腺静脉插管采血（AVS）可判断过度分泌的醛固酮是单侧来源还是双侧来源。

治疗方案

预案 1：10％氯化钾 20ml，口服，每天 3～4 次。

预案 2：10％氯化钾 15ml＋5％葡萄糖溶液 500ml，静脉滴注，并予 10％氯化钾 20ml，口服，每天 3～4 次。每日补氯化钾总量一般不超过 16g。

预案 3：螺内酯（安体舒通）120～480mg/d，分 3～4 次口服。

预案 4：氨苯蝶啶 100～300mg/d，分次口服。

预案 5：卡托普利 12.5～25mg，口服，每日 3 次。

预案 6：氯沙坦 50～100mg/d，顿服。

预案 7：硝苯地平，10mg，口服，每天 3 次。

预案 8：地塞米松 0.5～0.75mg/d，顿服。

预案 9：肾上腺手术。

说 明

① 治疗方法主要依据病因诊断，若为肾上腺腺瘤或肾上腺癌，应手术治疗，术后电解质紊乱多得到纠正，多尿、多饮症状消失，多数人

血压降至正常。若为双侧肾上腺增生则手术疗效不佳，现主张以药物治疗为主。

② 预案1和预案2为补钾治疗，其中预案1适用于轻度低钾者，预案2适用于中度、重度低钾者。补钾时应注意尿量，保证尿量在500ml/d以上。

③ 预案3和预案4不仅可降低血压，还有助于升高血钾，适用于特发性醛固酮增多症及不能手术的肾上腺肿瘤患者。螺内酯有引起性欲下降、阳痿、男性乳房发育等副作用。

④ 预案5、预案6和预案7均为降压治疗，适用于特发性醛固酮增多症及不能手术的肾上腺肿瘤患者。也可选用其他血管紧张素转化酶抑制剂、血管紧张素Ⅱ受体拮抗剂及钙拮抗剂。

⑤ 预案8适用于糖皮质激素可抑制性醛固酮增多症。

⑥ 预案9适用于肾上腺肿瘤所致者。

十四、原发性慢性肾上腺皮质功能减退症

本病又称 Addison 病，是指由于双侧肾上腺本身病变引起皮质激素分泌不足而引起的一组临床症状群，多由自身免疫、结核、肿瘤破坏等原因所致。

诊断要点

① 典型的临床表现为皮肤黏膜色素沉着、乏力、疲倦、纳差、恶心、呕吐、体重减轻、低血压、低血糖、贫血等。

② 原发病和合并疾病的表现，如结核引起者可有低热、盗汗，合并其他自身免疫病时有相应表现。

③ 低血钠，高血钾，血皮质醇水平降低，尿游离皮质醇和尿17-羟皮质类固醇降低，血 ACTH 水平升高。

④ ACTH 兴奋试验有助于鉴别原发性肾上腺皮质功能减退和继发性肾上腺皮质功能减退。

治疗方案

预案1：氢化可的松，早8点20mg，16点10mg，口服。

预案2：醋酸可的松，早8点25mg，16点12.5mg，口服。

预案3：泼尼松，早8点5mg，16点2.5mg，口服。

说 明

① 糖皮质激素替代是本病的治疗基础。根据身高、体重、性别、年龄、劳动强度等，生理替代量应个体化，并模拟皮质醇的昼夜分泌规律，清晨醒后服全日量的 2/3，下午 16 时服 1/3。应激状态时酌情增至 3～5 倍，甚至 10 倍进行应激替代。给药时间以饭后为宜，可避免胃肠刺激。糖皮质激素的主要副作用之一是引起失眠，所以下午用药时间一般不晚于 19 点。儿童皮质醇用量一般为 20mg/m²；或 5 岁以下 10～20mg/d；6～13 岁 20～25mg/d；14 岁以上 30～40mg/d。氢化可的松作为生理性糖皮质激素应为首选。

② 血皮质醇水平不能作为药物剂量调整的依据。

③ 患者应明确疾病的性质及终身治疗的必要性。需长期坚持激素生理替代治疗。在手术前、严重感染及发生并发症等应激情况下，应及时将糖皮质激素增至 3～5 倍或 10 倍以上，学会注射地塞米松或氢化可的松以应付紧急情况。随身携带疾病卡片，标明姓名、地址、亲友、姓名、电话和疾病诊断。尽量让周围人知晓自己的病情和注意事项，告之遇病情危急或意识不清立即送往医院，应随身携带强效糖皮质激素（如地塞米松等）。

④ 饮食中食盐的摄入量应多于正常人，每日 10～15g。遇大量出汗、呕吐、腹泻等情况应及时补充盐分。另外保证膳食中有丰富的碳水化合物、蛋白质和维生素。

⑤ 若患者在经糖皮质激素替代治疗并且予足够食盐摄入后，仍有头晕、乏力、血压偏低等血容量不足表现，可加用盐皮质激素，9α-氟氢可的松，0.05～0.20mg，每日上午 8 时一次顿服，是替代醛固酮作用的首选制剂。心肾功能不全、高血压、肝硬化患者慎用。也可选用醋酸去氧皮质酮（DOCA）油剂，每日 1～2mg 或隔日 2.5～5.0mg，肌内注射，适用于不能口服的患者。开始宜小剂量，可根据症状逐渐加量。去氧皮质酮缓释锭剂，每锭 125mg，埋藏于腹壁皮下，每日可释放约 0.5mg，潴钠作用可持续 8 个月至 1 年。

⑥ 病因是肾上腺结核者应抗结核治疗。活动性结核应在全量（生理需要量）应用糖皮质激素的同时充分系统地抗结核治疗，这样不会造成结核的扩散，也会改善病情。陈旧性结核在应用糖皮质激素替代时有可能引起结核活动，应于初诊后常规用半年的抗结核药物。

十五、肾上腺危象

肾上腺危象是指慢性肾上腺皮质功能减退症突然加重，或急性肾上腺破坏、出血而导致的急性肾上腺皮质功能衰竭产生的危急症状群。

诊断要点

① 诱因：感染、创伤、手术、分娩、呕吐、腹泻或突然中断治疗。

② 临床表现：恶心、呕吐、腹痛、腹泻、严重脱水、血压降低、心率加快、脉搏细弱、精神失常、高热、低血糖，如不及时抢救，可出现休克、昏迷乃至死亡。

③ 血钠降低，血糖降低。

治疗方案

预案：5%葡萄糖盐水2000～3000ml，静脉滴注。

氢化可的松100mg，立即静脉注射，以后每6h加入补液中静脉滴注100mg。最初24h总量为400mg，第2～3天减至300mg/d，病情好转减至200mg/d，继而100mg/d。

说　明

① 在抢救肾上腺危象的同时应积极寻找导致危象的诱因并及时消除。

② 感染为诱因或合并感染者，应积极抗感染。

③ 对于有严重器官脏器功能障碍的应积极治疗。

④ 有休克者应给予升压药。

⑤ 呕吐停止，可进食者可改为口服糖皮质激素。

⑥ 有明显低血糖者先给予50%葡萄糖溶液40ml或25%葡萄糖溶液60ml静脉注射，然后以葡萄糖盐水维持。

⑦ 有高血糖者（如合并糖尿病）只补给生理盐水。

⑧ 补液时应根据患者的失水、失钠程度，血压、尿量情况和患者年龄、心功能、肾功能等情况予以调整。

⑨ 心脏功能较差不能耐受大量输液时可鼻饲。

十六、嗜铬细胞瘤

嗜铬细胞瘤起源于肾上腺髓质、交感神经节或其他部位的嗜铬组织。此种肿瘤间歇性或持续性分泌大量儿茶酚胺，引起阵发性或持续性高血压以及多个器官功能和代谢紊乱。该肿瘤男性略多于女性，以 20～50 岁最多见。

诊断要点

① 血压异常：高血压为突出的临床表现，可表现为阵发性高血压，也可为持续性高血压。阵发性高血压者平时血压不高，发作时血压猛升至 200～300/130～180mmHg，伴剧烈头痛、面色苍白、大汗淋漓、心动过速，可有焦虑、恐惧、心前区疼痛、恶心、呕吐、皮肤潮红、瞳孔缩小等表现。部分患者出现低血压乃至休克。

② 基础代谢率升高，并可有糖耐量减低或糖尿病。

③ 血、尿儿茶酚胺及其代谢产物升高，尤其是肾上腺素和去甲肾上腺素升高诊断价值较大。

④ 激发试验：对观察期间无发作者可进行诱发试验，血压过高者禁用。检查前必须停用降压药和镇静剂 7～10 天。方法：患者平卧安静休息，静脉注射组胺 0.025～0.05mg（相当于磷酸组胺 0.069～0.138mg）或胰高血糖素 0.5～1mg，每 30s 测血压一次，5min 后每分钟测一次，血压升高 45/20mmHg 以上阳性。

⑤ 酚妥拉明试验：准备情况同激发试验，适用于血压高于 180/110mmHg 者。将酚妥拉明 5mg 稀释于生理盐水 10～20ml 内，缓慢静脉注射，每 30s 测血压一次，5min 后每分钟一次。如果血压下降不明显，可以加快注射速度。血压下降超过 36/25mmHg 者为阳性。注意，可能发生血压显著降低，血容量不足，呈休克状态，引起心肌梗死和脑血管意外。

⑥ 定位检查：如 B 超检查、CT、MRI 等。

治疗方案

预案 1：手术治疗。

预案 2：酚妥拉明（立奇丁）1～5mg，缓慢静脉注射，继之静脉滴注。

预案 3：酚苄明 10mg，口服，每日 2 次，根据用药后血压情况每 2～3 天调整剂量一次，直至血压得到控制。

预案 4：哌唑嗪 1mg，口服，每日 3 次，根据用药后血压情况每 2～3 天调整剂量一次，直至血压得到控制。

预案 5：多沙唑嗪缓释片（可多华）4mg，口服，每日 1 次。

预案 6：美托洛尔 25～50mg，口服，每日 2 次。

预案 7：卡托普利 12.5～25mg，口服，每日 3 次。

预案 8：氯沙坦 50～100mg/d，顿服。

预案 9：硝苯地平 10mg，口服，每天 3 次。

预案 10：硝普钠 50mg＋5％葡萄糖溶液 250～1000ml，避光输液瓶中静脉滴注。成人起始剂量为 $0.5\mu g/(kg \cdot min)$，根据治疗反应逐渐调整剂量。常用剂量为 $3\mu g/(kg \cdot min)$，极量为 $10\mu g/(kg \cdot min)$。

预案 11：放射性核素治疗。

说　明

① 定位明确的患者应尽可能手术治疗。

② 预案 2 和预案 10 适用于嗜铬细胞瘤引起的高血压危象或手术中血压持续升高者。

③ 预案 3、预案 4 和预案 5 所用药物均为 α-受体阻滞剂，其中酚苄明为长效非选择性 α-受体阻滞剂，哌唑嗪和多沙唑嗪为选择性突触后 $α_1$-受体阻滞剂，均适用于手术前准备及不能手术的患者。

④ 嗜铬细胞瘤手术前 α-受体阻滞剂应用不短于 2 周。术中如出现血压急骤升高可用预案 2 和预案 10。

⑤ β-受体阻滞剂不必常规使用，有心动过速或心律失常者可使用。在使用 β-受体阻滞剂之前必须先用 α-受体阻滞剂，否则因 β 受体介导的舒血管作用被阻断可使血压升高，甚至诱发肺水肿。

⑥ 预案 7、预案 8 和预案 9 分别以 ACEI、ARB 和钙拮抗剂协助控制血压，也可选择其他 ACEI、ARB 和钙拮抗剂，剂量根据血压调整。

⑦ 肿瘤被切除后部分患者出现低血压，可补充血容量。如不能判断是否有血容量不足，可在监测中心静脉压的情况下补液。必要时可滴注去甲肾上腺素。

⑧ 预案 11 适用于无法手术或有转移的恶性嗜铬细胞瘤。

十七、原发性甲状旁腺功能亢进症

原发性甲状旁腺功能亢进症是由于甲状旁腺分泌过多的甲状旁腺素（PTH）引起的全身性疾病，表现为骨吸收增加的骨骼病变、肾结石、高钙血症和低磷血症等。

诊断要点

① 高钙血症的表现，如乏力、倦怠、抑郁、食欲减退、腹胀、消化不良、便秘、恶心等。

② 骨病表现，如骨痛。骨痛主要位于腰背部、髋部、肋骨和四肢，局部可有压痛。可出现病理性骨折。

③ 泌尿系统表现，如多尿、夜尿增多、口渴等，还可出现肾结石和肾实质钙化。

④ 血钙升高，血磷降低，血 PTH 升高，尿钙增加。

⑤ 影像学检查显示甲状旁腺腺瘤。

治疗方案

预案 1：手术治疗。

预案 2：鲑降钙素（密盖息）5～10U/(kg·d)，分 1～2 次皮下注射或肌内注射（如注射体积超过 2ml，应在不同部位注射）。

预案 3：鳗降钙素（依降钙素，益盖宁）40U，皮下注射或肌内注射，每日 2 次。

说　明

① 预案 1 为首选。

② 高钙血症者常有失水，应保证足够量的饮水和活动。忌用噻嗪类利尿剂，因它会加重高钙血症。

③ 预案 2 和预案 3 适用于手术前准备。

④ 无症状而仅有轻度高钙血症的甲状旁腺功能亢进患者可随访。

⑤ 甲状旁腺瘤可和其他内分泌肿瘤合并存在，构成多发性内分泌腺肿瘤综合征（MEN）。甲状旁腺瘤如与垂体瘤和胰岛素瘤同时存在，即 MEN1；与嗜铬细胞瘤和甲状腺髓样癌同时存在，即 MEN2。

十八、甲状旁腺功能减退症

甲状旁腺功能减退症（甲旁减）是由于甲状旁腺分泌 PTH 不足或靶组织对 PTH 不敏感而产生的一组临床症状群。PTH 不足的原因有时非常清楚，如手术、肿瘤浸润等因素均可引起 PTH 不足，有人将此种甲旁减称为继发性甲旁减；有时并不清楚 PTH 不足的原因，此种甲旁减称为特发性甲旁减。靶组织对 PTH 不敏感而引起类似 PTH 不足的表现，称为假性甲旁减。

诊断要点

① 有甲状腺或甲状旁腺手术史。

② 低钙血症的表现，如指端或嘴部麻木、刺痛、手足搐搦等。

③ 血钙降低，血磷升高，血 PTH 降低。

④ 假性甲旁减者可有智力发育迟缓、体态矮胖、脸圆、掌骨缩短等表现，其血钙降低但血 PTH 不低反高。

治疗方案

预案 1：10％葡萄糖酸钙 10～20ml 加入 50％葡萄糖溶液 20～40ml 中立即静脉注射，持续 10min 以上，必要时 4～6h 可重复注射。

预案 2：葡萄糖酸钙 6～12g/d，分 3～4 次口服。

预案 3：乳酸钙 4～8g/d，分 3～4 次口服。

预案 4：碳酸钙/维生素 D_3（钙尔奇 D，每片含维生素 D_3 125IU，碳酸钙 1.5g，相当于元素钙 600mg）1～2 片，口服，每日 2 次。

预案 5：醋酸钙颗粒，每日 3 次，每次 2～3 包（每包含醋酸钙 0.6g，相当于元素钙 152.1mg）。或醋酸钙，每日 3 次，每次 2～3 片（每片含醋酸钙 667mg，相当于元素钙 167mg）。

预案 6：骨化三醇 $[1\alpha,25\text{-}(OH)_2D_3]$ 0.25μg/d 起始，根据血钙调节剂量，一般剂量为 0.25～1.5μg/d，分 1～2 次口服。

预案 7：阿法骨化醇 $[1\alpha\text{-}(OH)D_3]$ 0.5～3.0μg/d，分 1～2 次口服。

说 明

① 应给予高钙低磷饮食。

② 预案 1 适用于搐搦发作期的治疗，预案 2～7 适用于间歇期的治疗。

③ 多数患者需钙剂和维生素 D 制剂联合治疗。一般每日补充元素钙 1.0～1.5g。可根据具体情况选择钙剂。

④ 甲旁减患者因缺乏 PTH 致使维生素 D 难以在肾脏羟化，故补充普通维生素 D 疗效不佳。肝功能正常者，可补给骨化三醇或阿法骨化醇，肝功能不佳者则补给骨化三醇。

⑤ 治疗时应密切观察血钙变化，初治 1～2 周测血钙一次，剂量稳定后 2～3 个月测血钙一次，使血钙维持在接近正常水平（2.00～

2.25mmol/L）为宜。治疗过程中应避免维生素 D 中毒，如出现高血钙，立即停药，复查血钙低于正常后重新开始治疗。

⑥ 治疗期间避免使用加重低血钙的药物（苯妥英钠、地西泮、呋塞米、吩噻嗪类等）。

⑦ 钙剂和维生素 D 制剂联合治疗效果不佳者应该查血镁，如血镁降低应补镁。

⑧ 从理论上说，本病最适合的治疗是补给甲状旁腺素。目前已可获得甲状旁腺素制剂，如特立帕肽（重组人甲状旁腺素 1～34），但因价格昂贵，用药经验尚少。

（张培毅）

第二节 代谢性疾病

一、糖尿病

糖尿病是一组由于胰岛素分泌和/或作用缺陷而引起的以慢性高血糖为特征的代谢性疾病，分为 1 型糖尿病、2 型糖尿病、特殊类型糖尿病和妊娠糖尿病（GDM）四种临床类型。高血糖的主要危害表现在它可引起各种急性、慢性并发症。

诊断要点

① 有典型糖尿病症状（多食、多饮、多尿、体重减轻）且随机血糖≥11.1mmol/L 或空腹血糖≥7.0mmol/L 或葡萄糖负荷后 2 小时血糖≥11.1mmol/L，可诊断糖尿病。

② 如无糖尿病症状，需改日重复检查，仍达到上述标准，则诊断糖尿病。

③ GDM 的诊断标准与 1 型糖尿病、2 型糖尿病、特殊类型糖尿病不同，且诊断标准尚不统一，有 "一步法" 和 "二步法"。目前多数医院采取较简便的 "一步法"，即在孕 24～28 周行 75g 无水葡萄糖耐量试验，空腹血糖≥5.1mmol/L 或 1 小时血糖≥10.0mmol/L 或 2 小时血糖≥8.5mmol/L 即可诊断 GDM（三项条件只要具备一项即可）。此外，WHO 有关指南规定，如空腹血糖≥7.0mmol/L 或 2 小时血糖≥11.1mmol/L，应视为妊娠期间糖尿病，而非 GDM。此种 "妊娠期间糖尿病" 指的是妊娠前已有糖尿病（只是当时没有发现），亦即糖尿病合

并妊娠。

治疗方案

预案1：盐酸二甲双胍0.25～1.0g，每日2～3次，饭前、饭中或饭后服用。

预案2：达美康缓释片30～120mg/d，口服，每日1次。

预案3：瑞格列奈0.5～4.0mg，每日3次，饭前服用。

预案4：格列美脲1～6mg，口服，每日1次。

预案5：阿卡波糖25～100mg，每日1～3次，餐时嚼服。

预案6：伏格列波糖0.1～0.3mg，每日1～3次，餐时嚼服。

预案7：吡格列酮15～45mg，口服，每日1次。

预案8：西格列汀100mg，口服，每日1次。

预案9：沙格列汀5mg，口服，每日1次。

预案10：利拉鲁肽0.6mg，皮下注射，每日1次。

预案11：艾塞那肽5μg，皮下注射，每日2次。

预案12：甘精胰岛素10U，皮下注射，每日1次（睡前）。

预案13：地特胰岛素10U，皮下注射，每日1次（睡前）。

预案14：预混人胰岛素30R，12U/10U，皮下注射，早晚餐前30分钟。

预案15：预混门冬胰岛素30，12U/10U，皮下注射，早晚餐前5分钟。

预案16：预混赖脯胰岛素25，12U/10U，皮下注射，早晚餐前5分钟。

预案17：人胰岛素R，6U/6U/6U，皮下注射，三餐前30分钟；甘精胰岛素10U，皮下注射，每日1次（睡前）。

预案18：人胰岛素R，6U/6U/6U，皮下注射，三餐前30分钟；地特胰岛素10U，皮下注射，每日1次（睡前）。

预案19：门冬胰岛素，6U/6U/6U，皮下注射，三餐前5分钟；甘精胰岛素10U，皮下注射，每日1次（睡前）。

预案20：门冬胰岛素，6U/6U/6U，皮下注射，三餐前5分钟；地特胰岛素10U，皮下注射，每日1次（睡前）。

预案21：赖脯胰岛素，6U/6U/6U，皮下注射，三餐前5分钟；甘精胰岛素10U，皮下注射，每日1次（睡前）。

预案 22：赖脯胰岛素，6U/6U/6U，皮下注射，三餐前 5 分钟；地特胰岛素 10U，皮下注射，每日 1 次（睡前）。

预案 23：胰岛素泵治疗。

说　明

① 不论何种糖尿病，也不论采取何种药物治疗方案，生活方式干预（包括饮食控制和运动）都是基础。只有在生活方式干预的基础上，药物治疗才能获得良好的效果。

② 预案 1～9 都为口服药治疗，其中预案 1 为双胍类，预案 2～4 为胰岛素促泌剂，预案 5 和预案 6 为 α 糖苷酶抑制剂，预案 7 为格列酮类胰岛素增敏剂，预案 8 和预案 9 为 DPP4 酶抑制剂。预案 10 和预案 11 为 GLP-1 类似物，需注射给药。预案 12～22 皆为胰岛素治疗，也需注射给药。同一类降糖药物有多种，这里只择其常用者予以介绍。

③ 不同类型糖尿病药物治疗方案也不同。1 型糖尿病必须给予胰岛素治疗。2 型糖尿病在早期可采用口服药物治疗，在口服药联合治疗不能达标的情况下也需胰岛素治疗。GDM 在国外可以采用二甲双胍等口服药予以治疗，但在国内一般也用胰岛素治疗。特殊类型糖尿病既可以口服药治疗，也可以胰岛素治疗，可根据患者具体情况决定。

④ 二甲双胍目前是 2 型糖尿病首选的口服药物，对肥胖或超重的患者尤为适用（对正常体重的患者也有相同疗效）。该药不仅可有效控制血糖，还有助于减少心血管事件、减少肿瘤风险。二甲双胍有胃肠道反应，宜小剂量起始，逐渐加量。在缺氧、肾功能不全的情况下，二甲双胍则不宜使用。二甲双胍可餐前、餐中或餐后服用，为减少胃肠道反应常常于餐中或餐后服用。二甲双胍有三种剂型：速释剂型、缓释剂型和肠溶剂型，疗效无明显差别，但缓释剂型维持时间长，可减少用药次数，肠溶剂型则胃肠道反应较少。

⑤ 目前多主张联合治疗，可以是不同种类的口服药联合，也可以是口服药和胰岛素联合治疗。但是，不主张同一类口服药联合，如不同的胰岛素促泌剂之间进行联合。

⑥ 口服降糖药二联治疗是临床上经常采用的方案，有多种组合，如二甲双胍＋胰岛素促泌剂、二甲双胍＋α 糖苷酶抑制剂、二甲双胍＋吡格列酮、二甲双胍＋DPP4 抑制剂、胰岛素促泌剂＋α 糖苷酶抑制剂等。二联治疗如不能使患者血糖达标，可采用胰岛素治疗或三联口服药

治疗，如二甲双胍＋胰岛素促泌剂＋α糖苷酶抑制剂、二甲双胍＋胰岛素促泌剂＋DPP4抑制剂等。如果三联口服药治疗仍不能达标，则应尽早启动胰岛素治疗。

⑦ 对于2型糖尿病，起始胰岛素治疗方案常用的有三种：基础胰岛素每日1次；预混人胰岛素或人胰岛素类似物每日1次；预混人胰岛素或人胰岛素类似物每日2次。如果采用的是前两种方案，则口服药（包括胰岛素促泌剂）仍然保留；如果采用的是后一种方案，则口服药中的胰岛素促泌剂不再使用，但二甲双胍等仍可保留。

⑧ 胰岛素治疗方案是复杂的。预案12和预案13为基础胰岛素治疗方案，常需联合口服降糖药，口服降糖药一般在白天给药。预案14～16为预混胰岛素方案，可联合口服降糖药，也可不联合口服降糖药，不过近年主张与二甲双胍联合。这几种预混胰岛素方案的缺点是午餐后血糖可能控制不佳，如果是这样的话，可以在午餐时联合α糖苷酶抑制剂。

⑨ 预案17～22为多次胰岛素注射的强化方案，适用于1型糖尿病或2型糖尿病胰岛素需要量很大的患者。

⑩ 所有降糖药物均有引起不良反应的可能，在使用时应掌握好指征，并注意防治不良反应。胰岛素促泌剂和胰岛素的最主要副作用是低血糖，在处方时应做好低血糖教育。尤其要强调的是，如患者进食量减少则不能按原量使用胰岛素促泌剂或胰岛素。

二、糖尿病酮症酸中毒

糖尿病酮症酸中毒（DKA）是糖尿病最常见的急性并发症，系体内胰岛素严重缺乏及升糖激素增加，引起糖、蛋白质、脂肪代谢紊乱及水、电解质、酸碱失衡，以严重高血糖、高血酮及代谢性酸中毒为主要表现的一组临床症状群。

早期表现为糖尿病症状加重，继而出现食欲减退、恶心、呕吐、头昏、头痛、烦躁、呼吸深快、呼气中有烂苹果味。随着病情进展，患者可出现严重脱水，如抢救不及时，可因低容量性休克、昏迷而死亡。部分患者可误诊为急腹症，应予以注意。常见的诱因有感染、胰岛素治疗中断或不适当减量、饮食不当、创伤、手术、妊娠和分娩，有时宜可无明显诱因。糖尿病酮症酸中毒（DKA）是糖尿病最常见的急性并发症之一。

诊断要点

① 有停用胰岛素、感染等诱因存在。

② 口渴、多饮、多尿症状加重。

③ 酸中毒和严重失水表现，如呼吸深大、呼气中带烂苹果味、血压下降等。

④ 胃肠道症状及中枢神经功能障碍症状。

⑤ 血糖≥13.9mmol/L，血酮升高，尿酮阳性，血 pH 降低。

治疗方案

预案 1：生理盐水 500ml＋正规胰岛素 8~20U，静脉滴注。

预案 2：生理盐水 500ml＋正规胰岛素 8~20U＋10%氯化钾溶液5~10ml，静脉滴注。

预案 3：5%葡萄糖溶液＋正规胰岛素 8~20U，静脉滴注。

预案 4：5%葡萄糖溶液＋正规胰岛素 8~20U＋10%氯化钾溶液5~10ml，静脉滴注。

预案 5：5%碳酸氢钠溶液 84ml＋注射用水 252ml，静脉滴注。

说　明

① DKA 患者有显著失水，应积极补液。起始阶段可补给生理盐水，待血糖<13.9mmol/L 时给予 5%葡萄糖液＋胰岛素（按每 3~4g 葡萄糖加 1U 正规胰岛素计算）。如无心力衰竭，补液速度应快，开始时补液速度应较快，在开始的 2h 内输入 1000~2000ml 液体，第 3~5h 输入约 1500~2000ml，第一个 24h 输液总量约 4000~5000ml；严重失水者可达 6000~8000ml。有心力衰竭者，应在中心静脉压监护下调节输液速度和输液量，同时给予鼻饲补液更安全。

② DKA 应给予小剂量胰岛素（每小时 0.14U/kg 体重）治疗。输液中所加胰岛素必须为正规胰岛素，剂量根据输液速度及输注速度（每小时 0.1U/kg 体重）算出。如治疗 2h 血糖无明显下降，说明所用胰岛素剂量不够，可加大胰岛素输注速度。

③ 补钾。如治疗前血钾水平已低于正常，开始治疗时即应补钾。一般前 2~4h 通过静脉输液每小时补钾约 13~20mmol（相当于 10%氯化钾溶液 10~15ml）。如治疗前血钾正常，且每小时尿量>40ml，亦可在开始治疗时补钾。如治疗前有高血钾，则暂不静脉补钾，待血钾降至

正常时再静脉补钾。一般 24h 补钾量约 3～12g。

④ 预案 5 适用于血 pH<6.9 者。

⑤ 预案 1 适用于不需补钾患者的起始治疗，预案 2 适用于需补钾患者的起始治疗。预案 3 适用于血糖已降至 13.9mmol/L 以下且不需补钾的患者，预案 4 适用于血糖已降至 13.9mmol/L 以下且需补钾的患者。预案 5 适用于需补碱的患者。

⑥ 应积极监测血糖、血钾、血 pH 值、尿量，有条件者最好给予心电监护。一般每 1～2h 测血糖、电解质一次。补液速度、胰岛素剂量、补钾速度、是否补碱根据监测结果及时调整。

⑦ 血糖下降速度不宜过快，一般以每小时下降 3～5mmol/L 为宜。

⑧ 积极处理其他合并症和并发症，如合并感染者积极抗感染，休克患者使用升压药。

⑨ DKA 患者抢救时需静脉使用胰岛素。待尿酮体消失后，根据患者血糖及进食情况调整为皮下注射胰岛素，所用方案由患者具体情况决定。

三、高血糖高渗综合征

高血糖高渗综合征（HHS）是糖尿病另一严重的急性并发症，以严重高血糖但无明显酸中毒、血浆渗透压显著升高为特点。HHS 较 DKA 脱水更显著，且常出现昏迷，故既往曾称为高渗性非酮症糖尿病昏迷。现已清楚，不少高渗透患者并未出现昏迷，故目前多称为高血糖高渗综合征。HHS 患者发病前可无糖尿病病史，死亡率高于糖尿病酮症酸中毒。

诊断要点

① 严重的口渴、多饮、多尿症状，严重失水，可有意识障碍。

② 血糖≥33.3mmol/L，血钠≥155mmol/L，血浆有效渗透压≥320mOsm/L，血 pH≥7.33，血酮正常或轻度升高，尿酮阴性或微阳性。

治疗方案

预案 1：生理盐水 500ml＋正规胰岛素 8～20U，静脉滴注。

预案 2：0.45％氯化钠溶液＋正规胰岛素 8～20U，静脉滴注。

预案 3：5％葡萄糖溶液＋正规胰岛素 8～20U，静脉滴注。

说　明

① 血浆总渗透压（mOsm/L）＝2×（血钠浓度＋血钾浓度）(mmol/L)＋

（血糖＋尿素氮）(mmol/L)；血浆有效渗透压（mOsm/L)＝2×(血钠浓度＋血钾浓度)(mmol/L)＋血糖（mmol/L)。

② HHS患者脱水较DKA更为严重，如心功能允许，可在1h内输入1000～2000ml液体。第一个24小时输液总量约6000～8000ml。有心力衰竭者，应在中心静脉压监护下调节输液速度和输液量，同时给予鼻饲补液更安全。

③ 起始阶段可补给生理盐水。补给0.45％氯化钠溶液可快速降低血浆渗透压，但也容易因血浆渗透压下降过快而诱发脑水肿，故目前国内多数单位在起始阶段补给生理盐水。

④ 待血糖＜16.7mmol/L时给予5％葡萄糖溶液＋胰岛素（按每3～4g葡萄糖加1U正规胰岛素计算）。

⑤ HHS亦应给予小剂量胰岛素治疗，方案同DKA。血糖下降速度不宜过快，一般以每小时下降3～5mmol/L为宜。

⑥ HHS亦应补钾，方案同DKA。

⑦ 应积极监测血糖、血钾、尿量，有条件者最好予心电监护。一般每1～2h测血糖、电解质一次。补液速度、胰岛素剂量、补钾速度根据监测结果及时调整。

⑧ 积极处理其他合并症和并发症，如合并感染者积极抗感染，休克患者使用升压药。

⑨ HHS患者抢救时需静脉使用胰岛素。高渗纠正后根据患者血糖及进食情况调整为皮下注射胰岛素，所用方案由患者具体情况决定。

四、低血糖症

一般将静脉血浆葡萄糖浓度低于2.8mmol/L的状态称为低血糖。

诊断要点

确定低血糖症可依据Whipple三联症。

① 低血糖症状，包括交感神经兴奋症状（如出汗、颤抖、心悸、饥饿、焦虑等）和神经缺糖症状（如头晕、视物不清、昏迷、惊厥等）。

② 发病时血糖低于2.8mmol/L。

③ 供糖后低血糖症状迅速缓解。

治疗方案

预案1：50％葡萄糖溶液30～60ml，静脉注射。

预案 2：25％葡萄糖溶液 60～120ml，静脉注射。

预案 3：10％葡萄糖溶液 500ml，静脉滴注。

预案 4：10％葡萄糖溶液 500ml＋氢化可的松 100mg，静脉滴注。

预案 5：0.1％肾上腺素 0.5ml，皮下注射。

预案 6：胰高糖素 1～5mg，肌内注射或皮下注射。

预案 7：针对病因的治疗。

说　明

① 应尽可能找出病因，病因明确后消除致病因素，如胰岛素瘤所致者行手术治疗。

② 预案 1～6 均为低血糖发作时的处理措施，其中预案 1 和预案 2 为紧急补糖措施。一般经高渗糖处理后患者血糖多能迅速恢复正常，神志转清。但静脉注射高渗糖维持血糖的时间较短，故应以预案 3 或预案 4 维持。预案 3 单用 10％葡萄糖溶液静脉滴注，必要时可加入 50％葡萄糖溶液配成 20％葡萄糖溶液静脉滴注，以利维持血糖。

③ 预案 4 联合应用 10％葡萄糖溶液和升糖的氢化可的松，更能维持血糖。预案 5 和预案 6 分别使用肾上腺素和胰高糖素帮助维持血糖。临床上一般不需使用这三种预案，但在某些特殊情况下可能会使用，如肾上腺皮质功能不全者可能需使用预案 4。

④ 低血糖不严重者可能不需要静脉补给葡萄糖，口服葡萄糖溶液或糖类食物即可。低血糖较重者静脉补充葡萄糖后如能进食亦应口服葡萄糖溶液或糖类食物。

⑤ 应不断复查血糖，根据复查血糖结果决定后续治疗方案。第一次复查一般在处理后 15min。

⑥ 糖尿病患者低血糖诊断标准为血糖低于 3.9mmol/L。

⑦ 降糖药所致低血糖在处理时应考虑降糖药的半衰期。

五、高尿酸血症和痛风

高尿酸血症和痛风是嘌呤代谢紊乱所引起的疾病。血中尿酸水平持续升高为高尿酸血症。并非所有的高尿酸血症患者均发生痛风，只有当过量的尿酸结晶在关节、肌腱、肾脏等处沉积时方可引起痛风，临床上以单个关节或多个关节红、肿、热、痛以及功能障碍的急性关节炎、肾绞痛、血尿、肾功能损害为特征。

诊断要点

① 血尿酸男性超过 $420\mu mol/L$，女性超过 $360\mu mol/L$。

② 急性关节炎表现（红、肿、热、痛），第一跖趾关节最易受累。

③ 皮下可见痛风石。

④ 痛风性肾病表现（如蛋白尿、血尿等）及尿路结石。

⑤ 关节炎期滑囊液在旋光显微镜下见具双折光的尿酸盐结晶。

治疗方案

预案 1：生活方式干预。低嘌呤饮食；减重；戒酒；多饮水；避免劳累、受凉、受湿及关节受损等诱因；关节炎发作期制动。

预案 2：碳酸氢钠 $3\sim6g/d$，分 $3\sim4$ 次口服。

预案 3：别嘌醇 $0.1\sim0.2g$，口服，每日 3 次；或别嘌醇缓释片 $0.25g$，口服，每日 1 次；或别嘌醇缓释胶囊 $0.25g$，口服，每日 1 次。

预案 4：非布司他 $40\sim80mg$，口服，每日 1 次。

预案 5：秋水仙碱，首剂 $0.5\sim1.0mg$，口服，以后每小时 $0.5mg$ 直至疼痛缓解，每日总量 $4\sim6mg$。

预案 6：吲哚美辛（消炎痛），$25\sim50mg$，口服，每日 3 次。

预案 7：双氯芬酸钠（扶他林）$25\sim50mg$，口服，每日 3 次。

预案 8：依托考昔（安康信）$120mg$，口服，每日 1 次。

预案 9：泼尼松 $10mg$，口服，每日 3 次。症状缓解后逐渐减量直至停药。

预案 10：曲安西龙（去炎松）$5\sim20mg$，关节腔内注射。

说　明

① 预案 $3\sim4$ 为降尿酸治疗，适用于发作间歇期的治疗，一般选择一种即可。

② 预案 3 和预案 4 所用均为黄嘌呤氧化酶抑制剂，其中别嘌醇有引起严重过敏性药疹的危险。此种过敏性药疹与人类白细胞抗原 HLA-B5801 有关。中国汉族人群 HLA-B5801 阳性率高，发生别嘌醇相关严重过敏性药疹的风险高，在使用别嘌醇前宜做 HLA-B5801 快速 PCR 检测，如为阳性则不宜使用别嘌醇。非布司他副作用较小，用前不需检测 HLA-B5801。

③ 预案 $5\sim10$ 为急性关节炎期的止痛治疗，包括秋水仙碱、非甾体

抗炎药和糖皮质激素。一般先采用非甾体抗炎药，此类药物有很多种，可根据情况选用。如非甾体抗炎药疗效不佳，可选用秋水仙碱。上述两类药物若不能缓解疼痛或有禁忌证，则可试用糖皮质激素。

六、骨质疏松症

骨质疏松症是一种以低骨量和骨组织微结构破坏为特征，导致骨质脆性增加和易于骨折的代谢性疾病。骨质疏松症可分为原发性和继发性两类，原发性又可分为绝经后骨质疏松症（Ⅰ型骨质疏松症）和老年性骨质疏松症（Ⅱ型骨质疏松症）。凡是可使骨的净吸收增加，促进骨微结构紊乱的因素都会促进骨质疏松症的发生。骨质疏松症可表现为腰背疼痛或全身骨痛、肌无力、身材缩短及易骨折。

诊断要点

① 有骨质疏松症的诱因。

② 有脆性骨折史或身材变矮或脊椎畸形。

③ X线显示骨质疏松。

④ 骨密度降低大于等于同性别、同种族健康成人骨峰值2.5个标准差。

⑤ T值≤-2.5。

治疗方案

预案1：高钙膳食，有骨折者同时给予足量蛋白质。多运动，戒烟忌酒，多晒太阳。防外伤、摔倒。

预案2：碳酸钙/维生素D_3（钙尔奇D，每片含维生素D_3 125IU，碳酸钙1.5g，相当于元素钙600mg）1～2片，口服，每日2次。

预案3：葡萄糖酸钙6～12g/d，分3～4次口服。

预案4：醋酸钙颗粒，每日3次，每次2～3包（每包含醋酸钙0.6g，相当于元素钙152.1mg）；或醋酸钙片，每日3次，每次2～3片（每片含醋酸钙667mg，相当于元素钙167mg）。

预案5：维生素D滴剂胶囊（每粒含维生素D_3 400U）1粒，口服，每日2次。

预案6：骨化三醇 [$1\alpha,25$-$(OH)_2D_3$] 0.25μg，口服，每日1次。

预案7：阿法骨化醇 [1α-$(OH)D_3$] 0.25μg，口服，每日1次。

预案8：替勃龙1.25～2.5mg/d，口服。

预案9：尼尔雌醇（戊炔雌醇）5mg，口服，每月1次；或2mg，口服，每 2 周一次。

预案 10：雌二醇贴皮剂 0.05～0.1mg/d，贴皮。

预案 11：甲基睾酮 5～10mg/d。

预案 12：苯丙酸诺龙 25～50mg，每周 1 次。

预案 13：鲑降钙素（密盖息）50～100U/d，分 1～2 次皮下注射或肌内注射，有效后减为每周 2～3 次，每次 50～100U。

预案 14：鳗降钙素（依降钙素，益盖宁）20U，皮下注射或肌肉注射，每周 2 次。

预案 15：依替膦酸二钠 400mg/d，于清晨空腹时口服，服药 1h 后方可进餐或饮用含钙饮料，一般连服 2～3 周，通常须隔月 1 个疗程。

预案 16：阿伦膦酸钠 10mg，口服，每日 1 次；或 70mg，口服，每周 1 次。

预案 17：吲哚美辛（消炎痛）25mg，每日 3 次，口服。

说　明

① X 线片检查是最早用于诊断骨质疏松症的方法之一，但要到骨矿物质丢失到相当程度后（30％～40％）才可观察到骨质疏松的影像，故普通 X 线片敏感性差、特异性低，不能早期诊断骨质疏松症。

② 骨密度降低达到骨质疏松症标准伴一处或多处骨折为严重骨质疏松松症。

③ T 值＝(实际测定值－同种族同性别正常人群骨峰值)/正常人群骨密度标准差。T 值用于表示绝经后妇女和大于 50 岁男性的骨密度水平。对于儿童、绝经前妇女及小于 50 岁的男性，其骨密度水平建议用 Z 值表示，Z 值＝(实际测定值－同种族同年龄人群骨密度均值)/同年龄人群骨密度标准差。

④ 预案 1 为生活方式干预，适用于所有骨质疏松症患者。

⑤ 预案 2～4 为补钙治疗。钙剂种类众多，酌情选用。

⑥ 预案 5～7 补充维生素 D，注意避免维生素 D 中毒。

⑦ 预案 8～10 补充雌激素，主要用于绝经后女性骨质疏松症患者，应注意其副作用及禁忌证，必要时选用选择性雌激素受体调节剂（SERM）。不宜使用雌激素的情况：子宫内膜癌和乳腺癌者；子宫内膜异位症患者；不明原因阴道出血；活动性肝炎或其他肝病伴肝功能明显异常者；系统性红斑狼疮者；活动性血栓栓塞性病变者。

⑧ 预案 11 和预案 12 补充雄激素，主要适用于男性患者的治疗，应注意其副作用及禁忌证。

⑨ 预案 13 和预案 14 为降钙素制剂，适用于高转换型骨质疏松症。有骨痛者也可选用。

⑩ 预案 15 和预案 16 为二膦酸盐制剂，主要用于骨吸收明显增强的患者，一般主张低剂量间歇给药。二膦酸盐制剂有多种，可酌情选用，用药期间需补充钙剂。消化道反应多见，血栓栓塞性疾病、肾功能不全者禁用。

⑪ 预案 17 为非甾体抗炎药，用于有疼痛者。此类药物有多种，可酌情选用。

⑫ 有骨折者给予固定、复位或手术治疗等。

⑬ 继发性骨质疏松症主要是积极治疗原发病，可同时酌情采取上述措施。

七、水、电解质紊乱和酸碱平衡失调

（一）低钾血症和钾缺乏

低钾血症是指血清钾浓度低于 3.5mmol/L，钾缺乏是指机体总钾量的不足。血清钾大多时候能反映机体总钾量的情况，但有时两者并不平行，如体内总钾量不缺乏，也可因稀释或转移到细胞内引起血清钾降低，酮症酸中毒时虽有钾缺乏，但钾从细胞内转移到细胞外加上血液浓缩，血清钾可以在正常范围内甚至有高血钾。

诊断要点

① 低血钾表现，如肌无力、肌麻痹等。

② 血清钾浓度低于 3.5mmol/L。

③ 心电图 T 波低平或倒置、Q-T 间期延长、U 波出现及出现心律失常。

治疗方案

预案 1：10％氯化钾溶液 10～20ml，口服，每日 3 次。

预案 2：氯化钾缓释片 1～2g，口服，每日 3 次。

预案 3：10％氯化钾溶液 10～15ml＋生理盐水 500ml，静脉滴注。

预案 4：10％氯化钾溶液 10～15ml＋5％葡萄糖溶液 500ml，静脉滴注。

说　明

① 给予富钾食物（如香蕉等）。

② 在处理低血钾的同时应积极治疗原发病。

③ 轻度低钾血症（血 K^+ 浓度在 $3.0\sim3.5$mmol/L）补钾总量约 100mmol（相当于氯化钾 8g），中度低钾血症（血 K^+ 浓度在 $2.5\sim3.0$mmol/L）补钾总量约 300mmol（相当于氯化钾 24g），重度低钾血症（血 K^+ 浓度在 $2.0\sim2.5$mmol/L）补钾总量约 500mmol（相当于氯化钾 40g），但一般每日补钾总量不超过 200mmol（相当于氯化钾 16g）。

④ 预案 1 和预案 2 为口服补钾，适用于轻度低钾血症；预案 3 和预案 4 为静脉补钾，适用于中度、重度低钾血症。预案 3 适用于一般患者，尤其是合并糖尿病的患者；预案 4 适用于合并高钠血症或不适宜用盐水的患者。

⑤ 一般在静脉补钾的同时也给予口服补钾，不能口服补钾者可给予连续输注含钾液体。静脉补钾时氯化钾浓度一般不超过 0.3%，每小时补氯化钾量不超过 1.5g，严重者可每小时补氯化钾 2g。

⑥ 禁止以 10% 氯化钾直接静脉注射。

⑦ 每日尿量 700ml 以上或每小时尿量 30ml 以上开始补钾较为安全；肾功能不全而必须补钾者应密切监测。

⑧ 氯化钾味苦，片剂易引起肠溃疡出血和狭窄，可溶于冷水或橘汁中服用。

⑨ 细胞内缺钾恢复较慢，在停止静脉补钾后，还应继续口服补钾 1 周，才能使细胞内缺钾得到纠正。

（二）水过多和水中毒

在病理和/或人为治疗因素的作用下，水在体内潴留过多，称为水过多，若过多的水进入细胞内导致细胞内水过多则称为水中毒。临床表现受水过多的速度和程度的影响，而表现为急性水中毒和慢性水中毒。

诊断要点

根据有引起水过多或水中毒的病因（如抗利尿激素分泌过多、急性肾功能衰竭及输入过多的液体）结合临床表现及必要的实验室检查（如血浆渗透压、血清钠、血浆蛋白、血红蛋白、红细胞、血细胞比容、平均红细胞血红蛋白浓度降低，平均红细胞体积增大）一般可以作出诊断。

治疗方案

预案 1：限制入水量，$600\sim700$ml/d。

预案 2：呋塞米（速尿）$20\sim40$mg，静脉注射。

预案 3：$3\%\sim5\%$氯化钠 $5\sim10$ml/kg，于 $2\sim4$h 内分次静脉滴注。

预案 4：透析。

说　明

① 应积极治疗原发病。

② 急性水中毒起病急，精神神经症状突出（如头痛、精神错乱、嗜睡、躁动、惊厥），甚至昏迷。病情进一步发展则有脑疝可能，以致心跳、呼吸停止。

③ 慢性水中毒病情发展缓慢，常被原发病所掩盖。血钠 125mmol/L 时，有疲倦、淡漠、恶心、食欲减退等表现；血钠 115mmol/L 时出现头痛、嗜睡、精神错乱等精神神经症状；血钠 110mmol/L 时，可发生抽搐或昏迷。

④ 重症患者给予 $3\%\sim5\%$ 的氯化钠时，应先给 100ml（$2\sim3$ml/kg）于 1h 内缓慢静脉滴注，在滴注时应观察精神症状、心肺功能、尿钠及血钠的变化，滴完后观察 $1\sim2$h，如病情需要，可把余下的 $1/3\sim1/2$ 量分次补给。

（三）代谢性酸中毒

代谢性酸中毒是由于体内酸性物质过多或碱性物质丢失过多或肾功能不全导致的血 pH 值下降的病理生理过程。代偿期可无症状，失代偿期突出的表现为呼吸加深、加快；随着病情加重，进而出现恶心、呕吐、心率加快、血压下降，甚至嗜睡、昏迷等。

诊断要点

① 呼吸加深、加快等表现。

② 血 pH 值降低，血碳酸氢根（HCO_3^-）、实际碳酸氢盐（AB）、标准碳酸氢盐（SB）、缓冲碱（BB）减少，出现碱缺失（BD）。

治疗方案

预案 1：碳酸氢钠 $1\sim2$g，口服，每日 3 次。

预案 2：1.5%碳酸氢钠，静脉滴注。

预案 3：$4\%\sim5\%$碳酸氢钠，静脉滴注（需限制补液量时）。

说　明

① 预案 1 适用于轻症患者，预案 2 和预案 3 适用于重症患者。

② 静脉补碱用量计算方法：所需补碱量（mmol）＝碱丢失（mmol/L）× 0.3 体重（kg）。需要补充 1.5% 碳酸氢钠量（ml）＝所需补碱量/178×1000。

③ 应积极给予病因治疗。

④ 乳酸性酸中毒重点在治疗原发病，纠正休克、缺氧，补以碳酸氢钠，不用乳酸钠；苯乙双胍所致者应停用该药，并可采用血液透析或腹膜透析治疗。

⑤ 糖尿病酮症酸中毒主要是补液和小剂量胰岛素治疗，仅在 pH 降至 6.9 或血碳酸氢根降至 5mmol/L 时方适量补碱。

⑥ 饥饿性者应补充葡萄糖，严重脱水所致者补液，酒精性酸中毒者补充等渗盐水和葡萄糖等。

⑦ 纠正酸中毒的同时应注意防治低钾血症。

⑧ 纠正酸中毒时，速度不宜过快，更不能矫枉过正，严重酸中毒者一般把血 pH 纠正至 7.20，二氧化碳结合力（CO_2CP）升至 20mmol/L 为宜。纠正酸中毒过快可导致 $PaCO_2$ 升高，二氧化碳通过血脑屏障，致脑脊液 pH 下降，加重神经损害；氧离曲线左移，加剧组织缺氧；HCO_3^-/$PaCO_2$ 平稳时间需 12～24h，过快可致一过性代谢性碱中毒，加重心脏负荷。

（四）代谢性碱中毒

代谢性碱中毒是由于各种原因致 H^+ 丢失过多或 HCO_3^- 含量增加所致的碱中毒。临床表现轻者常被原发病掩盖，严重者呼吸浅慢、面部及四肢肌肉抽动、手足搐搦，口周及手足麻木，并可有头昏、躁动乃至昏迷等。

诊断要点

① 呼吸浅慢、面部及四肢肌肉抽动、手足搐搦，口周及手足麻木等表现。

② 血 pH 值升高，血 HCO_3^-、AB、SB、BB 增加，CO_2CP 升高。

治疗方案

预案 1：氯化铵 1～2g，口服，每日 3 次。

预案 2：0.9% 氯化铵（2% 氯化铵用 5% 葡萄糖溶液稀释成），分 2～3 次静脉滴注，按每降低 CO_2CP 0.45mmol/L 补给 2% 氯化铵 1ml/kg

计算。

　　预案 3：精氨酸 20g，静脉滴注。

说　　明

　　① 轻度、中度者，主要是治疗原发病。

　　② 氯化铵不能用于肝功能障碍、心力衰竭和伴呼吸性酸中毒的患者。

　　③ 使用排钾利尿剂治疗充血性心力衰竭患者的代谢性碱中毒可给予乙酰唑胺 0.25g，口服，每日 2 次。

　　④ 肺心病合并呼吸衰竭的患者，常有呼吸性酸中毒合并代谢性碱中毒倾向，若给患者补碱，很容易引起呼吸性酸中毒合并代谢性碱中毒，使死亡率明显增高，故这类患者补碱应慎重。

　　⑤ 同时注意防治低钾血症、低氯血症及低钙血症。

（苏　青　张培毅）

第八章　传染性疾病

第一节　病毒性疾病

一、病毒性肝炎

病毒性肝炎是由多种嗜肝病毒引起的，以肝脏损害为主的一组全身性传染病。按病原学分类，目前已确定的有甲型肝炎（甲肝）、乙型肝炎（乙肝）、丙型肝炎（丙肝）、丁型肝炎（丁肝）和戊型肝炎（戊肝）。丁型肝炎病毒不能单独复制，需要乙型肝炎病毒的辅佐，为其提供乙型肝炎病毒抗原（HBsAg）外壳。按照病程常分为急性病毒性肝炎、慢性病毒性肝炎、重型肝炎。甲型肝炎、戊型肝炎主要表现为急性感染，经粪-口途径传播，乙型肝炎、丙型肝炎、丁型肝炎多呈慢性感染，主要经血液、体液等胃肠外途径传播。

（一）急性病毒性肝炎

诊断要点

急性起病，常伴有病毒血症，临床表现为食欲减退、恶心、呕吐、疲乏无力、肝肿大及肝功能异常。部分病例表现为发热，并且热退后显现黄疸。

治疗方案

急性病毒性肝炎治疗原则相同，以对症支持治疗为主，急性期进行隔离，卧床休息，保护肝细胞，促进黄疸消退，防止乙肝、丙肝、丁肝慢性化。

预案 1： 10％葡萄糖溶液　250ml
　　　　　维生素 C　2.5～5.0g
　　　　　10％氯化钾溶液　5～7ml　｜静脉滴注，每日 1 次。
　　　　　甘草酸二铵（甘利欣）　30ml

如果黄疸较重，可在其中加入天冬氨酸钾镁 10～20ml，也可与苦黄、腺苷蛋氨酸（思美泰）等同用。

$$
\left.\begin{array}{l}
\text{10\%葡萄糖溶液 250ml} \\
\text{苦黄 30ml}
\end{array}\right\} \text{静脉滴注,每日 1 次;或}
$$

腺苷蛋氨酸(思美泰)1000mg,加入溶媒内静脉滴注,每日 1 次。

预案 2:
$$
\left.\begin{array}{l}
\text{10\%葡萄糖溶液 250ml} \\
\text{水溶性维生素 0.5g} \\
\text{葡醛酸钠(甘舒宁) 0.266g}
\end{array}\right\} \text{静脉滴注,每日 1 次。}
$$

预案 3:腺苷蛋氨酸(思美泰),1000~2000mg/d,分 2~3 次服用。
熊去氧胆酸胶囊(优思弗)500~1000mg/d,分 2~3 次服用。

预案 4:多烯磷脂酰胆碱(易善复)0.5g,口服,每日 3 次。

预案 5:水飞蓟素 2 片,口服,每日 3 次。

说 明

① 葡醛酸钠进入机体后在酶的作用下转变为葡萄糖醛酸,能阻止肝糖原分解,增加肝糖原含量。

② 苦黄为中药复合制剂,主要成分为苦参、大黄等,具有清热解毒作用。

③ 除急性丙型肝炎外,急性肝炎治疗一般不采用抗病毒治疗,因急性丙型肝炎易转为慢性,早期应用抗病毒药物,可减少转为慢性率,治疗方案见慢性丙型肝炎抗病毒治疗。

④ 水飞蓟素可增强肝细胞膜稳定性,并促进肝细胞再生。

(二)慢性病毒性肝炎

诊断要点

① 乙型肝炎病毒、丙型肝炎病毒、丁型肝炎病毒均可引起慢性病毒性肝炎,反复出现肝功能异常。可有肝掌、蜘蛛痣、脾大等阳性体征。

② 慢性病毒性肝炎指病程超过 6 个月,反复发作。

治疗方案

在综合治疗的同时,凡是符合抗病毒治疗适应证者应尽可能进行规范化的抗病毒治疗。

预案 1:保肝治疗(同急性肝炎)。

预案 2:调节机体免疫力。

胸腺肽 α_1 1.6mg,皮下注射,每周 2 次;或
$$
\left.\begin{array}{l}
\text{10\%葡萄糖溶液 250ml} \\
\text{胸腺肽 40~80mg}
\end{array}\right\} \text{静脉滴注,每日 1 次。}
$$

预案 3：抗肝纤维化治疗。

$$\left.\begin{array}{l} 10\% 葡萄糖溶液\quad 250ml \\ 丹参\quad 20ml \end{array}\right\} 静脉滴注，每日 1 次。$$

干扰素也有抗肝纤维化作用，具体方案见抗病毒治疗。

预案 4：抗病毒治疗。

a. 慢性乙型肝炎。

对于血清总胆红素升高在检测值上限 2 倍以下的患者，主张应用干扰素 α 治疗。

普通干扰素-α：5MIU 皮下注射，隔日 1 次（成人剂量）；儿童按体表面积 6MIU/m^2，（每周 3 次，最大 5MIU）皮下注射，隔日 1 次。通常是 1～3 岁 2MIU，3 岁以上 3MIU，12 岁以上 5MIU。一般疗程至少 48 周，如有应答者可延长疗程。

聚乙二醇化干扰素-α：Peg-IFN-α-2a 180μg，或 Peg-IFN-α-2b 1.5μg/kg，每周 1 次，皮下注射，疗程 48 周；治疗期间严格监测不良反应。

12 岁以上患者可以选用核苷类似物，优先选择一线药物恩替卡韦 0.5mg，口服，每日 1 次；或替诺福韦 300mg，口服，每日 1 次，以减少耐药发生率。

具体疗程：口服核苷类似物总疗程至少 4 年，获得完全应答（包括肝功正常、HBeAg 血清学转换、HBV-DNA 阴转）后再继续服药 3 年酌情考虑停药。对于停止治疗后不能获得持久病毒学应答者，需要长期用药，核苷类似物运用期间应监测耐药发生。停药后应继续监测病毒学指标，防止病毒反弹。

b. 慢性丙型肝炎。

对于 HCV-RNA 阳性，无治疗禁忌证的患者均应考虑抗病毒治疗。

普通干扰素-α：3～5MIU 皮下注射，隔日 1 次，疗程为 24～48 周，同时口服利巴韦林 800～1200mg/d。

聚乙二醇化干扰素-α：Peg-IFN-α-2a 180μg，或 Peg-IFN-α-2b 1.5μg/kg，每周 1 次，皮下注射，疗程 24～48 周，同时口服利巴韦林 800～1200mg/d，根据病毒基因型及应答情况可延长治疗至 72 周。无应答者停药。

说　明

① 干扰素治疗过程初始阶段应每周监测血常规，中性粒细胞绝对值 $<0.75\times10^9$ 个/升，血小板 $<50.0\times10^9$ 个/升，干扰素减量。中性粒

细胞绝对值<$0.5×10^9$ 个/升，血小板<$30.0×10^9$ 个/升，须停用干扰素，待血象恢复后再次启用干扰素。

② 利巴韦林用药期间少数病例发生溶血性贫血，应定期监测血常规、尿常规及网织红细胞计数。

③ 干扰素抗病毒期间停药至少 6 个月方可考虑妊娠。

（三）重型肝炎/肝衰竭

重型肝炎/肝衰竭系由多种因素（肝炎病毒、药物、感染等）引起的急性、大量肝细胞坏死，或肝细胞严重受损，导致其合成、解毒和生物转化等功能严重障碍，出现以黄疸、凝血功能障碍、肝性脑病和腹水等为主要表现的一种临床综合征，在我国肝衰竭主要由肝炎病毒所致，称之为重型肝炎，按病程分可分为急性重型肝炎、亚急性重型肝炎、慢性重型肝炎三种。

诊断要点

① 急性重型肝炎：起病 2 周内黄疸迅速加重，极度乏力伴严重的消化道症状，迅速出现Ⅱ度以上肝性脑病，凝血酶原活动度小于 40%。

② 亚急性重型肝炎：以急性黄疸型肝炎起病，15 天至 24 周出现极度乏力、明显的消化道症状，血清胆红素大于 $171\mu mol/L$，凝血酶原活动度小于 40%。首发肝性脑病者，称脑病型；首发腹水者称腹水型。

③ 慢性重型肝炎：其发病基础有慢性乙肝病毒携带史、慢性肝炎或肝硬化病史。或是存在慢性肝病体征或影像学改变。出现重症肝炎的临床表现者，血清胆红素大于 $171\mu mol/L$，凝血酶原活动度小于 40%，诊断为慢性重型肝炎。

根据临床表现亚急性重型肝炎、慢性重型肝炎分为早、中、晚三期。早期：符合重型肝炎的基本条件，血清胆红素大于正常检测值上限 10 倍，凝血酶原活动度 30%～40%，未出现明显的肝性脑病及腹水。中期：有Ⅱ度以上肝性脑病或明显腹水、出血倾向，凝血酶原活动度 20%～30%。晚期：有难治性并发症如肝肾综合征、消化道大出血、严重感染、难以纠正的电解质紊乱或Ⅱ度以上肝性脑病，凝血酶原活动度≤20%。

治疗方案

预案 1： 10% 葡萄糖溶液　　250ml｜
　　　　　促肝细胞生长素　　100mg｜ 每日 1 次，静脉滴注。

预案2：

10％葡萄糖溶液	250ml
葡糖醛酸钠	0.266g

每日1次，静脉滴注。

预案3：

10％葡萄糖溶液	250ml
苦参碱	150mg

每日1次，静脉滴注。

预案4：

10％葡萄糖溶液	250ml
还原型谷胱甘肽	0.6g

每日1次，静脉滴注。

预案5：

0.9％氯化钠溶液	10ml
前列地尔注射液	5～10μg

每日1次，缓慢静脉注射。

预案6：补充血制品

20％人血白蛋白10～20g，每日1次，静脉滴注。

新鲜血浆200ml，每日1次，静脉滴注（与白蛋白交替应用）。

预案7：补充能量

50％高张葡萄糖静脉滴注［1g葡萄糖相当于16.7kJ（4kcal）能量，正常成年人卧床每日需要5026kJ（1200kcal）能量］。

预案8：胸腺肽α 1.6mg，每周3次，皮下注射。

预案9：少尿患者可应用利尿剂。

　　　　　　呋塞米（速尿）20～40mg，每日3次，口服。

　　　　　　螺内酯60～80mg，每日3次，口服。

如口服不方便可用布美他尼（畅苏）1.0mg，每日1～2次，静脉注射。

预案10：防治各种并发症。

a. 治疗感染（自发性细菌性腹膜炎）。

0.9％氯化钠溶液	100ml
头孢哌酮/舒巴坦	2.0g

每日2次，静脉滴注。

头孢类抗生素过敏可选用氧氟沙星0.2g，每日2次，静脉滴注，感染重者可用丙种球蛋白2.5～5.0g，每日1次，静脉滴注。

b. 防治肝性脑病。

六合氨基酸	250ml
10％葡萄糖溶液	250ml

每日1～2次，静脉滴注。

门冬氨酸鸟氨酸	5～10g
10％葡萄糖溶液	250ml

每日1～2次，静脉滴注。

醒脑静	20ml
5％葡萄糖溶液	250ml

每日1～2次，静脉滴注。

氟马西尼 15mg，缓慢静脉滴注，持续 3h。

c. 防治脑水肿。

20%甘露醇 250ml，每 4～8h 一次，加压静脉滴注；或

25%山梨醇 250ml，每 4～8h 一次，加压静脉滴注。

d. 防治出血。

0.9%氯化钠溶液 250ml ｜ 每日 1 次，静脉滴注。
奥美拉唑 40mg

凝血酶原复合物 400 血浆当量单位，每日 1 次，静脉滴注。

立止血 1U，静脉注射，同时 1U 肌内注射。

严重上消化道出血者给予生长抑素 250μg 加入 1ml 生理盐水中缓慢静脉注射作为负荷剂量，而后立即静脉滴注 250μg/h。

生理盐水 250ml ｜ 匀速滴注 12h，持续 48～72h。
生长抑素 3mg

e. 防治电解质紊乱。

口服或静脉补钾。氯化钾缓释片（补达秀）1.0g，每日 3 次，口服；或 10%氯化钾，每日 2.0～3.0g，以 0.3%浓度静脉滴注。

口服或静脉补钙。碳酸钙/维生素 D_3（钙尔奇 D）1 片，每日 3 次，口服。或

10%葡萄糖溶液 20ml ｜ 每日 1 次，缓慢静脉滴注。
10%葡萄糖酸钙 10ml

f. 防治肝肾综合征。

呋塞米（速尿） 60～100mg ｜ 缓慢静脉注射。
生理盐水 10ml

前列地尔注射液（前列腺素 E_1） 5～10μg，每日 1 次，缓慢静脉注射。

预案 11：条件允许的情况下尽早进行人工肝血浆置换治疗。

预案 12：由乙肝病毒所致重型肝炎尽早选用核苷类似物，原则同慢性乙肝抗病毒治疗。

（黄敦武 崔 莉）

二、疱疹病毒感染

（一）水痘-带状疱疹

水痘是水痘-带状疱疹病毒引起的原发感染，多发生于儿童，具有

高度传染性。带状疱疹是病毒原发感染后潜伏于脊髓神经节内的病毒，因机体免疫力下降潜伏的病毒被激活，沿感觉神经轴索下行到支配的皮肤细胞内增殖，引起神经炎和相应的皮肤节段出现呈带状分布疱疹，多见于成人，尤其是老年人和免疫功能低下者。

诊断要点

① 水痘临床主要特征为分批出现的皮肤黏膜斑疹、丘疹，然后迅速（数小时）转化成疱疹并结痂。几种皮疹同时存在，呈向心性分布。全身症状较轻、2～3 周内有与水痘或带状疱疹患者接触史而既往又未患过水痘，即可作出临床诊断。

② 带状疱疹临床特征为沿身体单侧周围神经支配范围出现成簇的疱疹，常伴有神经痛、皮肤感觉过敏。愈后可有色素改变或瘢痕。

治疗方案

① 抗病毒治疗。

预案 1： 阿昔洛韦 200～400mg，口服，每日 4 次，疗程 10 天（首选）。

预案 2： 阿昔洛韦 10～20mg/kg，静脉滴注，每 8h 一次，疗程 7～10 天。

预案 3： 阿糖腺苷 10mg/kg，静脉滴注，每日 1 次，疗程 5～7 天。

预案 4： 泛昔洛韦 500～750mg，口服，每日 3 次，疗程 7 天。

② 应用丙种球蛋白等免疫制剂。可提高细胞免疫功能，缩短病程。

预案： 丙种球蛋白 400mg/(kg·d)，静脉滴注，每日 1 次，连续运用 4～5 天。

③ 皮肤外用药物。

可用炉甘石洗剂涂抹止痒或局部涂抹 1% 甲紫防治感染。

④ 中药治疗。

a. 水痘。

预案 1： 清痘饮（金银花 10g，连翘 10g，赤芍药 6g，牡丹皮 6g，桔梗 6g，淡竹叶 10g，蝉衣 10g，茯苓 10，木通 6g，滑石 6g，灯心草 6g）水煎内服，每日 1 剂。

预案 2： 清痘解毒汤（连翘 15g，白鲜皮 15g，金银花 10g，赤芍 10g，牡丹皮 10g，薄荷 5g，蝉衣 5g，生薏苡仁 30g，大青叶 30g）水煎内服，每日 1 剂。

预案 3： 银翘解毒丸（每丸重 3g），口服，每次 1～2 丸，每日 2 次，温开水送服。

预案4：清瘟解毒丸（每丸重9g），每次1～2丸，每日2次，温开水送服。

预案5：苦参30g，浮萍15g，芒硝30g，煎水外涂，每日2次，对水痘皮肤瘙痒者，有止痒作用。

b. 带状疱疹

预案1：龙胆泻肝汤（龙胆草、黄芩、栀子、泽泻、水通、车前子、当归、生地黄、柴胡、生甘草各9g）水煎，每日1剂，分2次服。

预案2：无味清毒饮（金银花20g，野菊花15g，蒲公英15g，紫花地丁15g，紫背15g，天葵子15g）水煎，每日1剂，分2次服。

预案3：泻青丸蜜丸（每丸重3g），每次1丸，每日2次。水泛丸剂（每500粒重3g，每袋重12g），每次6g，每日2次；小儿4～6岁，每次3g，3岁以内每次1.5g，温开水送服。

预案4：六神丸（水泛丸剂，每瓶30粒），口服或外用。成人每次口服10粒，每日2次；小儿1岁服1粒，4～8岁服5粒，9～15岁服8粒，每日1～2次，温开水送服。外用：数粒用温开水或醋少许溶成糊状，每日数次局部涂搽。

⑤ 维生素 B_{12} 500～1000μg，肌内注射，每日1次，连续3日，可促进皮疹干燥结痂。

说 明

① 阿昔洛韦可与食物同服以减轻胃部刺激，肾功能减退的患者应降低用量，阿昔洛韦可进入胎儿血液循环，孕妇慎用；阿昔洛韦在乳汁浓度是血药浓度4倍以上，故哺乳妇女应用时应使用母乳代用品。

② 疱疹局部瘙痒，可涂5%碳酸氢钠溶液，口服抗组胺药；疱疹破溃可涂1%孔雀绿或抗生素软膏。

③ 带状疱疹伴神经痛者可口服镇静止痛药如地西泮（安定）5mg/d；或对乙酰氨基酚1.5～5g/d；或曲马多200～400mg/d，可待因120mg/d；丁丙诺啡叔丁啡1.5～1.6mg/d；或吗啡30～360mg/d等。采用氦氖激光照射与皮疹有关脊髓后根、神经节或疼痛区，具有显著镇痛作用。

④ 一般禁用糖皮质激素，如患水痘前已长期使用激素，应尽快减为生理剂量（约为治疗量的1/15～1/10）或停用。

⑤ 对免疫功能低下或病情严重者如新生儿，有肺、脑等脏器严重

损伤的患者，应于起病 4 日内及早给予抗病毒治疗。

（黄敦武　戴文颖）

（二）传染性单核细胞增多症

诊断要点

① 传染性单核细胞增多症是 EB 病毒（EBV）感染所致的急性淋巴细胞增生性传染病。好发于儿童及青少年。

② 依据典型综合征（发热、咽痛、肝脾及淋巴结肿大），外周血异常淋巴细胞＞10％，嗜异性凝集试验阳性及 EBV 抗体、EBV-DNA 检测进行诊断。

③ 当出现局部流行时，流行病学资料有重要参考价值。

治疗方案

① 对症治疗。

有心肌炎、喉水肿、溶血性贫血、脑炎、重症肝炎伴重度黄疸等并发症时可短期使肾上腺皮质激素，使高热及淋巴组织增生消退。

> **预案：**10％葡萄糖溶液　250ml ｜ 静脉滴注，每日
> 氢化可的松　100mg 或地塞米松 10mg ｜ 1 次，用 3～5 天。

如发生脾破裂，及时行脾切除，并迅速补充血容量。

② 抗病毒治疗。

预案 1：阿糖腺苷 200mg，口服，每日 5 次，连服 7 天。

预案 2：阿昔洛韦（无环鸟苷）200mg，口服，每日 5 次，连服 7 天。

③ 应用丙种球蛋白。

早期应用可改善症状，缩短病程。

预案：丙种球蛋白 400mg/(kg·d)，静脉滴注，每日 1 次，连用 4～5 天。

说　明

① 本病为自限性疾病，预后一般良好，一般无需特殊治疗，主要为对症治疗。急性期应卧床休息，有肝损伤可按急性肝炎治疗。

② 抗生素对本病无效，但在咽及扁桃体继发细菌感染时应选用，如感染为 β 型链球菌 A 组，可用青霉素或红霉素。忌用氨苄西林和阿莫西林，因出现多形性皮疹机会显著增加。

③ 抗病毒制剂可能有效，但确切疗效尚待证实。

（黄敦武　戴文颖）

三、风疹

诊断要点

① 风疹是风疹病毒感染引起的急性传染病。表现为低热，全身不适及皮疹，可伴有咽痛、流涕、颈部淋巴结肿大和轻度触痛。

② 皮疹在发热后很快出现（发热后 0.5～1 天），为充血性皮疹，多见于面部及躯干部，持续 2～3 天退疹，无脱屑及色素沉着。

治疗方案

① 抗病毒治疗

预案 1：金刚烷胺口服（成人每次 0.1g，每日最大用量不超过 0.4g；1～9 岁小儿每日 3mg/kg，最大用量不超过 150mg），每日 2 次，疗程 5～7 天。

预案 2：利巴韦林颗粒（片）成人每次 0.3g，口服，每日 3 次，连用 7 天。

预案 3：0.9％氯化钠注射液或 5％葡萄糖　250ml ┃静脉滴注，
利巴韦林　0.5g ┃每日 2 次。

② 清热解毒治疗

预案 1：5％葡萄糖注射液　250ml ┃静脉滴注，每日 1 次。
双黄连注射液　60mg/kg ┃

预案 2：银翘散加减（适用于初期，辛凉解表，疏风泄热解毒）。

连翘 9g，金银花 9g，苦桔梗 6g，薄荷 6g，竹叶 4g，生甘草 5g，荆芥穗 5g，淡豆豉 5g，牛蒡子 9g，芦根 9g，加水煎服，每日 1 剂。治疗期间忌食辛辣刺激性食物。

预案 3：板蓝根冲剂，每次 1 包，每日 3 次（用于邪郁在表的初期）。

预案 4：疹解毒汤加减（适用于中期、极期，以宣肺达邪，凉营透疹解毒）。

金银花 10g，板蓝根 10g，桑白皮 10g，连翘 6g，炒牛蒡子 6g，蝉蜕 6g，薄荷 6g，每日 1 剂，水煎 2 次，分 2 次温水送服；症状重者可每日 2 剂。

预案 5：犀角化毒丸，每次 1 丸，每日 2 次，用于邪毒内盛的中期、极期。

③ 对症治疗。

a. 高热：以物理降温为主，药物降温为辅，同时降低室温。可用50％的安乃近滴鼻。或布洛芬混悬液 4～10ml 口服，可间隔 4～6h 重复用药一次，24h 不超过 4 次。

b. 惊厥。

预案 1：水合氯醛灌肠，成人每次 1～2g，小儿 100mg/岁（每次不超过 1g）。

预案 2：地西泮静脉注射或肌内注射，成人每次 10～20mg，小儿0.1～0.3mg/kg（每次不超过 10mg）。

c. 风疹脑炎：有脑水肿者，可用 20％甘露醇静脉注射（20～30min结束）每次 1～2g/kg，必要时 4～6h 重复一次。

d. 喉痛用复方硼砂液漱口；皮肤瘙痒可用炉甘石洗剂或生油涂拭。

e. 结膜炎用 0.25％氯霉素滴眼液或 10％醋酸磺胺液滴眼数日。

说 明

① 隔离至出疹后 5 天。

② 孕妇在妊娠早期感染风疹病毒，可引起胎儿感染，造成发育迟缓和胎儿畸形，一般应终止妊娠。风疹初愈的育龄妇女 6 个月内做好避孕措施。

③ 注射风疹疫苗是阻断风疹感染的成功方法。

a. 被动免疫。易感者肌内注射免疫球蛋白可被动保护或减轻症状，只是效果不确切，通常不用此法预防。但如易感孕妇接触风疹患者后不愿意或不能做治疗性流产，则应立即肌内注射免疫球蛋白 20～30ml。

b. 主动免疫。国外已采用疫苗预防，效果肯定。注射疫苗后，98％的易感者可获得终身免疫。

④ 利巴韦林用药期间少数病例发生溶血性贫血，故要定期监测血常规、尿常规及网织红细胞计数。孕妇及自身免疫性肝炎患者禁用。

⑤ 金刚烷胺不良反应少，少数患者服用后可有嗜睡、眩晕、抑郁、食欲减退等，亦可出现四肢皮肤青斑、踝部水肿等；老年患者耐受性低，可出现幻觉、谵妄。精神病患者、脑动脉硬化者、哺乳妇女慎用；可致畸胎，孕妇禁用；肾功能不全者酌减剂量。

⑥ 双黄连的不良反应以变态反应最为多见，包括皮疹、过敏性哮喘、热原反应、过敏性休克等；其次为消化系统反应，出现腹部不适、腹胀等，

个别患者还可能产生剧烈头痛。双黄连不良反应大多数在用药中出现，少数为用完药后发生，最常见于用药后 20～30min，且以首次用药发生率高。

（黄敦武 侯 岩）

四、登革病毒感染

登革热与登革出血热均为登革病毒经蚊虫传播的急性传染病。广泛流行于全球热带及亚热带地区。

诊断要点

① 发病前 15 天内有登革热流行区旅居史及蚊叮咬史。

② 出现登革热的主要临床表现，如起病急骤、高热（双峰热），伴有剧烈头痛、肌痛、关节痛，明显乏力、酒醉貌、皮疹、出血倾向、淋巴结肿大。

③ 登革出血热主要临床表现为高热、肝脏肿大、严重的出血及休克，血细胞比容增加≥20％，病情多数危重。

④ 全血分析示白细胞和血小板减少。

⑤ 单份血清登革病毒特异性 IgM 抗体阳性，急性期血清检测出 NS_1 抗原或病毒核酸，或分离出登革病毒或恢复期血清特异性 IgG 抗体阳转或滴度呈 4 倍以上升高，为确诊的主要依据。

治疗方案

（1）登革热

① 一般治疗。

急性期应卧床休息，给予清淡饮食，保证足够能量。

防蚊隔离至退热及症状缓解。

监测神志、生命体征、尿量、血小板、血细胞比容等。

② 对症治疗。

a. 降温

发热时以物理降温为主，头枕冰袋、酒精擦浴、降温毯等，慎用退热药以免引起大量出汗，加重血液浓缩和诱发休克。

对于高热、中毒症状明显的患者在输液中可酌情静脉滴注氢化可的松 100～200mg，或地塞米松 5～10mg，或口服泼尼松 5mg，每日 3 次，疗程一般 2～3 天。

b. 补液。以口服补液为主，对高热、大汗、呕吐不能进食者，应及时给予补液，维持良好的组织器官灌注，防止滥用静脉补液，以免诱导脑水肿的发生。

c. 镇静、止痛。

预案1：地西泮 10mg，肌内注射。

预案2：罗痛定 30～60mg，口服。

d. 脑型病例治疗方案。

预案1：20％甘露醇 250ml，快速静脉滴注，间隔 4～6h 重复给药。

预案2：10％葡萄糖溶液 100ml / 地塞米松 10mg | 静脉滴注，每日 1～2 次。或

10％葡萄糖溶液 100ml / 氢化可的松 200mg | 静脉滴注，每日 1～2 次。

预案3：适用于呼吸抑制者

山梗菜碱（洛贝林），成人每次 3～6mg，小儿每次 0.15～0.2mg/kg，静脉注射。或

可拉明 0.25～0.5g，静脉注射或肌内注射，必要时 1～2h 重复一次，6 个月～1 岁小儿每次 75mg。

预案4：适用于严重呼吸衰竭或呼吸骤停者

人工呼吸机辅助呼吸。

③ 止血治疗。

有出血倾向者可选用安络血、酚磺乙胺（止血敏）、维生素 C 及维生素 K 等药物；对大出血患者应输新鲜全血或血小板、大量静脉滴注维生素 K₁、口服云南白药等；严重消化道出血可口服甲氰咪胍或雷尼替丁及凝血酶。

预案1：0.9％氯化钠溶液 20ml / 酚磺乙胺 1.0g | 静脉注射，每日 1～2 次。

预案2：0.9％氯化钠溶液 20ml / 氨基己酸 4.0g | 静脉注射，每日 1～2 次。

预案3：0.9％氯化钠溶液 20ml / 甲氰咪胍 0.2～0.6g | 静脉注射，每日 2 次。或

0.9％氯化钠溶液 20ml / 雷尼替丁 20～50mg | 静脉滴注，每日 2 次。或

0.9％氯化钠溶液 100ml / 奥美拉唑钠 40mg | 静脉注射，每日 1～2 次。

④ 纠正休克。应尽快进行液体复苏治疗，给予平衡盐等晶体液，渗出严重者补充白蛋白等胶体液。补液原则是先多后少、先快后慢、先盐后糖，同时积极纠正酸碱失衡。液体复苏治疗无法维持血压时，应使用血管活性药物；严重出血引起的休克，应及时输注红细胞悬液或全血等。进行血流动力学监测并指导治疗。

（2）登革出血热

① 以支持疗法为主，注意维持水、电解质平衡。休克病例要快速输液以扩充血容量，并加用血浆或代血浆，但出血不严重者不宜输入全血以免加重血液浓缩。出现 DIC 者可按 DIC 治疗。

② 积极进行止血治疗。

a. 可用各种止血药物，如酚磺乙胺（止血敏）、安络血、云南白药及维生素 C 和维生素 K_1 等。

b. 消化道出血者可用去甲肾上腺素 5～8mg 加入 100ml 生理盐水或凝血酶口服。

c. 严重出血者亦可输入新鲜全血或血小板。

说　明

① 发热时多用物理降温，但出血症状明显的患者，应避免酒精擦浴；解热镇痛药对本病效果不理想，且可诱发 G-6-PD 缺乏患者发生溶血，应谨慎应用。

② 有腹痛者可给予山莨菪碱注射液，成人每次肌内注射 5～10mg，小儿 0.1～0.2mg/kg，每日 1～2 次。

③ 重症登革热的预警指征：高危人群为二次感染患者、伴有基础疾病者、老人或婴幼儿、肥胖或严重营养不良者及孕妇；临床指征为退热后病情恶化、腹部剧痛、持续呕吐、血浆渗漏表现、嗜睡、烦躁、明显出血倾向、肝肿大＞2cm 或少尿；实验室指征为血小板快速下降或血细胞比容升高。

（黄敦武　吴　星）

五、流行性乙型脑炎

诊断要点

① 流行性乙型脑炎（乙脑）是由嗜神经的乙脑病毒所致的中枢神经系统性传染病。

② 经蚊等吸血昆虫传播，流行于夏秋季，多发生于儿童。

③ 临床上以高热、意识障碍、惊厥、呼吸衰竭及脑膜刺激征为特征。

④ 血象中白细胞总数及中性粒细胞常升高。

⑤ 脑脊液检查压力增高，白细胞计数多在（0.5～1.0）×10^9 个/升，早期以中性粒细胞为多，后期以淋巴细胞为主，蛋白增高。

⑥ 血清学检查在早期乙脑病毒抗体检测和乙脑病毒抗原检测阳性，补体结合试验特异性较高。

治疗方案

① 一般治疗。

a. 病室应安静，对患者要尽量避免不必要的刺激。

b. 注意口腔及皮肤的清洁，防止发生褥疮；监测精神、意识、体温、呼吸、脉搏、血压以及瞳孔的变化；意识障碍和抽搐患者加床栏以防坠床，并防止咬舌。

c. 补充足够的营养及维生素，注意水、电解质平衡，重症患者应静脉补液，成人每日 1500～2000ml，小儿每日 50～80ml/kg，酌情补钾，纠正酸中毒，但静脉补液不宜过多，以防止脑水肿，昏迷者可鼻饲，高热期以碳水化合物为主，若高热期长、消耗多、消化功能尚好时，可鼻饲高能量流质食物。

② 高热的治疗。物理降温为主，药物降温为辅，同时降低室温，应用空调降温，使肛温控制在 38℃左右。

a. 物理降温。冰敷额部、枕部和体表大血管部位（腋下、颈部及腹股沟等）。酒精擦浴。冷盐水灌肠。有条件的可使用降温毯。

b. 药物降温。

预案 1： 吲哚美辛（消炎痛）12.5～25mg，口服，每 4～6h 一次。或布洛芬混悬液 4～10ml，口服，间隔 4～6h 可重复用药，24h 不超过 4 次。

预案 2： 柴胡注射液 4ml，肌内注射。

预案 3： 牛黄清心丸 1～2 丸，口服，每日 2 次，小儿酌减。

预案 4： 安宫牛黄丸 1～2 丸，口服，每日 2～3 次，小儿酌减。

预案 5： 幼儿或年老体弱者可用安乃近滴鼻，以防用过量退热药物致大量出汗而引起虚脱。

c. 高热伴抽搐者可用亚冬眠疗法。

预案： 以氯丙嗪和异丙嗪每次各 0.5～1mg/kg，肌内注射（若患者呼吸情况欠佳，可用乙酰普马嗪代替氯丙嗪，剂量为每次 $0.3\sim0.5mg/kg$），每 $4\sim6h$ 一次，配合物理降温。用药过程要注意呼吸道通畅。

③ 惊厥或抽搐的治疗。

处理包括去除病因及镇痛、止痉。

a. 脑水肿所致者以脱水为主。

预案 1：20% 甘露醇 250ml，快速静脉滴注或静脉注射（$20\sim30min$ 内滴完），每次 $1\sim2g/kg$，每 $4\sim6h$ 一次。有脑疝者可增至 $2\sim3g/kg$。

同时可合用肾上腺皮质激素、呋塞米、50% 高渗葡萄糖溶液，以降低血管通透性，防止脑水肿在脱水剂用后的反跳。

预案 2：25% 山梨醇 250ml，快速静脉滴注或静脉注射（$20\sim30min$ 内滴完），每次 $1\sim2g/kg$，每 $4\sim6h$ 一次。有脑疝者可增至 $2\sim3g/kg$。

预案 3：氢化可的松 $5\sim10mg/(kg \cdot d)$ 或地塞米松 $10\sim20mg/d$（儿童酌量）加入生理盐水或葡萄糖溶液中静脉滴注。

预案 4：呋塞米 $20\sim40mg$，静脉注射。

预案 5：50% 高渗葡萄糖溶液 $40\sim60ml$，静脉注射。

b. 因呼吸道分泌物堵塞致脑细胞缺氧者，应以吸痰、给氧为主，保持呼吸道通畅，必要时行气管切开，加压呼吸。

c. 因高热所致者则以降温为主。

d. 因脑实质病变引起的抽搐，可使用镇静止痉剂。

预案 1：首选地西泮，成人每次 $10\sim20mg$，小儿每次 $0.1\sim0.3mg/kg$（每次不超过 10mg），肌内注射或缓慢静脉注射。

预案 2：水合氯醛鼻饲或灌肠，成人每次 $1\sim2g$，小儿每次每岁 100mg（每次不超过 1g）。

预案 3：必要时可选用阿米妥钠（异戊巴比妥钠），成人每次 $0.2\sim0.5g$，小儿每次 $5\sim10mg/kg$，用 10% 葡萄糖溶液稀释后缓慢静脉注射，惊止即停注。同时注意观察呼吸频率，如频率减慢或暂停则立即停止注射。该药作用快而强，排泄亦快，但有抑制呼吸中枢的副作用，故慎用。

预案 4：也可用亚冬眠疗法（用法见前述）。

预案 5：肌内注射苯巴比妥钠可用于预防抽搐，成人每次 $0.1\sim0.2g$，小儿每次 $5\sim8mg/kg$，但有蓄积作用，不宜久用。

e. 低血钙引起的抽搐应及时补充钙剂。

10%葡萄糖溶液　20ml
10%葡萄糖酸钙　10ml ｜缓慢静脉注射，必要时重复运用。

f. 由脑性低血钠引起的抽搐可用 3%氯化钠溶液静脉注射。

成人 3%氯化钠溶液 100～250ml（儿童 6ml/kg）静脉滴注，必要时 4～6h 重复一次。

④ 呼吸衰竭的治疗。

a. 呼吸道分泌物堵塞所致者，采用吸痰和加强翻身引流等，若痰液黏稠可雾化吸入 α-糜蛋白酶。

α-糜蛋白酶　5mg（小儿 0.1mg/kg）
生理盐水　10ml ｜雾化吸入。

伴有支气管痉挛者可用 0.25%～0.5%异丙肾上腺素雾化吸入。并适当用抗菌药物防治细菌感染等。

b. 由脑水肿所致者运用脱水剂治疗。

c. 气管插管。

d. 气管切开。

e. 中枢性呼吸衰竭有呼吸表浅、节律不整或发绀时，可用呼吸兴奋剂。

预案 1：首选山梗菜碱（洛贝林），成人每次 3～6mg，小儿每次 0.15～0.2mg/kg，静脉注射或静脉滴注。

预案 2：亦可用尼可刹米 0.375g（小儿每次 10mg/kg），静脉注射或静脉滴注。亦可交替使用。

f. 若缺氧较明显时，可经鼻导管使用高频呼吸器治疗（送氧压力 0.4～0.8kg/cm²，频率 80～120 次/分），临床和动物试验证明能明显改善缺氧。

g. 改善微循环，减轻脑水肿，可用血管扩张剂，能活跃微循环，并有兴奋呼吸中枢和解痉作用。

预案 1：东莨菪碱，成人每次 0.3～0.5mg，小儿每次 0.02～0.03mg/kg，稀释于葡萄糖液溶液中，静脉注射或静脉滴注，15～30min 重复使用，连用 1～5 天。

10%葡萄糖溶液　20ml
东莨菪碱　0.5mg ｜静脉注射。

预案 2：山莨菪碱，成人每次 20mg，小儿每次 0.5～1mg/kg，稀释后静脉注射，每 15～30min 一次，至病情稳定。

10%葡萄糖溶液 20ml
山莨菪碱 20mg（小儿 0.5～1mg/kg） } 静脉注射。

⑤ 恢复期及后遗症的处理。

a. 药物治疗。

28.75%谷氨酸钠注射液、谷氨酸片、烟酸等促进血管神经功能恢复。兴奋不安者可用地西泮、氯氮䓬（利眠宁）或氯丙嗪。

有震颤或肌张力高者，可用盐酸苯海索（安坦）、东莨菪碱或左旋多巴，亦可使用盐酸金刚烷胺。

预案 1：盐酸苯海索（安坦）4～6mg/d，分 2～3 次口服。

预案 2：左旋多巴 开始时 0.25～0.5g/d，每服 2～4 天增加 0.125～0.5g。维持量 3～6g/d，分 4～6 次服，连续用药 2～3 周后见效。

左旋多巴在剂量递增过程中，如出现恶心等，应停止增量，待症状消失后再增量。

预案 3：盐酸金刚烷胺，成人每次 0.1g，口服，早晚各 1 次，最大剂量每日 400mg。小儿用量酌减，可连用 3～5 天，最多 10 天。1～9 岁小儿每日 3mg/kg，最大用量不超过 150mg/d。

预案 4：东莨菪碱 0.2～0.6mg，口服，每日 2～3 次；或 0.2～0.5mg，皮下注射，每日 2 次。

预案 5：适用于肌张力低者。

新斯的明 0.25～1.0mg，皮下注射或肌内注射，每日 1～3 次；极量每次 1mg，每日 5mg。

b. 超声波疗法。应用超声波机每天治疗 15～20min，双侧交替，疗程 2 周，休息 3 天，可反复数疗程，据报道亦有一定疗效。

c. 功能锻炼。

⑥ 其他治疗。

a. 中药治疗。常用中成药有安宫牛黄丸，成人 1 丸，儿童酌减，每日 2 次，鼻饲，疗程 7～10 天。

b. 改善脑细胞代谢。

能量合剂、细胞色素 C、辅酶 A、三磷酸腺苷等药物有助脑组织代谢，可酌情应用。

预案 1：5%葡萄糖溶液 500ml
能量合剂 1～2 支 } 每日 1～2 次，缓慢静脉滴注。

预案 2：10％葡萄糖溶液　250ml ｜ 每日 1 次，静脉滴注。
胞二磷胆碱　0.5g ｜

说　明

① 乙脑病情重，变化快，高热、抽搐、呼吸衰竭是本病的三个重要症状，可互相因果，形成恶性循环，因此必须及时发现，抓住主要矛盾以利康复。

② 应用脱水疗法注意水与电解质平衡。

③ 糖皮质激素多用于中重型患者，有抗炎、减轻脑水肿、解毒、退热等作用。

④ 气管插管指征为突发呼吸衰竭或呼吸突停，来不及做气管切开或上呼吸道梗阻可望 2～3 天内解除者。

⑤ 气管切开指征为呼吸道阻塞短期内无法解除，或需用人工呼吸通气者。如脑干型呼吸衰竭或呼吸肌麻痹；深昏迷者经一般吸痰、雾化吸入等不能改善通气状态者；假性球麻痹，吞咽功能不全，唾液不能排出者；年老体弱者，有心血管功能不全，病情发展快，或有肺不张缺氧时，应适当放宽气管切开的指征。

（黄敦武　许　春）

六、狂犬病

狂犬病又称恐水症，为狂犬病病毒引起的一种人畜共患的中枢神经系统急性传染病。

诊断要点

临床表现为特有的狂躁、恐惧不安、怕风、恐水、流涎和咽肌痉挛，终至发生瘫痪而危及生命。多见于狗、狼、猫等动物。人多因被病兽咬伤而感染。

治疗方案

① 伤口处理

预案 1：20％的肥皂水或 0.1％的苯扎溴铵反复冲洗伤口至少半小时，冲洗后用 70％酒精擦洗或浓碘酒反复涂搽，伤口情况允许时，应当尽量避免缝合或包扎。

预案 2：伤口较大或者面部重伤影响面容或者功能时，确需缝合的，在完成清创消毒后，应当先用抗狂犬病血清或者人狂犬病免疫球蛋白做伤口周围的浸润注射，使抗体浸润到组织中，以中和病毒。数小时后（不少于2h）再行缝合和包扎；伤口深而大者应当放置引流条，以利于伤口污染物及分泌物的排出。

预案3： 波及眼内的伤口处理时，要用无菌生理盐水冲洗，一般不用任何消毒剂。

预案4： 口腔的伤口处理在口腔专业医师协助下完成，冲洗时注意保持头低位，以免冲洗液流入咽喉部而造成窒息。

预案5： 外生殖器或肛门部黏膜伤口处理、冲洗方法同皮肤，注意冲洗方向应当向外，避免污染深部黏膜。

以上特殊部位伤口较大时采用一期缝合（在手术后或者创伤后的允许时间内立即缝合创口），以便功能恢复。

② 预防接种。

首次暴露后狂犬病疫苗接种越早越好。

预案1： 狂犬病疫苗2ml，肌内注射，于咬伤当日、第3天、第7天、第14天、第28天共接种5次。

预案2： 如咬伤严重可接种10次，从咬伤当日至第6天每日1次，随后于10天、第14天、第30天、第90天各注射一次。

预案3： 抗狂犬病免疫血清40IU/kg，一半在伤口及周围行局部浸润注射（皮下和肌内），另一半做臀部肌内注射。人狂犬病免疫球蛋白剂量为（20IU/kg）。

③ 发病后治疗。

a. 狂躁、抽搐应用镇静剂。

预案1： 地西泮，成人10mg，儿童0.2mg/kg，肌内注射或静脉注射。

预案2： 10％水合氯醛，成人10ml，儿童1ml/岁，但不超过10ml口服。

预案3： 水合氯醛，多用灌肠法给药，将10％水合氯醛溶液15~20ml稀释1~2倍后一次灌入。

b. 纠正酸中毒。

预案： 5％碳酸氢钠250ml，静脉滴注。

c. 脑水肿时。

预案： 20％甘露醇250ml，快速静脉滴注。

d. 纠正水、电解质紊乱。

生理盐水 500ml
5％葡萄糖溶液 250ml
10％氯化钾 20ml

静脉滴注（如电解质失衡可根据情况加入此液体中）。

e. 如有缺氧症状

可间歇正压输氧，出现呼吸困难或分泌物阻塞气道时，及早行气管切开。

f. 有心动过速、心律失常、血压升高时可应用 β-受体阻滞剂或强心剂。

说　明

① 单间隔离患者，避免不必要的刺激。医护人员最好是经过免疫接种者，并且应戴口罩和手套，按照标准预防措施进行防护，以防感染，病人的分泌物和排泄物须严格消毒。

② 加强监护。患者常于出现症状后3～10天内死亡。致死原因主要为肺气体交换障碍、肺部继发感染、心肌损害及循环衰竭。因此，必须对呼吸、循环系统并发症加强监护。

③ 接种狂犬病疫苗应当按时完成全程免疫，当某一针次出现延迟1天或者数天注射，其后续针次接种时间按延迟后的原免疫程序间隔时间相应顺延。

④ 应使用同一品牌狂犬病疫苗完成全程接种。原则上就诊者不得携带狂犬病疫苗至异地注射。

⑤ 暴露后无狂犬病疫苗接种禁忌证均应全程接种。少数人接种后出现局部红肿、硬结等，一般不需做特殊处理。极个别人的反应可能较重，应当及时就诊。发现接种者对正在使用的狂犬病疫苗有严重不良反应时，可更换另一种狂犬病疫苗继续原有程序。

（黄敦武　姜　阳）

七、流行性感冒

诊断要点

在流行季节短时间有一定数量的患者突然起病，有高热、寒战、头痛、肌痛、全身不适症状，而上呼吸道卡他症状不明显。少数患者可有腹泻、水样便。

治疗方案

目前尚无确切特效抗病毒药物，治疗上常给予清热解毒对症治疗。

预案 1：金刚烷胺，9 岁以上及成人 100mg，口服，每日 2 次，疗程 5 天。1～9 岁儿童 4mg/(kg·d)，分 2 次口服，最大剂量不超过 150mg，抗病毒药物可能有效。

预案 2：

5％葡萄糖注射液　　250ml	每日 1 次，静脉滴注。
双黄连注射液　　60mg/kg	

预案 3：银翘散。连翘 9g，金银花 9g，苦桔梗 6g，薄荷 6g，竹叶 4g，生甘草 5g，荆芥穗 5g，淡豆豉 5g，牛蒡子 5g，芦根 9g，加减水煎服，每日 1 剂。

预案 4：如果鼻塞较重，给予 0.5％～1％的盐酸麻黄素液滴鼻，每次 1～2 滴。

预案 5：磷酸奥司他韦 75mg，口服，每日 2 次。

说　明

① 如果并发细菌性感染首选青霉素或大环内酯类药物。

② 接种疫苗是预防流感的基本措施，每年秋季注射一次。不宜接种人群：对卵清蛋白、多黏菌素和新霉素过敏者；过敏体质者；妊娠前 3 个月或习惯性流产的孕妇；年龄小于 6 个月的幼儿；急性发热患者；精神病患者；慢性病发作期患者；有格林-巴利综合征病史者。

③ 金刚烷胺的常见副作用主要有胃肠道反应，主要表现为恶心和呕吐。这些副作用一般较轻，停药后大多可迅速消失。可致畸胎，孕妇禁用；肾功能不全者酌减剂量。

④ 盐酸麻黄素连续用药不得超过 1 周，因长期用药会引起药物性鼻炎，使鼻甲肥厚。

⑤ 如并发流感病毒性肺炎，应及早加强治疗，酌情输液、吸氧，甚至正压间歇吸氧，防治心力衰竭，酌情应用抗生素，防治继发细菌感染。

（黄敦武　侯　岩）

八、甲型 H_1N_1 流感

甲型 H_1N_1 流感为一种新型呼吸道传染病，其病原为新甲型 H_1N_1 流感病毒株，病毒基因中包含有猪流感、禽流感和人流感三种流感病毒的基因片段。对此种疾病仍在进一步观察和研究中。

甲型 H_1N_1 流感患者为主要传染源，无症状感染者也有一定的传染性，主要通过飞沫经呼吸道传播，人群普遍易感，易成为重症病例的高危人群包括妊娠期妇女、慢性全身系统疾病患者、19 岁以下长期服用阿司匹林者、肥胖者、年龄 5 岁以下的儿童和年龄 65 岁以上的老年人。

诊断要点

（1）疑似病例　符合下列情况之一即可诊断为疑似病例。

① 发病前 7 天内与传染期甲型 H_1N_1 流感确诊病例有密切接触，并出现流感样临床表现。

② 出现流感样临床表现，甲型流感病毒检测阳性，尚未进一步检测病毒亚型。

对上述两种情况，在条件允许的情况下，可安排甲型 H_1N_1 流感病原学检查。

（2）临床诊断病例　同一起甲型 H_1N_1 流感暴发疫情中，未经实验室确诊的流感样症状病例，在排除其他致流感样症状疾病时，可诊断为临床诊断病例。

在条件允许的情况下，临床诊断病例可安排病原学检查。

（3）确诊病例　出现流感样临床表现，同时有以下一种或几种实验室检测结果。

① 甲型 H_1N_1 流感病毒核酸检测阳性。

② 分离到甲型 H_1N_1 流感病毒。

③ 双份血清甲型 H_1N_1 流感病毒的特异性抗体水平呈 4 倍或 4 倍以上升高。

（4）重症与危重病例

① 出现以下情况之一者为重症病例。

a. 持续高热超过 3 天。伴有剧烈咳嗽，咳脓痰、血痰，或胸痛。

b. 呼吸频率快，呼吸困难，口唇发绀。

c. 神志改变：反应迟钝、嗜睡、躁动、惊厥。

d. 严重呕吐、腹泻，出现脱水表现。

e. 影像学检查有肺炎征象，合并肺炎的患者。

f. 原有基础疾病明显加重。

② 出现以下情况之一者为危重病例。

a. 呼吸衰竭。

b. 感染中毒性休克。

c. 多脏器功能不全。

d. 出现其他需进行监护治疗的严重临床情况。

治疗方案

① 一般治疗

休息，多饮水，密切观察病情变化，对高热病例可给予退热治疗（18 岁以下患者避免应用阿司匹林）。

② 抗病毒治疗（首选神经氨酸酶抑制剂）。

预案 1：奥司他韦，成人 75mg，口服，每日 2 次，疗程 5 天；危重病例或重症病例剂量可酌情加至 150mg，口服，每日 2 次；病情迁延病例，可适当延长用药时间。

1 岁及以上的儿童患者应根据体重给药，体重不足 15kg 的患儿，给予 30mg，口服，每日 2 次；体重 15~23kg 的患儿，给予 45mg，口服，每日 2 次；体重 23~40kg 的患儿，给予 60mg，口服，每日 2 次；体重大于 40kg 的患儿，给予 75mg，口服，每日 2 次。

预案 2：扎那米韦，用于成人及 7 岁以上的儿童。成人用量为 10mg，吸入，每日 2 次，疗程为 5 天。7 岁及以上儿童用法同成人。

③ 重症病例和危重病例的治疗。

可以考虑使用甲型 H_1N_1 流感近期康复者恢复期血浆或疫苗接种者免疫血浆进行治疗。一般成人 100~200ml，儿童酌情减量输入。宜早期使用，必要时可重复使用。

④ 对症治疗。

a. 如出现低氧血症或呼吸衰竭，应及时给予相应的治疗措施，包括氧疗或机械通气等。

b. 合并休克时给予相应抗休克治疗。

c. 出现其他脏器功能损害时，给予相应支持治疗。

d. 出现继发感染时，给予相应抗感染治疗。

e. 18 岁以下患者避免应用阿司匹林类药物退热。

f. 妊娠期甲型 H_1N_1 流感危重病例，应结合患者的病情严重程度、并发症和合并症发生情况、妊娠周数及患者和家属的意愿等因素，考虑终止妊娠的时机和方式。

说 明

① 密切接触是指在未采取有效防护的情况下，诊治、照看传染期甲型 H_1N_1 流感患者；与患者共同生活；接触过患者的呼吸道分泌物、体液等。

② 对于发病时即病情严重、发病后病情呈动态恶化的病例以及感染甲型 H_1N_1 流感的高危人群应及时给予神经氨酸酶抑制剂进行抗病毒治疗。开始给药时间应尽可能在发病 48h 以内（以 36h 以内为最佳）。对于较易成为重症病例的高危人群，一旦出现流感样症状，不一定等待病毒核酸检测结果，即可开始抗病毒治疗。

③ 孕妇在出现流感样症状之后，宜尽早给予神经氨酸酶抑制剂治疗。避免使用妊娠禁忌药，治病与安胎并举，以防流产。

（黄敦武 吴 星）

九、人感染 H_7N_9 禽流感

人感染 H_7N_9 禽流感是由 H_7N_9 禽流感病毒引起的急性呼吸道传染病，其中重症肺炎病例常可合并急性呼吸窘迫综合征、感染性休克，甚至多器官功能衰竭。临床表现为流感样症状，如发热、咳嗽、少痰，可伴有头痛、肌肉酸痛、腹泻等全身症状。重症患者发展迅速，出现重症肺炎，体温 39℃ 以上，可伴呼吸困难、咳血痰。

诊断要点

① 发病前 1 周内接触禽类及其分泌物、排泄物或者到过活禽市场，或者与人感染 H_7N_9 禽流感病例有流行病学联系。

② 疑似病例：符合上述临床表现，甲型流感病毒抗原阳性，或有流行病学史。

③ 确诊病例：符合上述临床表现，或有流行病学接触史，并且在呼吸道分泌物标本中分离出病毒；或病毒核酸检测阳性；或双份血清特异性抗体水平呈 4 倍或以上升高。

④ 重症病例：符合下列任何一条标准，即可诊断。

a. X 线片显示为多叶病变或 48h 内病灶进展＞50％。

b. 呼吸困难，呼吸频率＞24 次/分。

c. 严重低氧血症，吸氧流量在 3～5L/min 条件下，患者 SpO_2≤92％。

d. 出现休克、ARDS 或多器官功能障碍综合征（MODS）。

⑤ 血常规白细胞总数一般不高或降低。重症患者多有白细胞总数

及淋巴细胞减少，可有血小板降低。血生化检查多有肌酸激酶（CK）、乳酸脱氢酶（LDH）、天冬氨酸氨基转移酶（AST）、丙氨酸氨基转移酶（ALT）、C反应蛋白（CRP）升高，肌红蛋白（Mb）可升高。

治疗方案

① 隔离治疗。对疑似病例和确诊病例应尽早隔离治疗。

② 对症治疗。

a. 吸氧，采用鼻导管、开放面罩及储氧面罩进行氧疗。

b. 发热者进行物理降温，或应用解热药物。

c. 止咳祛痰，给予复方甘草片、盐酸氨溴索、乙酰半胱氨酸、可待因等药物。

③ 抗病毒治疗。先留取呼吸道标本，应尽早应用，尽量在发病48h内使用。

预案1：奥司他韦。成人75mg每日2次，疗程5~7天，重症病例剂量可加倍，疗程可延长一倍以上。儿童体重不足15kg者，给予30mg，每日2次；体重15~23kg者，给予45mg，每日2次；体重23~40kg者，给予60mg，每日2次；体重大于40kg者，给予75mg，每日2次。对于吞咽胶囊有困难的儿童，可选用奥司他韦混悬液。

预案2：帕拉米韦。重症病例或无法口服者可用帕拉米韦氯化钠注射液，成人300~600mg，静脉滴注，每日1次，用1~5天，重症病例疗程可适当延长。

预案3：扎那米韦。成人及7岁以上青少年每日2次，间隔12h，每次10mg（分2次吸入）。

④ 加强支持治疗和预防并发症。注意休息、多饮水、增加营养，给予易消化的饮食，维持水、电解质平衡。监测并预防并发症。抗菌药物应在明确继发细菌感染时或有充分证据提示继发细菌感染时使用。

说　明

① 早发现、早报告、早诊断、早治疗，加强重症病例救治，注意中西医并重，是有效防控、提高治愈率、降低病死率的关键。

② 抗病毒治疗前，先留取呼吸道标本，应尽早应用，尽量在发病48h内使用。

（黄敦武）

十、传染性非典型肺炎

传染性非典型性肺炎，又称严重急性呼吸综合征（SARS），是一种因感染 SARS 相关冠状病毒而导致的以发热、乏力、头痛、肌肉关节酸痛等全身表现以及干咳、胸闷、呼吸困难为主要症状的一种新的呼吸道传染病，严重者出现快速进展的呼吸系统衰竭。主要特点是极强的传染性、人群普遍易感、病情快速进展、预后较差和危害大。

诊断要点

① 疑似病例：对于缺乏明确流行病学依据，但具备其他 SARS 支持证据者，可以作为疑似病例，需进一步进行流行病学追访，并安排病原学检查以求印证。

对于有流行病学依据，有临床症状，但尚无肺部 X 线影像学变化者，也应作为疑似病例。对此类病例，需动态复查 X 线胸片或胸部 CT，一旦肺部病变出现，在排除其他疾病的前提下，可以作出临床诊断。

② 临床诊断：对于有 SARS 流行病学依据，有症状，有肺部 X 线影像学改变，并能排除其他疾病诊断者，可以作出 SARS 临床诊断。

③ 确定诊断：在临床诊断的基础上，若分泌物 SARS-CoV RNA 检测阳性，或血清 SARS-CoV 抗体阳转，或抗体滴度 4 倍及以上增高，则可作出确定诊断。

④ 重症 SARS 的诊断标准。具备以下三项之中的任何一项，均可以诊断为重症 SARS。

a. 呼吸困难，成人休息状态下呼吸频率≥30 次/分，且伴有下列两种情况之一：胸片显示多叶病变或病灶总面积在正位胸片上占双肺总面积的 1/3 以上；或病情进展，48h 内病灶面积增大超过 50％且在正位胸片上占双肺总面积的 1/4 以上。

b. 出现明显的低氧血症，氧合指数低于 300mmHg。

c. 出现休克或多器官功能障碍综合征（MORS）。

治疗方案

① 一般治疗与病情监测。卧床休息，注意维持水、电解质平衡，避免用力和剧烈咳嗽。密切观察病情变化（不少患者在发病后的 2～3 周内都可能属于进展期）。定时或持续监测脉搏、体温、呼吸频率、血氧饱和度或动脉血气分析。定期复查血常规、尿常规、血电解质、肝肾

功能、心肌酶谱、T淋巴细胞亚群（有条件时）和X线胸片等。

② 氧疗。

a. 一般早期给予持续鼻导管或鼻塞吸氧（吸氧浓度一般为1～3L/min）。可选鼻罩CPAP（面罩和PEEP＋PSV）。应用指征：呼吸次数＞30次/分；吸氧，3～5L/min，SaO₂＜93％；有明显的胸闷和呼吸困难。应用注意事项：适当的鼻面罩；持续应用（包括睡眠时间），间歇＜30min，直到病情缓解。

b. 有创机械通气指征（符合下列3个条件者）：严重呼吸困难；低氧血症（吸氧5L/min条件下SaO₂＜90％或氧合指数＜200mmHg）；经过无创正压通气治疗无改善，或者不能耐受无创正压通气。

③ 对症治疗。发热＞38.5℃，或全身酸痛明显者，可使用解热镇痛药。高热者给予冰敷、酒精擦浴、降温毯等物理降温措施。儿童禁用水杨酸类解热镇痛药；咳嗽、咳痰者可给予镇咳、祛痰药；有心、肝、肾等器官功能损害者，应采取相应治疗；腹泻患者应注意补液及纠正水、电解质失衡。

④ 糖皮质激素。

预案： 成人推荐剂量相当于甲泼尼龙80～320mg/d，静脉给药。当临床表现改善或胸片显示肺内阴影有所吸收时，逐渐减量停用。一般3～5天减量1/3，通常静脉给药1～2周后可改为口服泼尼松或泼尼松龙。一般不超过4周。

⑤ 抗病毒治疗。

预案： 利托那韦600mg，口服，每日2次。

儿童患者利托那韦400mg/m²，每日2次，口服，不应超过600mg，每日2次。

⑥ 免疫治疗。

预案： 胸腺肽 α₁，1.6mg加入1ml注射用水，皮下注射，每周2次。

干扰素、静脉用丙种球蛋白等不推荐常规使用。SARS恢复期血清的临床疗效尚未被证实，对诊断明确的高危患者，可在严密观察下试用。

⑦ 抗菌药物的使用。

用于对疑似患者的试验治疗，以帮助鉴别诊断；或用于治疗和控制继发细菌、真菌感染。

⑧ 心理治疗。

减少患者担心院内交叉感染的压力；加强关心与解释，引导患者加深对本病的自限性和可治愈的认识。

说 明

① 本病为传染性极强的呼吸道传染病，一旦发现，应做好个人防护，并且及时向当地疾病预防控制机构报告。

② 密切接触指治疗或护理、探视患者，与病患共同生活，以及通过其他方式直接接触患者的呼吸道分泌物、体液和排泄物。

③ 流行病学依据指下列情况之一。

a. 发病前 14 天内曾经接触过疑似或临床诊断或实验室确诊 SARS 病例，尤其是密切接触。

b. 病患有明确传染他人，尤其是传染多人被诊断为疑似或临床或实验室确诊 SARS 病例。

c. 发病前 14 天内有与果子狸或相关动物的接触史。

d. 从事 SARS—CoV 检测、科研的相关实验室工作人员。

e. 发病前 2 周内居住在或曾到过 SARS 流行的区域。

④ 临床表现。

a. 早期为病初的 1～7 天。起病急，以发热为首发症状，体温一般大于 38℃，伴有头痛、关节肌肉酸痛、乏力等症状，部分患者可有干咳、胸痛、腹泻等症状；肺部体征多不明显，部分患者可闻及少许湿啰音。X 线胸片可见肺部阴影。

b. 进展期发生在病程的 8～14 天，发热及感染中毒症状持续存在，肺部病变进行性加重，表现为胸闷、气促、呼吸困难，尤其在活动后明显。X 线胸片检查肺部阴影发展迅速，且常为多叶病变。少数患者出现 ARDS 而危及生命。

⑤ 糖皮质激素的应用指征为有严重中毒症状；高热 3 天不退；48h 内肺部阴影进展超过 50%，有急性肺损伤或出现 ARDS。大剂量应用时间不宜过长。具体剂量及疗程根据病情来调整，待病情缓解或胸片上阴影有所吸收后逐渐减量停用。

（黄敦武　侯　岩）

十一、副黏病毒感染

（一）流行性腮腺炎

流行性腮腺炎（流腮）是腮腺炎病毒引起的急性呼吸道传染病。主要发生于儿童和青少年，除侵犯腮腺外还能引起脑膜炎、脑膜脑炎、睾丸炎、卵巢炎和胰腺炎。

诊断要点

① 发热。

② 以耳垂为中心的腮腺非化脓性炎性肿大，结合流行病情况和发病前 2～3 周有流腮病例接触史即可诊断。

③ 脑膜炎常有头痛、嗜睡和脑膜刺激征。

④ 脑膜脑炎常有高热、谵语、抽搐、昏迷，重症者可致死亡。

⑤ 睾丸炎常见于腮腺肿大消退时再次出现发热，多数伴单侧睾丸肿大。

⑥ 卵巢炎多见于育龄女性，可有下腹痛。

⑦ 胰腺炎可有恶心、呕吐、中/上腹痛和压痛，脂肪酶检测具有诊断特异性。

治疗方案

预案 1：10％葡萄糖溶液　250ml ｜ 静脉滴注，每日 1 次，
利巴韦林（病毒唑）1.0g ｜ 疗程 5～7 天。

预案 2：10％葡萄糖溶液　250ml ｜
喜炎平　10ml ｜ 静脉滴注，每日 1 次。

预案 3：10 ％葡萄糖溶液　250ml ｜
清开灵　20～40ml ｜ 静脉滴注，每日 1 次。

预案 4：0.9％氯化钠溶液　250ml ｜
穿琥宁　200mg ｜ 静脉滴注，每日 1～2 次。

说　明

① 发病早期可试用利巴韦林每日 1g，儿童 15mg/kg，静脉滴注，疗程 5～7 天；也可试用干扰素。

② 流行性腮腺炎合并脑膜炎或脑膜脑炎有颅内高压者用 20％甘露醇 200ml 快速静脉滴注，每日 2～4 次；重症也可应用肾上腺皮质激素，如地塞米松 5～10mg/d 或泼尼松 30mg/d，连用 3～5 天。

③ 合并胰腺炎者可应用抑肽酶 112U，静脉滴注，每天 2 次；或选择生长抑素，如奥曲肽 25～50μg/h，静脉滴注维持；或生长抑素 250μg/h，连续 72～120h，静脉滴注维持。

④ 合并睾丸炎者可应用己烯雌酚（乙底酚）1mg，口服，每天 3 次，睾丸用棉花或丁字带托起。

⑤ 头痛和腮腺痛可应用止痛药。

⑥ 可用紫金锭、如意金黄散、青黛散等任选一种，用食醋调成糊状，每日 1～2 次腮腺局部涂敷。

⑦ 氦氖激光局部照射，能减轻局部肿胀，并可缩短肿胀时间。

⑧ 穿琥宁静脉滴注时每次不得超过 400mg；用药过程应定期检查血象，发现血小板减少应及时停药，并给予相应处理；对本品过敏者禁用。

（二）麻疹

麻疹是由麻疹病毒引起的急性呼吸道传染病。传染性甚强，易感者接触麻疹病人后 90％患病，可引起肺炎、喉炎和脑炎等严重并发症。

诊断要点

① 冬春季节流行，10～14 天内有麻疹患者接触史。

② 发热伴有上呼吸道卡他症状，眼结合膜充血、畏光、口腔两侧颊黏膜可见麻疹黏膜斑，在发热 3～4 天出现皮肤充血性斑丘疹。

③ 血清麻疹特异性 IgM 抗体阳性，即可确诊。

④ 并发症有支气管肺炎、喉炎、心肌炎、麻疹脑炎；远期可并发亚急性硬化性全脑炎。

治疗方案

①一般治疗。卧床休息，保持室内安静、通风，温度、湿度适宜，眼、鼻、口腔保持清洁，鼓励多饮水，给易消化和营养丰富的饮食。

② 对症治疗。

预案 1：10％葡萄糖溶液　250ml ┃静脉滴注，每日 1 次；
　　　　　喜炎平　10ml 　　　　　┃疗程 7～10 天。

预案 2：静脉用丙种球蛋白 2.5～5g/d，静脉滴注。

③ 中医中药治疗。

预案 1：桑菊饮（适用于麻疹前驱期）。桑叶 9g，菊花 9g，连翘 9g，薄荷 5g，桔梗 9g，甘草 5g，芦根 12g。每日 1 剂，水煎，分 2 次服。

预案 2：沙参麦冬汤加减（适用于麻疹恢复期）。沙参 10g，麦冬 10g，生地黄 10g，天花粉 10g，竹叶 10g，知母 10g，生扁豆 10g，桑叶 5g，牡丹皮 5g，甘草 5g。每日 1 剂。水煎，分 2 次服。

预案 3：五粒回春丹（适用于麻疹前驱期）。3 岁以上每次 5 粒（3 岁以下酌减），每日 2 次，芦根水或温开水送服。避风寒，忌生冷油腻食物。

预案 4：复方大青叶合剂（适用于出疹期）。每次 10～15ml，口服，每日 2～3 次。儿童酌减。

④ 并发症的治疗。

a. 支气管肺炎

预案 1：首选青霉素 G（3～5）×10⁴U/kg（以体重计），静脉滴注，过敏者可用红霉素。疗程为体温正常后 5～7 天。

预案 2：高热中毒症状重者可用氢化可的松 5～10mg/kg，静脉滴注，2～3 天好转后停用。

b. 心肌炎：心衰者及早应用毒毛花苷 K 0.007mg/kg，加入 50％葡萄糖溶液 20ml 中静脉注射（注射时间大于 5min），每 6～8h 给药一次。

c. 喉炎。

预案 1：使用抗生素及激素，剂量同支气管炎。

预案 2：雾化吸入抗炎、排痰

0.9％氯化钠溶液　50ml
庆大霉素　4～8×10⁴U ｝ 雾化吸入，每日 2 次。
糜蛋白酶　5mg
地塞米松　5～10mg

预案 3：氧气吸入，喉梗阻严重者及早气管切开。

d. 脑炎。20％甘露醇 250～500ml，加压快速静脉滴注防治脑水肿。如有休克可用林格液及人血白蛋白、血浆适量扩容。

说　明

① 高热时可酌情应用小量退热剂以防急剧退热至虚脱。

② 烦躁不安可用镇静剂。

③ 有维生素缺乏者可用相应的维生素，有角膜干燥或浑浊者应肌内注射维生素 A。

（黄敦武　崔　莉）

十二、流行性出血热

肾综合征出血热在我国称为流行性出血热，是由汉坦病毒引起的以鼠类为主要传染源的自然疫源性疾病，临床上以急性起病、发热、充血、出血、低血压和肾脏损害为特征。非典型病例易误诊。

诊断要点

① 初步诊断依据包括：流行病学资料；临床特征（发热，全身酸痛及三痛"头痛、眼眶痛、腰痛"，三红"面红、颈红、胸肩部红"，出血点分布特点）；短时间内大量蛋白尿，尿中可见膜状物，典型五期经过等；早期出现异形淋巴细胞与血小板减少。

② 进一步确定诊断可做特异性血清学检查。

治疗方案

由于每期表现不同，具体治疗方案也不同，总的治疗原则为"三早一就"，即早发现、早休息、早治疗和就近治疗。同时要把好"四关"，即休克、出血、肾功能衰竭与继发感染。

（1）发热期

① 对症治疗。

a. 早期卧床休息，进食高能量、高维生素的半流食。

b. 消化道症状严重者，可静脉补液，一般每日补液 2500～3000ml，维持尿量在 1500ml 左右。输液种类为 10％葡萄糖溶液、平衡盐液，可加用极化液和能量合剂。

c. 当尿量剧增、血压尚平稳时，可给予小剂量血管活性药（如多巴胺），以扩张肾血管，改善肾小球滤过率，或口服普萘洛尔，可同时应用小剂量利尿剂（如速尿）增加尿流，冲刷肾小管管腔，防止阻塞，预防少尿、肾衰。

预案 1：

10％葡萄糖溶液　250ml 多巴胺　20mg	静脉滴注，开始速度为 20 滴/分（即每分钟滴入 75～100μg），以后根据血压情况，可调整速度或浓度。

预案 2： 普萘洛尔 10～20mg，口服，每日 3 次。

预案 3： 呋塞米 20mg，静脉注射。

d. 高热应予以物理降温，禁用退热剂。

e. 中毒症状重时可短期（3～5 天）应用肾上腺皮质激素，氢化可的松 100～200mg 或地塞米松 5～10mg，静脉滴注，每日 1 次。

f. 本病 DIC 高凝阶段多发生于发热晚期以至休克、少尿之初，故在发热晚期应检测凝血时间，如在 3min 以内，为高凝状态，给以小剂量肝素（但由于出血热高凝状态时间短，于发病 6～7 日血中类肝素物质增加，易转为继发性纤溶亢进，故肝素的使用仍有争议），若肝素过量可用等量的硫酸鱼精蛋白对抗。肝素 0.5～1mg/kg，稀释后缓慢静脉滴注，每 6～12h 一次，再次用药前应做凝血时间检查，若试管法凝血时间超过 25min 应暂停，疗程 1～3 天。

g. 发热末期渗出体征明显时应及早应用低分子右旋糖酐或输新鲜全血、冻干血浆等。

② 抗病毒治疗

预案1：10％葡萄糖溶液　250ml｜静脉滴注，每日 1 次，
　　　　利巴韦林　1g｜疗程 3～5 天。

预案2：α-干扰素 1×10^6U，肌内注射，每日 1 次，疗程 3 天。

(2) 低血压休克期

① 一般治疗。

a. 平卧，必要时头低足高位。

b. 迅速建立静脉通路，密切观察体温、脉搏、血压、呼吸与瞳孔变化并监测休克时五项指标变化（血压下降、脉搏增快，意识障碍，外周微循环障碍，少尿或无尿，中心静脉压低于 $6cmH_2O$）。

② 补充血容量。以早期、快速、适量为原则，补液种类与速度、补液量多少应视病情而定。

平衡盐液（复方醋酸钠溶液、复方乳酸钠溶液或 5％葡萄糖盐水等）加低分子右旋糖酐（或血浆、白蛋白等）。

③ 纠正酸中毒。5％碳酸氢钠 5ml/kg 或 11.2％乳酸钠 3ml/kg，静脉滴注。

④ 血容量基本补足，心率在 140 次/分以上，应考虑给毛花苷 C 或毒毛花苷 K，但近 1～2 周内用过洋地黄制剂者，不宜应用，否则易中毒，不宜与碱性溶液配伍，且用药期间忌用钙注射剂；若肾功能异常，用量可酌减。

预案1：5％葡萄糖注射液　20～40ml｜静脉缓慢注射（时间不少于
　　　　毒毛花苷 K　0.125～0.25mg｜
5min），1～2h 后重复一次，总量每天 0.25～0.5mg。儿童用量 0.007～0.01mg/kg)。

预案2：5％葡萄糖注射液　20ml｜缓慢静脉注射（时间不少
　　　　毛花苷 C 首次剂量 0.4～0.6mg｜
于 5min)。2～4h 后可再给予 0.2～0.4mg。总量每天 1.0～1.2mg。

⑤ 若扩容纠酸后血压仍不稳定，可应用血管活性药，如阿拉明、多巴胺等静脉滴注。

预案：10％葡萄糖溶液　250ml

多巴胺　40mg

阿拉明　20mg

> 静脉滴注，至血压稳定。

（3）少尿期

预防肾功能衰竭及其并发症是此期治疗的关键，重点是针对少尿型肾衰的治疗。

① 稳定内环境。

a. 如为器质性少尿应限制输液量，即日输液量等于前一日尿量及吐泻量加500～700ml，以高渗葡萄糖为主，不能进食者每日静脉注射葡萄糖不少于200g，并加入适量胰岛素。

b. 同时还应限制钠盐摄入和钾盐摄入，血压过高者可给予降压药。

c. 输少量新鲜全血、血浆、白蛋白等，每日不超过30g，也不应低于20g，透析患者可输50g，同时应用促蛋白合成药物，以减少负氮平衡。

② 利尿。

预案1：呋塞米（速尿）20～100mg，静脉注射，每6～8h重复一次。无尿者，呋塞米200～400mg，可重复1～2次，每日总量≤800mg为宜，无效者不宜再用。

预案2：利尿酸钠25～50mg，每日2次，稀释后静脉注射，对听神经的副作用较呋塞米明显。

预案3：丁苯氧酸（丁尿酸）1mg，肌内注射，每日2～3次，亦可与呋塞米或利尿酸钠交替使用。

预案4：20％甘露醇125～250ml，与呋塞米合用有协同作用，用后利尿效果明显者可重复应用一次，但不宜长期、大量应用。若尿蛋白≥（＋＋＋）或血尿、膜状物等严重肾损害或高血容量综合征时慎用，以免发生"甘露醇肾"，加重肾衰或促发心衰、肺水肿。

③ 导泻。利尿效果不佳，可考虑应用导泻剂。此方法现已少用。若有胃肠道出血者禁用导泻疗法。

预案1：20％甘露醇50ml，口服，每日2～3次。

预案2：硫酸镁25g，口服，每日2次。

预案3：大黄粉20g，或加芒硝15g，开水冲服。

④ 放血疗法。若利尿、导泻无效，且有高血容量综合征引起急性

心衰、肺水肿先兆又缺乏透析条件者，可考虑放血疗法。一次放 300～400ml（放血疗法一定要把握时机）。

⑤ 透析疗法。降低氮质血症、迅速消除体内水潴留，对于急性充血性心衰与急性肺水肿先兆或高血容量综合征以及高钾血症是最为有效的方法。凡高分解代谢型肾衰确定肾衰 2 日内即进行透析，非高分解代谢型肾衰透析指征为少尿超过 5 日或无尿超过 2 日；血钾高于 6.5mmol/L；高血容量综合征或出现心衰、肺水肿先兆者；严重出血倾向者。禁忌证：休克；颅内出血或肺大出血。相对禁忌证为继发感染。

（4）多尿期

移行阶段和多尿早期治疗原则与少尿期相同。多尿期治疗主要以补充水和电解质为主，保持出入平衡。口服补液盐为主，若不能口服则静脉补液。若 24h 尿量多于 5000ml，补液量一般为尿量的 75%，中药可用金匮肾气汤、六味地黄汤等。

（5）恢复期

应补充高蛋白、高能量、高维生素饮食，补肾中药金匮肾气汤、六味地黄汤等继续服用 30 天左右，同时监测尿常规、尿比重、肾功能以及其他血、尿生化指标，同时监测血压和垂体功能。患者应休息 1～3 个月，病重者需休息更长时间。

（6）中药治疗

预案 1：清瘟败毒饮加减。金银花 15g，连翘 15g，板蓝根 15g，鲜竹叶 15g，焦栀子 10g，桔梗 10g，黄芩 10g，杭白菊 10g，玄参 10g，牛蒡子 10g，知母 10g，芦根 30g，鲜荷叶 30g，水牛角 50g，生甘草 6g。水煎内服，每日 1 剂。

预案 2：加味银翘散。金银花 15g，连翘 15g，黄芩 15g，板蓝根 20g，豆豉 10g，牛蒡子 10g，荆芥 6g，薄荷 6g，桔梗 6g，芦根 30g，竹叶 10g，生甘草 5g。水煎内服，每日 1 剂，可早晚或多次分服，10 天为一个疗程。

预案 3：六神丸，丸剂温开水送服，成人每次 10 粒，每日 2 次；小儿 1～3 岁 1 粒/岁，4～8 岁服 5 粒，9～15 岁服 8 粒。

说　明

① 多巴胺在大剂量时可使呼吸加速、心律失常，停药后即迅速消失，过量可致快速型心律失常，使用前应补充血容量及纠正酸中毒。静

脉滴注时应观察血压、心率、尿量和一般状况。

② 普萘洛尔禁用于哮喘、过敏性鼻炎、窦性心动过速、重度房室传导阻滞、心源性休克、低血压患者，有增加洋地黄毒性作用，不宜与单胺氧化酶抑制剂合用，长期用药时不可突然停药，副作用可见乏力、嗜睡、头晕、失眠、恶心、腹胀、皮疹、晕厥、低血压、心动过缓等。

③ 补液量计算。

a. 依低血压倾向、低血压和休克不同阶段每日补液量分别为 3000ml、4000ml、5000ml 左右。

b. 还可依据公式计算：每日补液总量＝出量（尿量＋排泄物）＋2.4×体温升高值（℃）×体重（kg）＋1000ml。

c. 依据血红蛋白量计算，血红蛋白每上升 1.0g，相当于丢失血浆 300ml，约需补液 1000～1200ml。

④ 补液原则。

a. 补液于最初半小时内输注液体 500ml 以上，1h 内达 1000ml 左右，血压达到 100mmHg 以上可减慢输液速度。

b. "先晶后胶，晶三胶一"，即晶体液胶体液比例为 3：1，渗出严重时比例可为 2：1 或 1：1，否则晶体液过多，易造成组织水肿，尤其易促发高血容量综合征或急性心力衰竭、肺水肿。

c. "胶不过千"，24h 内胶体液（主要指低分子右旋糖酐）不超过 1000ml，否则易加重心脏及肾脏负荷。

⑤ 早期血液浓缩，故不宜输全血。

（黄敦武 戴文颖）

十三、艾滋病

艾滋病（AIDS）是获得性免疫缺陷综合征的简称。主要通过性传播和血液传播，病毒主要侵犯和破坏 CD_4^+ T 淋巴细胞，使机体细胞免疫功能受损，最后并发各种严重的机会性感染和肿瘤。艾滋病全过程分为急性期、无症状期和艾滋病期。

诊断要点

① 有不安全性生活史、静脉注射毒品史、输入未经抗人免疫缺陷病毒（HIV）抗体检测的血液或血液制品、HIV 抗体阳性者所生子女或职业暴露史等流行病学资料。

② 存在或暂无艾滋病相关的临床表现。

③ 经确认试验证实 HIV 抗体阳性（必备指标）。

治疗方案

① 抗病毒治疗。

预案1： 司他夫定（D4T）（体重≥60kg）40mg，口服，每日2次。或齐多夫定300mg，口服，每日2次。

预案2： 拉米夫定（3TC）150mg，口服，每日1次。

预案3： 依非韦伦600mg，睡前口服，每日1次。或

奈韦拉平（NVP）200mg，每日1次，口服，共服14天，然后200mg，每日2次，口服。或

印地那韦（IDV）800mg，每8h一次，口服。或

去羟肌苷（DDI），体重≥60kg时，200mg，每日2次，口服；体重＜60kg时，125mg，每日2次，口服。

② 并发症的治疗。

a. 卡氏孢子虫肺炎（PCP 肺炎）

轻度至中度（氧分压大于70mmHg）：甲氧苄啶3.75～5mg/kg，磺胺甲噁唑18.75～25mg/kg，每6h口服一次，应用21天，可引起骨髓抑制、恶心、发热和皮疹。

重度（氧分压小于70mmHg）：在应用轻度治疗的基础上，加用激素治疗。如泼尼松40mg，口服，每日2次；应用5天后改为40mg，口服，每日1次；5天后改为20mg，每日1次，口服。

b. 肺结核。

预案： $2H_3 R_3 Z_3 E_3 S_3/4H_3 R_3$

（H：异烟肼；R：利福平；E：乙胺丁醇；Z：吡嗪酰胺；S：链霉素）

如果体重≥50kg，（口服）异烟肼600mg，每周3次；吡嗪酰胺2.0g，每周3次；乙胺丁醇1.0～1.2g，每周3次。

如果体重≤50kg，（口服）异烟肼500mg，每周3次；吡嗪酰胺2.0g，每周3次；乙胺丁醇0.75～1.0g，每周3次。

链霉素不分体重均给予0.75g，每周3次，肌内注射。

c. 弓形虫脑病。磺胺嘧啶1000～1500mg，每日4次，加用乙胺嘧啶200mg，口服（负荷量），后改为50～75mg，每日1次，应用3～6周；必须与叶酸10～20mg合用，每日1次，3～6周，口服。治疗效果

好者,则磺胺嘧啶减量至 500～1000mg,每日 4 次,加用乙胺嘧啶 50～25mg,每日 1 次,应用 6 周;叶酸 10～20mg 每日 1 次,合用 3～6 周,加用克林霉素 900mg,静脉滴注,每 8h 一次或 600mg 口服或静脉滴注,每 6h 一次,应用 3～6 周改为 300～450mg,每日 2～4 次。

③ 主要机会性感染的预防(见表 8-1)

④ 医务人员被污染针头刺伤或实验室意外者,在 2h 内进行治疗。

预案 1:双汰芝(每片含齐多夫定 300mg+拉米夫定 150mg)1 片,每日 2 次,28 天停药。

预案 2:预案 1 加用印地那韦 800mg,口服(空腹)每 8h 一次,28 天停药。

⑤ 预防母婴传播

预案 1:齐多夫定 300mg,口服,每日 2 次(从妊娠 28 周直至婴儿出生 3 天),婴儿用量 1mg/kg。

预案 2:奈韦拉平 200mg,分娩时一次性口服,婴儿 2mg/kg,则出生后 72h 内一次性口服。

⑥ 预防机会感染,见表 8-1。

表 8-1 主要机会性感染的预防

CD_4 计数/L	疾病	预防用药	替代预防用药
任意值	结核(皮试阳性)	异烟肼 300mg,每日 1 次,12 个月	利福平 600mg,每日 1 次,12 个月
$<200\times10^6$	卡氏孢子虫肺炎	复方新诺明 2 片,每周 3 次;或 1 片,每日 1 次	氨苯砜 100mg,每日 1 次;戊烷脒每周 300mg
$<100\times10^6$	弓形虫脑病(抗体阳性)	复方新诺明 1 片,每日 3～7 次	氨苯砜 100mg,每日 1 次;乙胺嘧啶每周 50mg
$<75\times10^6$	鸟分枝杆菌感染	利福布丁 300mg,每日 2 次	阿奇霉素每周 1200mg
$<50\times10^6$	CMV(抗体阳性)隐球菌病;组织胞浆病;球孢子菌病	更昔洛韦 1000mg,每日 3 次 氟康唑 100～200mg,每日 1 次	氟康唑 200mg,每日 1 次;伊曲康唑 200mg,每日 1 次

说　明

① 急性期通常发生在初次感染 HIV 后 2～4 周左右。部分感染者出

现 HIV 病毒血症和免疫系统急性损伤所产生的临床症状；无症状期可从急性期进入此期，或无明显急性期症状而直接进入此期，持续时间一般为 6～8 年；艾滋病期是感染 HIV 后最终阶段，患者 CD_4^+ T 淋巴细胞计数明显下降，多少于 200 个/mm^3，HIV 血浆病毒载量明显升高，此期主要临床表现为 HIV 相关症状、各种机会性感染及肿瘤。

② HIV-RNA 和 P24 抗原的检测能缩短抗体"窗口期"和帮助早期诊断新生儿的 HIV 感染。

③ 抗病毒治疗的指征是出现下列情况之一。

a. CD_4^+ T 细胞计数小于 0.2×10^9 个/升。

b. 外周血 HIV 病毒载量达 55000 个/毫升以上。

c. 有任何机会性感染，无论 CD_4^+ T 细胞数为多少。

d. CD_4^+ 细胞数 $(0.2 \sim 0.5) \times 10^9$ 个/升，若患者愿意接受抗病毒治疗，依从性较好，也可以开始抗病毒治疗。

④ 服药注意事项：严格按量服药，不能漏服，不能擅自减量或停药；如漏服，尽快服用下一次药物，但不要加倍服用。服用期间不要用其他药物，如确实需要，应与医生联系后再服用；尽量在每天同一时间服药，要忌酒。

⑤ 药物的主要不良反应。

a. 核苷类逆转录酶抑制剂（包括司他夫定、齐多夫定、拉米夫定、去羟肌苷等）：线粒体毒性、骨髓抑制。

b. 周围神经病变，乳酸酸中毒合并肝脏脂肪变性，胰腺炎。

c. 非核苷类逆转录酶抑制剂（奈韦拉平）：超敏反应，皮疹，肝功能损害。

d. 蛋白酶抑制剂（印地那韦，依非韦伦等）：脂肪代谢异常，糖代谢异常。

⑥ 出现不良反应时的处理。

a. 骨髓抑制：（齐多夫定最易出现）用药最初 3 个月最少每 2 周查一次血常规，以后每个月查一次，当血红蛋白低于 90g/L 或中性粒细胞低于 1×10^9/L 时需要调整剂量，而血红蛋白低于 75g/L 或中性粒细胞低于 0.75×10^9 个/升时，应停药，必要时输血，禁止与更昔洛韦及其他对骨髓有抑制作用的药物合用，与氨苯砜、复方新诺明、氟胞嘧啶、干扰素、磺胺嘧啶、两性霉素 B 合用时应谨慎并且监测血常规。

b. 周围神经病变：司他夫定最易出现。发生于治疗几周至几月后，表现为手足感觉异常、麻木、疼痛等，预先告知患者其表现并予警惕，避免与引起周围神经病变的其他药物合用，必要时减量或停药。

c. 胰腺炎：去羟肌苷最易出现，发生于治疗几周至几个月后，注意监测淀粉酶，淀粉酶＞正常值的 1.5～2 倍时停药，避免与羟基脲、利巴韦林、司他夫定合用。

d. 乳酸酸中毒合并肝脏脂肪变性（司他夫定最易出现）：发生于治疗几个月后，表现为恶心、呕吐、厌食、腹痛、体重下降、乏力；严重者可发生心动过速、呼吸急促、过度换气、黄疸、肌力弱、呼吸困难等，若出现呼吸急促、呼吸困难、碳酸氢根离子下降时，待酸中毒纠正后再用药。

e. 过敏反应：特征有发热、皮疹、疲劳、不适、胃肠道症状和关节痛，通常发生在治疗后 6 周内，发生过敏两次可能是致命的。如果患者出现皮疹＋发热，典型的胃肠道症状或全身症状，应停药。

f. 皮疹：服药后几天至几周，多发生于头一个月，通常为伴有或不伴瘙痒的斑丘疹，位于躯干、面部和四肢，轻/中度皮疹可继续用药，严重皮疹需停药。停药的指征是严重的皮疹，皮疹伴有发热、水疱、结膜炎、水肿、关节痛。

g. 肝功能损害：当肝功能中度至重度损害时，应停止用药，并应用保肝药物，肝功能恢复后也不得重复使用。

h. 脂肪代谢异常，糖代谢异常：前者主要表现为长期应用使 TG、TC、LDL 增高，脂肪重新分布，水牛背，腹部脂肪堆积，四肢、面部脂肪减少；后者可有新的糖尿病或高血糖，或原有糖尿病加重。用药期间严密监测肝功能、血糖、血脂变化，调节饮食，低脂、低糖饮食。

i. 依非韦伦主要不良反应是中枢神经毒性，表现为头晕、失眠、做噩梦，可有自杀倾向等，建议睡前口服。

⑦ 艾滋病期主要表现

a. 原因不明的持续不规则发热（38℃以上）＞1 个月；

b. 慢性腹泻次数多于每日 3 次，＞1 个月。

c. 6 个月之内体重下降 10％以上。

d. 反复发作的口腔白色念珠菌感染。

e. 反复发作的单纯疱疹病毒感染或带状疱疹病毒感染。

f. 肺孢子虫肺炎。

g. 反复发生细菌性肺炎。

h. 活动性结核或非结核分枝杆菌病。

i. 深部真菌感染。

j. 中枢神经系统占位性病变。

k. 中青年人出现痴呆。

l. 活动性巨细胞病毒感染。

m. 弓形虫脑病，青霉菌感染。

n. 反复发生的败血症。

o. 皮肤黏膜或内脏卡波西肉瘤、淋巴瘤。

（黄敦武　刘洪艳）

十四、脊髓灰质炎

脊髓灰质炎（俗称小儿麻痹症）由脊髓灰质炎病毒引起的急性传染病。多见于小儿，临床特点为肢体运动神经原性瘫痪（软瘫）。严重者引起呼吸衰竭而死亡。

诊断要点

① 从未服用过脊髓灰质炎疫苗，或只服过部分疫苗的患儿，在夏秋发病。

② 临床表现为发热、伴有上呼吸道及胃肠道症状，多汗、烦躁及感觉过敏、肢体疼痛，出现分布不对称的肢体弛缓性瘫痪，血常规白细胞无明显变化，临床诊断可以考虑。

③ 确诊依据血清检测特异性 IgM 及病毒分离。

治疗方案

目前尚无治疗脊髓灰质炎病毒的特效药，治疗重点在于对症处理和支持治疗。

① 前驱期及瘫痪前期。

a. 卧床休息隔离，至少至病后 40 天。第 1 周实施呼吸道隔离和肠道隔离，以后以肠道隔离为主。

b. 避免劳累、肌内注射及手术等刺激和损伤，可减少瘫痪发生。

c. 饮食应营养丰富、清淡可口，可口服大量维生素 C 和 B 族维生素，注意体液和电解质平衡。

d. 烦躁不安者给予镇静剂；高热者给物理降温和解热剂；肌痛强直处以局部热敷为主，必要时给予止痛剂。高热、中毒症状重的早期患者，可肌内注射丙种球蛋白制剂。

预案 1：地西泮 10mg（儿童 0.2mg/kg），肌内注射或缓慢静脉注射。

预案 2：丙种球蛋白 3～6ml，肌内注射，每日 1 次，应用 3 天。

预案 3：盐酸哌替啶 1.1～1.76mg/kg，必要时皮下注射或肌内注射。

预案 4：

10％葡萄糖溶液 250ml	
谷氨酸钠 5g	
ATP 30mg	静脉滴注，每日 1 次，
辅酶 A 100U	疗程 7～10 天。
细胞色素 C 30mg	
维生素 B_6 50mg	
维生素 C 1.0g	

严重病例可应用肾上腺皮质激素：氢化可的松 100mg 或地塞米松 10mg 加入预案 4 中静脉滴注，3～5 天。

e. 继发感染者，可应用抗生素。

② 瘫痪期。

a. 肢体瘫痪：护理好瘫痪的肢体，避免刺激和受压，瘫痪停止进展后，应用加兰他敏及地巴唑，以促进神经肌肉的兴奋传导。

b. 呼吸障碍：首先根据引起呼吸障碍原因给予对症治疗，必须保呼吸道通畅，并给予吸氧，及早使用抗生素以防肺部继发感染，注意电解质紊乱。吞咽困难时行鼻饲。

预案 1：地巴唑 0.1～0.2mg/(kg·d)，每日 1 次，口服，疗程 10 天。

预案 2：加兰他敏 0.05～0.1mg/(kg·d)，肌内注射，每日 1 次，疗程 30 天。

③ 恢复期和后遗症期。

a. 药物治疗。

预案 1：维生素 B_6 100mg，肌内注射，每日 1 次。

预案 2：谷氨酸 1g，口服，每日 3 次，疗程 3 天。

b. 可采用针灸或按摩及理疗等疗法，以促进瘫痪肌肉恢复，如为严重后遗症可行畸形矫正术。

④ 中医中药治疗。

a. 瘫痪前期的治疗。

三仁汤加减：生薏苡仁 18g，杏仁 18g，白蔻仁 6g，飞滑石 18g，白通草 6g，竹叶 6g，厚朴 6g，半夏 12g。水煎服，每日 3 次。

b. 瘫痪期的治疗。

宜痹汤加减：防己 15g，杏仁 15g，滑石 15g，连翘 9g，山栀子 9g，薏苡仁 15g，半夏 9g（醋炒），晚蚕砂 9g（醋炒），赤小豆皮 9g（取五谷中赤小豆，冷水浸取皮用）。水煎服，每日 3 次。

c. 瘫痪后期的治疗。

四物汤加减：川芎 12g，川当归 9g，白芍药 9g，熟地黄 9g，水煎服，每日 3 次。

说　明

① 早诊断、早治疗，避免不必要的刺激，则可以减轻麻痹的发生和发展。

② 急性期尽量避免肌内注射、手术等刺激性损伤，可减少瘫痪的发生。

（黄敦武　姜　阳）

十五、新型肠道病毒感染

（一）急性出血性结膜炎

诊断要点

多由肠道病毒 70 型引起，急性起病，先有眼部灼热及摩擦感，而后眼痛、羞明、有水样分泌物、眼睑水肿、视物不清。两天后出现典型表现——结膜下出血。

治疗方案

预案 1：0.1% 利巴韦林眼药水，滴眼，每小时 1 次。

预案 2：重组人干扰素 α 滴眼液，每次 1～2 滴，每日 6 次，滴后闭眼 1～2min。

说　明

治疗主要以对症治疗为主，要隔离患者。预防细菌感染用 0.5% 新霉素或 1% 氯霉素眼药水滴双眼。

（二）手足口病

手足口病是由肠道病毒［以柯萨奇 A 组 16 型（CoxA16）、肠道病毒

71型（EV71）多见〕引起的急性传染病，多发生于学龄前儿童。病人和隐性感染者均为传染源，主要通过消化道、呼吸道和密切接触等途径传播。主要症状表现为手、足、口腔等部位的斑丘疹、疱疹。少数病例可出现脑膜炎、脑炎、脑脊髓炎、肺水肿、循环障碍等，多由EV71感染引起，致死原因主要为脑干脑炎及神经源性肺水肿。

诊断要点

① 在流行季节发病，学龄前儿童出现发热伴手、足、口、臀部皮疹，部分病例可无发热，即可临床诊断。

② 确诊病例：临床诊断病例具有下列之一者，a. 肠道病毒特异性核酸检测阳性。b. 分离出可引起手足口病的肠道病毒。c. 急性期与恢复期血清中可引起手足口病的肠道病毒的中和抗体有4倍以上的升高。

治疗方案

① 一般治疗。

注意隔离，避免交叉感染。适当休息，清淡饮食，做好口腔和皮肤护理。

② 对症治疗。

发热等症状采用中西医结合治疗。

③ 中医治疗。

a. 普通病例：肺脾湿热证

治法：清热解毒，化湿透邪，甘露消毒丹加减

连翘、金银花、黄芩、青蒿、牛蒡子、藿香、佩兰、通草、生薏米、滑石（包煎）、生甘草、白茅根，水煎100～150毫升，分3～4次口服。

加减：便秘加大黄；咽喉肿痛加元参、板蓝根。

中成药：蓝芩口服液、小儿豉翘清热颗粒、金莲清热泡腾片、抗病毒口服液等。

b. 普通病例：湿热郁蒸证，清瘟败毒饮加减

连翘、栀子、黄芩、黄连、生石膏、知母、丹皮、赤芍、生薏米、川草薢、水牛角。

水煎100～150毫升，分3～4次口服，或结肠滴注。

中成药：紫雪丹或新雪丹等；热毒宁注射液、喜炎平注射液、丹参注射液等。

说 明

无皮疹病例，临床不宜诊断为手足口病。

（黄敦武）

第二节 立克次体感染

一、流行性斑疹伤寒

流行性斑疹伤寒或称虱传斑疹伤寒，系普氏（普鲁娃）立克次体通过体虱传播的急性传染病。分为典型斑疹伤寒、复发型斑疹伤寒及轻型斑疹伤寒。

诊断要点

有被虱叮咬史，临床上有高热、剧烈头痛、第4～5天出现充血性斑丘疹，继之转为暗红色或瘀点样皮疹，有中枢神经系统症状，血象白细胞多数在正常范围，中性粒细胞比例偏高，嗜酸粒细胞减少，结合外斐反应效价增高即可确诊。患者应灭虱，进行虫媒隔离。

治疗方案

① 对症治疗与支持治疗。

a. 卧床休息，定时翻身，防止肺部并发症及褥疮。

b. 给予高热量半流质饮食，液体入量每日3000ml左右，必要时可静脉补液。

c. 高热可用物理降温（冰敷、温水酒精擦浴、降温毯）或给予小剂量退热药物。

d. 头痛、肌痛较重时可给予止痛药，如布洛芬（芬必得）等。

预案1： 安乃近1支，必要时肌内注射。

预案2： 柴胡注射液4ml，必要时肌内注射。

② 病原治疗（首选四环素族）。

预案1： 四环素，成人每日1.5～2g，小儿每日25～50mg/kg，分4次口服，疗程3～6天。

预案2： 多西环素（强力霉素），每日成人量为200mg，分2次口服或顿服，疗程2～3天。

③ 中毒症状严重者可应用皮质激素。

预案：10％葡萄糖溶液　250ml　｜静脉滴注，3～5

氢化可的松　100mg（或地塞米松10mg）｜天为一个疗程。

④ 中药治疗

预案1：葱豉桔梗汤加减。鲜葱白3枚，豆豉9g，桔梗6g，前胡6g，薄荷4g，金银花12g，连翘6g，葛根6g，甘草3g。每日1剂水煎，分2次服。

预案2：化斑汤合生脉散。人参10g，麦冬15g，五味子6g，玄参9g，赤芍药10g，丹参15g，金银花12g，连翘10g，石膏30g，知母9g，犀角3g。每日1剂，水煎，分2次服。

预案3：桑菊银翘散，每日6片，分2～3次口服。

预案4：紫金锭0.6～1.5g，每日1～2次，磨服或捣碎冲服，儿童用量酌减或遵医嘱。外用适量锭剂与冷开水或食醋调匀调敷患处，每日数次不限。（锭剂，每锭重0.3g或3g，既可外用，又可内服）。

说　明

① 抗菌药物需早期使用，且热退后再用3～4天。以上抗菌药物只能抑制而不能杀灭病原体，而彻底清除有赖于人体免疫功能的恢复。

② 四环素族均可有不同程度胃肠刺激，与食物同服可减少刺激，妊娠期妇女禁用四环素，哺乳期妇女应用时宜应用母乳代用品。

③ 氯霉素有抑制骨髓的副作用，一般不首选。

④ 毒血症症状严重时可短期用肾上腺皮质激素，但应慎用。

（黄敦武　戴文颖）

二、地方性斑疹伤寒

地方性斑疹伤寒又称鼠型斑疹伤寒或蚤传型斑疹伤寒。是由莫氏（莫斯）立克次体通过鼠蚤传播的急性自然疫源性传染病。

诊断要点

临床表现与流行性斑疹伤寒类似，但症状较轻，病程较短，病死率较低。流行区发热病人或发病前1个月内去过疫区者，可根据其热程、皮疹性质、外斐试验等明确诊断，有条件者可加做补体结合试验、立克次体凝集试验等。

治疗方案

其治疗同"流行性斑疹伤寒"。

环丙沙星 500mg，口服，每日 2 次，疗程 10～14 天，体温正常后再用药 3～4 天。

说　明

① 本病复发见于病程早期使用抗生素者，重新治疗时，对抗生素仍有迅速反应。

② 四环素和氯霉素治疗及用量同流行性斑疹伤寒。

③ 有报告用氟喹诺酮类药物（如环丙沙星）可杀灭立克次体，而四环素和氯霉素仅仅产生抑制反应，环丙沙星似乎比四环素、氯霉素更理想。

④ 人体对环丙沙星一般耐受性较好，偶有恶心、呕吐、腹痛、失眠、皮疹；婴幼儿、孕妇及哺乳期妇女禁服；肝、肾功能不全者需减小剂量。

（黄敦武　戴文颖）

第三节　细菌感染

一、猩红热

猩红热是由 A 组乙型溶血性链球菌引起的急性呼吸道传染病。早期有局部化脓性咽峡炎及全身中毒表现，后期部分患者出现变态反应性并发症。

诊断要点

① 发热、咽峡炎、皮疹（多于发热后第 2 天出现），始于耳后、颈部及上胸部，典型疹型为针尖大小的丘疹，压之退色伴瘙痒。

② 初期舌被白苔称草莓舌，苔脱落后舌面光滑呈绛红色，称杨梅舌。

③ 血常规白细胞多在（10～20）×10^9 个/升，中性粒细胞升高。

治疗方案

预案1：

0.9%氯化钠溶液　250ml

青霉素 （2～4）×10^6［（儿童 （2～4）×10^4U/kg］ 静脉滴注，每日 2～3 次。

预案2：

5％葡萄糖溶液 250ml

红霉素 0.6～1.2g（儿童 10～20mg/kg） ｜ 静脉滴注，每日2次。

预案3：

0.9％氯化钠溶液 100～200ml

林可霉素 0.6g ｜ 静脉滴注 1～2h，每 8～12h 一次。

说 明

① 青霉素为首选疗程7天，预案2、预案3适用于青霉素过敏者，疗程10天。

② 如果患者为脓性型或中毒型，青霉素剂量可加大到 6×10^6 U，每日2～3次，静脉滴注。如果患者中毒症状较重，在应用抗生素基础上可短期给予肾上腺皮质激素。

③ 青霉素治疗2天后病情无好转，应考虑为金黄色葡萄球菌或耐药菌感染，可按金黄色葡萄球菌用药。如苯唑青霉素（新青霉素Ⅱ）每日 4～6g，儿童每日 50～100mg/kg，分 3～4 次静脉滴注。

（黄敦武　崔　莉）

二、流行性脑脊髓膜炎

流行性脑脊髓膜炎（流脑），是由脑膜炎奈瑟菌引起的化脓性脑膜炎，本病菌除引起流脑和败血症外，还可引起肺炎、心包炎、泌尿生殖道炎、眼内炎、关节炎和腹膜炎等，统称脑膜炎球菌病。

诊断要点

① 冬春季多见。1周内有与流脑患者密切接触史，或当地有本病发生或流行；既往未接种过流脑菌疫苗。突发高热，剧烈头痛，频繁呕吐，皮肤黏膜瘀点、瘀斑及脑膜刺激征，严重者可有败血症休克和脑实质损伤，脑脊液呈化脓性改变。

② 化验血常规，白细胞在 20×10^9 个/升左右，脑脊液外观浑浊，白细胞明显升高（在 1000×10^6 个/升以上），以分叶核升高为主。皮肤瘀点、瘀斑或脑脊液涂片要查到病原菌，或血、脑脊液、尿培养发现病原菌等任何一项阳性可确诊。

③ 根据病情分为普通型、暴发型、轻型。暴发型又分为休克型、脑膜脑炎型。

治疗方案

（1）普通型

① 一般治疗。卧床休息，给予流质饮食。加强昏迷患者护理，防止呼吸道感染及褥疮发生。注意水、电解质平衡，保持每日尿量在 1000ml 以上，高热时用物理方法（如酒精擦浴）降温，小儿可用小剂量安乃近滴鼻，惊厥可适当用镇静药，剂量不宜大，以免影响病情观察。

② 病原治疗。

预案 1：

0.9％氯化钠溶液　250ml 青霉素　（8～12）×10^6 U 　　　　［儿童 2×10^5 U/（kg・d）］	分 2 次静脉滴注， 疗程 5～7 天。

预案 2：

0.9％氯化钠溶液　250ml 头孢噻肟　2.0g（儿童 50mg/kg）	每 6h 一次，静脉滴注， 疗程 5～7 天。或
0.9％氯化钠溶液　250ml 头孢曲松　2.0g（儿童 50～100mg/kg）	每 12h 一次，静脉滴注， 疗程 7 天。

预案 3：

磺胺嘧啶，成人每日 4～6g，小儿 100～200mg/kg，分 2 次口服或静脉注射，疗程 1 周。或

甲氧苄啶，成人每日 400mg，儿童 5～10mg/kg，分 2 次口服。

预案 4：

10％葡萄糖溶液　250ml 氯霉素　1.5g（儿童 25mg/kg）	每日 2 次，静脉滴注，疗程 5～7 天。

③ 降颅压。

预案：20％甘露醇 250ml（儿童 0.25g/kg），加压静脉滴注，每 4～6 小时 1 次。

（2）暴发型

① 休克型。

a. 尽早应用有效抗菌药物，用法同普通型。

b. 纠正休克。

补充血容量，首批液体成人 400～500ml，小儿 15～20ml/kg（总量＜300ml），于 1～1.5h 内快速静脉滴注。

继续补液根据病情可选用低分子右旋糖酐、生理盐水、葡萄糖、血浆等，总入量成人约 2000～2500ml，儿童 60～80ml/kg。

c. 纠正酸中毒：5％碳酸氢钠，成人 200～250ml，儿童 5ml/kg，静脉滴注。

d. 以上治疗休克仍无好转，选用血管活性药。山莨菪碱改善微循环，每次 0.3～0.5mg/kg，重症增加剂量 1～2mg/kg，每隔 10～20min 静脉注射一次，出现面色转红、四肢温暖、血压上升时，减少剂量或延长注射间隔时间。一般用 8 次以上无效，或用药中途病情加重立即换用其他血管活性药，常用多巴胺（每分钟 2～6μg/kg）。

预案：10％葡萄糖溶液 250ml＋多巴胺 40mg，静脉滴注。

e. 肾上腺皮质激素：氢化可的松，成人 100～500mg，儿童 8～10mg/kg，休克纠正后立即停药，一般不超过 3 天。

f. DIC 的治疗：如皮肤瘀点、瘀斑较多，或迅速增加，融合成片；休克或休克早期病例，血小板明显下降者，应及早应用肝素治疗。

预案 1：6％低分子右旋糖酐 20～40ml ┤ 缓慢静脉注射。
　　　　肝素 1mg/kg

预案 2：0.9％氯化钠 20～40ml ┤ 缓慢静脉注射。
　　　　肝素 1mg/kg

预案 3：10％葡萄糖溶液 100ml ┤ 静脉滴注。
　　　　肝素 0.5～1.0mg/kg

肝素应用时 4～6h 可重复一次，多数患者应用 1～2 次即可见效（瘀斑停止发展），见效后即可停用。

g. 保护重要脏器功能：心率增快，可用强心剂。

预案 1：10％葡萄糖溶液 10ml ┤ 缓慢静脉注射。
　　　　毒毛花苷 K 0.007～0.01mg/kg

预案 2：毛花苷 C，2 岁以下总剂量 0.03～0.04mg，2 岁以上为 0.02～0.03mg/kg，首次剂量为总剂量的 1/3～1/2，溶于 10％葡萄糖溶液 10ml 中缓慢静脉注射，余下的剂量分 2～3 次每隔 4～6h 用一次。

预案 3：地高辛 0.01～0.015mg/kg，口服，每日 1 次。

② 脑膜脑炎型。

a. 尽早使用抗生素。

b. 减轻脑水肿，防止脑疝，用 20％甘露醇静脉滴注，用法同普通型。如症状严重甘露醇剂量可加大，也可交替使用 50％葡萄糖溶液 40～

60ml 静脉注射。直至颅内压增高症状减轻，同时注意补充电解质。

c. 常用地塞米松，每日成人 10～20mg，儿童 0.2～0.5mg/kg，分
1～2 次静脉滴注。

d. 呼吸衰竭时，保持呼吸道通畅，吸氧。应用脱水剂同时应用山
梗菜碱等呼吸兴奋剂。

预案 1：首选山梗菜碱（洛贝林），成人每次 3～6mg，小儿每次
0.15～0.2mg/kg，静脉注射或静脉滴注。

预案 2：尼可刹米 0.375g，小儿每次 10mg/kg，静脉注射或静脉滴
注。亦可交替使用。

e. 对症治疗：有高热及惊厥者应用物理降温及药物降温，并及早应
用镇静剂，必要时行亚冬眠疗法。

预案 1：镇静剂首选地西泮，成人每次 10～20mg，小儿每次 0.1～
0.3mg/kg（每次不超过 10mg），肌内注射或缓慢静脉注射。

预案 2：亚冬眠疗法。以氯丙嗪和异丙嗪每次各 0.5～1mg/kg，肌
内注射（若患者呼吸情况欠佳，可用乙酰普马嗪代替氯丙嗪，剂量为每
次 0.3～0.5mg/kg），每 4～6h 一次，配合物理降温。

说　　明

① 暴发型流脑休克型要在充分补充血容量的基础上才可应用血管
活性药物。

② 流脑抗感染治疗及早使用有效抗生素，三代头孢菌素对脑膜炎
奈瑟菌敏感，易透过血脑屏障。

③ 磺胺类药物应用时应及时补充足量水分，使成人尿量保持在每
日 1200ml 以上，以防止或减少对肾小管的损伤，也可同时应用碳酸氢
钠口服，使尿液碱化。肾功能不良者慎用，治疗期间应注意尿检，孕妇
及乳母应用磺胺类有欠稳妥。应用磺胺类药物 24～48h 病情无缓解或反
而加剧，应考虑为耐药菌所致，需改用其他抗生素。

④ 病原治疗时，氯霉素因为其抑制造血功能，一般不作为首选。

（黄敦武　崔　莉）

三、伤寒、副伤寒

（一）伤寒
伤寒是由伤寒杆菌引起的经消化道传播的急性传染病。

诊断要点

① 临床特征为长期发热、稽留热、全身中毒症状、相对缓脉、肝脾肿大、玫瑰疹，主要并发症为肠出血、肠穿孔。

② 血常规：白细胞及中性粒细胞计数正常或减少，嗜酸性粒细胞减少甚至消失。

③ 血、尿、便或骨髓培养生长伤寒杆菌，或血清学检查阳性可确诊。

治疗方案

① 一般治疗。

a. 高热：适当应用物理降温，不宜用大量退热药，以免虚脱。

b. 便秘：用开塞露或用生理盐水低压灌肠，禁用泻剂。

c. 腹泻：可用收剑药，忌用鸦片制剂。

d. 腹胀：可用松节油腹部热敷及肛管排气，禁用新斯的明类药物。

② 抗菌治疗。

预案1：氟喹诺酮类药物为首选抗菌制剂，氧氟沙星0.3g，每日2次，口服；或环丙沙星0.4g，每日2次，口服；或左氧氟沙星0.4g每日1次，口服；服药后一般3～5天内退热，体温正常后再服用1周。

预案2：氯霉素仍是目前治疗伤寒的有效药物。成人剂量每日1～2g，小儿每日25～50mg/kg，分4次口服，重症患者可增加剂量。待体温降至正常并稳定2～3天后减为半量，再继续给药10～14天。

预案3：0.9%氯化钠溶液　100ml ｜ 静脉滴注，
氨苄西林　1.5～2g（儿童每日20～40mg/kg）｜ 每日2次。

预案4：第三代头孢菌素疗效较好，如头孢哌酮、头孢三嗪、头孢噻肟等，头孢哌酮最佳。

0.9%氯化钠溶液　100ml ｜ 静脉滴注，每日2次，疗程14天。
头孢哌酮钠　2.0g ｜

③ 中医中药治疗。

预案1：达原饮。槟榔6g，厚朴3g，草果仁1.5g，知母3g，芍药3g，黄芩3g，甘草1.5g。用水200ml煎至160ml，午后温服。

预案2：葛根芩连散，口服，1岁左右患儿每次1g，成人每次3g，每日3次。用于伤寒、副伤寒早期湿热并重阶段，症见高热不退及脘腹胀满、恶心、呕吐、便秘或腹泻等。

预案3：针灸治疗。

体针：腹胀者针足三里、气海、关元；发热者针大椎、外关、合谷、少商，留针 20～30min。

说　明

① 隔离与休息。消化道隔离，临床症状消失后连续两次粪便培养阴性方可解除隔离。发热期患者必须卧床休息。注意皮肤及口腔的护理，注意观察体温、脉搏、血压、腹部、大便等变化。给予高能量、富维生素、易消化的无渣饮食，退热后，食欲增强时，仍应继续进食一段时间无渣饮食，以免诱发肠出血和肠穿孔。

② 衡量治疗伤寒抗生素效果的主要指标。

a. 发热及菌血症控制时间。

b. 复发率。

c. 恢复期及慢性带菌率。

d. 病死率及并发症。

③ 抗菌药选择原则。

a. 首先关注临床疗效反应及病原菌药敏试验，目前首选喹诺酮类药物。

b. 幼儿及儿童、血液病或肝肾功能严重障碍者，宜首选氨苄西林或头孢哌酮静脉滴注或头孢克肟口服。

c. 并发脑膜炎骨髓炎者可选用喹诺酮类或第三代头孢菌素。

d. 老年伤寒患者可首选氧氟沙星 0.4g 每日 2 次，口服，疗程 7～10 天。

④ 慢性胆囊带菌者的治疗。

a. 单纯胆囊带菌者可选用喹诺酮类、氨苄西林，必要时可重复 1～2 个疗程。

b. 伴有胆结石或胆囊壁增厚的慢性胆囊炎，在抗菌药物运用的基础上手术切除胆囊及结石。

c. 伴有肝管、胆管慢性炎症或结石的带菌者，增加抗菌药物的疗程并联合中药利胆治疗。

（二）副伤寒

副伤寒是由副伤寒杆菌所致的急性传染病，副伤寒甲、乙、丙分别由副伤寒甲、乙、丙型副伤寒沙门菌所引起，分属于沙门菌属 A、B、C 3 个血清群，副伤寒的临床表现与伤寒相似，但一般病情较轻，病程较短，病死率较低。副伤寒甲和乙多表现为肠炎型，副伤寒丙表现重而复杂，多为脓毒败血症型。副伤寒甲、乙、丙的确诊依据细菌培养，治疗及预防等与伤寒大致相同，抗菌疗程宜适当延长。对并发化脓性病灶者，一旦脓肿形成，可行外科手术治疗，加强抗菌药物的使用。

（黄敦武　许　春）

四、细菌性食物中毒

细菌性食物中毒是进食被细菌或细菌毒素污染的食物而引起的急性感染中毒性疾病，分胃肠型和神经型两种。

（一）胃肠型细菌性食物中毒

诊断要点

① 潜伏期短，集体发病，多发生于气温较高的夏秋季。

② 病人有摄入变质食物、乳类、水产品，或未煮熟的蛋类和肉食制品的历史。

③ 表现为急性胃肠炎，以恶心、呕吐、腹痛、腹泻为主要特征。

治疗方案

① 一般治疗。

包括卧床休息，多饮水，进流食或半流食。

② 对症治疗。

a. 剧烈腹痛、腹泻者的治疗。

预案 1：普鲁本辛 15～30mg，口服。

预案 2：阿托品 0.5ml，皮下注射。

预案 3：山莨菪碱 10mg，肌内注射。

b. 脱水严重者的治疗。

预案 1：口服补液盐（ORS）治疗或采用另外两种补液方法。一种是米汤加盐（米汤 500ml，加细盐 1.75g）；另一种是糖盐水（清洁水 500ml，加白糖 10g，细盐 1.75g），煮沸后服用。

预案 2：静脉补液。5％葡萄糖盐水 1000～2000ml，静脉滴注。

c. 发生惊厥时的治疗。

预案 1：地西泮 10～20mg，肌内注射或静脉注射，每日总量不得超过 25mg。

预案 2：苯巴比妥 0.1～0.2g，肌内注射，必要时 4～6h 后重复一次。

预案3：水合氯醛，每次8mg/kg或按体表面积250mg/m²，最大限量为500mg，每日3次，饭后服用。

水合氯醛灌肠，每次按体重计算，25mg/kg，每次极量为1g。

必要时给氧气吸入。

d. 中毒症状重者的治疗。

预案：5%葡萄糖注射液　250~500ml ｜静脉滴注。
　　　　地塞米松　10mg

③ 中药治疗。

预案1：藿香正气丸或六合定中丸，口服，每次1丸，每日2次。

预案2：木香槟榔丸，口服，每次6g，每日3次，孕妇忌服。

预案3：穿心莲片5~10g，口服，每日2次。

④ 病原治疗。

胃肠型细菌性食物中毒多为自限性疾病，一般不用抗生素，对于侵袭性细菌，可根据药敏试验选用敏感抗生素。

预案1：庆大霉素8×10⁴U，口服，每日3次，连用1~3天。

预案2：硫酸阿米卡星0.2g，口服，每日3次，连用1~3天。严重病例可静脉应用第三代头孢菌素或氟喹诺酮类药物。

预案3：0.9%氯化钠溶液　250ml ｜静脉滴注，
　　　　头孢曲松钠　2g（儿童50~100mg/kg）｜每12h一次。

预案4：环丙沙星　0.2g（100ml），静脉滴注，每日2次。

（二）神经型细菌性食物中毒（肉毒毒素中毒）

诊断要点

① 以神经系统症状为主要特点，患者有进食可疑食物，特别是火腿、腊肠、罐头或瓶装食品史，同餐者集体发病。

② 症状包括全身乏力、软弱，继而视力模糊、眼肌瘫痪，重者出现呼吸肌、吞咽肌瘫痪。

治疗方案

① 早期应用多价抗毒素血清治疗。多价肉毒毒素（A型、B型、E型）在起病后24h内或瘫痪发生前注射，每次（5~10）×10⁴U，静脉注射或肌内注射（先做血清敏感试验，过敏者先行脱敏处理），必要时6h后重复给予同剂量一次。病菌型别已确定者，应注射同型抗毒素，每次（1~2）×10⁴U。病程已过两天者，抗毒素效果较差，但应继续注射，以

中和血中残存毒素。

② 抗菌治疗。大剂量青霉素治疗，减少肠道内肉毒杆菌数量，防止外毒素继续产生和吸收。

预案：

0.9％氯化钠溶液　250ml	静脉滴注，
青霉素　(4～6)×10^{6}U（儿童 2×10^{5}U/kg·d)	每日 2 次。

③ 盐酸胍啶 35～50mg/(kg·d)，分 4～6 次口服。

④ 对症治疗。

a. 洗胃：在进食 4h 内用 5％碳酸氢钠或 1∶4000 高锰酸钾溶液洗胃。

b. 导泻：洗胃后口服 50％硫酸镁 40～60ml。

c. 灌肠：100～200ml 生理盐水灌肠。

d. 解毒、补液、补钾。

预案： 10％葡萄糖注射液　500～1000ml	
维生素 C　5～10ml	静脉滴注。
10％氯化钾　7～15ml	

e. 镇静、止惊、给氧等治疗。

预案 1： 地西泮 10mg，肌内注射或静脉注射。

预案 2： 苯巴比妥 0.1～0.2g，必要时肌内注射，4～6h 后重复一次。

预案 3： 水合氯醛灌肠，每次按体重计算，25mg/kg，极量每次为 1g。必要时给氧气吸入。

说　明

脱敏处理：在一般情况下，可用生理盐水将抗毒素稀释 10 倍，分小量数次做皮下注射，每次注射后观察 30min，第 1 次可注射 10 倍稀释的抗毒素 0.2ml，观察无发绀、气喘或显著呼吸短促、脉搏加快时，即可第 2 次注射 0.4ml；如仍无反应，则可注射 0.8ml；如仍无反应，即可将瓶中未稀释的抗毒素全量做皮下注射或肌内注射。有过敏史或过敏试验强阳性者，即应将第 1 次注射量和以后的递增量适当再多分几次注射，以免发生剧烈反应。

（黄敦武　侯　岩）

五、细菌性痢疾

细菌性痢疾（菌痢）是志贺菌属经口感染引起的肠道传染病，以直肠、乙状结肠的炎症与溃疡为主要病理变化。有急性、慢性两期。急性期分为轻型、普通型、中毒型。慢性期分为迁延型、隐匿型、急性发作型。

诊断要点

① 主要临床表现为畏寒、高热、腹痛、腹泻、排黏液脓血便及里急后重等，严重者出现感染性休克和/或中毒性脑病。

② 全年均可发生，但以夏秋季多见。有菌痢接触史及不洁饮食史。儿童发病率一般较高，其次是青壮年，老年患者较少。

③ 血常规：白细胞增多，以中性粒细胞为主。粪便镜检：可见每高倍视野白细胞≥15个，并伴有红细胞。便培养志贺菌阳性即可确诊。

治疗方案

（1）急性细菌性痢疾的治疗

① 病原治疗。

轻型菌痢在充分休息、对症处理和医学观察的条件下可自愈，合理抗菌药物治疗可加快恢复过程，减少带菌或演变为慢性菌痢。

预案 1：喹诺酮类（作为首选药物）。

环丙沙星，成人 0.5g，小儿每日 10mg/kg，分 2 次口服，疗程 3～5 天。

其他喹诺酮类，如左氧氟沙星、加替沙星等亦可酌情选用。

预案 2：氨基糖苷类。

庆大霉素，成人每日 240～320mg，小儿每日 15mg/kg，分 3～4 次口服。

症状较重者应用丁胺卡那霉素。

| 0.9%氯化钠注射液　　250ml
丁胺卡那霉素　　800mg（小儿每次 15mg/kg） | 每日 1 次，静脉滴注（速度稍慢，建议 2h 滴完）。 |

预案 3：复方磺胺甲基异噁唑。成人 2 片，每日 2 次，口服，儿童酌量，疗程 3～5 天。

预案 4：第三代头孢菌素。

| 0.9%氯化钠注射液　　100ml
头孢曲松　　1g（小儿 15～25mg/kg） | 静脉滴注，每日 2 次。或 |

| 0.9%氯化钠注射液　　100ml
头孢氨噻肟钠　　2g（小儿 25～40mg/kg） | 静脉滴注，每日 2 次。 |

阿奇霉素、多西环素、庆大霉素、氨苄西林，亦可根据药敏结果选用。

② 对症治疗。

a. 无论有无脱水症状，只要有水和电解质丢失，均予口服补液盐。

b. 腹痛者可给予山莨菪碱（654-2）10mg 或阿托品 0.6mg 口服或 0.5mg 肌内注射。

c. 呕吐严重者可给予盐酸甲氧氯普胺（胃复安）10～20mg，肌内注射。

d. 高热者采用物理降温，或安乃近 0.5g 口服或 2～3 滴滴鼻（儿童或神志不清）；或在足量特效抗菌药物治疗基础上，给予地塞米松 2～5mg，肌内注射或静脉滴注。

e. 里急后重严重时，可给予山莨菪碱（654-2）10mg，口服。

③ 中医中药治疗。

预案 1：白头翁汤。白头翁 9g，黄柏 9g，黄连 12g，秦皮 12g。以水 1400ml 煮取 400ml，去渣，每次 200ml，每日 2 次，温服。

预案 2：黄芩汤。黄芩 6g，芍药 6g，甘草 6g，大枣 12 枚。以水 1000ml 煮取 600ml，去渣，每次 200ml，每日 2 次，温服。

预案 3：葛根芩连冲剂，3 岁左右患儿每次 1g，成人每次 3g，口服，每日 3 次。

预案 4：止痢丸，每次 6g，每日 3 次，口服。

预案 5：针灸治疗。

可针灸合谷、中脘、天枢、上巨虚、足三里等穴。

（2）中毒型细菌性痢疾的治疗

病情危险、变化迅速，故须密切观察病情变化，采取对症治疗为主的综合抢救措施。

① 应用有效药物静脉滴注，成人可选用环丙沙星、左氧氟沙星及加替沙星等喹诺酮类；儿童可选用头孢曲松等第三代头孢菌素。

② 对症治疗。

a. 高热。可采用物理降温，如酒精擦浴、头部冷敷或表浅大血管处置冰袋。同时可用 0.9% 冷盐水 100～200ml 加安乃近注射液 1～2ml 保留灌肠。酌情应用退热剂，如安乃近每次 0.25～0.5g，口服或每次 2～3 滴滴鼻。

b. 躁动不安或惊厥。

预案 1：可给予氯丙嗪和异丙嗪各 1～2mg/kg，肌内注射，每 4h 一次，共用 2～3 次。

预案2：反复惊厥或上述药物不能止惊者，可加用苯巴比妥钠每次5～6mg/kg，肌内注射。

预案3：以10％水合氯醛0.4～0.6mg/kg，保留灌肠。

预案4：地西泮0.2～0.3mg/kg，肌内注射或静脉注射。

③ 休克的治疗。

a. 扩容、纠正酸中毒，维持水和电解质平衡。

首批输液量，第1h 10～20ml/kg（成人不超过500ml，儿童不超过300ml）。

继续输液量，开始8h约为40～60ml/kg，成人约为1500～2000ml，具体用量按休克好转程度调整。

纠正酸中毒，5％碳酸氢钠250ml（儿童5mg/kg），静脉滴注，每日1次。

维持水和电解质平衡，待已有排尿、酸中毒纠正、循环改善，改为生理维持量补液，低钾补钾。

b. 应用血管活性药。

首选山莨菪碱（在扩容纠酸的同时应用），成人每次20～40mg，小儿0.5～2mg/kg，每5～15min静脉注射一次，无效时可加大剂量，成人每次50～60mg，小儿每次3～4mg/kg，待四肢转温、面色变红、呼吸好转、血压回升时，逐渐减量停药。

经以上治疗休克仍无好转可加用升压药（如多巴胺和阿拉明），浓度及进药量根据休克程度调整。

c. 防止DIC，DIC早期可用肝素抗凝治疗。

d. 应用肾上腺皮质激素。首选氢化可的松，成人每日200～400mg，小儿每日7.5～15mg/kg，分2～3次稀释，静脉滴注。地塞米松，成人每日10～20mg，小儿每日0.3～0.6mg/kg，用法同上。

④ 脑病的治疗。

除抗菌药物不同外，其他如对高热、惊厥、颅内高压等的处理基本同暴发型流脑脑膜脑炎型。但对乙酰胆碱阻滞剂宜用东莨菪碱，因其有镇静及兴奋呼吸中枢作用，成人每次0.9～1.2mg，小儿每日0.02～0.05mg/kg，每15min静脉注射一次（用法同山莨菪碱）。

（3）慢性细菌性痢疾的治疗

由于慢性菌痢病因复杂，可采用全身与局部相结合的治疗原则。

① 一般治疗。

生活规律，进食易消化、吸收的饮食，忌食生冷、油腻及刺激性食物，积极治疗并存的慢性消化道疾病或肠道寄生虫病。

② 病原治疗。

a. 根据病原菌药敏结果选用有效抗生素，通常联合 2 种不同类型抗生素，疗程适当延长，必要时可给予多个疗程治疗。

b. 亦可给予药物保留灌肠疗法，选用 0.3% 黄连素液或 2% 磺胺嘧啶银悬液等灌肠液，每次 100～200ml，每晚 1 次，10～14 天为一个疗程。

③ 对症治疗。

a. 有肠道功能紊乱者可用镇静药物或解痉药物，如异丙嗪、复方苯乙哌啶等。

b. 抗菌药物使用后，菌群失调引起的慢性腹泻可给予微生态制剂，如"整肠生"0.5g，口服，每天 3 次。

说　明

① 由于抗菌药物的广泛应用，志贺菌耐药日趋严重，部分地区耐药菌株已呈多重耐药，菌痢的病原治疗应根据所在地区细菌耐药情况选用合适的抗菌药物。

② 毒血症症状重者须卧床休息。饮食以少渣易消化的流质为宜，忌生冷、油腻及刺激性食物。注意水、电解质及酸碱平衡，脱水轻且无呕吐者给予口服补液盐（ORS）冲服，不能进食者可酌情予静脉补液。

③ 动物实验显示，喹诺酮类药物可影响骨骺发育，故儿童、孕妇及哺乳期妇女除非必要不宜使用。

④ 对磺胺类药物过敏、白细胞减少及严重肝、肾功能不全者忌用磺胺类药物。

⑤ 肾上腺皮质激素用药原则为早期、短期（一般不超过 2 天），并同时加用 H_2 受体阻滞剂，以预防胃出血。

（黄敦武　许　春）

六、霍乱

霍乱是由霍乱弧菌引起的烈性肠道传染病，临床特点为剧烈地泻吐大量米泔水样物，先泻后吐，腹泻为无痛性，无里急后重感，可迅速导致脱水、肌肉痉挛、酸中毒、电解质紊乱、急性循环衰竭、肾衰竭等。

诊断要点

① 有腹泻、呕吐等症状，粪便培养霍乱弧菌阳性。

② 流行期间在疫区内，有典型霍乱症状，粪便培养阴性而无其他原因可查者。

③ 在流行期间，与确诊患者有密切接触并在 5 天内出现腹泻症状者。

治疗方案

预案 1：生理盐水 1000ml，快速静脉滴注。

预案 2：5％葡萄糖生理盐水 1000ml，静脉滴注。

预案 3：5％碳酸氢钠 250ml，静脉滴注。

预案 4：诺氟沙星 0.2～0.4g，口服，每日 3 次，连用 3 天。或
多西环素 0.2g，儿童每日 6mg/kg，分 2 次服，连用 3 天。

重型患者经补液后，估计液体已补足，但血压仍低，则可用以下预案。

预案 5：5％葡萄糖生理盐水 1000ml，静脉滴注，用至血压稳定为止。

预案 6：氢化可的松 200mg，加入溶剂中静脉滴注。

预案 7：多巴胺　　　　　20mg
间羟胺（阿拉明）　20mg｜加入溶剂中静脉滴注。

说　明

① 因本病为烈性传染病，患者应按甲类传染病进行严格隔离治疗，上报疫情。确诊患者和疑似病例应分别隔离，对排泄物要严格消毒。患者不需禁食、禁水，给予流食，鼓励进水（口服补液）。患者症状消失后，隔日粪便培养一次，连续 2 次便培养阴性方可解除隔离。

② 合理补液是本病治疗的关键，要根据患者的脱水程度迅速补液。补液原则是早期、迅速、足量、先盐后糖、先快后慢、纠酸补钙、见尿补钾，对老年人、婴幼儿及心肺功能不全的患者补液不宜过快，边补边观察治疗反应，静脉补液适合于重度脱水、不能口服的中度脱水及极少数轻度脱水患者，只有当休克已经持续很长时间，各内脏器官已受到损失甚至患者已处于昏迷状态时，才完全依赖静脉补液。

③ 输液量宜根据失水程度决定。以第 1h 计算。

轻型者为 3000～4000ml，儿童 120～150ml/kg，含钠液量为 60～80ml/kg。

中型者为 4000～8000ml，儿童 150～200ml/kg，含钠液量为 80～100ml/kg。

重型者为 8000～12000ml，儿童 200～250ml/kg，含钠液量为 100～120ml/kg。

中度以上的患者最初 2h 内应快速输入 2000～4000ml 液体，需多条输液管保证输入量及速度 [1ml/(kg·min)]，为预防出现寒战或输液反应，可将液体加温后再输入，视患者情况改善，逐步减慢速度。在脱水纠正且有排尿时，应注意补充氯化钾，剂量按 0.1～0.3g/kg 计算，浓度不超过 0.3%。

④ 静脉补液亦可选择"541 溶液"（每升含氯化钠 5g，碳酸氢钠 4g，氯化钾 1g），其配制可按以下比例组合：0.9%氯化钠溶液 550ml，1.4%碳酸氢钠溶液 300ml，10%氯化钾溶液 10ml，10%葡萄糖溶液 140ml。

⑤ 因静脉补液速度较快，可以在补液后给以强心治疗以预防心衰，如毒毛花苷 K 0.25mg 稀释后缓慢静脉注射，若出现心衰、肺水肿，可再给呋塞米静脉注射，并限制液体入量及速度。

⑥ 口服补液适合于轻度、中度脱水患者；重度脱水患者在纠正低压、休克后，也可给予口服补液。世界卫生组织推荐的口服补液盐（ORS）配方：葡萄糖 20g（可用蔗糖 40g 或米粉 40～60g 代替），氯化钠 3.5g，碳酸氢钠 2.5g（可用枸橼酸钠 2.9g 代替），氯化钾 1.5g，溶于 1000ml 可饮用水内。对轻度、中度脱水患者，ORS 用量在最初 6h，成人 750ml/h，儿童（＜20kg）每小时 250ml，以后用量为吐泻量的 1.5 倍。

⑦ 抗生素只能作为液体疗法的辅助治疗，如在输液的同时给予抗菌药物，则能减少腹泻量和缩短排菌期。

⑧ 对急性肾衰竭者应纠正酸中毒及电解质紊乱，如出现高血容量、高血钾、严重酸中毒，必要时可采用透析治疗。

（黄敦武 刘洪艳）

七、白喉

白喉是由白喉棒状杆菌引起的急性呼吸道传染病。临床特征为咽、鼻等处假膜形成及全身中毒症状，如发热、乏力、恶心、呕吐、头痛等。严重者可并发心肌炎和周围神经麻痹。

诊断要点

未接种白喉疫苗，既往亦未患过白喉的患者，病前 1 周去过白喉流行区并有接触史，出现典型的临床表现者可作临床诊断，细菌培养阳性可确诊。

治疗方案

① 抗毒素治疗。

a. 一般用量：轻型 $(2\sim3)\times10^4U$，重型 $(3\sim5)\times10^4U$，重型晚期 $(6\sim10)\times10^4U$，个别可达 12×10^4U，抗毒素的用量主要依病情轻重（假膜广泛程度）及病期而定，不按年龄、体重决定用量。

b. 如患者对马血清过敏，应用脱敏法，剂量由小至大逐渐增量，给药方法见表 8-2。

表 8-2 抗毒素的用药方法

分次	用量/ml	稀释比例	间隔时间/min	用法
1	0.1	1：20	20	皮下注射
2	0.1	1：10	20	皮下注射
3	0.1	不稀释	30	肌内注射
4	0.3	不稀释	30	肌内注射
5	0.3	不稀释	30	肌内注射
6	剩余治疗剂量可肌内注射或静脉注射			

② 抗生素治疗。

预案 1：首选青霉素 G，儿童每日 $(4\sim6)\times10^4U/kg$，分 3 次肌内注射。成人 8×10^5U，每 8h 肌内注射一次，每日 3.2×10^6U 或分 2 次静脉滴注，$7\sim10$ 天为一个疗程。

预案 2：青霉素过敏者可应用红霉素，成人每日 2g，小儿每日 50mg/kg，均分 4 次口服，疗程 $7\sim10$ 天。或用其他对革兰阳性菌敏感的药物，疗程 $7\sim10$ 天。

③ 一般治疗。

a. 患者应住院隔离治疗，一般要卧床休息 $1\sim2$ 周，重症者卧床 $4\sim6$ 周，如有心肌炎者可延长至 8 周左右。

b. 注意口腔清洁，保持气道通畅，要警惕白喉假膜脱落发生窒息，如窒息发生应立即行气管切开。

c.病期给予流质、半流质或软食。即使恢复期也不能暴饮暴食。

d.中毒症状重或并发心肌炎者可给予肾上腺皮质激素，必要时应用镇静剂。

说　明

① 抗毒素疗效肯定，应尽早足量使用，用前应做过敏试验，方法见药物说明书，或用生理盐水稀释抗毒素，1∶10滴眼，1∶100划痕。若半小时内均阴性，则以1∶100的稀释液皮内注射，仍为阴性可静脉滴注抗毒素。第1次用0.5ml溶于10ml生理盐水中，缓慢静脉注射，若半小时内无不良反应，将所余抗毒素稀释成1∶20后缓慢静脉滴注，其速度每分钟不超过10ml。

② 抗生素不能替代抗毒素，只有两者合用才能提高疗效。

（黄敦武　王　巍）

八、百日咳

百日咳是由鲍特菌属的百日咳杆菌经呼吸道传播引起的一种婴幼儿急性呼吸道传染病，临床特点是阵发性痉挛性咳嗽，咳嗽末伴有吸气时高调鸡鸣样哮吼声和外周血中淋巴细胞增多，易发生窒息、肺炎和脑病等并发症，病程2～3个月，故称"百日咳"。

诊断要点

① 冬春季节或春夏之交，婴幼儿2周内有与百日咳患者接触史。

② 病初类似感冒，退热后出现典型的痉咳表现，昼轻夜重，肺部缺乏阳性体征，外周血白细胞及淋巴细胞明显升高即可临床诊断。

③ 细菌培养阳性者可确诊。

治疗方案

① 抗生素治疗。

预案1：红霉素30～50mg/(kg·d)，分3～4次口服或分2次加入5%葡萄糖溶液中静脉滴注（近年来新一代的大环内酯类抗生素如罗红霉素、阿奇霉素也可治疗百日咳），连用7～10天。

预案2：氨苄青霉素100～150mg/(kg·d)，分3～4次肌内注射或分2次加入生理盐水中静脉滴注，连用7～10天。

预案3：氯霉素30～50mg/(kg·d)，分2次口服或静脉滴注，连用

7～10 天。

预案 4：甲氧苄胺嘧啶 8mg/（kg・d），同时应用磺胺异噁唑 40mg/（kg・d），分 2 次口服，连用 7 天。

预案 5：丁胺卡那霉素，第二代、第三代头孢菌素，亦可使用。

② 肾上腺皮质激素治疗。短期应用于危重患者。如对幼婴或有脑病者，可给泼尼松 1.5～2.0mg/（kg・d）或地塞米松 2～3mg/d，静脉给药，注意其副作用。

说　明

① 重症患者可用百日咳免疫球蛋白 2.5ml，肌内注射，每日 1 次，疗程 3～5 日，幼婴减半。

② 抗惊厥可用苯巴比妥钠，每次 5mg/kg，肌内注射；或地西泮 0.2～0.3mg/kg，静脉注射。

③ 出现脑水肿者，用 20％甘露醇 1～2g/kg，快速静脉滴注。

④ 半岁以下婴儿常突然发生窒息，应有专人看护。

（黄敦武　王　巍）

九、炭疽

炭疽是炭疽杆菌引起的动物源性传染病。病菌主要从皮肤侵入引起皮肤炭疽，使皮肤坏死，形成焦痂、溃疡与周围软组织肿胀，也可经呼吸道吸入或通过消化道进入人体，分别引起肺炭疽或肠炭疽，可继发炭疽脑膜炎。各型原发性炭疽均可伴发败血症。

诊断要点

① 病患在 2 周内接触过炭疽杆菌污染的皮毛或进食过污染的肉类或吸入过污染的尘埃。

② 暴露部位的皮肤出现斑疹或出血疹，继之转为疱疹、中心出血性坏死，周围肿胀，坏死区破溃形成溃疡、结成焦痂，无明显疼痛，伴有发热、头痛、关节痛、局部淋巴结肿痛及全身毒血症状等症状，可诊断为皮肤炭疽。

③ 肺炭疽或肠炭疽主要表现为高热、咳嗽、胸痛、血痰、呼吸困难、发绀等严重的呼吸道症状或剧烈腹痛、腹泻、水样便伴呕吐及发热等消化道症状。罕有生前获得诊断者。

④ 血象白细胞总数及中性粒细胞显著升高，血小板减少。

⑤ 确诊有赖于病原菌的检出（直接涂片查到炭疽杆菌或直接培养分离炭疽杆菌），血清学试验有助于协助诊断。

治疗方案

① 病原治疗。首选青霉素，过敏者选用氨基糖苷类、四环素及氯霉素。

a. 皮肤炭疽和轻症炭疽。

预案1：青霉素G（2.4～3.2）×10^6U，分3～4次肌内注射，疗程5～7天。

预案2：四环素，1.5g/d，分3次口服。

预案3：氯霉素，1.5g/d，分3次口服。

b. 严重患者（包括肺炭疽、肠炭疽和炭疽败血症），青霉素G（8～10）×10^6U，分3～4次静脉滴注，疗程2周以上。

c. 恶性水肿型皮肤炭疽和严重内脏炭疽在用青霉素的基础上，还需短期应用肾上腺皮质激素。

预案：10%葡萄糖溶液　250ml ｜静脉滴注，
氢化可的松　100～300mg（或地塞米松10～30mg）｜3～5天。

② 对症治疗。

a. 皮肤炭疽病灶应保持创面清洁，局部用1∶2000高锰酸钾溶液洗涤和消毒纱布覆盖或涂以1%龙胆紫溶液。切忌挤压，不宜切开引流，以免感染扩散。

b. 抗菌治疗同时也可应用抗炭疽血清，精制抗炭疽血清，早期给大剂量，第一天注射20～30ml，以后根据病情给予维持量。

③ 中药治疗。

预案1：仙方活命饮加减。当归、赤芍药、天花粉、制乳香、没药各10g，金银花、紫花地丁、蒲公英、河车草15g，浙贝母、连翘、陈皮各12g，甲珠、川芎各6g。水煎服，每日1剂，分2次服。另服蟾酥丸、玉枢丸。

预案2：五味消毒饮加黄连解毒汤合剂。蒲公英15g，金银花、紫花地丁、连翘各12g，甘草、黄连各6g，川牛膝、黄芩、黄柏各9g，半枝莲、河车草各30g。水煎服，每日1剂，分2次服。

预案3：初期、中期用玉露膏掺10%蟾蜍合剂，或用天仙子如意散，外敷，中期、后期先用三棱针刺破创面2～3处，外掺麝香少许，或阴毒内消散或二宝丹外敷。

说　　明

① 用精制抗炭疽血清前应先做过敏试验（用生理盐水稀释 10 倍作皮试液）。皮内注射 0.05ml，观察 30min。

② 阳性者脱敏注射法：将 10 倍稀释液，按 0.2ml、0.4ml、0.8ml，分 3 次注入，每次间隔 30min，如无反应，再注射其余量。

（黄敦武　戴文颖）

十、布鲁杆菌病

布鲁杆菌病又称波浪热，是由布鲁杆菌引起的人畜共患病，以长期发热、多汗、关节疼痛、肝脾肿大、睾丸炎和易慢性化迁延反复为主要特征。

诊断要点

① 病前与牧畜尤其是羊、猪、牛有密切接触史，或进食病畜肉、奶及奶制品。

② 出现上述典型的临床表现，血象白细胞总数正常或偏低，红细胞沉降率中度升高。

③ 血、骨髓培养生长布鲁杆菌或血清免疫学试验阳性可确诊。

治疗方案

① 抗菌治疗。原则是早期、联合、足疗程、多疗程用药，防止复发、慢性化。

预案 1：第一疗程四环素（或土霉素）每日 2g，分 4 次口服；同时肌内注射链霉素。每日 1g，分 2 次注射。共用药 21 天，然后停药 7 天。

第二疗程四环素（或土霉素）每日 2g，分 4 次口服；共用药 21 天，然后停药 7 天。

第三疗程四环素（或土霉素）每日 2g，分 4 次口服；共用药 21 天，然后停药 7 天。

预案 2：利福平并用多西霉素（强力霉素）治疗。

利福平成人每天 600～900mg，分 2 次口服；并且每天早晨口服多西霉素 200mg；连续用药 45 天。

② 对症治疗。卧床休息，进食营养丰富、易消化的食物，中毒症

状明显和睾丸炎严重者，可应用肾上腺皮质激素。泼尼松 10mg，每日 3 次，口服。症状减轻后逐渐减量。

③ 慢性期治疗较为复杂，包括病原治疗、脱敏治疗及对症治疗。

说　明

① 高热应用物理降温，头痛、关节痛剧烈者应用镇痛剂。

② 布鲁杆菌病脑膜炎可以头孢曲松与利福平联用，疗程 6 周，连用 2～3 个疗程。

③ 复方磺胺甲噁唑（TMP-SMZ）能渗透到细胞内，对急性期退热较快。

④ 特异性菌苗脱敏治疗：用菌苗，首次每日 25 万菌体，以后视反应情况逐渐加量，最后为每日 1.5 亿菌体，10～15 天为一个疗程，以静脉注射疗效佳。但疗效欠佳，且副作用较大。

（黄敦武　刘洪艳）

十一、鼠疫

鼠疫是鼠疫杆菌借鼠蚤等传播的烈性传染病，系一种广泛流行于野生啮齿类动物间的自然疫源性疾病，临床表现为发热、严重毒血症症状、淋巴结肿大、肺炎、出血倾向等。传染性强、死亡率高。

诊断要点

患者发病前 10 天内去过鼠疫疫区，有接触鼠疫患者及病鼠的历史。出现鼠疫的临床表现，血象白细胞及中性粒细胞明显升高。确诊需检出病原菌或 PCR 扩增鼠疫杆菌基因片段或血清免疫学阳性。

治疗方案

① 一般治疗。

a. 绝对卧床休息，给予充分补液，给予高营养饮食。

b. 对剧烈疼痛者给予镇静剂及止痛剂。

c. 保护心、肺功能；对于有心衰及休克的患者，应及时给予强心剂及抗休克治疗。

d. 出现 DIC 者，应早期使用肝素治疗。

e. 毒血症症状严重者可酌情短期应用肾上腺皮质激素，如氢化可的松 100～300mg, 静脉滴注。

②病原治疗。早期、足量、联合应用抗生素治疗。氨基糖苷类抗生素应作为首选。

预案1: 链霉素 0.5g, 肌内注射, 每6h一次, 2天后减半, 疗程为7～10 天。

预案2: 庆大霉素, 成人每次 $8×10^4U$, 肌内注射或静脉滴注, 每日 3～4 次, 疗程 7～10 天。

预案3: 四环素 0.5g 加入 5％葡萄糖溶液 200ml 内静脉滴注, 每6h一次, 疗程 7～10 天。

预案4: 氯霉素 0.5g, 静脉滴注或肌内注射, 每日 4 次, 病情好转后改为每日 2 次, 疗程 7～10 天。

预案5: 轻型病例及腺鼠疫亦可用磺胺嘧啶, 首剂 2～4g, 继而每4h 用 1～2g, 与等量碳酸氢钠同服, 不能口服时静脉滴注, 体温正常后3～5 天停药。

③局部治疗。

a. 淋巴结炎用抗菌药外敷, 淋巴结周围组织内注射链霉素 0.5g; 已化脓者可切开引流。

b. 皮肤鼠疫用抗菌素药液湿敷或抗菌素软膏外敷。

c. 眼鼠疫用氯霉素、四环素等眼药水滴眼。

说　明

①患者严格隔离于传染病医院的单间病房内, 室内应无鼠、无蚤。

②鼠疫为国际检疫烈性传染病及我国法定的甲类传染病之首, 出现疫情应立即上报。

(黄敦武　吴　星)

第四节　螺旋体感染

一、钩端螺旋体病

钩端螺旋体病 (钩体病) 是由致病性钩端螺旋体感染引起的急性传染病, 属自然疫源性疾病。临床表现特点为起病急, 早期以发热、结膜充血、腓肠肌压痛、全身淋巴结肿大为特征, 继而有出血、黄疸、肾损害或脑膜炎等内脏损害, 晚期可有发热、眼与神经系统的并发症。

诊断要点

流行区夏秋季，未接种钩端螺旋体疫苗或未口服化学药物预防者与疫水有接触史，2天至3周内出现上述临床表现应考虑钩端螺旋体病；血、尿、脑脊液的病原体培养阳性或特异性免疫学检查阳性则可确诊。

治疗方案

原则是早发现、早休息、早治疗，就地治疗，不宜长途转送。治疗包括一般治疗、对症治疗及病原治疗三方面。

（1）早期或流感伤寒型

预案1：首选青霉素G，成人4×10^5U，每6~8h一次，肌内注射。疗程7天。

预案2：对青霉素过敏者可选用庆大霉素，成人8×10^4U，每8h一次，肌内注射。疗程7天。或

四环素，成人0.5g，每6h一次，口服。疗程7天。或

链霉素，每次0.5g，每8h一次，肌内注射；病情好转后改为每12h一次，疗程5~7天。或

盐酸甲唑醇，首剂1.0g，口服，以后0.5g，每6h一次，热退后改为每日2次，一般疗程5天，体温正常后3天停药。

（2）肺出血型

预案1：青霉素G首剂肌内注射4×10^5U后，每隔4h再肌内注射4×10^5U，共3次，后改为每6h或8h一次。

预案2：氢化可的松，每日400~600mg，首剂200~300mg，稀释后静脉滴注，对极重或垂危者，首剂可选用琥珀酸钠氢化可的松500mg，缓慢静脉注射。

预案3：毒毛花苷K 0.25mg，稀释后缓慢静脉注射，必要时4~6h再用一次。

对病情严重者，控制静脉滴注速度；但若合并休克，可适当增加滴速。

预案4：当经口鼻涌血阻碍呼吸时，可做气切开，应用呼吸机实施呼气终末正压呼吸，自气管内向外抽血，并输新鲜全血。

说　明

① 赫氏反应是部分钩体病患者在青霉素G首次注射后发生的加重反应。一般发生在首剂注射后半小时至4天内，也可延长至6h才发生，

因大量钩端螺旋体被杀灭后释放出毒素所致。其表现为突然寒战、高热，继之大汗，体温骤减，伴头痛、全身酸痛、心率及呼吸加快，原有症状加剧，重者可发生低血压或休克。一般持续 0.5～2 小时。部分患者在此反应后病情加剧，导致肺弥漫性出血，应特别注意，此时应立即给予氢化可的松 200～300mg 静脉滴注，或用地塞米松 5～10mg 静脉注射，同时给予镇静降温及抗休克等治疗。

② 在用青霉素的同时或稍提前用氢化可的松，成人每次 150～200mg，加入 250ml 溶媒内静脉滴注，以预防赫氏反应。

③ 盐酸甲唑醇为近年来我国合成的有效药物，对治疗本病已取得满意疗效，副作用不大；有少部分患者可出现赫氏反应，较青霉素的反应轻，一般无需特殊处理。

④ 镇静剂忌用哌替啶类，以免引起呼吸抑制。

（黄敦武 吴 星）

二、回归热

回归热是由回归热螺旋体经虫媒传播引起的急性传染病。其临床表现为急起高热伴有全身疼痛，肝脾肿大，短期热退，数日后又反复发热，重症有黄疸和出血倾向，发作期与间歇期交替反复出现，故称回归热。根据媒介昆虫不同分为虱传（流行性）回归热和蜱传（地方性）回归热。

诊断要点

3～4 月（冬末春初虱传播）有生虱史或 4～8 月（蜱传播）被蜱叮咬史者，突然出现上述临床表现特征，从血、尿、脑脊液中查找到回归热螺旋体即可确诊。

治疗方案

① 一般治疗和对症治疗。

a. 高热时卧床休息，给予高能量流质饮食，酌情补液，维持水、电解质平衡。

b. 毒血症严重时可采用肾上腺皮质激素短程口服或静脉注射。

c. 热退大量出汗时，应注意血压、脉搏的变化，防止循环衰竭的发生。

② 病原治疗。

预案 1： 首选四环素 0.5g，口服，每天 4 次，连续 7～10 天。因呕吐不能口服者可静脉滴注。

　　预案 2：红霉素每日 2g，分 4 次口服，连用 10 天，儿童酌减。

　　预案 3：多西环素每日 100～200mg，口服。

说　　明

　　① 抗生素治疗过程中，有的患者出现低血压、体温上升，暂时性白细胞减少等赫氏反应，需及时应用肾上腺皮质激素治疗，也可在应用抗生素治疗的同时，合用激素类药物防止此反应发生。

　　② 近年有人报告单剂四环素对虱传回归热有效。蜱传回归热以 10 天疗法为宜，以清除神经系统和网状内皮系统内潜伏的病原体。

　　③ 孕妇及 7 岁以下儿童禁用四环素，可给予红霉素。

（黄敦武　吴　星）

第五节　原虫感染

一、溶组织内阿米巴感染

（一）阿米巴痢疾

　　又称阿米巴病，是由致病性溶组织阿米巴原虫侵入结肠壁后所致的以痢疾症状为主的消化道传染病。病变多在回盲部，易复发转为慢性。原虫亦可由肠壁经血液、淋巴液或者直接迁延至肝、肺、脑等脏器成为肠外阿米巴病，尤其以阿米巴肝脓肿最为多见。

诊断要点

　　缓慢起病，全身症状轻，腹痛、腹泻，排暗红色果酱样带有腥臭味粪便，易复发者可初步诊断。粪便或组织中找到溶组织内阿米巴包囊或滋养体或血清学试验阳性可确诊。高度怀疑者可采取诊断性治疗。

治疗方案

　　① 对滋养体及包囊都有效的药物（硝基咪唑类）。

　　预案 1：甲硝唑（灭滴灵）0.4～0.8g，每日 3 次，连服 5～7 天，儿童 50mg/(kg·d)，分 3 次服，连用 3～5 天。不能口服者可静脉滴注。

　　预案 2：甲硝磺酰咪唑，成人每日 2.0g，儿童每日 50mg/kg，清晨顿服，连用 3～5 天。

　　预案 3：哌硝咪唑，成人每次 0.1g，口服，每日 3 次，小儿每日

10mg/kg，分 3 次口服，7 天为一个疗程。

预案 4：甲硝乙醇咪唑，每日 1.5～2.0g，儿童每日 30mg/kg，清晨一次口服，连服 5 天。

② 只对滋养体有效的药物（吐根碱类）。

吐根碱（盐酸依米丁）对大滋养体有直接杀灭作用，能迅速控制急性痢疾症状和肠外并发症，但对肠腔内小滋养体和包囊无效。成人每日 60mg 或 1mg/kg，深部肌内注射，连用 6～7 天。

③ 只对包囊有效的药物（卤化羟基喹啉类）。

预案 1：喹碘仿，成人 0.5g。口服，每日 3 次，连用 10 天。也可用 1½溶液 100～150ml 保留灌肠。

预案 2：氯碘喹啉 0.25g，口服，每日 3 次。连用 10 天。

预案 3：双碘羟基喹啉　成人 0.6g，口服，每日 3 次，连用 15～20 天。

④ 其他新合成的药物。

预案 1：氯散糖酸酯（氯胺苯酯）0.5g，每日 3 次，连服 10 天。对轻型患者和包囊携带者有效率为 80%～90%，是安全有效的肠腔内阿米巴药物。

预案 2：泛喹酮，成人 0.1g，口服，每日 4 次，连用 10 天。

⑤ 抗生素（通过抑制肠道共生菌生长影响阿米巴原虫的繁殖）。

预案 1：巴龙霉素 0.5g，口服，每日 4 次，7～10 天一个疗程。

预案 2：土霉素 0.5g，口服，每日 4 次，7～10 天一个疗程。

预案 3：红霉素 0.3g，口服，每日 4 次，5～10 天一个疗程。

说　明

① 急性期应卧床休息，肠道隔离至症状消失、大便连续 3 次滋养体和包囊检查阴性；加强营养，必要时输液或输血。

② 药物选择。

a. 排包囊者及轻型患者首选甲硝唑，或加用卤化羟基喹啉类。

b. 急性期或慢性患者有痢疾症状者首选甲硝唑，次选吐根碱加服双碘羟基喹啉。

c. 暴发型首选吐根碱或甲硝唑，加用抗生素，用吐根碱者需加用碘剂，并加强对症支持治疗。

d. 慢性型首选甲硝唑及双碘羟基喹啉，也可用氯散糖酸酯。

③ 注意甲硝唑副作用（偶有恶心、头晕、心悸，白细胞降低等）。服药期间禁酒，孕妇怀孕 3 个月内及哺乳妇女禁用。

④ 吐根碱毒性大，治疗量与中毒量接近，且有蓄积作用，对心脏、肾脏有副作用，现已少用。

⑤ 喹碘仿主要副作用为腹泻、恶心、腹部不适。对碘过敏及甲状腺疾病患者禁用上述碘剂。

（二）肝阿米巴病

肝脓肿可发生于阿米巴肠病全过程中，或者病后数周至数年。

诊断要点

多以长期不规则发热起病，体温可达 39℃ 以上，以弛张热型多见，常伴右上腹疼痛或右下胸部疼痛，肝脏进行性肿大，压痛显著为主要临床表现。脓肿多数为单发，且多在肝右叶，若合并细菌感染，则脓腔内为黄绿色脓液或黄白色脓液。

治疗方案

预案 1：甲硝唑 0.4g，口服，每日 3 次，炎症期疗程 2～3 周，脓肿期疗程 4 周，脓肿小者可穿刺排脓。

预案 2：磷酸氯喹 0.5g，口服，每日 2 次，2 天后改为 0.25g，口服，每日 2 次，连用 3 周。用药 7 天未见效者更改他药。

预案 3：肝穿刺排脓。

在用药的同时也可穿刺排脓，脓腔较大者可在抽脓后注入吐根碱 30～60mg。肝穿刺排脓最好在抗阿米巴治疗 2～4 天后进行，抽出脓液应做培养，若继发细菌感染，应加用敏感抗生素。

预案 4：外科切开引流治疗。

说　明

① 磷酸氯喹有轻微副作用，如厌食、恶心、呕吐、头痛、头晕、视物模糊、皮肤瘙痒等。其他副作用包括类风湿关节炎患者长期服用可导致视网膜病，加重银屑病，可阻断对狂犬病疫苗的应答。

② 甲硝唑用药期间或停药 1 周内，禁食含乙醇的饮料、食品，禁饮酒；药物能通过胎盘屏障，故孕妇禁用；用药期间应注意是否有出血现象，定期复查凝血酶原时间。

③ 外科治疗须慎重，其适应证为以下几点。

a. 经阿米巴药物治疗及肝穿刺引流失败。

b. 左叶肝脓肿穿刺引流危险性较大。

c. 继发性细菌感染药物不能控制。

d. 穿破腹腔或临近内脏引流不畅。

e. 多发性脓肿穿刺引流失败或困难。

（黄敦武　许　春）

二、疟疾

　　疟疾是由疟原虫经按蚊叮咬人时传播的原虫病。其临床特点为周期性间歇发作的寒战、高热，继以大汗而缓解，患者有贫血及脾大。临床有间日疟、三日疟、卵形疟及恶性疟四种类型，还有几种特殊类型疟疾，如孕妇疟疾、先天性疟疾、婴幼儿疟疾以及输血疟疾。间日疟和三日疟常有复发。恶性疟的发热不规则，并且常常侵犯内脏引起凶险发作的倾向，病死率较高。

诊断要点

　　① 流行病学史（有在疟疾流行区生活史，或有疟疾发作史，或有输血史等）。

　　② 典型的周期性发冷、发热、出汗发作、贫血、脾肿大，血涂片找到疟原虫。

　　③ 如多次血涂片检查阴性者可做骨髓穿刺涂片染色找虐原虫。

　　④ 临床虽像疟疾但多次检查疟原虫阴性可考虑应用抗疟药诊断性治疗 3 天，一般在服药后 24～48h 发热被控制而未再发作者可能为疟疾。

治疗方案

　　从理论上讲抗疟药的选择应根据疟原虫的种类、对抗疟药的敏感性与耐药性、宿主的免疫状态三方面考虑。给药途径以口服为主，因呕吐不能口服者可注射给药，凶险发作必须采用注射途径给药。

　　① 抗病原体治疗

　　a. 对氯喹敏感的疟疾发作的治疗。包括间日疟、卵形疟、三日疟、输血疟疾和一般恶性疟的治疗，以氯喹与伯氨喹联合使用为首选治疗方案。

　　预案 1：磷酸氯喹 1.0g（基质 0.6g）即服，6～8h 后再服 0.5g（基质 0.3g），第 2 天、第 3 天各服 0.5g（基质 0.3g）。

预案 2：伯氨喹，每日顿服 22.5mg（基质），连服 8 天。

b. 耐氯喹疟疾发作的治疗。

预案 1：盐酸甲氟喹 15mg～25mg/kg，顿服（极量为 1.5g）。为长效制剂，半衰期为 14 天，具有极强的杀灭红细胞内疟原虫的作用。

预案 2：磷酸咯萘啶，总剂量 1.2g（基质）。第 1 天 0.4g，分 2 次口服，第 2 天、第 3 天各 0.4g，顿服，能有效杀灭红细胞内疟虫。

预案 3：青蒿素衍生物。

双氢青蒿素片，首剂 1g，第 2 天、第 3 天各服 0.5g。

或蒿甲醚，第 1 天肌内注射 300mg，第 2 天、第 3 天各肌内注射 150mg。

或青蒿琥酯，成人第 1 天 100mg，每日 1 次，第 2～5 天 50mg，每日服 2 次，总量为 600mg。

在耐氯喹疟疾流行的现场，以青蒿素为基本药物的联合治疗方法已被推荐为首选治疗方案。

c. 凶险型疟疾的治疗。

预案 1：5％葡萄糖溶液　　500ml　｜缓慢静脉滴注，

　　　　　磷酸氯喹注射液　0.6g（10mg/kg）｜持续 8h；

继用 15mg/kg（极量 900mg）于 24h 内滴完，每日总量不超过总基质 25mg/kg（极量 1.5g）。

预案 2：二盐酸奎宁注射液，用于耐氯喹恶性疟重症者。

0.9％氯化钠（或 5％葡萄糖）500ml　｜

　　（每毫升含量不超过 1mg）　｜于 4h 内缓慢静脉滴注。

二盐酸奎宁注射液 0.6g（10mg/kg）｜

密切观察血压，间隔 12h 以 10mg/kg 重复给药。在患者清醒后改为口服奎宁，严重患者加用伯氨喹，用法同前。

预案 3：0.9％氯化钠（或 5％葡萄糖溶液）　｜静脉滴注，每 6h 一次，

　　　　　　　250～500ml　　　　　　　　｜共 2 次。

　　　　　　磷酸咯萘啶　180～360mg（基质）｜

预案 4：青蒿琥酯 600mg，加入 5％碳酸氢钠 0.6ml，摇 2min 至完全溶解，再加入 5％葡萄糖溶液 5.4ml，最终成青蒿琥酯 10mg/ml。按 1.2mg/kg 计算每次用量。首剂注射后 4h、24h、48h 各再注射一次。静脉注射速度为每分钟 3～4ml。

d. 黑尿热的治疗。

立即停用可疑药物如奎宁、伯氨喹及退热药（如阿司匹林、非那西丁）；改用蒿甲醚与乙胺嘧啶等。

应用肾上腺皮质激素控制溶血反应。

用低分子右旋糖酐改善微循环。

5%碳酸氢钠 250～500ml 静脉注射，碱化尿液防止肾小管堵塞。

酌情给予利尿剂，呋塞米 20mg，口服。

如有心、肾功能衰竭时，应给予及时治疗，可行强心和血液透析治疗。

② 对症治疗。

脑型疟疾是恶性疟的严重临床类型，常出现脑水肿与昏迷，应及时积极给予脱水治疗。

20%甘露醇，成人 1～2g/kg，于 30～60min 内静脉滴注；小儿 1～2g/kg 或体表面积 30～60g/m^2，于 30～60min 内静脉滴注。

③ 中药治疗。

预案1：柴胡截疟饮加减。柴胡、半夏、常山各 12g，乌梅、红参、草果、大枣各 10g，黄芩 9g，生姜 3g，槟榔 15g。每日 1 剂，水煎，分 2 次服。

预案2：白虎加桂枝汤加味。石膏 30g，知母 15g，生甘草 5g，桂枝 3～6g，青蒿 15g，柴胡 12g，生地黄、麦冬各 15g。每日 1 剂，水煎，分 2 次服。

预案3：青蒿素栓剂，每粒含青蒿素 0.1g、0.2g、0.3g、0.4g、0.6g，肛门栓入，每次 0.4～6g，每日 2 次，成人第 1 天用量为 1.2g，第 2 天、第 3 天为 0.8g，小儿酌减，孕妇禁用。

说　　明

① 氯喹副作用有头晕、心痛、恶心、呕吐与腹痛等，少数人可出现睡眠障碍、精神症状；有时可见白细胞减少，如减至 4×10^9 个/升以下应停药；老年人与心脏病患者可致阿-斯综合征，应慎用；孕妇禁用。长期使用氯喹可产生抗药性（多见于恶性疟）。如用量不足，恶性疟常在 2～4 周内复燃，且易引起抗药性。

② 伯氨喹毒性比其他抗疟药大，易产生疲乏、头晕、恶心、呕吐、腹痛、发绀、药物热等症状，停药后可自行恢复；先天性缺乏葡萄糖-6-磷酸脱氢酶者，口服伯氨喹可产生急性血管内溶血；孕妇禁用；肝、肾、血液系疾病及糖尿病患者慎用。

③ 氯喹与伯氨喹合用时部分患者可产生严重心血管系统不良反应，如改为序贯服用不良反应可降低，与氯丙嗪等对肝脏有损伤的药物合用可加重肝脏负担。

④ 口服青蒿素个别患者可出现一过性氨基转移酶升高及轻度皮疹，少数病例有轻度恶心、呕吐、腹泻等不良反应，不经治疗可很快恢复正常，妊娠早期妇女慎用。

⑤ 甲氟喹常见的不良反应有恶心、呕吐、腹泻、食欲不振、眩晕、平衡失调；也可出现神经精神紊乱；有精神病史和惊厥史的患者，孕妇、哺乳期妇女及严重肝、肾功能不全者禁用。

⑥ 奎宁每日用量超过 1.0g 或用药稍久，可出现金鸡纳反应：头痛、耳鸣、眼花、恶心、呕吐，视力、听力减退。特异质者出现急性溶血、血管神经性水肿、支气管哮喘；中毒时可出现体温下降、心律失常、呼吸麻痹；心肌病患者及孕妇禁用。

⑦ 严重心、肝、肾病患者慎用磷酸咯萘啶。

⑧ 青蒿琥酯使用过量可能出现外周血网织红细胞一过性降低；妊娠早期妇女慎用。青蒿琥酯溶解后应及时注射，如出现浑浊则不可使用。

⑨ 脑型疟疾患者应监测血糖，便于及时发现和纠正低血糖；注意维持水、电解质平衡，亦可输入低分子右旋糖酐 500ml，对改善微血管堵塞有一定帮助；脑型疟疾应用肾上腺皮质激素疗效不确切，甚至有报道可延长昏迷时间。

（黄敦武　戴文颖）

第六节　蠕虫感染

一、血吸虫病

血吸虫病是指血吸虫寄生在静脉而引起的疾病，我国流行的主要是日本血吸虫。

诊断要点

① 与流行病区疫水有接触史是诊断的必要条件。

② 急性血吸虫病有发热、皮炎、荨麻疹、肝肿大与压痛、脾大、腹痛、腹泻或排脓血便，血中嗜酸性粒细胞显著增多，粪便中可查到虫卵。

③ 慢性血吸虫病患者以肝脾肿大为主，患者或无明显的症状和体

征，但有疫水接触史，粪便沉孵法是重要的诊断方法。

④ 晚期以门静脉周围纤维化病变为主，可发展成为门静脉高压病、肝硬化、巨脾与腹水。免疫学检查方法敏感性及特异性较高，但要注意假阳性和假阴性。

治疗方案

（1）急性血吸虫病

① 病原治疗

预案 1：成人吡喹酮总剂量为 120mg/kg（儿童为 140mg/kg），4～6日疗法，每日剂量分 2～3 次服用，其中 50% 必须在前 2 天服完，体重过 60kg 者仍按 60kg 计算。

预案 2：一般病例也可采用每次 10mg/kg，每日 3 次，连用 4 天吡喹酮。

② 对症治疗。

a. 高热、中毒症状严重者给予补液以保证水和电解质平衡，加强营养及全身支持疗法。

b. 合并其他寄生虫感染者应先驱虫治疗，合并伤寒、痢疾、败血症、脑膜炎者均应先抗感染后用吡喹酮治疗。

（2）慢性血吸虫病

预案：成人吡喹酮总剂量为 60mg/kg（儿童为 70mg/kg）2 日疗法，等分 4 次口服，成人体重以 60kg 为限（儿童体重以不超过 30kg 为限，超过 30kg 者与成人用量相同）。

（3）晚期血吸虫病

晚期血吸虫病按肝硬化治疗，采取内科、外科结合，病原学治疗与对症治疗结合以及中西医结合的原则。

预案 1：吡喹酮总剂量 40～60mg/kg，等分 2～3 次口服，2 天内服完。

预案 2：吡喹酮总剂量 60mg/kg，3 天内分次服完（适用于年老、体弱，有其他并发症者）。

预案 3：吡喹酮总剂量 90mg/kg，6 天内服完（适用于感染严重者）。

（4）异位血吸虫病

① 脑型血吸虫病常见于慢性血吸虫病患者，常有癫痫样发作症状者，吡喹酮剂量适量加大，疗程延长，并加用抗癫痫药物。

预案 1：苯妥英钠 50～100mg，每日 2～3 次（体重在 30kg 以下的小儿按每日 5mg/kg 给药，分 2～3 次服用）。

预案 2：卡马西平 0.1～0.3g，每日 2～4 次（儿童 10～30mg/kg，分 3～4 次服用）。有脑水肿者，可用 20％甘露醇脱水，病原治疗的吡喹酮剂量可适量加大、疗程延长。

预案 3：20％甘露醇，成人 1～2g/kg，于 30～60min 内静脉滴注；小儿 1～2g/kg 或按体表面积 30～60g/m²，于 30～60min 内静脉滴注。

② 肺异位血吸虫病 在病原学治疗基础上，根据病情对症治疗。

（5）中药治疗

预案 1：乌柴雄黄汤。乌梅 30g，柴胡 15g，黄连、白芍药、川楝子、大黄各 13g，党参 10g，干姜 5g，黄柏、制附子、细辛、桂枝、雄黄（另包）各 5g，当归、花椒各 3g。隔日 1 剂，水煎取汁，分 4 次温水送服，其中大黄不入煎，分 4 次随汤送服或以方药炼蜜为丸，每丸重 10g，每次服 10g，每日 2 次。

预案 2：活络效灵丹。当归、丹参、乳香、没药各 20g。每日 1 剂，水煎取汁，分 3 次温水送服。

预案 3：复方雄黄乌梅丸，汤剂水煎，每日 1 剂，分 2 次温水送服；蜜丸每次 9g，每日 1～3 次，温开水送服，3 岁以下小儿酌减。

预案 4：活血杀虫丸，汤剂水煎，每日 1 剂，分 2 次温水送服；蜜丸每次 9g，每日 1～3 次，温开水送服，20 天为一个疗程。

说 明

（1）急性血吸虫病

① 服用吡喹酮后，可使虫体发生痉挛性麻痹，但本药对体内移行的幼虫作用不明显。

② 在服首剂 1h 后可出现头晕、头痛、乏力、腹痛、腹胀、恶心、腹泻、失眠、多汗等，一般不需处理，于停药后数小时至 2 天内即消失；成年患者服药后大多心率减慢，儿童则多数心率增快；严重心、肝、肾疾病患者及有精神病史者慎用。

（2）晚期血吸虫病

① 患者口服常规吡喹酮剂量后，药物在肝内首次通过效应差，而且药物由门静脉侧支直接进入体循环，故血浓度较高，药物半衰期明显延长，故以适当减少总剂量或延长疗程为宜，否则会引起中毒反应，主要表

现为神经系统和消化系统，少数引起严重的心律失常并加重肝功能损害。

② 巨脾与脾功亢进以及有明显食管、胃底静脉曲张或呕血史的病人，亦可先采用脾切除和分流减压术后再行介入治疗曲张静脉。

③ 腹水型患者应积极进行支持疗法，防止继发感染，改善病人状况，待腹水消失后方考虑手术切脾治疗。

（3）异位血吸虫病

① 注意苯妥英钠的不良反应、过敏及过量，应慎用于嗜酒、贫血、心血管疾病（尤其是老年人）、糖尿病、肝功能损害、肾功能损害、甲状腺功能异常者，孕妇及哺乳期妇女。用药期间需注意检查血象、肝功能、血钙、脑电图、血药浓度、甲状腺功能等。

② 卡马西平禁用于心、肝、肾功能不全者，以及房室传导阻滞，血象严重异常，有骨髓抑制史者和孕妇、哺乳期妇女。慎用于青光眼、心血管严重疾病、糖尿病、对三环类抗抑郁药不能耐受、酒精中毒、尿潴留、肾病患者和老年人。用药期间注意检查血象、尿常规、尿素氮、肝功能、甲状腺功能并监测卡马西平血药浓度。

（黄敦武　戴文颖）

二、并殖吸虫病

诊断要点

① 凡生长在本病流行区或去过流行区者，有生食或进食未煮熟的溪蟹或喇蛄，或饮过生水者，早期有腹痛、腹泻，继而出现咳嗽、发热、游走性皮下结节或包块，咳铁锈色痰或胸腔有积液或胸膜炎反应等，均应考虑本病。

② 如有头痛、癫痫等也要考虑脑型并殖吸虫病的存在，痰直接查找虫卵是迅速可靠的确诊方法。

③ 皮下结节或包块的病理切片找到虫卵或成虫也是确诊的依据。

④ 补体结合试验灵敏性高，并有早期诊断价值。皮内试验阳性者有辅助诊断的价值，但要排除血吸虫病和华支睾吸虫病。

治疗方案

① 病原治疗。首选药物为吡喹酮，其疗效高，疗程短，副作用小，服用方便。

预案 1：吡喹酮 75～90mg/(kg·d)，分 3 次口服，2～3 天为一个

疗程。脑型患者间隔1周，给2个疗程。

预案2：阿苯达唑15～20mg/(kg·d)，5～7天为一个疗程，总剂量100～150mg/kg。

预案3：硫氯酚（硫双氯酚、别丁），成人3g/d，儿童50mg/(kg·d)，分3次服用，连续服10～20天为一个疗程，或隔日服，20～30天为一个疗程，1年后复查。脑脊髓型常需2～3个疗程。

预案4：三氯苯达唑5mg/kg，顿服，3天为一个疗程，疗效与吡喹酮相似，但副作用轻微。

② 对症治疗。

a. 咳嗽、胸痛者可应用镇咳药及镇痛剂。

预案：可待因，成人15～30mg，每日30～90mg，极量为每次100mg，每日250mg。小儿口服，每次0.5～1.0mg/kg，每日3次；镇咳剂量为镇痛剂量的1/3～1/2。

b. 癫痫发作者可用苯妥英钠、卡马西平等口服预防。

预案1：苯妥英钠50～100mg，每日2～3次（体重在30kg以下的小儿按每日5mg/kg给药，分2～3次服用）。

预案2：卡马西平0.1～0.3g，每日2～4次（儿童10～30mg/kg，分3～4次服用）。

说 明

① 硫氯酚副作用有轻度头晕、头痛、恶心、呕吐、食欲减退或腹痛、腹泻等症状，可有光敏反应，也可能引起中毒性肝炎。对严重的肝、肾疾病患者和孕妇应禁用或暂缓治疗。其疗程长，副作用较多。

② 长期应用可待因可产生耐药性、成瘾性，也可引起便秘。

③ 一次口服可待因剂量超过60mg时，一些患者可出现兴奋及烦躁不安。

④ 多痰患者禁用可待因，以防因抑制咳嗽反射，使大量痰液阻塞呼吸道，继发感染而加重病情。

⑤ 苯妥英钠和卡马西平用药、注意事项参见"血吸虫病"。

⑥ 颅内压增高者可应用脱水剂。成人20%甘露醇1～2g/kg，于30～60min内静脉滴注；小儿1～2g/kg或按体表面积30～60g/m²，于30～60min内静脉滴注。

⑦ 瘫痪者可采用针刺及理疗等。

⑧ 皮下结节或包块可以手术摘除。有明显肠粘连、肠梗阻或脑脊髓型有神经压迫症状，经病原学治疗和对症治疗无效者可以考虑外科手术治疗；胸膜粘连明显者可行胸膜剥离术治疗。

（黄敦武　戴文颖）

三、华支睾吸虫病

由于人进食未煮熟的淡水鱼（虾）而感染华支睾吸虫后，虫体寄生于人体肝内胆管所致的一种肠道寄生虫病。

诊断要点

① 在本病流行地区，并有生吃鱼、虾习惯，其感染率高。

② 临床上出现消化不良、上腹部隐痛、腹胀、腹泻、消瘦、贫血，可疑为本病。

③ 粪便检验发现大量虫卵，即可建立诊断。

治疗方案

① 一般治疗与对症治疗。重症患者有营养不良或肝硬化症状时，应加强营养、保护肝脏，以后再考虑特殊治疗。有胆囊炎、总胆管堵塞等急性外科并发症时，应立即手术治疗。

② 病因治疗。

预案1：吡喹酮疗效高、疗程短、副作用较轻，为治疗本病的首选药。

总剂量按感染轻重而定，轻度 $75\sim90mg/kg$；中度 $120\sim150mg/kg$；重度 $150\sim180mg/kg$。等分4份，每日2次，2天服完。

预案2：阿苯达唑（丙硫咪唑、肠虫清）为广谱抗蠕虫药，剂量每次 $10mg/kg$，每日2次，连服7天，可获满意疗效，但疗程较长，现在多采用短程治疗。短程治疗可选用总剂量 $80mg/kg$，每日2次，分2天服用效果亦佳。

预案3：六氯对二甲苯（血防846）干粉型每天 $50\sim70mg/kg$，顿服或分2次服，连服 $5\sim7$ 天为一个疗程，成人总剂量一般为17.5g。

预案4：硝硫氰胺（直径 $3\sim6\mu m$ 的微粉胶囊），总剂量为 $6\sim8mg/kg$，等分 $3\sim5$ 份，每日1份。

预案5：对重度感染者可联合用药，吡喹酮和阿苯达唑剂量减半后合用，疗效显著。

总剂量（吡喹酮 80mg/kg 和阿苯达唑 40mg/kg）等分 4 份，每日 2 次，分 2 天服完。

③ 加强粪便管理，禁吃未熟鱼虾类，积极治疗病患。

说　明

① 阿苯达唑可引起肝炎但通常会在停药后消失，肝功能障碍者其血药浓度较高，孕妇禁用，避免用药期间及用药后 1 个月内受孕。

② 六氯对二甲苯（血防 846）代谢及排泄慢，有一定副作用和延迟反应，个别患者可出现肝功能损害、中毒性精神病及溶血反应，故有上述病史及严重神经症、血红蛋白病者禁服。硝硫氰胺与六氯对二甲苯现已少用。

③ 硝硫氰胺的微粉胶囊副作用较多，少数可出现黄疸。各种原因的黄疸、急慢性肝炎恢复未满 1 年、有精神病史、妊娠及哺乳期妇女、高空作业及驾驶人员均禁用。

④ 如果华支睾吸虫阻塞于胆管等位置，应考虑外科手术或经胃镜治疗。

（黄敦武　侯　岩）

四、姜片虫病

人生食带有姜片虫囊蚴的水生植物（菱、茭白、荸荠等）而感染后虫体寄生于人体小肠所致的肠道寄生虫病。

诊断要点

① 患者来自疫区，或到过疫区，有生吃和啃咬水红菱、荸荠等水生植物史。

② 有消化不良、慢性腹泻、营养障碍、水肿，则应考虑本病的可能。

③ 确诊有赖于虫卵的检出，可用粪便直接涂片，或沉淀集卵。若患者便虫、吐虫，也可确诊。

治疗方案

主要为驱虫治疗。

预案 1：吡喹酮，每日 5～10mg/kg，顿服，治愈率达 90%。每日 15mg/kg，治愈率达 100%。

预案 2：硫氯酚（别丁），成人 3g，儿童 50mg/kg，晚上顿服，不排便者给轻泻药。

预案3：槟榔50g，儿童2~3g/岁（总量不超过30g），切薄片，加广木香9g，加水300ml，煎煮1h，浓缩至100ml，晨起空腹分1~2次服，连服3天。

说　明

① 服用硫氯酚（别丁），可有轻度恶心、呕吐及腹部不适，一般于短期内自行消失。

② 槟榔的副作用有头晕、恶心、呕吐、腹痛等，但不严重。

③ 因成虫的代谢产物、分泌物及尸体可引起变态反应和毒性反应，所以重症患者于驱虫治疗前，宜先改善营养，纠正贫血。

④ 若姜片虫引起肠梗阻，则应行手术治疗。

（黄敦武　侯　岩）

五、丝虫病

（一）班氏丝虫病

班氏丝虫病是由班氏丝虫通过蚊虫传播，寄生于人体淋巴系统所引的慢性寄生虫病。

诊断要点

有疫区旅居史，反复发作的淋巴结炎；逆行性淋巴管炎、乳糜尿、精索炎、象皮肿等，外周血、体液中找到微丝蚴。

治疗方案

预案1：乙胺嗪（海群生）

短程疗法：1~1.5g，顿服；或0.75g，口服，每日2次，连服2天。

中程疗法：0.2g，口服，每日3次，连服7天。

间歇疗法：0.5g，每周1次，连服7周。

预案2：呋喃嘧酮20mg/kg，分2~3次口服，连服7天。

预案3：左旋咪唑4~5mg/kg，分2次口服，共服5天。对微丝蚴有一定杀灭作用。因复发率较高现已少用。

预案4：卡巴肿0.25g，乙胺嗪50mg，每日2次，连服10天。

说　明

① 乙胺嗪杀死微丝蚴后释放的异体蛋白质可引起过敏反应，表现为发热、关节酸痛、皮疹等，应用抗组胺药或肾上腺皮质激素可缓解。

随后药物作用于成虫可出现淋巴系统反应，如淋巴管炎、淋巴结痛等，严重心、肝、肾功能不全，活动性肺结核及妊娠妇女治疗应暂缓或禁忌。

② 呋喃嘧酮对成虫和微丝幼均有杀灭作用，作为乙胺嗪的补充用药使用。副作用类似乙胺嗪。

③ 卡巴肿偶有恶心、呕吐、腹泻。严重的不良反应是多尿、皮疹，偶可发生剥脱性皮炎。偶见粒细胞减少、肝损害、胃炎等。肝、肾功能不全者禁用。可引起角膜炎、视力损害。

④ 乙胺嗪治疗以间歇疗法为好，疗效可靠、副作用小，但疗程长；短期治疗适用于马来丝虫病的大规模治疗，但如果是重症感染，药物反应大，疗效欠佳。

⑤ 淋巴管炎与淋巴结炎可口服解热镇痛剂或泼尼松，有继发细菌感染者加用抗菌药物。乳糜尿发作时应卧床休息，少食脂肪，多饮水，药物治疗效果不满意。久治不愈者可试用 20% 碘化钠或 1%~2% 硝酸银 6~10ml 做肾盂冲洗，有一定效果。顽固性者也可考虑外科手术。对下肢象皮肿者，采用以绑扎为主的综合疗法可能有效。

（二）**马来丝虫病**

马来丝虫形态与班氏丝虫相似，由中华按蚊传播，分夜现周期型和夜现亚周期型两种。夜现周期型主要寄生于人，夜现亚周期型除人外尚可寄生于叶猴、家猫、野猫等。

诊断要点

马来丝虫主要寄生于浅表淋巴系统，故以四肢淋巴结炎或淋巴管炎及象皮肿最为常见。其他诊断同班氏丝虫病。

治疗方案

见"班氏丝虫病"。

（三）**罗阿丝虫病**

罗阿丝虫病是由寄生于人体皮下组织的罗阿丝虫所引起的寄生虫病。传播媒介为斑蚊。

诊断要点

① 全身各部分的游走性肿胀，表现为暂时性皮下肿块，偶有成虫移行至结膜下，称眼丝虫病。

② 化验血常规嗜酸性粒细胞增高。

治疗方案

乙胺嗪（海群生）0.2g，口服，每日 3 次，连服 20 天。

说　明

① 若外周血微丝蚴密度很高，乙胺嗪杀死大量微丝蚴后，阻塞大脑毛细血管，可出现脑膜脑炎综合征，严重者可引起死亡。

② 眼部或皮肤可见的成虫可以外科手术取出。治疗中可引起过敏反应，应用抗组胺药或肾上腺皮质激素可缓解。

（黄敦武　崔　莉）

六、钩虫病

钩虫病是由十二指肠钩口线虫和/或美洲板口线虫寄生于人体小肠所致的疾病，主要表现为贫血、营养不良、胃肠功能紊乱、劳动能力下降或儿童发育障碍。

诊断要点

① 幼虫感染主要是钩蚴性皮炎和呼吸系统症状。成虫主要引起贫血和肠黏膜创口及多种消化道症状。

② 血常规示血红蛋白低下，网织红细胞和嗜酸性粒细胞计数轻度增高，便潜血可阳性，便直接涂片或饱和盐水漂浮法检查见钩虫卵可明确诊断。

治疗方案

① 病原治疗。

a. 局部用药。

预案 1：钩蚴感染 24h 内，可用左旋咪唑涂搽剂或 15% 噻苯咪唑软膏搽剂，每日 3 次，连用 2 天。

预案 2：热浸疗法，将感染部位浸入 53℃热水中持续 20min。或热敷法，温水温度同前，用多层纱布湿敷。

预案 3：热熏法，艾绒或草纸卷点火熏 5min 均能杀死侵入体内的钩蚴。

b. 驱虫治疗。

预案 1：阿苯达唑（肠虫清）400mg，顿服，隔 10 天重复一次；2 岁以下儿童剂量减半。

预案2：甲苯咪唑100mg，每日2次，连服3天。

预案3：噻嘧啶（抗虫灵）6～10mg/kg（成人一般用500mg），晚间顿服，连服3天。

预案4：左旋咪唑1.5～2.5mg/kg（成人100mg），晚间顿服，连服3天。

预案5：噻乙吡啶（溴化噻乙吡啶），成人250mg，儿童5mg/kg，顿服。

预案6：复方甲苯咪唑（每片含甲苯咪唑100mg、左旋咪唑25mg），成人1片，每日2次，连服3天，儿童减量。

c. 联合用药。

预案1：噻嘧啶300mg，甲苯咪唑200mg（400mg），顿服，连服2天。

预案2：噻嘧啶250mg，左旋咪唑50mg，顿服。

预案3：阿苯达唑合用小量甲苯咪唑，驱除钩虫效果可提高到98.5%～100%，首日上午同服阿苯达唑300mg和复方甲苯咪唑1片，下午及次日上午各服用复方甲苯咪唑1片。

② 一般治疗。

a. 纠正贫血和低蛋白血症，给予高蛋白及高维生素饮食。

预案1：硫酸亚铁，成人300～600mg，每日3次，小儿每日30mg/kg，分3次口服。

预案2：10%枸橼酸铁溶液20ml，口服，每日3次，同时服维生素C以利铁的吸收。口服铁不耐受可选用右旋糖酐铁肌内注射，首剂50mg开始，如无反应，则每日或每2～3日以100mg深部肌内注射。

预案3：贫血一般不需输血，但孕妇和严重贫血者可考虑输血治疗。

b. 有异嗜癖者可给予0.2%硫酸锌溶液，每日30ml，连服3～4天可愈。

说　明

① 上述药物对妊娠妇女不宜应用，严重心功能不全者预先纠正后再驱虫治疗。

② 少数患者服用甲苯咪唑后有轻微头晕、上腹不适、恶心、腹痛等；儿童、老年体弱者剂量和疗程酌减，严重心脏病患者慎用。

③ 噻嘧啶副作用较轻，有头痛、呕吐、腹痛等。冠心病、溃疡病、急性肝炎、肾病、活动性肺结核咯血者慎用，妊娠早期应用本药可发生流产。

④ 左旋咪唑副作用轻而短暂，一般有头晕、腹痛等，停药后即消失，但对美洲板口线虫治疗效果差。

（黄敦武　崔　莉）

七、蛔虫病

诊断要点

① 自患者粪便中检查出虫卵，即可确诊。

② 对粪便中查不到虫卵，而临床表现疑似蛔虫病者，可用驱虫治疗性诊断，根据患者排出虫体的形态进行鉴别。

③ 疑为肺蛔症或蛔虫幼虫引起的过敏性肺炎的患者，可检查痰中蛔蚴确诊。

治疗方案

① 病原治疗

预案1：阿苯达唑400mg，顿服。

预案2：甲苯达唑200mg，口服，每日1～2次，共用1～2天。

预案3：枸橼酸哌嗪（驱蛔灵），成人3～3.5g，空腹顿服，或早晚分服，连服2～3天；儿童75～150mg/kg，每日不超过3g，早晚分服，连服1～2天。

预案4：噻嘧啶（抗虫灵），成人500mg，儿童10mg/kg，顿服。

预案5：左旋咪唑，成人150mg，睡前顿服；儿童2.5mg/kg，睡前顿服或早晚分服。

预案6：伊维菌素100ug/(kg·d)，连服2天。

② 中医、中药治疗。

预案1：使君子散。使君子12g，苦楝子10g，芜荑6g，槟榔6g，甘草6～10g。水煎内服，每日1剂。

预案2：酸梅汤。酸梅8枚，鲜苦楝树皮（去表皮）12g，绵茵陈12g，使君子30g，槟榔15g，雷丸15g，葫芦茶15g，大黄15g，胡黄连9g，延胡索9g，榧子18g。水煎内服，每日1剂。

预案3：胆蛔冲剂（每袋20g），成人每次2袋，每日3次，连服2天或遵医嘱，儿童酌减。

预案4：针灸治疗。

初病期：患者脐腹时痛，选用主穴大横（双），配穴足三里（双），手法施刺激泻法，即直刺，针尖偏向脐部，不留针，每日上午、下午各一次，连针2天。

发作期：取天枢、中脘、足三里、内关、阳陵泉等穴位，用泻法，每日1次。

说　明

（1）胆道蛔虫症

① 治疗原则为解痉、镇痛、驱虫和抗感染等内科疗法，并常规用手术治疗。

② 解痉镇痛用阿托品0.5mg加异丙嗪25mg，肌内注射或静脉滴注，也可配合针刺治疗，蛔虫大多可自动从胆管退出。

③ 驱虫最好在症状缓解后进行。

预案1：甲苯咪唑100mg，口服，每日2次，连服3天。

预案2：丙硫苯咪唑200mg，口服，每日2次，连服3天。

预案3：哌吡嗪，首剂150mg/kg，口服，以后65mg/kg，连服3天。

④ 抗感染。继发感染应采用适当的抗生素控制感染。

⑤ 内镜逆行胰胆管检查可直接将蛔虫从十二指肠取出。

⑥ 手术治疗。蛔虫嵌顿于胆管内，伴胆总管或肝内胆管有泥沙样结石和化脓性梗阻性胆管炎、肝脓肿形成，应行手术驱虫和引流。

（2）蛔虫性肠梗阻

① 内科治疗。应禁食、胃肠减压、解痉镇痛、补液和纠正酸中毒。

② 驱虫。经内科治疗腹痛缓解后驱虫，驱虫治疗药物及剂量同胆道蛔虫症。

③ 手术治疗。蛔虫性肠梗阻如发展为完全性肠梗阻或出现肠穿孔、肠坏死和腹膜炎者应手术治疗。

（黄敦武　许　春）

八、蛲虫病

蛲虫的成虫寄生于人体的盲肠、阑尾、结肠、直肠及回肠下段，重度感染时，也可在小肠上段甚至胃及食管等部位寄生。虫体借助头翼、唇瓣的作用，附着在肠黏膜上，或在肠腔内呈游离状态。成虫以肠内容物、组织或血液为食。

诊断要点

诊断蛲虫病常采用透明胶纸法或棉签湿拭法，于清晨解便前或洗澡前检查肛周。此法操作简便，检出率高。若检出虫卵即可确诊。

治疗方案

① 病原治疗

预案 1：阿苯达唑 400mg（儿童 200mg），顿服，2 周后重复。

预案 2：甲苯达唑 200mg，顿服。或甲苯达唑 100mg/d，连服 2～3 天。

预案 3：复方甲苯达唑 1 片，顿服。

预案 4：双氢萘酸噻嘧啶 10mg/kg（最大剂量 1.0g）顿服，每 2 周后重复 2 次。或双氢萘酸噻嘧啶，总量 12mg/kg，2 日，分 4 次口服。

预案 5：复方噻嘧啶，两药基质（噻嘧啶、奥克太尔）总量各 12mg/kg，分两日 4 次口服。

预案 6：除药物驱虫外，也可用生理盐水（0.9%）灌肠驱虫，效果也很好。但要注意生理盐水用量，以防发生意外。

预案 7：使用蛲虫膏、2% 白降汞膏或龙胆紫等涂于肛周，有止痒作用。

② 中药治疗。选用槟榔、百部、苦楝皮等。

（黄敦武）

第九章　肿瘤性疾病

第一节　消化系统肿瘤

一、食管癌

诊断要点

① 食管癌最常见的主诉是进行性吞咽困难。主要表现为胸骨后不适，烧灼感或疼痛，食物通过时局部有异物感或摩擦感，重者吞咽困难，进食梗阻。

② 食管病变可通过食管刷刷取或食管镜（包括超声内镜引导下）检查活检取病理确诊。食管 X 线钡餐有助于诊断，CT、PET/CT 检查有助于评估病变范围、有无转移等病情。

治疗方案

治疗仍以手术切除及放射治疗为主。Ⅰ期、Ⅱ期患者首选手术切除。手术切缘不净者，术后行放疗加化疗。Ⅲ期患者最好是非手术治疗，通常是联合应用放疗和化疗。对治疗有效者，可再行手术治疗切除；疾病进展或有远处转移者行姑息性化疗。Ⅳ期患者以化疗为主，不能耐受化放疗者行最佳支持治疗，必要时姑息性手术或放疗。对 HER-2 阳性胃食管连接处腺癌患者，可考虑曲妥珠单抗联合顺铂/氟尿嘧啶化疗，以提高无病生存率和总生存率。对病灶直径＜2cm 或小于食管半周范围，浸润深度未达黏膜下层的食管癌可行内镜下黏膜切除术（ESD）。对有食管梗阻者，可通过内镜放置食管支架以缓解症状。

预案 1：PF 方案。

顺铂（DDP）75mg/m²，静脉滴注，大于 2h，第 1 天。

氟尿嘧啶（5-Fu）1000mg/(m²·d)，静脉滴注，第 1~4 天或 1~5 天，持续静脉滴注 96~120h。4 周为一个周期。

预案 2：PT 方案。

紫杉醇（PTX）135~175mg/m²，静脉滴注 3h，第 1 天。

顺铂（DDP）75mg/m^2，静滴滴注，第 2 天。3 周为一个周期。

说 明

① 上述两方案是食管癌常用化疗方案。氟尿嘧啶具有典型的时间依赖性，持续静脉滴注效果更好，业已证明其与顺铂有协同作用。食管癌最有效的药物为顺铂、紫杉醇和氟尿嘧啶。

② 为预防过敏反应，应用紫杉醇前应常规预防性使用地塞米松、苯海拉明、西咪替丁。

③ 应用大剂量顺铂应予充分水化，适度利尿，以减少肾毒性，加强止吐，预防延迟性呕吐，并注意维持离子平衡。

二、胃癌

胃癌是我国高发肿瘤，据 2014 年全球癌症报告显示，近年来我国胃癌新增病例和死亡人数均居世界首位。胃癌早期多无症状，逐渐出现上腹饱胀不适、反酸、嗳气、呕吐、黑便、食欲减退、体重减轻，最后发展成为腹水、恶病质等。病理以低分化腺癌最多，占全部的 1/4。易发生淋巴结转移、局部侵犯，也可经血行转移。诊断一般依靠 X 线钡餐检查及胃镜检查。通过内镜进行病变活检，同时行脱落细胞学检查和刷拭活检，胃癌的诊断率可提高到 95％以上。胸部、腹部 CT 有助于估计病情严重程度。超声内镜（EUS）检查应用越来越多，有助于确定肿瘤在胃壁的浸润深度，还可在 EUS 引导下行淋巴结等活检。

治疗方案

迄今为止，胃癌的治疗仍以手术为主。广泛的淋巴结清扫术对生存是否有益尚存在争议（包括 D1、D2 淋巴结清扫术）。除日本外，D2 淋巴结清扫术未获普遍接受。

0 期、Ⅰ 期：做根治性手术。如为根治性切除，T_1N_0 者（ⅠA 期），术后不需辅助化疗/放疗。T_2N_0（ⅠB 期），对有高危因素者，如低分化腺癌、有脉管瘤栓、年轻（<35 岁），术后应行含氟尿嘧啶方案的化疗或同步化放疗。

Ⅱ 期、Ⅲ 期：根治手术，术后做辅助化疗，也可做术前、术中化疗或放疗。

Ⅳ 期：主要行化学治疗，必要时行姑息性手术或放疗。联合化疗治疗胃癌的有效率为 30％～50％。目前胃癌尚无标准的联合化疗方案。

预案 1：FAM 方案。

丝裂霉素（MMC）10mg/m²，静脉注射，第 1 天。

多柔比星（ADM）20mg/m²，静脉注射，第 1、8 天。

氟尿嘧啶（5-Fu）300mg/m²，静脉滴注，第 2～6 天。

3 周为一个周期。

预案 2：PF 方案。

顺铂（DDP）75～100mg/m²，静脉滴注，大于 2h，第 1 天。

氟尿嘧啶（5-Fu）800～1000mg/(m²·d)，持续静脉滴注，第 1～5 天。

每 4 周为一个周期。

预案 3：ECF 方案。

表柔比星（EPI）50mg/m²，静脉滴注，第 1 天。

顺铂（DDP）60mg/m²，静脉滴注，大于 2h，第 1 天。

氟尿嘧啶（5-Fu）200mg/(m²·d)，持续静脉滴注，第 1～21 天。

每 3 周为一个周期。

预案 4：PCF 方案。

紫杉醇（PTX）135～175mg/m²，静脉滴注，3h，第 1 天。

顺铂（DDP）20mg/m²，静脉滴注，大于 2h，第 1～5 天。

氟尿嘧啶（5-Fu）750mg/(m²·d)，24 小时，持续静脉滴注，第 1～5 天。

每 4 周为一个周期。

预案 5：FOLFOX4 方案。

奥沙利铂（L-OHP）85～100mg/m²，静脉滴注，2h，第 1 天。

甲酰四氢叶酸（CF）200mg/m²，静脉滴注，2h，第 1、2 天，氟尿嘧啶前。

氟尿嘧啶（5-Fu）400mg/(m²·d)，静脉泵入，2h，600mg/(m²·d)，22h，持续静脉滴注，第 1、2 天。

2 周为一个周期。

预案 6：XELOX 方案。

奥沙利铂（L-OHP）130mg/m²，静脉滴注，2h，第 1 天。

卡培他滨（CAP）1000mg/m²，每日 2 次，口服，第 1～14 天。

3 周为一个周期。

预案 7：DCF 方案。

多西他赛（DXT）75mg/m²，静脉滴注，第 1 天。

顺铂（DDP）75mg/m²，静脉滴注，第 1 天。

氟尿嘧啶（5-Fu）750mg/(m²·d)，持续静脉滴注 24h，第 1~5 天。

3 周为一个周期。

预案 8：S-1 单药。

替吉奥胶囊（S-1），体表面积<1.25m² 者，每次 40mg，1.25m²≤体表面积<1.5m² 者，每次 50mg，体表面积≥1.5m² 者，每次 60mg，每日 2 次，口服，第 1~28 天。

6 周为一个周期。

预案 9：CF 方案或顺铂和卡培他滨加曲妥珠单抗。本方案仅适用于 HER2 阳性的患者（定义为免疫组化 3⁺ 和/或 FISH⁺）。

曲妥珠单抗首次 8mg/kg，静脉滴注，负荷剂量静脉滴注时间超过 90min，第 1 天。如能耐受，后续周期 6mg/kg，静脉滴注 30~90min。方案每 21 天重复。

顺铂（DDP）80mg/m²，静脉滴注，大于 2h，第 1 天。

氟尿嘧啶（5-Fu）800mg/(m²·d)，持续静脉滴注 24h，第 1~5 天。

或卡培他滨 1000mg/m²，每日 2 次，口服，第 1~14 天。

3 周为一个周期。

说　明

① 胃癌是相对化疗敏感的恶性肿瘤，但晚期和转移性胃癌仍较难治愈。胃癌化疗多为以氟尿嘧啶类或顺铂等铂类为主体的联合化疗。欧洲建议 ECF 方案作为治疗晚期胃癌的标准化疗方案。近年来，含紫杉醇、奥沙利铂和卡培他滨的方案更具优势，已成为主流方案。但目前晚期胃癌仍无标准化疗方案。

② PCF、DCF 方案主要副作用为骨髓抑制、胃肠道反应。因紫杉醇中含有赋形剂聚氧乙基蓖麻油，可发生过敏反应，应用紫杉醇前应常规预防性使用地塞米松、苯海拉明、西咪替丁，这样可使过敏反应发生率降低至 5% 以下。紫杉醇类药物是一线方案化疗失败后晚期胃癌的有效挽救药物。

③ 由于中、西方人种体质差异，对方案的耐受性不同。临床应用时，应酌情考虑剂量调整，尤其是 DCF 方案，不能盲目照搬。

④ FOLFOX4 方案引起的主要不良反应为白细胞减少、周围神经毒性及手足综合征，而消化道反应较轻。周围神经毒性为奥沙利铂所特

有，表现为外周感觉神经异常、指（趾）端或口周麻木、感觉迟钝，遇冷加重。当症状严重时，应及时停药，并予神经营养药物对症处理。

⑤已有试验（ToGA研究）证明，化疗加曲妥珠单抗治疗HER2阳性晚期胃癌，可使患者的总生存期超过1年，这是迄今为止报道的晚期胃癌最长的中位生存期。

⑥S-1单药方案副作用较少，更适合体力状态相对较差者或老年人。

⑦应用大剂量顺铂应充分水化，适度利尿，并注意维持离子平衡。

三、大肠癌

大肠癌是常见的恶性肿瘤，包括直肠癌和结肠癌，以直肠癌居多。主要表现为排便规律改变、便血、腹痛等症状。结肠癌以钡剂双重对比造影及结肠镜检查为主，直肠癌则以肛门指诊最为简单实用，以上检查可早期发现大肠癌。超声、胸腹部、盆腔CT有助于术前确定有无大肠以外的侵犯，但对腹腔内小的种植病灶可能存在假阴性。PET/CT对疾病诊断和确定有无肿瘤复发、转移有帮助。血清癌胚抗原（CEA）多用于术后监测有无复发及转移。CA199也可作为诊断和监测的肿瘤标志物。

治疗方案

目前大肠癌的治疗仍以外科治疗为主，能手术者尽量手术切除。对肝转移者，肝切除是大肠癌可切除肝转移瘤的一种治疗方法。完整切除必须考虑到肿瘤范围和解剖学上的可行性，剩余肝脏必须能维持足够功能；原发灶必须能根治性切除（R0），无肝外不可切除病灶，不推荐减瘤手术。对肺转移者，完整切除必须考虑到肿瘤范围和解剖学上的可行性，肺切除后必须能维持足够功能；原发灶必须根治性切除；肺外可切除病灶并不妨碍肺转移的切除。某些患者可考虑多次切除。依据情况也可术前行新辅助化疗。化疗主要用于术后辅助治疗及手术不能切除和复发病例的姑息治疗。

预案1：CF/5-Fu方案。

甲酰四氢叶酸（CF）$100\sim200mg/m^2$，静脉滴注（先用），第1～5天。

氟尿嘧啶（5-Fu）$600mg/m^2$，静脉滴注6～8h，第1～5天。

3周为一个周期。

预案2：改良的FOLFOX6方案。

奥沙利铂（L-OHP）$85mg/m^2$，静脉滴注，2h，第1天。

甲酰四氢叶酸 (CF) 400mg/m², 静脉滴注, 2h, 第 1～2 天。

氟尿嘧啶 (5-Fu) 400mg/m², 静脉注射, 第 1 天。

氟尿嘧啶 (5-Fu) 2400mg/m², 持续静脉滴注 46h。

2 周为一个周期。

预案 3: CAP 单药方案

卡培他滨 (CAP) 1250mg/m², 每日 2 次, 口服, 第 1～14 天。

3 周为一个周期。

预案 4: XELOX 方案。

奥沙利铂 (L-OHP) 130mg/m², 静脉滴注 2h, 第 1 天。

卡培他滨 (CAP) 850～1000mg/m², 每日 2 次, 第 1～14 天。

3 周一个周期。

预案 5: FOLFIRI 方案。

伊立替康 (CPT-11) 180mg/m², 静脉滴注, 90min, 第 1 天。

亚叶酸钙 (CF) 200mg/m², 静脉滴注, 2h, 第 1 天。

氟尿嘧啶 (5-Fu) 400mg, 静脉注射, 第 1 天。

氟尿嘧啶 (5-Fu) 2400～3000mg/m², 持续静脉滴注 46h。

2 周为一个周期。

预案 6: 靶向治疗。

西妥昔单抗 400mg/m², 静脉滴注, 初次使用时大于 2h, 在化疗前应用, 第 1 周, 随后 250mg/m², 静脉滴注, 60min, 每周 1 次。首次滴注本品前必须予抗组胺药物, 并建议在随后每次治疗前都予抗组胺治疗。本药可与前述化疗方案联合使用或单用。仅适用于 K-RAS 野生型者。

贝伐单抗 5mg/kg, 静脉滴注, 大于 90min (第 1 周期), 大于 60min (第 2 周期), 大于 30min (第 3 周期以后)。可与前述方案联用。警告: 使用贝伐单抗有胃肠道穿孔、手术和伤口愈合并发症、严重出血的风险。手术前至少停药 28 天, 术后至少 28 天及伤口完全恢复之前不能使用贝伐单抗。严重出血或凝血状态异常、活动性冠心病或严重未控制的高血压患者, 应予高度警惕。

说　明

① 预案 5、预案 6 仅用于晚期结直肠癌。FOLFIRI 方案与西妥昔单抗联合方案可作为 K-RAS 野生型转移性结直肠癌的一线治疗。

② 上述方案的主要不良反应为骨髓抑制、口腔黏膜炎及胃肠道反

应（恶心、呕吐、腹泻），程度与氟尿嘧啶的用量有关。氟尿嘧啶持续静脉滴注的毒性较小，因而可用到较大剂量，且氟尿嘧啶用到最大耐受剂量时疗效最佳。甲酰四氢叶酸可通过生化调节使氟尿嘧啶增效。

③ FOLFOX 方案更易引起中性粒细胞减少和神经系统不良反应。奥沙利铂的神经毒性为剂量限制性毒性，表现为感觉迟钝和/或感觉异常，遇冷加重，偶尔可有急性咽喉感觉障碍，应用本品期间应注意保暖。

④ FOLFIRI 方案的胃肠道毒性和脱发的副作用较重。曾有致死性腹泻的报道。应注意伊立替康的胆碱能综合征副作用（用药 24h 内出现，表现为痉挛性腹痛、多汗、瞳孔缩小、流泪、唾液分泌增多、视物模糊、头晕、低血压等，严重者予阿托品 0.25mg 皮下注射可缓解）和迟发性腹泻副作用（用药 24h 后出现，发生率达 90%，中位发生时间为用药后第 5 天。一旦发生迟发性腹泻，予大剂量洛哌丁胺治疗有效，首剂 4mg，以后每 2h 予 2mg，直至末次水样便后继续用药 12h，一般用药最长时间不超过 48h）。

四、胰腺癌

胰腺癌以男性居多，是消化系统常见的恶性肿瘤之一。胰腺癌起病隐袭，易早期转移，播散至肝脏、腹膜、肺和局部淋巴结。其临床特点为病程短、进展快、死亡率高，中位生存期 6 个月左右，有"癌中之王"之称。

诊断要点

① 胰腺位于腹膜后，因位置深，胰腺癌早期往往无明显症状或仅有上腹不适。待出现黄疸、腹痛、消瘦、上腹部包块多为中期、晚期，失去手术机会。

② 重视以下高危人群：年龄＞40 岁，有上腹部非特异性症状者，伴有乏力和进行性消瘦；上腹不适的部位较深，范围较广，定位不清，性质不明，与饮食关系不密切者；有胰腺癌家族史者；慢性胰腺炎患者；家族性腺瘤息肉病患者；突发糖尿病者；上腹痛或背痛伴多发性静脉血栓形成或血栓性静脉炎者；长期吸烟、酗酒及长期接触有害化学物质者。对上述人群，应进一步积极检查。

③ B超，腹部 CT、MRI 是诊断胰腺癌最常用的影像学手段。MRCP 对胆道有无梗阻及梗阻部位、梗阻原因判断具有优势。经内镜逆行胰胆

管造影（ERCP）可发现胰胆管的微小病变，灵敏度、特异度超过 90%，并可活检取病理。内镜超声（EUS）可判断胰腺病变与周围组织的关系，对明确临床分期和可治愈性预测更准确，细针穿刺可从病理学明确肿瘤诊断。PET/CT 对胰腺癌有较高的诊断和鉴别诊断价值，并有助于发现胰腺外转移。肿瘤标志物检测包括 CEA、CA199、CA724、CA50、CA242 等，CEA 在胰腺癌中可有 83%～92% 阳性，但为非特异性。CA199 对胰腺癌具有高度敏感性和特异性，据报道对胰腺癌准确率达 86%。联合检测可提高敏感性和特异性。

治疗方案

手术切除是效果最好的治疗方法。病变局限、经检查可手术者，尽量争取开腹探查，行根治术。经探查不能切除者，可行姑息手术，以缓解黄疸、梗阻等症状。Ⅰ期、ⅡA期胰腺癌，根治术后应随诊，有高危倾向者可行术后辅助化疗或放疗。对ⅡB、Ⅲ期患者，术后辅助化放疗。对不能切除的Ⅳ期患者，可选择联合化疗。晚期胰腺癌应进行综合治疗。可采用放置支架、激光手术、放射治疗等缓解梗阻及黄疸，严重疼痛者可联合放疗与吗啡类药物止痛，必要时予神经毁损性治疗。对营养状态差者应积极给予肠内或肠道外营养等支持治疗。

预案 1：单药 GEM 方案。

吉西他滨（GEM）$1000mg/m^2$，静脉滴注，第 1、8、15 天。

4 周为一个周期。

预案 2：单药 S-1 方案。

替吉奥胶囊（S-1）80～120mg/d，分 2 次口服，第 1～28 天。

6 周为一个周期。

预案 3：GP 方案。

吉西他滨（GEM）$1000mg/m^2$，静脉滴注，第 1、8、15 天。

顺铂（DDP）$25mg/m^2$，静脉滴注，第 1、2、3 天。

3 周为一个周期。

预案 4：GEM＋S-1 方案。

吉西他滨（GEM）$1000mg/m^2$，静脉滴注，第 1、8 天。

替吉奥（S-1）60～100mg/d，分 2 次口服，第 1～14 天。

3 周为一个周期。

预案 5：GEM＋厄洛替尼方案。

厄洛替尼 100mg，每日 1 次，口服。

吉西他滨（GEM）1000mg/m^2，静脉滴注，第 1、8、15 天。

4 周为一个周期。

预案 6：GEM＋白蛋白结合型紫杉醇方案。

白蛋白结合型紫杉醇 125mg/m^2，静脉滴注，第 1、8、15 天。

吉西他滨（GEM）1000mg/m^2，静脉滴注，第 1、8、15 天。

4 周为一个周期。

说 明

① 胰腺癌对化疗不敏感。吉西他滨是近 30 年来首次被美国 FDA 批准的治疗晚期胰腺癌的药物，成为一线标准抗胰腺癌药物。对局部晚期胰腺癌和转移性胰腺癌，吉西他滨和顺铂联合方案较吉西他滨单药可能有更佳的无进展时间和总生存期。近几年，氟尿嘧啶类药物在胰腺癌治疗中的地位得到了提升，对于局部晚期和转移性胰腺癌，吉西他滨与氟尿嘧啶类可互为一线、二线治疗方案，序贯使用这两种方案可使患者获得较长的生存期。

② 吉西他滨主要不良反应为骨髓抑制，大剂量静脉滴注可出现较为严重的血液毒性，特别是血小板减少。

③ 顺铂的剂量限制性毒性为肾及神经毒性，大剂量时应注意水化，总剂量不超过 800～1000mg/m^2。

④ 对于不可切除的局部晚期或转移性胰腺癌，积极化疗有利于减轻症状、延长生存期和提高生活质量。近年来，白蛋白结合型紫杉醇与吉西他滨联合方案已用于不可切除局部晚期或转移性胰腺癌的一、二线治疗，但本方案较昂贵。

五、原发性肝癌

原发性肝癌中 90％以上为肝细胞癌。肝癌主要病因有病毒性肝炎、黄曲霉毒素、饮水污染、酒精性肝硬化和遗传因素等。

诊断要点

① 早期无典型症状，一旦症状出现多属中期、晚期。常见症状为乏力、消瘦、食欲不振、腹胀、肝区疼痛等。晚期可出现贫血、腹水、黄疸、水肿、出血及恶病质等。

② 甲胎蛋白（AFP）及其异质体是诊断肝癌的重要指标和特异性最

强的肿瘤标志物，常用于肝癌普查、早期诊断、术后监测和随访。对于 AFP 值≥400μg/L 超过 1 个月，或≥200μg/L 持续 2 个月，排除妊娠、继发性肝癌、生殖腺肿瘤或活动性肝病，应高度怀疑肝癌；关键是同期进行的影像学检查（CT、MRI）是否具有肝癌特异性占位。超声、CT、MRI、肝动脉造影，可发现早期肝癌。PET/CT 检查有助于疾病诊断和明确有无远处转移。细针穿刺活检或病理活检能进一步明确病理诊断。

治疗方案

肝癌主要治疗手段为手术切除，早期手术切除效果最好。肝癌对放疗具有一定的敏感性。肝癌属于化疗相对不敏感的肿瘤，全身化疗效果不理想，多采用动脉给药提高疗效。

预案 1：索拉非尼 400mg，每日 2 次，口服。若需要可酌情减量至每日 400mg 或隔日 400mg。口服用至疾病进展或不能耐受停药。

预案 2：FOLFOX4 方案。

奥沙利铂（L-OHP）85mg/m^2，静脉滴注，2h，第 1 天。

甲酰四氢叶酸（CF）200mg/m^2，静脉滴注，2h，第 1、2 天，5-Fu 前。

氟尿嘧啶（5-Fu）400mg/m^2，静脉泵入，2h；600mg/(m^2·d)，持续静脉滴注22h，第 1～2 天。

2 周为一个周期。

说　明

① 多项国际多中心研究表明索拉非尼能够延缓肝细胞癌进展，明显延长晚期肝癌患者生存期，且安全性较好。其常见副作用为腹泻、体重减轻、手足综合征、高血压等。

② 肝癌属化疗不敏感肿瘤，全身化疗缓解率低，一般不推荐全身化疗。国际多中心研究（EACH 研究）结果证实，含奥沙利铂的联合化疗可为晚期患者带来较好的客观疗效、病情控制和生存获益，且安全性好。对于没有禁忌的晚期肝癌患者，系统化疗优于一般性支持治疗。对于不适合手术或局部治疗的晚期肝细胞癌患者仍需治疗时，预案 2 姑息性化疗是一种选择。

③ 肝动脉栓塞化疗（TACE）适用于单一肝脏病灶且不能行肝移植、手术切除或射频治疗的患者，是以改善症状为目的的姑息治疗，使有效率大为提高，生存期有所改善。

④ 靶向药物索拉非尼是经充分循证医学证据证实有效的系统治疗药

物，用于治疗不能手术切除或有远处转移的肝细胞癌，可延长患者生存期。索拉非尼与肝动脉介入治疗或系统化疗联合应用，可使患者更多获益。亚砷酸对中晚期肝癌有一定姑息作用，已获 SFDA 批准用于晚期肝癌。

第二节 肺癌

原发性肺癌（肺癌）是我国最常见的恶性肿瘤之一。临床上广泛应用的病理分类把肺癌分为小细胞肺癌（SCLC）和非小细胞肺癌（NSCLC），NSCLC 包括鳞癌、腺癌（包括支气管肺泡癌）和大细胞癌。

诊断要点

① 肺癌的临床表现很复杂，大致可归纳为胸腔内原发病灶表现（新发或性状改变的咳嗽、咯血、呼吸困难、胸痛、肺炎等）、胸内蔓延表现（声嘶、膈神经麻痹、吞咽困难、上腔静脉压迫综合征、胸腔积液、Pancoast 综合征等）、远处转移表现（脑、肺、肝、肾上腺、骨转移及其他部位转移所引起的相应临床症状）和副肿瘤综合征的肺外表现（发热、畏寒、体重下降、高钙血症所致呕吐等）四类。

② 胸部 X 线片、胸腹 CT、彩超是诊断肺癌及转移灶的常规手段。全身骨 ECT 可明确有无骨转移征象。PET/CT 可有助于明确病灶性质及有无远处转移。痰细胞学、支气管镜、纵隔镜、胸腔镜、可疑皮肤结节、淋巴穿刺活检等可获得病理学诊断。肿瘤标志物癌胚抗原（CEA）、细胞角蛋白 19 片段（Cyfra21-1）、糖类抗原 24-2（CA24-2）、鳞状细胞癌相关抗原（SCC）、神经元特异性烯醇化酶（NSE）、胃泌素释放肽前体（ProGRP）等联合检测，可提高其在临床应用中的敏感度和特异度。

治疗方案

（1）小细胞肺癌（SCLC）的治疗 可分为局限期和广泛期治疗。

局限期 SCLC 治疗：临床分期为 $T_{1\sim2}N_0M_0$ 者可选择外科手术。术后可辅助化疗。对有淋巴结转移或术后有肿瘤残留者，应行化疗、放疗。对局限期不能手术的患者行化疗、放疗。局限期 SCLC 患者，在胸内病灶达到完全缓解或接近完全缓解且 ECOG PS 评分为 0~2 者，可行预防性脑照射。

广泛期 SCLC 以化疗为标准治疗，必要时可配合局部放疗。对广泛期 SCLC 在化疗有效的情况下，行预防性脑照射也可降低 SCLC 脑转移的风险。

预案 1：EP 方案。

依托泊苷（VP-16）100mg/m²，静脉滴注，第 1～3 天。

顺铂（DDP）75mg/m²，静脉滴注，第 1 天。

3 周为一个周期。

预案 2：EC 方案。

依托泊苷（VP-16）100mg/m²，静脉滴注，第 1～3 天。

卡铂（CBP）300mg/m²（或 AUC=5），静脉滴注，第 1 天。

3 周为一个周期。

（2）非小细胞肺癌（NSCLC）的治疗 外科手术切除是Ⅰ期、Ⅱ期 NSCLC 的主要治疗方法。部分ⅢA 期也可选择手术治疗。对可切除的 Ⅲ期 NSCLC 也可选择术前新辅助化疗。Ⅱ期、Ⅲ期和具有高危因素的 ⅠB 期患者术后应行辅助化疗。对不能手术的Ⅱ期、Ⅲ期患者推荐同步 放疗、化疗，对不能耐受者行序贯化疗、放疗。Ⅳ期患者以化疗及靶向 治疗为主，也可行局部放疗达到姑息减症目的。对Ⅳ期 NSCLC，*EGFR* 基因突变者推荐 EGFR-TKI 为一线治疗，*ALK* 融合基因阳性者推荐克 唑替尼为一线治疗。

预案 1：GP 方案。

吉西他滨（GEM）1000～1250mg/m²，静脉滴注，第 1、8 天。

顺铂（DDP）75mg/m²，静脉滴注，第 1 天。或

卡铂（CBP）AUC=5，静脉滴注，第 1 天。

3 周为一个周期。

预案 2：NP 方案。

长春瑞滨（NVB）25mg/m²，静脉滴注，第 1、8 天。

顺铂（DDP）75mg/m²，静脉滴注，第 1 天。

3 周为一个周期。

预案 3：TP 方案

紫杉醇（PTX）135～175mg/m²，静脉滴注，第 1 天。

顺铂（DDP）75mg/m²，静脉滴注，第 1 天。或

卡铂（CBP）AUC=5，静脉滴注，第 1 天。

3 周为一个周期。

预案 4：DP 方案。

多西他赛（TXT）75mg/m²，静脉滴注，第 1 天。

顺铂（DDP）$75mg/m^2$，静脉滴注，第 1 天。或

卡铂（CBP）AUC＝5，静脉滴注，第 1 天。

3 周为一个周期。

预案 5：AP 方案。

培美曲塞 $500mg/m^2$，静脉滴注，第 1 天（非鳞癌）。

顺铂（DDP）$75mg/m^2$，静脉滴注，第 1 天。或

卡铂（CBP）AUC＝5，静脉滴注，第 1 天。

3 周为一个周期。

预案 6：靶向治疗。

吉非替尼 250mg1/d，口服。或

厄洛替尼 150mg1/d，口服。或

克唑替尼 250mg1/d，口服。

说　明

(1) SCLC

① 以顺铂为主的方案，胃肠道反应相对较重，注意顺铂所致的延迟性呕吐，宜加强止吐治疗。顺铂可导致肾小管损伤，在化疗期间应予以充分水化，减少肾脏损害。以卡铂为主的方案，恶心、呕吐等胃肠道反应相对较轻，但应注意骨髓抑制较顺铂要重。

② AUC 为曲线下面积。

(2) NSCLC

① AUC 为曲线下面积。

② 为预防过敏反应，应用紫杉醇前应常规预防性使用地塞米松、苯海拉明、西咪替丁。

③ 为减少毒性反应发生，使用培美曲塞前需做预处理：维生素 B_{12} $1000\mu g$，肌内注射，在培美曲塞治疗前 1 周开始，治疗期间每 9 周一次；每日口服叶酸 $400\sim1000\mu g$，在培美曲塞治疗前 1 周开始，直至培美曲塞使用结束后 21 天。

④ 以顺铂为主的方案，胃肠道反应相对较重，注意顺铂所致的延迟性呕吐，宜加强止吐治疗。顺铂可导致肾小管损伤，在化疗期间应予以充分水化，减少肾脏损害。

⑤ 吉非替尼和厄洛替尼仅限于 *EGFR* 突变的晚期 NSCLC。克唑替尼仅限于 *ALK* 融合基因阳性的晚期 NSCLC。

第三节 泌尿系统肿瘤

一、肾癌

诊断要点

① 肾癌最常见的症状是肉眼可见的血尿或显微镜下的血尿，其次是侧腹部疼痛、扪及肿块和不明发热。有些病例以转移灶的症状为起始表现，如骨痛、咳嗽、胸痛。有些病例因阶段性局部缺血或肾盂受压发生高血压，或因红细胞生成素水平增高而产生红细胞增多症。

② 腹部彩超、CT、MRI、静脉尿道造影可确定团块的存在。

治疗方案

目前外科根治性手术仍是治疗肾癌的唯一有效手段。化疗药物治疗晚期肾癌的疗效不理想。白细胞介素 2（IL-2）治疗肾癌取得了较好的效果。干扰素对肾癌也有疗效。靶向药物索拉非尼及舒尼替尼、替西莫斯、依维莫斯等目前已被批准用于晚期肾癌的治疗。

预案 1：索拉非尼 400mg，每日 2 次，口服。若需要可酌情减量至每日 400mg 或隔日 400mg。直至疾病进展或不能耐受停药。

预案 2：舒尼替尼 50mg，每日 1 次，口服。若需要可酌情减量至 37.5mg 或 25mg，每日 1 次。连用 4 周停 2 周为一个周期。直至疾病进展或不能耐受停药。

二、膀胱癌

诊断要点

① 膀胱癌是泌尿系统最常见的恶性肿瘤。最常见的症状有血尿、脓尿、排尿困难、烧灼感和尿频。在合并感染或病变侵犯深层时出现疼痛。双合诊可扪及团块。

② 尿细胞学检查瘤细胞常阳性。通过膀胱镜检查和经尿道切除活检可作出诊断。盆腔 CT、彩超或 MRI、胸 CT 及骨 ECT 检查有助于疾病分期。

治疗方案

非浸润性（浅表性）病变（0 期、Ⅰ期）：行保留膀胱治疗，一般行经尿道切除（TUR）和电灼。浸润性病变（Ⅱ期、Ⅲ期）：标准治疗为根治性膀胱切除术。有高危复发风险者行术后辅助化疗。转移性病变（Ⅳ期）：以放疗和化疗为主。对非浸润性膀胱癌通常采用腔内治疗（膀胱灌注化疗），常规药物包括噻替哌、丝裂霉素、多柔比星、表柔比星、卡介苗等。

预案 1：GC 方案。

吉西他滨（GEM）1000mg/m^2，静脉滴注，第 1、8、15 天。

顺铂（DDP）70mg/m^2，静脉滴注，第 2 天（加水化）。

4 周为一个周期。

预案 2：M-VAC 方案。

甲氨蝶呤（MTX）30mg/m^2，静脉滴注，第 1、15、22 天。

长春花碱（VLB）3mg/m^2，静脉滴注，第 2、15、22 天。

多柔比星（ADM）30mg/m^2，静脉滴注，第 2 天。

顺铂（DDP）70mg/m^2，静脉滴注，第 2 天（加水化）。

4 周为一个周期。

说 明

① 以顺铂为基础的联合化疗是目前进展期膀胱癌治疗的最佳选择。GC 方案是晚期不能手术的膀胱癌的一线标准方案。

② GC 方案适用于进展期膀胱癌。有研究显示 GC 方案疗效与 M-VAC 方案类似而副作用较小。本方案要注意吉西他滨所致血小板减少的副作用。

③ M-VAC 方案曾被认为是进展期膀胱癌的经典标准方案，但本方案有较重的骨髓抑制等副作用，多柔比星具有一定的心脏毒性。目前已不再作为首选。

④ 顺铂可导致肾小管损伤，在化疗期间应予以充分水化，减少肾脏损害，同时注意顺铂的高致吐性，应加强止吐治疗。

⑤ 基于耐受性考虑，GC 方案多采用 3 周方案给药，即吉西他滨只用在第 1 天、第 8 天，每 21 天重复。

三、前列腺癌

诊断要点

绝大多数为腺癌，一般发展较慢，无症状。晚期可出现膀胱出口堵塞或输尿管堵塞症状、血尿和脓尿。发生骨转移会引起骨痛。肛诊扪及前列腺硬块或结节应考虑本病。采用经直肠或会阴部穿刺活检术可作出诊断。前列腺特异性抗原（PSA）是前列腺癌最特异、最敏感的肿瘤标志物，总阳性率约70%。B超、CT、MRI有助于评估原发病灶情况及有无转移。全身骨ECT有助于发现有无骨转移。肿瘤组织学分级为影响预后的主要因素。最常选用Gleason分级系统，分级评分为7分以上者预后差。

治疗方案

对临床分期为 $T_{1\sim2}$、N_0M_0 的前列腺癌，可选择根治性前列腺切除术或放射治疗。T_3、T_4 期前列腺癌，常选用放射治疗＋内分泌治疗或单纯内分泌治疗。转移性前列腺癌往往首选内分泌治疗。对有症状的局限性转移灶也可行局部行放射治疗。对复发或内分泌治疗无效者可考虑行化疗。内分泌治疗能延长晚期前列腺癌的总生存期，改善前列腺癌所致的症状。可选择睾丸切除术或药物去势。

预案1：内分泌治疗（LHRH激动剂）。

戈舍瑞林3.6mg，皮下注射，每月1次；或10.8mg，皮下注射，每3个月一次。

预案2：内分泌治疗（抗雄激素治疗）。

比卡鲁胺150mg，每日1次，口服（单独应用时）；比卡鲁胺50mg，每日1次，口服（与LHRH激动剂或外科睾丸切除术联合应用时）。直至疾病进展。

预案3：DP方案。

多西他赛（TXT）75mg/m²，静脉滴注，第1天。

泼尼松5mg，每日2次，口服，第1～21天。

3周为一个周期。

说　明

① 一些研究认为抗雄激素联合LHRH激动剂治疗优于单用LHRH激动剂。这种"全激素阻断"治疗带来的生存获益较小，但是具有统计学意义。

② 多西他赛单药治疗是目前对功能良好的去势抵抗性前列腺癌患者最常用的治疗方案。

四、睾丸肿瘤

睾丸肿瘤可来源于生殖细胞、生殖间质细胞和非生殖细胞。其中生殖细胞来源的肿瘤占全部睾丸恶性肿瘤的90％。常见症状是阴囊肿块不断增大，有时伴疼痛，迅速肿大的肿瘤内出血会产生触痛和剧痛。血清肿瘤标志物（AFP）和绒毛膜促性腺激素（HCG）检测在睾丸肿瘤的诊断、预后、治疗和随诊中有重要作用。无论哪一种类型的睾丸肿瘤都要先做高位睾丸切除术及精索结扎，再根据疾病类型、分期决定下一步治疗。其他治疗参考相关专业书籍。

第四节　女性器官肿瘤

一、乳腺癌

诊断要点

乳房无痛肿块、腋下淋巴结肿大、自发性乳头溢乳是乳腺癌常见症状。少数可出现乳房局部皮肤改变、乳头湿疹样改变等。乳腺超声、钼靶X线、MRI有助于疾病诊断。头、胸、腹CT，全身骨ECT有助于评估病情。细针穿刺细胞学检查或组织活检是取得病理诊断的方法。

治疗方案

Ⅰ期以手术治疗为主，目前趋向于保乳手术加放射治疗。对具有高危复发倾向的患者可考虑术后辅助化疗。Ⅱ期先手术治疗，术后根据肿瘤大小、淋巴结转移数目、组织学分级、有无脉管瘤栓、受体情况等进行辅助化疗。对拟行保乳手术者，可行新辅助化疗，术后化疗、放疗。对部分肿块大、淋巴结转移数目多者术后可行放疗。Ⅲ期行新辅助化疗后再做手术，术后根据病理和临床情况行化疗、放疗。对于Ⅰ～Ⅲ期，如果激素受体阳性，应在化疗、放疗结束后行内分泌治疗。Ⅳ期以化疗和内分泌治疗为主，必要时行姑息性手术或放疗。近年来，乳腺癌手术发展方向越来越趋向于保守手术，保乳手术加放疗及前哨淋巴结活检是发展趋势。经循证医学证实，乳腺癌前哨淋巴结活检（SLNB）可准确评估腋窝淋巴结病理学状态，对腋窝淋巴结阴性者，可安全有效地替代腋窝淋巴结清扫，而降低并发症。放射治疗联合保乳手术在初治的乳腺癌中已普遍应用，放疗是保乳手术的重要组成部分。当然部分患者仍需行乳腺癌根治术。

预案 1：FAC 方案。

氟尿嘧啶（5-Fu）500mg/m²，静脉滴注 第 1、8 天。

多柔比星（ADM）50mg/m²，静脉注射，第 1 天。

环磷酰胺（CTX）500mg/m²，静脉注射，第 1 天。

3 周为一个周期。

预案 2：AC→T 方案。

多柔比星（ADM）60mg/m²，静脉注射，第 1 天。

环磷酰胺（CTX）600mg/m²，静脉注射，第 1 天。

3 周为一个周期，共 4 个周期。

序贯以紫杉醇（PTX）80mg/m²，静脉滴注，3h，第 1 天，每周 1 次，共 12 周。

或序贯以紫杉醇（PTX）175mg/m²，静脉滴注，3h，第 1 天。

3 周为一个周期，共 4 个周期。

或序贯以多西他赛（TXT）80~100mg/m²，静脉滴注，第 1 天。

3 周为一个周期，共 4 个周期。

预案 3：EC 方案。

表柔比星（EPI）75mg/m²，静脉滴注，第 1 天。

环磷酰胺 600mg/m²，静脉注射，第 1 天。

3 周为一个周期。

预案 4：含曲妥珠单抗的方案。

对 HER-2 阳性者，在完成 4 个周期 AC 方案后，可在使用紫杉醇或多西他赛的同时加用曲妥珠单抗。紫杉醇 80mg/m²，静脉滴注，第 1 天，每周 1 次，连续 12 周；同时应用曲妥珠单抗 4mg/kg 作为首次剂量，静脉滴注，随后 2mg/kg，每周 1 次，共 1 年。或使用多西他赛 100mg/m²，静脉滴注，第 1 天，每 3 周一次，连续 4 个周期；同时应用曲妥珠单抗，方法同前。在化疗结束后，曲妥珠单抗可改为 6mg/kg，每 3 周一次，直至 1 年。

说　明

① 为了减少多柔比星联合化疗方案的心脏毒性，多柔比星的化疗周期限制在 6 个以内（小于 300~360mg/m²）。

②　因紫杉醇有神经毒性，在使用紫杉醇时需要监测患者的周围神经病变，特别是糖尿病患者和老年患者。

③　蒽环类有心脏毒性，应避免蒽环类与曲妥珠单抗同时使用。

④　曲妥珠单抗联合化疗药物可能增加心肌损害风险，严重者会发生心力衰竭。故使用曲妥珠单抗前及期间每 3 个月监测一次心功能。

⑤　曲妥珠单抗一般是与化疗同时使用或化疗后连续使用 1 整年，曲妥珠单抗的最佳持续使用时间正在进行临床试验中。

⑥　HER-2 阳性是指免疫组化检测为（＋＋＋），或荧光原位杂交法（FISH）或色素原位杂交法（CISH）显示 HER-2 基因扩增。

⑦　为预防过敏反应，应用紫杉醇前应常规预防性使用地塞米松、苯海拉明、西咪替丁。

二、卵巢癌

诊断要点

①　早期患者症状隐蔽，无任何不适，随着肿瘤的增长和腹水的出现，患者可感到腹胀或扪及盆腔肿块或下腹肿块，晚期可出现不完全肠梗阻或盆腔压迫症状。CA125 为血清卵巢上皮癌相关抗原，约 80% ～ 90% 患者该值升高，可用于监测治疗反应性。人绒毛膜促性腺激素（HCG）是卵巢绒癌和含绒成分生殖细胞瘤的标志物。甲胎蛋白（AFP）是监测生殖细胞恶性肿瘤的标志物。B 超、CT、MRI 有助于提供肿瘤大小、部位、与周围组织关系、有无远处转移等信息。

②　腹水中查到癌细胞是诊断的初步依据。细针穿刺活检（必要时在 B 超引导下）可获得组织学证据。剖腹探查或腹腔镜探查和肿瘤的组织学检查是最后的诊断及分期依据。

治疗方案

卵巢癌的首要治疗方法是手术，每个卵巢癌患者均应进行开腹探查，明确诊断、分期及行肿瘤切除术。卵巢上皮癌是化疗敏感肿瘤。外科手术与化疗是治疗卵巢癌的两个常用有效手段。放射治疗对卵巢癌的效果也是肯定的。卵巢癌也常常采用腹腔化疗联合全身静脉化疗。

预案 1：TP 方案。

紫杉醇（PTX）$175mg/m^2$，静脉滴注，3h，第 1 天。

顺铂（DDP）70～75mg/m²，静脉滴注，第 2 天，水化利尿；或分 2 次，第 2、3 天，静脉滴注。

3～4 周为一个周期。

预案 2：TC 方案。

紫杉醇（PTX）175mg/m²，静脉滴注，3h，第 1 天。

卡铂（CBP）AUC 4～5，静脉滴注，第 2 天。

3～4 周为一个周期。

说　明

① 铂类联合紫杉醇是卵巢上皮癌标准治疗方案。

② 为预防过敏反应，应用紫杉醇前应常规预防性使用地塞米松、苯海拉明、西咪替丁。

③ 为减少顺铂的肾毒性，应用大剂量顺铂时应充分水化，适当利尿，并注意维持离子平衡。

三、子宫颈癌

子宫颈癌是一种发生在子宫颈上皮的恶性肿瘤。阴道细胞学涂片对发现早期宫颈癌起着重要作用，是筛查早期子宫颈癌的最好方法。子宫颈癌的主要治疗方法是放疗和手术。子宫颈癌化疗可以和放疗同时应用，作为放射增敏剂，以改善晚期子宫颈癌（Ⅲ～Ⅳ期）患者的盆腔控制，减少远处转移并提高长期生存率。

顺铂一直被认为是治疗晚期子宫颈癌最有效的单药。

四、子宫内膜癌

诊断要点

绝经后阴道出血或出现血性白带者，应怀疑子宫内膜癌而进行检查。CA125 对诊断及术后病情监测有一定参考价值。宫颈管或宫腔吸片细胞学检查有助于早期诊断。内膜组织学检查是内膜癌确诊的依据。

治疗方案

手术和放疗是子宫内膜癌的主要治疗手段。

对晚期转移或复发的子宫内膜癌患者可予化疗。

五、子宫肉瘤

诊断要点

① 阴道不规则出血且量较多，如发生在绝经期或绝经后则更应引起警惕。

② 下腹部肿物或下腹部明显疼痛，这种疼痛常突然发生，与经期无关。

③ 肿瘤增长迅速。

④ 宫口肿物活检或刮宫常可使子宫内膜间质肉瘤或中胚叶混合瘤获得正确诊断。

治疗方案

Ⅰ～Ⅱ期：手术＋术后辅助化疗 6～9 个疗程。Ⅲ～Ⅳ期：根据不同情况综合治疗。

第五节　骨、皮肤和软组织肿瘤

一、骨及软组织肉瘤

诊断要点

① 骨肉瘤好发部位是长骨的干骺端，常见的转移部位为肺，其次为其他部位的骨。

② X线表现为骨质增生、溶骨性破坏、骨膜反应、骨膜下有明显的新生骨增生，表现为典型的 Codman 三角（袖口征）及软组织肿块。

治疗方案

对骨肉瘤应采用综合治疗。原则上骨肉瘤在早期应尽可能手术切除。辅助化疗应选择肿瘤在体内负荷很低时开始，这样有可能根除微小转移灶。

预案 1：

甲氨蝶呤（MTX）$12g/m^2$，静脉滴注，6h，第 21 天。

顺铂（DDP）$120mg/m^2$，静脉滴注，第 28～30 天。

多柔比星（ADM）$45mg/m^2$，静脉滴注 6h，第 1、2 日。

异环磷酰胺（IFO）$2000mg/m^2$，静脉滴注 1h，第 49～53 天。

70 天为一个周期，连用 3 个周期。

预案 2：

多柔比星（ADM）$25mg/m^2$，静脉滴注，第 1～3 天。

顺铂（DDP）$100mg/m^2$，静脉滴注 24h，第 2 天。

21 天为一个周期。

说　明

① 为减少顺铂的肾毒性，应用大剂量顺铂时应水化，适度利尿，并注意维持离子平衡。

② 应用异环磷酰胺应予美司钠（Mesna）进行解救。

③ 应用大剂量甲氨蝶呤应碱化尿液，并在应用甲氨蝶呤后予四氢叶酸解救。

二、尤文肉瘤

诊断要点

尤文肉瘤（骨未分化网状细胞肉瘤）为儿童和青少年常见的骨恶性肿瘤，仅次于骨肉瘤。早期即可出现肺和其他部位骨骼的转移。X 线表现主要为溶骨性破坏，即所谓"溶冰"样影像，葱皮样改变。

治疗方案

该肿瘤对化疗和放疗较骨肉瘤敏感，治疗应采取化疗、放疗为主的综合治疗。

预案 1：VAC 方案

长春新碱（VCR）$1.4mg/m^2$，静脉冲入，每周 1 次，共 12 次。

更生霉素（ACD）$0.015mg/kg$，静脉滴注，每日 1 次，连用 5 天。每 12 周重复一次。

预案 2：VACA 方案。

长春新碱（VCR）$1.5mg/(kg \cdot W)$，静脉泵入，第 1～6 周和第 8～13 周。

更生霉素（ACD）$0.015mg/(kg \cdot d)$，静脉滴注，每 12 周的第 1～5 天。

环磷酰胺（CTX）$500mg/m^2$，静脉冲入，每周 1 次。

多柔比星（ADM）30mg/m²，静脉冲入，第1～3天，每3周重复一次。

三、黑色素瘤

黑色素瘤约60%是黑痣恶变的，临床主要转移部位为皮肤、皮下、淋巴结、肺、肝、脑、骨等，但90%原发病发生在皮肤。

治疗方案

黑色素瘤恶性程度高，易于转移，任何刺激均可促进肿瘤播散。可疑黑色素瘤时不能切开或刮除活检。早期黑色素瘤在活检确诊后应尽快行原发灶切除术。广泛的局部切除是黑色素瘤的基本治疗原则。黑色素瘤对化疗不敏感。高剂量干扰素 α-2b 是标准术后辅助治疗。转移性黑色素瘤是以达卡巴嗪（氮烯米胺，DTIC）和大剂量白细胞介素2为主的治疗方案。黑色素瘤对放疗不敏感，但在某些特殊情况下放疗仍是一项手段。

预案1：干扰素 α-2b 2×10⁷IU/m²，皮下注射，每周5天，连用4周；1×10⁷IU/m²，皮下注射，每周3次，连用48周，总疗程为1年。

预案2：靶向治疗。伊马替尼400mg，每日1次，口服。

预案3：白细胞介素-2（IL-2）6×10⁶U/kg，静脉滴注，每8h一次，连用14次为一个周期。

预案4：达卡巴嗪（DTIC）200mg/(m²·d)，静脉滴注，第1～5天，每3周为一个周期。

说 明

① 干扰素 α-2b 多用于术后辅助治疗。应用时类流感综合征、肝炎和中枢神经系统异常等毒性作用明显。

② 伊马替尼适用于晚期 *KIT* 基因突变或扩增的黑色素瘤，为靶向治疗。

③ 大剂量 IL-2 毒性较大，多数患者较难耐受如此高的剂量，多数患者在第2周期时减量。IL-2 毒性可表现为流感样症状，如发热、寒战、肌痛、乏力等。特异性毒性为毛细血管渗漏综合征，表现为低血压、液体潴留，肾、肝低灌注和肺水肿。故应用 IL-2 的患者应具备较好的体质，并应住院在有经验的医生指导下治疗。对于年龄大于50岁或具有心脏危险因素的患者治疗前需测量心功能。

④ 自 1972 年以来，达卡巴嗪是一直是经 FDA 批准用于进展期黑色素瘤治疗的唯一化疗药物。

四、软组织肉瘤

软组织肉瘤是指发生在间叶组织（如横纹肌、纤维、脂肪、平滑肌、间皮、滑膜、血管等）的恶性肿瘤。

治疗方案

首先应行局部广泛切除，术后应进行局部放疗及全身辅助化疗。

预案 1：AI 方案。

多柔比星（ADM）30mg/m^2，静脉冲入，第 1、2 天（或 60～90mg/m^2，持续静脉滴注 3～4 天）。

异环磷酰胺（IFO）3.75g/m^2，静脉滴注 4h，第 1、2 天（或 2～3g/m^2，静脉滴注 4 天）。

美司钠 750mg/m^2，每日 3 次（用异环磷酰胺同时及用药后 4h、8h），第 1、2 天，每 21～28 天为一个周期。

预案 2：对晚期胃肠道间质瘤（GIST）可选用伊马替尼 400mg，每日 1 次，口服。

说 明

① 使用异环磷酰胺，患者必须用碱性溶液充分水化，以预防中枢神经系统毒性，减少肾脏毒性，并予美司钠解救，用药监测监测电解质。

② 多柔比星应注意避免药物外渗，可经中心静脉导管进行化疗，并应注意避光。注意多柔比星的心脏的毒副作用，注意累积剂量不能过高。

（曹玉华 张丽辉）

第十章　泌尿系统疾病

第一节　急性肾小球肾炎

急性肾小球肾炎多见于儿童，男性多于女性，高峰年龄2～6岁，2岁以下和40岁以上的患者仅占15％，大多数为链球菌感染后肾小球肾炎。

诊断要点

① 前驱感染后1～3周起病。

② 有血尿、蛋白尿、水肿和高血压，甚至少尿及氮质血症等急性肾炎综合征表现。

③ 血清C3下降，8周内渐恢复正常。

④ 病情于8周内逐渐减轻到完全恢复正常。

⑤ 除外系膜增生性肾小球肾炎、系膜毛细血性肾小球肾炎、系统性红斑狼疮肾炎、过敏性紫癜肾炎、急进性肾小球肾炎。

临床诊断有困难时应考虑进行肾活检，肾活检指征为少尿1周以上或进行性尿量减少伴肾功能恶化；病程超过2个月而无好转趋势；急性肾炎综合征伴肾病综合征。

治疗方案

以休息及对症治疗为主。

① 休息至肉眼血尿消失、水肿消退、血压恢复正常。

② 低盐饮食，每日食盐用量在3g以下。

③ 有氮质血症时限制蛋白饮食，以优质动物蛋白为主。

④ 有感染时选用如下预案。

预案1：青霉素　$4×10^6$ U
　　　　　生理盐水　100ml ｜ 静脉滴注，每日2次。

预案2：红霉素　0.9g
　　　　　5％葡萄糖溶液　500ml ｜ 静脉滴注，每日1次。

⑤ 控制水、钠摄入，水肿明显者使用利尿剂。

⑥ 降压治疗。

预案 1：贝那普利（ACEI 类）10mg，口服，每日 1 次。或
氯沙坦（ARB 类）50mg，口服，每日 1 次。

预案 2：氨氯地平（CCB 类）5mg，口服，每日 1 次。

⑦ 透析治疗：急性肾衰有透析指征（见"急性肾损伤"）者。

说　明

选用针对革兰阳性球菌的抗生素，使用青霉素类应做过敏试验；选用无肾毒性抗生素。

第二节　急进性肾小球肾炎

急进性肾小球肾炎是以急性肾炎综合征、肾功能急剧恶化、早期出现少尿性急性肾衰竭为临床特征，病理类型为新月体肾小球肾炎的一组疾病。可分为 3 型：Ⅰ型又称抗肾小球基底膜型肾小球肾炎；Ⅱ型又称免疫复合物型；Ⅲ型为少免疫复合物型（原发性小血管炎性肾损害）。我国以Ⅱ型略为多见，Ⅰ型好发于青年，Ⅱ型及Ⅲ型常见于中老年患者，男性居多。

诊断要点

有上述临床表现时做肾活检，若病理证实为新月体肾小球肾炎，根据临床和实验室检查能除外系统性疾病，诊断可成立。

治疗方案

① 强化治疗。

预案 1：强化血浆置换疗法，每日或隔日 1 次，每次置换血浆 2～4L，置换约 10 次左右。配合口服泼尼松 1mg/（kg·d），2～3 个月逐渐减量。适用于各型急进性肾小球肾炎，特别适用于Ⅰ型和就诊时急性肾衰竭已经需要透析的Ⅲ型患者，对于伴有威胁生命的肺出血应首选。

预案 2：甲泼尼龙冲击联合环磷酰胺治疗

甲泼尼龙　0.5～1.0g

5％葡萄糖溶液　250～500ml ｜静脉滴注，每日 1 次或隔日 1 次。

3 次为一个疗程，间隔 3～5 天可进行下一个疗程，一般 1～3 个疗程；之后口服泼尼松 1mg/（kg·d），2～3 个月渐减。

环磷酰胺　0.6～1.0g

5％葡萄糖溶液　250～500ml ｜静脉滴注，每月 1 次，累积量不超6～8g。

② 透析治疗。

达到透析指征时行透析治疗。

① 长期应用激素的患者可出现感染、药物性糖尿病、骨质疏松等不良反应，少数病例还可能发生骨股头无菌性缺血性坏死，须加强监测，注意补钙。

② 环磷酰胺主要不良反应为骨髓抑制、中毒性肝损害、性腺抑制、脱发、胃肠道反应、出血性膀胱炎及致肿瘤作用。用药前后注意复查肝功能、血常规，用药过程中要水化，以保证尿量，避免发生出血性膀胱炎。

③ 甲泼尼龙和环磷酰胺均抑制机体免疫力，诱发感染或加重感染，应用过程中要严密监测患者有无感染征象。

第三节　慢性肾小球肾炎

诊断要点

凡尿化验异常（蛋白尿、血尿），伴或不伴水肿及高血压病史达 3 个月以上，无论有无肾功能损害均应考虑此病，在除外继发性肾小球肾炎及遗传性肾小球肾炎后，临床上可诊断为慢性肾小球肾炎。

治疗方案

积极控制高血压和减少尿蛋白。

预案 1：氢氯噻嗪 12.5～50mg，口服，每日 1 次。

预案 2：贝那普利 10～20mg，口服，每日 1 次。

预案 3：氯沙坦 50～100mg，口服，每日 1 次。

预案 4：氨氯地平 5～10mg，口服，每日 1 次。

预案 5：阿罗洛尔 10mg，口服，每日 2 次。

说　明

① 高血压和蛋白尿是加速肾小球硬化、促进肾功能恶化的重要因素，积极控制高血压和减少蛋白尿是两个重要环节。高血压的治疗目标为力争把血压控制在理想水平（<130/80mmHg），尿蛋白的治疗目标为争取减少至 1g/d 以下。

多年研究证实，血管紧张素转换酶抑制剂（ACEI）或血管紧张素

Ⅱ受体拮抗剂（ARB）除具有降低血压作用外，还有减少蛋白尿和延缓肾功能恶化的肾脏保护作用，可作为治疗慢性肾炎患者高血压和/或减少蛋白尿的首选药物。高血压难以控制时可选用不同类型降压药联合应用。高血压患者应限盐（$<3g/d$）；钠水潴留容量依赖性高血压患者可选用噻嗪类或袢利尿剂。肾功能不全的患者应用 ACEI 或 ARB 要防止高血钾，血肌酐大于 $264\mu mol/L$ 时必须严密观察谨慎使用。少数患者应用 ACEI 有持续性干咳的不良反应，可换用 ARB。

② 肾功能不全患者应限制蛋白质及磷的摄入量，应采用优质低蛋白饮食 $[<0.6\sim0.8g/(kg \cdot d)]$。

③ 糖皮质激素和细胞毒性药物应根据尿蛋白定量和经皮肾穿刺活检病理类型酌情使用。

④ 避免加重肾损害的因素，如感染、劳累、妊娠及应用肾毒性药物等。

第四节　肾病综合征

诊断要点

① 诊断标准：a. 尿蛋白大于 $3.5g/d$；b. 血浆白蛋白低于 $30g/L$；c. 水肿；d. 血脂升高。其中 a、b 两项为诊断所必需。

② 诊断原发性肾病综合征需除外过敏性紫癜肾炎、乙型肝炎病毒相关性肾炎、系统性红斑狼疮肾炎、糖尿病肾病、肾淀粉样变性、骨髓瘤性肾病、淋巴瘤或实体肿瘤性肾病等。

③ 主要病理类型有微小病变性肾病、系膜增生性肾小球肾炎、系膜毛细血管性肾小球肾炎、膜性肾病及局灶性节段性肾小球硬化。

治疗方案

① 一般治疗。包括休息、正常量优质蛋白饮食 $[0.8\sim1.0g/(kg \cdot d)]$、低盐饮食（$<3g/d$）。

② 对症治疗

预案1：氢氯噻嗪 25mg，口服，每日 2～3 次；或

呋塞米（速尿）20～120mg 或

布美他尼 1～4mg，分次口服或静脉注射；或

螺内酯 20mg，口服，每日 2～3 次。

预案 2：20％白蛋白 50ml，静脉滴注。或

新鲜血浆或冰冻血浆 200～400ml，静脉滴注。

静脉滴注白蛋白或血浆结束后给呋塞米 20～40mg 加生理盐水 20ml，静脉注射。

③ 主要治疗。

预案 1：泼尼松 1mg/(kg·d)，口服，每日 1 次。

预案 2：

环磷酰胺　1.0g ｜静脉滴注，每月 1 次，累积量达 6～8g。或
生理盐水　500ml ｜

环磷酰胺　0.6g ｜静脉滴注，每半月 1 次或每月 1 次，
生理盐水　250ml ｜累积量达 6～8g。

预案 3：吗替麦考酚酯（骁悉）1.0～2.0/d，分 2 次口服，共用 3～6 个月，减量维持半年。

预案 4：环孢素 A（钙调神经蛋白抑制剂）已作为二线药物用于治疗难治性肾病综合征。常用剂量 3～5mg/(kg·d)，分次空腹口服，血药浓度谷值为 100～200ng/ml，2～3 个月后缓慢减量，疗程至少 1 年。或他克莫司 0.05mg/(kg·d)，分次空服口服，血药浓度保持在 5～8ng/ml，疗程 6～12 个月。

④ 中药治疗。

预案：雷公藤多苷 20mg，口服，每日 3 次。

⑤ 血栓栓塞并发症的治疗。

预案 1：抗凝治疗。

肝素钠 1875～3750U，皮下注射，每 6h 一次。或选用低分子肝素 4000～5000U，皮下注射，每日 1～2 次。也可口服华法林，INR 维持在 1.5～2.5。

预案 2：抗血小板凝聚。

双嘧达莫 150～300mg/d，分 3 次口服。或

阿司匹林 75～100mg/d，顿服。

说　明

① 应用氢氯噻嗪、呋塞米或布美他尼应防止低钾血症、低钠血症；应用螺内酯需防止高钾血症，对肾功能不全患者应慎用。

② 低分子右旋糖酐 250～500ml，静脉滴注，隔日 1 次，随后加用

呋塞米可增强利尿效果。少尿（尿量＜400ml/d）的患者应慎用此类药物，因其易与肾小管分泌的 Tamm-Horsfall 蛋白和肾小球滤过的白蛋白一起形成管型，阻塞肾小管，并由于其高渗作用导致肾小管上皮细胞变性、坏死，诱发渗透性肾病，导致急性肾衰竭。

③ 由于输入的蛋白均将于 24～48h 内由尿中排出，可引起肾小球高滤过及肾小管高代谢，造成肾小球脏层上皮细胞及肾小管上皮细胞损伤、促进肾间质纤维化，轻者影响糖皮质激素疗效、延迟疾病缓解，重者可损害肾功能，故应严格掌握适应证。对严重低白蛋白血症，高度水肿而又少尿的肾病综合征患者，在必需利尿的情况下方可考虑使用，但也要避免过频、过多。对伴有心脏病的患者应慎用此法利尿，以避免因血容量急性扩张而诱发心力衰竭。

④ 对肾病综合征患者利尿治疗的原则是不易过快、过猛，以避免造成有效血容量不足，加重血液高黏倾向，诱发血栓栓塞并发症。

⑤ 糖皮质激素应用原则是起始足量，泼尼松 1mg/(kg·d)，口服 8 周，必要时可延长至 12 周；缓慢减药，每 2～3 周减原用量的 10%，当减至 20mg/d 时病情易复发，应更加缓慢减量；长期维持，最后以最小有效剂量（10mg/d）再维持半年左右。水肿严重，有肝功能损害或泼尼松疗效不佳时，可更换为甲泼尼龙（等剂量）口服或静脉滴注。

⑥ 细胞毒类药物用于激素依赖型及激素抵抗型肾病综合征患者，协同激素治疗。若无激素禁忌证，一般不作为首选或单独治疗用药。

⑦ 细胞毒类药物的主要副作用为骨髓抑制、中毒性肝损害、性腺抑制、脱发、胃肠道反应及出血性膀胱炎，用药后注意复查肝功能、血常规，用药过程中要水化，以保证尿量，避免发生出血性膀胱炎。

⑧ 吗替麦考酚酯用于难治性肾病综合征患者，因食物可影响该药吸收，故应空腹服用。

⑨ 环孢素 A 副作用有肝肾毒性、高血压、高尿酸血症、多毛及牙龈增生等，他克莫司副作用有心动过速、高血压、白细胞减少、头痛、震颤、血糖升高、腹泻等，肾毒性小于环孢素 A。

⑩ 雷公藤多苷主要不良反应为性腺抑制、肝功能损害及外周血白细胞减少等，及时停药后可恢复。该药不良反应较大，甚至可引起急性肾衰竭，用药时要小心监测。

⑪ 当血浆白蛋白浓度低于 20g/L 时，提示存在高凝状态，即应开始预防性抗凝治疗。

⑫ 应用抗凝药物应监测凝血时间，根据凝血时间调整药物剂量，维持凝血时间高于正常一倍，避免药物过量导致出血。

第五节　间质性肾炎

一、急性间质性肾炎

急性间质性肾炎又称急性肾小管-间质性肾炎，是一组以肾间质炎性细胞浸润及肾小管变性为主要病理表现的急性肾脏疾病，常见病因有药物、感染等。

诊断要点

① 近期用药史。

② 药物过敏表现，常见皮疹、发热及外周血嗜酸性粒细胞增多。

③ 尿检异常：无菌性白细胞尿、血尿及蛋白尿。

④ 肾小管及肾小球功能损害。

一般认为有上述前两条，再加上后两条中任何一条，即可临床诊断本病，临床表现不典型的行肾活检有助于确诊。

治疗方案

① 消除病因。停用致敏药物，合理使用抗生素治疗感染。

② 激素治疗。

预案：泼尼松 30mg，口服，每日 1 次。

注意：病情好转后泼尼松逐渐减量，疗程 2～3 个月。

③ 透析治疗。

血肌酐明显升高或合并高血钾、心衰、肺水肿等有血液净化指征者，应及时血液透析治疗。

二、慢性间质性肾炎

慢性间质性肾炎又称慢性肾小管-间质性肾炎，是一组以肾间质纤维化及肾小管萎缩为主要病理表现的慢性肾脏疾病。

诊断要点

① 存在慢性间质性肾炎的病因（如长期应用止痛剂、含马兜铃酸的中草药等），有夜尿多、低比重及低渗透压尿、肾性糖尿、乏力、恶

心、厌食、头晕等症状、体征。

② 肾小管功能减退与肾小球滤过功能减退不成正比例。

③ 必要时可以行肾活检支持诊断。

治疗方案

本病治疗的关键是早期诊断，去除病因，控制感染，及时停用致敏药物，处理原发病。如出现慢性肾功能不全，应予非透析保守治疗，以延缓肾损害进展；若已经发展为终末期肾衰竭，则按肾衰竭处理。

第六节 尿路感染

尿路感染是指病原微生物在尿路中生长、繁殖而引起的炎症性疾病，多见于育龄期妇女、老年人、免疫力低下及尿路畸形者。可分为上尿路感染（主要是肾盂肾炎）和下尿路感染（主要是膀胱炎）。通常尿路感染是上行感染引起的，最常见的致病菌是大肠埃希菌。复杂性尿路感染是指伴有尿路引流不畅、结石、畸形、膀胱-输尿管反流等结构或功能异常，或在慢性肾实质性疾病基础上发生的尿路感染，不伴有上述情况者称为非复杂性尿路感染。

诊断要点

① 患者有明显尿频、尿急、尿痛等尿路刺激症状，且尿白细胞增多，为可疑诊断尿路感染。若清洁中段尿定量培养细菌菌落≥10^5个/毫升，或膀胱穿刺尿定性培养有细菌生长，可诊断尿路感染。

② 如临床上患者无尿路感染症状，则要求两次清洁中段尿定量培养细菌菌落≥10^5个/毫升，且为同一菌种，才能诊断。

③ 临床上肾盂肾炎与膀胱炎的鉴别：如患者全身感染性症状较明显，发热，体温＞38℃，有尿路刺激症状，伴明显的肋脊角疼痛和压痛、叩痛，血白细胞增加者，可诊断为肾盂肾炎。

治疗方案

（1）急性膀胱炎

预案：阿莫西林 0.5g，口服，每6h 1次，连用3天。或

氧氟沙星 0.2g，口服，每日2次，连用3天。或

复方磺胺甲噁唑 1.0g，口服，每日2次，连用3天。或

呋喃妥因 0.1g，口服，每日 3 次，连用 3 天。

（2）急性肾盂肾炎

预案 1：头孢克洛 0.5g，口服，每日 3 次。或

头孢妥仑酯 0.2g，口服，每日 2～3 次。或

左氧氟沙星 0.5g，口服，每日 1 次。

预案 2：左氧氟沙星 0.5g，静脉滴注，每日 1 次。或

头孢唑林钠　0.5g｜静脉滴注，每 8h 1 次。或
生理盐水　100ml

头孢哌酮钠　0.5g｜静脉滴注，每 12h 1 次。或
生理盐水　100ml

头孢曲松钠　2.0g｜静脉滴注，每日 1 次。
生理盐水　100ml

预案 3：头孢哌酮钠　2.0g｜静脉滴注，每 8h 1 次。或
生理盐水　100ml

氨苄西林/他唑巴坦　1.5g｜静脉滴注，每 8～12h 1 次。或
生理盐水　100ml

奈替米星　150ml｜静脉滴注，每日 1 次。或
注射用水　50ml

美罗培南　0.5～1.0g｜静脉滴注，每 8h1 次。
生理盐水　100ml

说　明

（1）急性膀胱炎

① 3 天疗法结束 7 天后尽管无临床症状，仍需进行尿细菌定量培养。如无细菌尿，可停药；仍有细菌尿，则表示有亚临床型肾盂肾炎，应继续给予 2 周抗菌药物的常规疗程。

② 短程疗法完成后仍有症状，尿常规和尿培养检查。有细菌尿和/或白细胞尿，按膀胱炎处理；有白细胞而无细菌尿，则可按尿道综合征处理。

（2）急性肾盂肾炎

① 在应用抗生素前留取清洁中段尿做培养和药物敏感试验，在药物敏感试验结果未回报前，宜选用对革兰阴性杆菌有效的抗菌药，以上 3 种预案根据急性肾盂肾炎轻、中、重程度不同分别给予。轻型是指单

剂或 3 天疗法治疗失败的尿路感染，或有轻度发热和/或肋脊角叩痛的肾盂肾炎；较严重的肾盂肾炎是指有寒战、高热，白细胞显著增高、核左移等严重的全身感染中毒症状，低血压、呼吸性碱中毒，疑为革兰阴性细菌败血症者，患者多是复杂性肾盂肾炎，致病菌多为耐药性革兰阴性杆菌。

② 在应用抗生素的同时应鼓励患者多饮水，进高热量富含维生素 C 饮食，不能进食者，应静脉补充。

③ 急性肾盂肾炎有效抗菌疗程通常为 14 天。静脉用药至患者退热 72h 后，可改用口服有效的抗菌药物，完成 2 周疗程。肾盂肾炎患者在病情允许时，应尽快做有关尿路影像学检查，以确定有无尿路梗阻，特别是尿路结石引起的梗阻。如不纠正尿液引流不畅，肾盂肾炎是很难彻底治愈的。妊娠期尿路感染宜选用毒性较小的抗菌药物，如阿莫西林、呋喃妥因或头孢菌素类，不宜用四环素类、氯霉素类、奎诺酮类抗菌药物。

第七节　肾小管酸中毒

肾小管酸中毒（RTA）是由于各种病因导致肾脏酸化功能障碍而产生的一种临床综合征，主要表现有以下几方面。

① 高氯性、正常阴离子间隙代谢性酸中毒。

② 电解质紊乱，可有低钾血症或高钾血症、低钠血症及多尿、多饮。

③ 骨病，骨痛、骨质疏松及骨畸形。

④ 尿路症状，肾结石、肾钙化。

按病变部位和机制分为Ⅰ型，远端肾小管泌 H^+ 障碍；Ⅱ型，近端肾小管 HCO_3^- 重吸收障碍；Ⅲ型，混合型，兼有Ⅰ型和Ⅱ型 RTA 的特点；Ⅳ型，远端肾小管排泌 H^+、K^+ 作用减弱。

（一）远端肾小管酸中毒（Ⅰ型）

诊断要点

高氯性代谢性酸中毒伴有低钾血症，尿 pH＞5.5，即可诊断。

治疗方案

① 纠正酸中毒。

预案：枸橼酸合剂（枸橼酸 100g，枸橼酸钾 100g，加水至 1000ml）10～30ml，口服，每日 3 次。或碳酸氢钠 6～12g/d，分次口服。

② 补钾。

预案：枸橼酸钾溶液 10～30ml，口服，每日 3 次。

说 明

不要选用氯化钾纠正低钾，以免加重高氯血症。

（二）近端肾小管酸中毒（Ⅱ型）

诊断要点

高氯性代谢性酸中毒伴有低钾血症，尿 HCO_3^- 增高。

治疗方案

纠正酸中毒。

预案：碳酸氢钠 6～12g/d，分次口服或静脉滴注。

（三）混合性肾小管酸中毒（Ⅲ型）

诊断要点

Ⅰ型、Ⅱ型 RTA 的临床表现都存在。

治疗方案

与Ⅰ型、Ⅱ型 RTA 相同。

（四）远端肾小管酸中毒（Ⅳ型）

诊断要点

高氯性代谢性酸中毒伴有高钾血症。

治疗方案

① 纠正高钾血症。

预案：呋塞米，根据血钾调整用量。

② 纠正酸中毒。

预案：碳酸氢钠 6～12g/d，分次口服或静脉滴注。

第八节 急性肾损伤

急性肾损伤（AKI）以往称为急性肾衰竭（ARF）是指由多种病因引起的肾功能快速下降而出现的临床综合征。可发生于既往无肾脏疾病者，也可发生在原有慢性肾脏疾病的基础上。与 ARF 相比，AKI 的提出更强调对这一综合征早期诊断、早期治疗的重要性。急性肾小管坏死是肾性 AKI 最常见的原因。

诊断要点

① 表现为肾功能在 48h 内突然减退，血清肌酐绝对值升高≥0.3mg/dl（26.5μmol/L），或 7 天内血清肌酐增幅≥1.5 倍基础值，或尿量＜0.5ml/（kg·h），持续＞6h。

② 同时存在水、电解质和酸碱平衡紊乱及全身各系统并发症。

③ 应除外肾前性损伤和肾后性损伤，因其治疗方法截然不同。

治疗方案

① 尽早纠正可逆因素，例如纠正血容量不足、休克、心衰，控制感染，停用肾毒性药物等。

② 利尿冲刷治疗。

预案：小剂量多巴胺（1～3μg/kg），静脉滴注。

呋塞米 40～100mg 或更大剂量，静脉滴注。

③ 保守治疗。

a. 维持体液平衡：每日补液量应为显性失液量加上非显性失液量减去内生水。

预案：每日进液量＝前一日尿量＋500ml

b. 纠正高钾血症。

预案：10％葡萄糖酸钙　10～20ml ⎤
生理盐水　10～20ml ⎦ 2～5min 内缓慢静脉注射。

5％碳酸氢钠 100～200ml，静脉滴注。

50％葡萄糖溶液 50～100ml 加胰岛素 6～12U 缓慢静脉滴注或静脉泵入。

聚磺苯乙烯钠散，15～30g，口服，每日 2 次。

c. 纠正酸中毒

预案：HCO_3^- 低于 15mmol/L，给予 5％碳酸氢钠 100～200ml，静脉滴注，监测血气分析。

④ 血液净化治疗。

对于保守治疗无效的进行性血尿素氮、肌酐升高（血尿素氮＞21.4mmol/L、血肌酐＞442μmol/L），高钾血症（＞6.5mmol/L），肺水肿、心力衰竭、脑病、心包炎、酸中毒（pH＜7.15）可以选用血液净化治疗，重症患者倾向于早期进行血液透析治疗。可以选择血液透析（HD）、腹膜透析（PD）或持续性肾脏替代治疗（CRRT）。

说　明

① 应在血容量充足的情况下应用呋塞米。若应用多巴胺或呋塞米几小时后尿量增加，则两种药物可以继续应用；若尿量不增加，则应考虑停药以免引起不良反应。

② 进入多尿期要防止脱水。

③ 在采取降血钾治疗同时，应严格限制食物及药物中钾的摄入量；避免输注陈旧库存血液。如预案 1 无效或患者存在高分解代谢应采用取血液透析治疗，透析是纠正高血钾最有效的方法。

④ 5％碳酸氢钠按 0.5ml/kg，可提高 1mmol/L HCO_3^- 计算患者所需补充的量。

不同的血液净化方法各有利弊，详见"慢性肾衰竭"的治疗方案，根据血液动力学的情况和病情严重程度，决定选用腹膜透析还是血液透析治疗。进入多尿期后，由于肾小球滤过功能和肾小管浓缩功能未恢复，仍需继续以透析为主的各种治疗措施，特别注意离子紊乱、感染。

第九节　慢性肾衰竭

慢性肾衰竭为各种慢性肾脏疾病持续进展的共同结果。它是以代谢产物和毒素潴留，水、电解质及酸碱代谢失衡和全身各系统症状为表现的一种临床综合征。

诊断要点

① 慢性肾衰竭的诊断并不困难，主要依据病史、肾功能检查及相关临床表现。但其临床表现复杂，各系统表现均可成为首发症状，因此临床医生应当十分熟悉慢性肾衰竭的特点，仔细询问病史和查体，并重视肾功能的检查，以尽早明确诊断，防止误诊。对既往病史不明，或存在近期急性加重诱因的患者，需与急性肾损伤相鉴别，是否存在贫血、低钙血症、高磷血症、血甲状旁腺素升高、肾脏缩小等有助于慢性肾衰竭与急性肾损伤鉴别。有条件可行肾活检，尽量明确导致慢性肾衰竭的基础肾病。例如慢性肾小球肾炎、糖尿病、结缔组织病、痛风、遗传性肾病和高血压等。

② 慢性肾脏疾病（CKD）的定义为各种原因引起的肾脏结构和功能障碍≥3 个月，包括肾小球滤过率（GFR）正常和不正常的病理损伤、血液或尿液成分异常，以及影像学检查异常；或不明原因的 GFR 下降（<60ml/min）超过 3 个月。目前国际公认的 CKD 分 5 期：1 期 GFR 正常或升高（≥90ml/min）；2 期 GFR 轻度降低（60～89ml/min）；3 期 GFR 轻度到中度降低（30～59ml/min）；4 期 GFR 重度降低（15～29ml/min）；5 期为终末期肾衰竭（<15ml/min）。慢性肾衰竭则代表慢性肾脏病中 GFR 下降至失代偿期的那一部分群体，主要为 CKD 4～5 期。

治疗方案

① 非透析治疗。

a. 饮食治疗。

预案：低蛋白饮食 0.6～0.8g/(kg·d)，在低蛋白饮食中，约 50% 的蛋白质应为高生物效价蛋白，如蛋、瘦肉、鱼、牛奶等。如有条件在低蛋白饮食的基础上，补充适量 0.1～0.2g/(kg·d) 必需氨基酸和/或 α-酮酸。

保证高热量饮食，每天至少需要 126～146kJ/kg（30～35kcal/kg）。

b. 纠正酸中毒。

预案：碳酸氢钠 1～3g，口服，每日 3 次。

c. 高血压的治疗。

预案 1：盐酸贝那普利（洛丁新）10～20mg，口服，每日 1 次。或

氯沙坦 50～100mg，口服，每日 1 次。或

缬沙坦 80～160mg，口服，每日 1 次。或

氨氯地平 2.5～10mg，口服，每日 1 次。

预案 2：盐酸贝那普利（洛丁新）10～20mg，口服，每日 1 次。或

氯沙坦 50～100mg，口服，每日 1 次。或

缬沙坦 80～160mg，口服，每日 1 次。或

硝苯地平控释片 20～30mg，口服，每日 1 次。或

非洛地平 5～10mg，口服，每日 1 次。或

氨氯地平 2.5～10mg，口服，每日 1 次。

预案 3：生理盐水 250ml ｜ 静脉滴注（避光）。
　　　　　硝普钠　50ml ｜

d. 治疗肾性贫血。

预案：促红细胞生成素 3000U，皮下注射，每周 2 次；或 10000U，

皮下注射，每周 1 次。

多糖铁复合物（力蜚能）150～300mg，口服，每日 1 次。

叶酸 5mg，口服，每日 2 次。

维生素 B_{12}，25μg，每日 2 次。

e. 治疗肾性骨病。

预案：碳酸钙/维生素 D_3（钙尔奇 D），0.6g，口服，每日 1 次。

骨化三醇 $[1,25\text{-}(OH)_2D_3]$ 0.25～0.5μg，口服，每日 1 次。

高磷血症用醋酸钙 0.667g，每日 2～3 次。或

碳酸镧 500mg，口服，每日 2～3 次。

f. 肠道清毒素。

预案：尿毒清 5g，口服，每日 3 次。

药用炭片（爱西特）1.2g，口服，每日 3 次。

包醛氧化淀粉 5g，口服，每日 3 次。

② 肾脏替代治疗。

预案：血液透析（HD）每周 2～3 次，每次 4h。或

腹膜透析（PD）每日 3～4 次，每次 1.5%（或 2.5% 或 4.25%）腹透液 2000ml 腹腔交换。或

持续性肾脏替代治疗（CRRT）每次 6～12h。

根据病情需要进行肾移植。

说　明

① 限制蛋白饮食是治疗的重要环节，能够减少含氮代谢产物生成，减轻症状及相关并发症，甚至可能延缓慢性肾衰竭进展。

② 定期复查血气分析，如果酸中毒严重应该静脉滴注 5% 碳酸氢钠注射液。

③ 对高血压进行及时、合理的治疗，不仅是为了控制高血压的症状，也是为了保护心、肾、脑等靶器官。ACEI、ARB、钙拮抗（CCB）、袢利尿剂、β受体阻滞剂、血管扩张剂等均可应用，以 ACEI、ARB、CCB 应用较为广泛。一般透析前患者应控制血压在 130/80mmHg 以下，维持透析患者血压不超过 140/90mmHg。ACEI 及 ARB 可使血钾升高和血肌酐一过性升高，在使用过程中，应注意观察血钾和肌酐水平的变化。

④ 治疗高血压的预案 3 适用于顽固性高血压，但是用药期间应该严密观察，血压降低不宜太快或过低。

⑤ 血红蛋白（Hb）＜100g/L 可考虑应用促红细胞生成素（EPO），一般开始剂量为每周 80～120U/kg，分 2～3 次皮下注射。并可根据患者血红蛋白水平、血红蛋白升高速率等调整剂量。目前趋向于小剂量促红细胞生成素疗法（3000U，每周 1～2 次），疗效佳，副作用小。

⑥ 促红细胞生成素的副作用主要是高血压、头痛，偶有癫痫发作，严格控制血红蛋白上升速率和水平，可减少其副作用。

⑦ 凡口服骨化三醇的患者，治疗中均需要监测血钙、血磷、PTH 浓度，使透析前患者全血段甲状旁腺素（iPTH）保持在 35～110pg/ml（正常参考值 10～65pg/ml）；维持性透析患者血 iPTH 保持在 150～300pg/ml。

⑧ 血液透析（HD）的优点是代谢废物清除率高，治疗时间短，但易发生心血管功能不稳定，且需要抗凝剂，对出血倾向者不利，另外需要在医院进行。

⑨ 腹膜透析（PD）无需抗凝且很少发生心血管并发症，适合血流动力学不稳的患者，同时在医生的指导下可以在家中进行，但其透析效率低，且有发生腹膜炎的危险。

⑩ CRRT 特别适用于多脏器功能衰竭患者，血流动力学稳定，每日可以清除水分 10～14L。

⑪ 任何病因所致不可逆性肾衰竭患者均可接受肾移植。

第十节　其他系统疾病所导致肾脏疾病

一、狼疮性肾炎

狼疮性肾炎（LN）是系统性红斑狼疮（SLE）的肾脏损害。约 50% 以上 SLE 有肾损害的临床表现，肾活检显示肾脏受累几乎为 100%，肾衰竭是 SLE 患者死亡的常见原因。临床表现和病理改变具有多样性，病理表现是 LN 判断预后和指导治疗的主要依据。

诊断要点

确诊 SLE 的患者伴有肾脏病变时，诊断不困难。确诊 LN 和疑诊 LN 的患者均应该行肾脏病理检查，对指导治疗和判断预后极有意义。

治疗方案

（1）轻度肾损害　尿蛋白＜1g/d，尿沉渣无活动性变化，血压、肾功能正常，病理表现为Ⅰ型或者Ⅱ型者仅给予对症治疗，无需特殊处理，但要注意控制肾外狼疮病变活动。

（2）局灶增生性 LN　无临床和严重组织学病变活动的Ⅲ型患者。可给予对症治疗或小剂量糖皮质激素和/或环磷酰胺，以控制 LN 活动，阻止病理类型进展。

（3）膜性 LN（Ⅴ型）　临床上表现为肾病综合征，但肾功能稳定者，使用如下方案。

预案1：泼尼松 1mg/（kg·d），口服，每日1次。

预案2：生理盐水　250～500ml
　　　　　环磷酰胺　0.6g ｜ 静脉滴注，每2周一次。或

　　　　　他克莫司　1～1.5mg，口服，每日2次。

（4）弥漫增殖性 LN（Ⅳ型）　活动性狼疮性肾炎伴肾功能进行性恶化者，使用如下方案。

预案1：生理盐水　100ml
　　　　　甲泼尼龙　500～1000mg ｜ 静脉注射，每日1次，连用3天。

预案2：泼尼松　1mg/（kg·d），口服，每日1次

预案3：生理盐水　250～500ml
　　　　　环磷酰胺　0.6g ｜ 静脉滴注，每2周一次。

预案4：吗替麦考酚酯，0.5～1g，口服，每日2次。

说　明

（1）局灶增生性 LN

病情稳定可逐渐减量并改隔日用药，维持3～5年；如果病情反复，应再次肾活检，发现有明显活动性病变时，及时改变治疗方案。

（2）膜性 LN

① 合用预案1和预案2对于延缓肾功能较单用泼尼松好。

② 预案2每两周一次，环磷酰胺 0.6g，总量达到6～8g。

③ 应用环磷酰胺时需要水化，即适当多饮水，以减少缺血性膀胱炎的发生；同时需要有经验的护士进行静脉注射，最好选用套管针，防止普通针头刺破血管出现药品外渗造成局部组织坏死；同时输液前后都应该用盐水冲管，也是为了减少局部组织坏死的可能性。

④ 使用他克莫司应监测血药浓度，注意副作用。

（3）弥漫增殖性 LN

① 首选预案 1 治疗，继以预案 2，必要时重复 1～2 次预案 1，待病情稳定后逐渐撤药。

② 适当合用预案 3 能更好地延缓肾脏功能恶化。方法为每两周一次，总量达到 6～8g。

③ 长期应用泼尼松和环磷酰胺有相应的副作用，用药之前需要认真向患者交代，得到同意后方可使用，用药期间需要严密监测副作用，及时给予处理。

④ 环磷酰胺疗效欠佳可选用吗替麦考酚酯，注意副作用。

二、糖尿病肾病

糖尿病肾病（DN）是糖尿病最常见的微血管并发症之一。无论是 1 型糖尿病还是 2 型糖尿病，30％～40％的患者出现肾损害。早期表现为肾小球内高血压、高灌注、高滤过，最终逐渐出现肾小球硬化，临床表现一旦出现明显蛋白尿时，病情将不断进展，直至发展为肾衰竭。DN 所致的慢性肾衰竭的预后明显较其他病因所致的差。

诊断要点

① 对于确诊的糖尿病，如果病程中逐渐出现微量蛋白尿、蛋白尿、肾功能减退等，则 DN 的确诊并不困难。

② 对于糖尿病早期或者同时发现肾脏疾病时，除需要结合其他脏器系统的损害（如糖尿病眼底和外周神经病变外），必要时做肾活检明确诊断。

治疗方案

① 控制血糖。

预案 1：格列喹酮（糖适平）30mg，口服，每日 3 次。

预案 2：人胰岛素（诺和灵 R）早 6U、中 6U、晚 6U，皮下注射。或预混人胰岛素（诺和灵 R）早 6U、中 6U、晚 6U，皮下注射。

② 降低肾小球囊内高压和全身高血压。

预案 1：ACEI 类药物。

贝那普利 10mg，口服，每日 1 次。或

依那普利 5～20mg，口服，每日 1 次。

预案 2：ARB 类药物。

氯沙坦 50～100mg，每日 1 次。或

缬沙坦 80～160mg，口服，每日 1 次。

预案 3：CCB 类药物。

硝苯地平控释片 30mg，口服，每日 1 次。或

非洛地平 2.5～5mg，口服，每日 1 次。或

氨氯地平 2.5～10mg，口服，每日 1 次。

③ 透析治疗。由于心血管并发症多见，尿毒症症状出现较早，故应提早开始透析治疗（内生肌酐清除率在 15～20ml/min）。

说　明

① 如果血糖控制不满意或肾功能明确损害，尽早选用控制血糖的预案 2。

② 需要检测血糖来调整口服降糖药或胰岛素的用量，避免发生较低血糖而出现生命危险。

③ 控制血糖的预案 2 中胰岛素用量从小剂量给起，检测血糖调整用量，如果血糖波动较大，选择诺和灵 R 较安全，防止出现低血糖昏迷。

④ 降压的首选应该是预案 1 和或预案 2，用药期间应注意高钾血症和肾功能减退，有效血容量不足时应该纠正后再使用；对于双侧肾动脉狭窄和孤立肾肾动脉狭窄应禁用；在开始用药的 1～2 周内应随访肾功能。

⑤ 控制血压的靶目标值参见"慢性肾小球肾炎"，如果效果不佳，可以加用降压的预案 3。

⑥ 一般不用利尿剂和 β 受体阻滞剂，因为此类药物会影响血糖。

三、紫癜性肾炎

紫癜性肾炎是由于过敏性紫癜累及肾脏而发生的疾病，儿童多见，大多数发生在紫癜起病后 1 个月内，出现单纯血尿、蛋白尿、肾病综合征、肾炎综合征及急进性肾炎综合征。

治疗方案

预案 1：泼尼松　　1mg/(kg·d)，口服，每日 1 次。

预案 2：生理盐水　　250～500ml
　　　　　环磷酰胺　　0.6g ｝静脉注射，每 2 周一次。

预案 3：生理盐水　　100ml
　　　　　甲泼尼龙　　500～1000mg ｝静脉滴注，每日 1 次，连用 3 天。

说　明

① 表现为肾病综合征的患者选用预案1。

② 如果病情反复，可以考虑应用预案2，以减少复发，延缓肾脏损伤。

③ 对以急进性肾炎综合征起病的患者，应考虑使用预案3。

④ 对于药物的副作用及使用时的注意事项参考"狼疮性肾炎"。

第十一节　多囊肾

多囊肾是最常见的遗传性肾脏病，主要表现为双侧肾脏出现大小不一的囊肿，囊肿进行性增大，最终破坏肾脏结构和功能，导致终末期肾衰竭，目前尚无特效治疗。

诊断要点

家族遗传史，B超或CT提示多囊肾改变，若合并肾功能不全、多囊肝、颅内动脉瘤或胰腺囊肿可以辅助诊断。

治疗方案

① 一般注意事项。注意避免剧烈的体育活动和腹部创伤，以防囊肿破裂。

② 控制高血压（在保护肾功能中起决定性作用）。

预案1：选用ACEI或ARB类药物（血肌酐明显增高者慎用）。

盐酸贝那普利（洛丁新）10～20mg，口服，每日1次。或

氯沙坦50～100mg，口服，每日1次。

预案2：其他降压药物（如钙拮抗剂、血管扩张药和β受体阻滞剂）的应用与其他肾性高血压相同。

③ 积极防治尿路感染。

④ 处理肉眼血尿发作。多饮水、减少活动或卧床休息多数可以缓解。

⑤ 囊肿减压术（慎用）。

⑥ 终末期肾病的替代疗法（同慢性肾衰竭的治疗）。

第十二节　IgA肾病

IgA肾病是指肾小球系膜区以IgA沉积为主的原发性肾小球疾病，

是肾小球源性血尿最常见的原因，为目前世界范围内最常见的原发性肾小球疾病，约占原发性肾小球疾病的 20%～50%，也是我国最常见的肾小球疾病，已成为终末期肾病的重要病因之一。

诊断要点

本病诊断依据靠肾活检免疫病理学检查，即肾小球系膜区或伴毛细血管壁 IgA 为主的免疫球蛋白呈颗粒样或团块样沉积。同时必须排除肝硬化、过敏性紫癜等继发性 IgA 沉积性疾病。

治疗方案

（1）单纯镜下血尿型 一般无特殊治疗，避免劳累、预防感冒和避免使用肾毒性药物。

（2）蛋白尿型

预案 1：选用 ACEI 或 ARB 类药物。

盐酸贝那普利（洛丁新）10～20mg，口服，每日 1 次。或

氯沙坦 50～100mg，口服，每日 1 次。

预案 2：泼尼松 30mg，口服，每日 1 次。

（3）肾病综合征型 参照本书"肾病综合征"的治疗。

（4）急性肾损伤型 可给予糖皮质激素及免疫抑制剂（环磷酰胺或吗替麦考酚酯治疗），达到透析指征的给予透析治疗。

（5）慢性肾小球肾炎型 可参照一般慢性肾炎的治疗原则，延缓肾功能恶化为主要治疗目的。

（杨志蓉 王丽芹）

第十一章 妇科疾病

第一节 外阴及阴道炎症

一、滴虫性阴道炎

诊断要点

① 本病是由阴道毛滴虫引起的下生殖道炎症，可直接经性交传播，也可通过浴池、坐便器等间接传播。主要症状是阴道分泌物多，外阴瘙痒，或有灼热、疼痛、性交痛等。

② 分泌物典型特点为稀薄脓性、黄绿色、泡沫状、有臭味。若合并尿道感染可有尿频、尿痛，有时可见血尿。

③ 检查见阴道黏膜充血，严重者有散在出血点，宫颈甚至有出血斑点。

④ 生理盐水悬滴法查到滴虫即可诊断。

治疗方案

预案1：全身用药。

甲硝唑2g（或替硝唑2g），单次口服；或

甲硝唑400mg，口服，每日2次，连服7日。

若治疗失败可给予甲硝唑2g，每日1次，连服3～5天。

预案2：局部用药。

对不能耐受口服用药或不能适应全身用药的可选择阴道用药，但疗效低于口服用药。

甲硝唑阴道泡腾片200mg，每晚1次，连用7天。

说　明

① 滴虫性阴道炎主要由性行为传播，性伴侣应同时治疗，治疗期间禁止性生活。为避免重复感染，内裤及毛巾应煮沸5～10min消灭病原体。

② 甲硝唑常见的不良反应是胃肠道反应，重者可有神经系统反应。

如果有周围神经病变或中枢神经系统中毒性迹象应停止用药。严重肝病患者应减量。

③ 服用甲硝唑 24h 内或在服用替硝唑 72h 内应禁酒。

④ 滴虫性阴道炎与孕妇发生早产、胎膜早破等存在相关性。妊娠期滴虫性阴道炎可选择甲硝唑 400mg，口服，每日 2 次，共 7 天。

⑤ 哺乳期服用甲硝唑者，服药后 12～24h 内避免哺乳；服用替硝唑者，服药后 3 天内避免哺乳。

二、外阴阴道假丝酵母菌病

本病是由假丝酵母菌引起的外阴阴道炎症，曾称外阴阴道念珠菌病。病原体中 80%～90% 为白色假丝酵母菌，为机会致病菌，常见的诱因有妊娠、糖尿病、大量应用免疫抑制剂及广谱抗生素。

诊断要点

① 主要表现为外阴瘙痒、灼痛，可伴有尿频、尿痛和性交痛。

② 分泌物特征为白色稠厚呈凝乳样或豆腐渣样。

③ 若为外阴炎则外阴可见红斑、水肿。

④ 若为阴道炎可见阴道黏膜水肿、红斑，小阴唇内侧及阴道黏膜附有白色块状物。急性期可能见到糜烂及浅表溃疡。

⑤ 具有上述症状及体征，若在分泌物中查到白色假丝酵母菌即可确诊。

治疗方案

预案 1：消除诱因。

治疗糖尿病，停用广谱抗生素、雌激素及皮质激素。

预案 2：局部治疗。

咪康唑栓　每晚 200mg，阴道用药，连用 7 天。或

克霉唑栓　每晚 150mg，阴道用药，连用 7 天（或每日早晚各 150mg，连用 3 天）。或

制霉菌素栓　每晚 1×10^5 U，阴道用药，连用 10～14 天。

预案 3：全身用药。

氟康唑 150mg，顿服。或

伊曲康唑 200mg，每日 1 次，连服 3～5 日。

预案 4：复发性外阴阴道假丝酵母菌病的治疗。

初始治疗若为局部治疗，延长治疗时间至 7～14 天。若口服氟康唑150mg，则 72h 加服一次。

维持治疗可用氟康唑 150mg，口服，每周 1 次，共 6 个月。或

克霉唑栓 500mg，阴道用药，每周 1 次，连用 6 个月。或

伊曲康唑 400mg，口服，每月 1 次，连用 6 个月。

预案 5：妊娠合并外阴阴道假丝酵母菌病，应局部治疗，连用 7 天。

说　　明

① 制霉菌素阴道用药后，个别患者可出现白带增多。

② 氟康唑可引起恶心、呕吐、腹痛、腹泻、头痛、皮疹，罕见的有肝功衰竭和 Stevens Johnson 综合征，治疗过程中应定期检查肝、肾功能和血常规。出现肝、肾损害，立即停药，对本药过敏者禁用。

③ 伊曲康唑有消化不良、腹痛、恶心、呕吐、腹泻、头痛、头晕、瘙痒、便秘、低血钾等不良反应，偶有肝毒性和皮疹发生，有致畸作用。肝脏疾病患者、孕妇及哺乳期妇女不宜应用，出现肝毒性及皮疹应停药。

④ 克霉唑不良反应为局部刺激性，可引起过敏。咪康唑可出现恶心、呕吐、腹泻、食欲减退、皮疹、头晕等，静脉注射可引起血栓性静脉炎。与两性霉素 B 有拮抗作用。

三、细菌性阴道炎

细菌性阴道炎为阴道内正常菌群失调所致的一种混合感染。主要是阴道乳杆菌减少或消失，加德纳菌、厌氧菌及人型支原体等增加。但临床及病理特征无炎性改变。主要表现为阴道分泌物增多，有鱼腥臭味，尤其性交后加重。

诊断要点

下列 4 项中有 3 项阳性即可诊断。

① 匀质、稀薄、白色的阴道分泌物，常附着于阴道壁上，但黏度低。

② 阴道 pH 值＞4.5。

③ 胺臭试验阳性：取分泌物少许放在玻片上，加入 10％氢氧化钾 1～2 滴，产生一种烂鱼肉样腥臭气体。

④ 线索细胞阳性。

治疗方案

预案 1：口服药物。

甲硝唑 400mg，每日 2 次，共 7 天；或

替硝唑 2g，每日一次，连服 3 天。

克林霉素 300mg，每日 2 次，连服 7 天。

预案 2：局部用药。

2% 克林霉素软膏涂阴道，每次 5g，每晚 1 次，连用 7 天。

甲硝唑栓剂 200mg，每晚 1 次，放入阴道，连用 7～10 天。

预案 3：乳杆菌活菌阴道胶囊 0.5g，每日 1 次，阴道用药，连用 7～10 天。

预案 4：妊娠期细菌性阴道炎的治疗。

甲硝唑 400mg，口服，每日 2 次，连用 7 天。或

克林霉素 300mg，口服，每日 2 次，连用 7 天。

预案 5：哺乳期选择局部用药，尽量避免全身用药。

说　明

① 甲硝唑不良反应见"滴虫性阴道炎"。

② 克林霉素为林可霉素半合成衍生物。常见胃肠道反应，易发生伪膜性肠炎，可出现皮疹、瘙痒；可引起眩晕、耳鸣等；可发生一过性转氨酶升高，白细胞总数减少，嗜酸性粒细胞升高；可发生药物热等过敏反应，过敏者禁用。妊娠及哺乳期妇女、严重肝肾功能不全患者慎用。

③ 乳杆菌活菌阴道胶囊要冷藏保存，避免高温放置。

四、萎缩性阴道炎

见于自然绝经及人工绝经后的妇女，主要因为雌激素水平降低，阴道壁黏膜变薄，局部抵抗力下降，引起以需氧菌感染为主的炎症。

诊断要点

主要症状为外阴瘙痒、灼热。阴道分泌物稀薄、呈淡黄色，严重感染呈血性白带。检查阴道黏膜充血，有散在小出血点或点状出血斑，有时可见浅表溃疡，严重时引起阴道粘连、闭锁。

治疗方案

预案 1：甲硝唑 200mg，放入阴道深部，每日 1 次，7～10 天为一个疗程。

预案 2：诺氟沙星 100mg，放入阴道深部，每日 1 次，7～10 天为

一个疗程。

预案3：雌三醇软膏，涂阴道，每日2次。连续14天。

预案4：对同时需要性激素替代治疗的可给替勃龙2.5mg，每日1次，口服，也可以用其他雌激素、孕激素制剂联合用药。

说　明

① 雌激素久用可引起子宫内膜过度增生或发生异常子宫出血。肝肾功能不全者慎用。

② 雌激素替代治疗给药前应取得患者知情同意并常规体检，排除生殖器官肿瘤、乳腺疾病及血栓性疾病。

第二节　子宫颈炎症

一、急性宫颈炎

诊断要点

① 病原体多为沙眼衣原体、生殖道支原体及淋病奈瑟菌，部分病原体不清。

② 主要症状为阴道分泌物增多，呈黏液脓性。可有外阴瘙痒及灼热感，也可表现为经间期出血、性交后出血。常有泌尿系统症状。

③ 妇科检查见宫颈充血、水肿、黏膜外翻，有脓性分泌物经宫颈管流出，宫颈触痛及诱发出血。

④ 分泌物涂片每个高倍视野中性粒细胞≥30个，或每个油镜视野白细胞≥10个可诊断。应做淋病奈瑟菌及沙眼衣原体检测，以明确病原体，针对病原体治疗。

治疗方案

① 经验性抗生素治疗。

预案：在没获得病原体检验结果之前，阿奇霉素1g，单次口服。多西环素100mg，口服，每日2次，连服7日。

② 针对病原体的抗生素治疗。

预案1：针对单纯急性淋病奈瑟菌感染。

头孢曲松钠250mg，单次肌内注射。或头孢克肟400mg，单次口服。或头孢唑肟钠500mg，肌内注射。或大观霉素4g，单次肌注。

预案2：针对沙眼衣原体感染。

多西环素100mg，口服，每日2次，连服7天。或

阿奇霉素1g，单次口服。或

氧氟沙星300mg，每日2次，连服7天；或

莫西沙星400mg，每日1次，连服七天。

预案3：如双重感染，在选择抗淋病奈瑟菌的同时应用抗衣原体感染的药物。

预案4：合并细菌性阴道炎需同时治疗细菌性阴道炎，否则将导致宫颈炎持续存在。

说　明

① 头孢曲松钠及头孢克肟为广谱抗生素，可发生过敏反应，过敏体质者慎用，静脉滴注用药前应做皮试。

② 多西环素为四环素类抗生素，易致光敏反应，孕妇、哺乳期妇女、8岁以下小儿禁用。

③ 阿奇霉素可见胃肠道反应，偶见中枢和周围神经系统反应、转氨酶升高、嗜酸性粒细胞增多及过敏反应，严重肝功能不全患者禁用。

④ 氧氟沙星及环丙沙星为喹诺酮类抗生素，不良反应可有消化道反应，偶有头晕、情绪不安等神经系统反应；可出现皮疹、皮肤瘙痒等过敏反应；还可出现血清转氨酶升高，尿素氮、肌酐等升高。小儿、孕妇慎用，中枢神经系统疾病患者禁用。

二、慢性子宫颈炎

慢性子宫颈炎指子宫颈间质内有大量淋巴细胞、浆细胞等慢性炎症浸润，可伴有子宫颈腺上皮及间质的增生和鳞状上皮化生。慢性子宫颈炎可由急性子宫颈炎迁延而来，也可为病原体持续感染所致。

诊断要点

① 病原体主要为葡萄球菌、大肠埃希菌及厌氧菌，其次为淋病奈瑟菌、沙眼衣原体。可分为宫颈柱状上皮异位、宫颈息肉、宫颈黏膜炎、宫颈腺囊肿、宫颈肥大。

② 临床主要症状是阴道分泌物增多，可呈白色黏液状或脓性。可有血性白带或性交后出血，可伴有泌尿系统症状，如炎症沿骶韧带扩散至盆腔时，可有腰骶部疼痛及下腹坠痛等。

③ 常规宫颈刮片检查、宫颈管吸片检查，必要时做阴道镜检查、宫颈细胞 TCT 检查、HPV 检测及活组织检查明确诊断。

治疗方案

预案 1：物理治疗（激光、冷冻、红外线凝结、微波等）。

预案 2：宫颈息肉摘除术，并送病理。

预案 3：保妇康栓 1 枚，放入阴道，每日 1 次。

说　明

① "宫颈糜烂"作为慢性宫颈炎的诊断术语已经不再应用，子宫颈糜烂样改变需排除宫颈上皮内瘤变和早期宫颈癌。

② 物理治疗前应常规进行宫颈癌筛查；急性生殖器炎症者禁忌；在月经干净 3～7 天内进行治疗。

③ 物理治疗后阴道分泌物增多，甚至有大量水样排液，术后 1～2 周脱痂有少许出血。4～8 周内创面未完全愈合前禁止盆浴、性交和阴道冲洗。治疗后可引起术后出血、宫颈管狭窄、不孕、感染的可能，须定期复检直至治愈。

第三节　盆腔炎性疾病

盆腔炎性疾病是由女性上生殖道炎症引起的一组疾病，包括子宫内膜炎、输卵管炎、输卵管卵巢脓肿和盆腔腹膜炎。病原体包括淋病奈瑟菌、沙眼衣原体、支原体，以及一些需氧菌、厌氧菌和病毒。多数是逆行、混合感染。如延误对盆腔炎性疾病的诊断和治疗都会导致上生殖道感染后遗症（如输卵管因素的不孕症或异位妊娠）。

诊断要点

① 最低诊断标准：a. 子宫压痛、附件压痛、宫颈举痛；b. 下腹压痛同时伴有下生殖道感染征象者此病可能性明显增加。

② 附加诊断条件：a. 口腔温度≥38.3℃；b. 宫颈或阴道脓性分泌物；c. 阴道分泌物镜检白细胞增多；d. 红细胞沉降率加快；e. C 反应蛋白水平升高；f. 实验室检查宫颈淋病奈瑟菌或沙眼衣原体存在。

③ 特异性诊断标准：a. 子宫内膜活检显示有子宫内膜炎的证据；b. 影像学检查显示输卵管管壁增厚、管腔积液，可伴有盆腔游离液体

或附件包块；c.腹腔镜检查结果符合盆腔炎性疾病表现。

治疗方案

① 药物治疗

预案 1：头孢坦啶 2g，静脉滴注，每 12h 1 次；或

头孢西丁钠 1～2g，每 6h 1 次，静脉滴注。

加用

多西环素 100mg，口服，每 12h 1 次；或

米诺环素 100mg，口服，每 12h 1 次；或

阿奇霉素 0.5g，静脉滴注或口服，每日 1 次。

预案 2：克林霉素 900mg，每 8h 1 次，静脉滴注。

加用

硫酸庆大霉素负荷剂量（2mg/kg），静脉滴注或肌内注射。维持剂量（1.5mg/kg），每 8h 1 次，也可采用每日 1 次给药。临床症状改善后，继续静脉给药至少 24 小时，继续口服克林霉素 450mg，每日 1 次，共 14 天。

预案 3：静脉药物治疗的替代方案。

氧氟沙星 400mg，12h 1 次，静脉滴注，或左氧氟沙星 500mg，静脉滴注，每日 1 次，加用甲硝唑 500mg，每 8h 1 次，静脉滴注；或莫西沙星 400mg，静脉滴注，每日 1 次。

氨苄西林舒巴坦 3g，静脉滴注，每 6h 一次，加用多西环素 100mg，口服，每 12h 1 次，或米诺环素 100mg，口服，每 12h 1 次；或阿奇霉素 0.5mg，静脉滴注或口服，每日 1 次。

预案 4：非静脉药物治疗。

氧氟沙星 400mg，口服，每天 2 次，加用甲硝唑 500mg，口服，每日 2 次，共 14 天。或莫西沙星 400mg，口服，每日 1 次，共 14 天。

头孢曲松 250mg，肌内注射，单次给药；或头孢西丁 2g，肌内注射，加丙磺舒 1g，均单次给药。

② 手术治疗

a. 手术治疗的指征。ⅰ. 药物治疗无效：输卵管卵巢脓肿或盆腔脓肿经药物治疗 48～72h，体温持续不降，中毒症状加重或包块增大者，应及时手术，以免发生脓肿破裂。ⅱ. 脓肿持续存在：经药物治疗病情有好转，可继续控制炎症 2～3 周，包块仍未消失但已局限化，应手术切除，以免日后再次急性发作。ⅲ. 脓肿破裂：突然腹痛加剧，寒战、高热，

恶心、呕吐、腹胀、腹痛拒按或有重度休克表现，应怀疑脓肿破裂，应立即在抗生素治疗的同时行剖腹探查术。若未及时诊治，死亡率较高。

b. 手术方式。原则上以切除病灶为主，年轻妇女应尽量保留卵巢功能，年龄大、双侧附件受累，并反复发作的应行全子宫及双附件切除术。若脓肿位置低，突向阴道后穹隆，可经阴道切开排脓，并注入抗生素。

说　明

① 其他第二代或第三代头孢菌素（如头孢唑肟、头孢噻肟和头孢曲松）也可能对盆腔炎性疾病有效，但头孢坦啶和头孢西丁抗厌氧菌的效果更强。

② 对输卵管、卵巢脓肿的患者，通常在应用多西环素的基础上加甲硝唑或克林霉素、比单纯应用多西环素对治疗厌氧菌感染更有效。

③ 甲硝唑为抗厌氧菌的广谱抗生素，对脆弱杆菌敏感，对革兰阴性菌也有效。

④ 阿米卡星及庆大霉素为氨基糖苷类抗生素，主要作用于革兰阴性需氧杆菌。具有耳毒性，可引起不可逆的听觉障碍和平衡功能障碍。亦具有肾毒性。

⑤ 青霉素及头孢菌素用前应做皮试。

第四节　妊娠滋养细胞疾病

妊娠滋养细胞疾病是一组来源于胎盘滋养细胞的疾病。根据组织学形态特征将其分为葡萄胎、侵蚀性葡萄胎、绒毛膜癌及胎盘部位滋养细胞肿瘤等，后三种又统称为妊娠滋养细胞肿瘤。

一、葡萄胎

诊断要点

① 凡有停经后不规则阴道流血、子宫大于停经月份、腹痛、严重妊娠呕吐应考虑葡萄胎。孕 24 周前出现子痫前期及甲状腺功能亢进征象，可发生单侧或双侧卵巢黄素化囊肿。

② 血 hCG 常大于 1×10^5 U/L，且持续不下。有少数葡萄胎，尤其是部分性葡萄胎因绒毛退行性变 hCG 升高不明显。

③ B 超检查可靠、敏感。完全性葡萄胎无妊娠囊，无胎心反射，宫

腔内有落雪状或蜂窝状回声，双侧或一侧卵巢可测到卵巢囊肿，子宫动脉血流丰富。部分性葡萄胎可在胎盘部位有局灶性水泡胎块图像，有时可见胎儿或羊膜囊。

治疗方案

预案 1：清宫术。葡萄胎诊断一经成立应及时清宫。子宫小于妊娠12周者可以一次刮净，子宫大于妊娠12周或术中一次刮净困难时，于1周后行第二次刮宫，每次刮出物必须送病理检查。

预案 2：预防性化疗。不常规推荐，仅适用于有高危因素和随访困难的完全性葡萄胎患者，方案同妊娠滋养细胞肿瘤的单一化疗。一般采用多疗程化疗至 hCG 阴性。部分性葡萄胎不做化疗。

预案 3：子宫切除术。有高危因素，接近绝经，无生育要求者可行全子宫切除术，可保留双侧卵巢。

说　明

① 葡萄胎发生局部侵犯和远处转移的高危因素：年龄大于 40 岁、血 HCG$>1\times10^5$ U/L、重复性葡萄胎、子宫体积明显大于相应孕周、卵巢黄素化囊肿直径>6cm。

② 化疗药物的不良反应主要为胃肠道反应和骨髓抑制，肝、肾功能不全者慎用。静脉注射时外漏可致局部组织坏死。

③ 用药期间应定期检查血常规，每 2～3 天测体重一次，根据体重调整用药量。

④ 葡萄胎患者应进行随访，葡萄胎排空后，HCG 定量测定每周 1次，直至连续 3 次正常。然后每月 1 次，共 6 个月，然后每 2 个月 1 次，共 6 个月。自第一次阴性后共计 1 年。随访期间严格避孕。

二、妊娠滋养细胞肿瘤

妊娠滋养细胞肿瘤 60% 继发于葡萄胎，30% 继发于流产，10% 继发于足月妊娠或异位妊娠，其中侵蚀性葡萄胎全部继发于葡萄胎，绒毛膜癌可继发于葡萄胎也可继发于非葡萄胎妊娠。绒毛膜癌恶性程度较高，发生转移早而广泛。转移性滋养细胞肿瘤经血行播散，主要是肺转移，其次是肝、脑等部位的转移，并引起相应症状。

诊断要点

① 血 β-HCG 测定，葡萄胎排空 9 周以上，或流产、足月产、异位

妊娠后4周以上，β-HCG持续升高或一度下降后又上升，排除异位妊娠物残留或再次妊娠。

② B超检查，子宫肌层可见回声不均区域或团块，边界不清，也可表现为整个子宫弥漫性增高回声。

③ 胸部X线片可见典型棉球状或团块状阴影。

④ CT可诊断肝或脑等部位的转移。

治疗方案

Ⅰ期通常选用单药化疗，Ⅱ～Ⅲ期选用联合化疗，Ⅳ期或耐药者选用强烈联合化疗。

① 单药化疗。

可选用下列3种药物之一进行。

预案1：甲氨蝶呤（MTX）$0.4mg/(kg \cdot d)$，肌内注射，连续5天，间隔2周。

预案2：放线菌素D $10 \sim 12 \mu g/(kg \cdot d)$，静脉滴注，连续5天，间隔2周。

预案3：氟尿嘧啶（5-Fu）$28 \sim 30mg/(kg \cdot d)$静脉滴注，连续$8 \sim 10$天，间隔2周。

② 联合化疗。

预案1：5-Fu＋KSM方案，疗程间隔3周。

氟尿嘧啶$26 \sim 28mg/(kg \cdot d)$，静脉滴注，连续8天。

更生霉素（KSM）$6 \mu g/(kg \cdot d)$，静脉滴注，连续8天。

预案2：EMA-CO方案，静脉滴注，疗程间隔2周

第一部分：EMA。

第1天：VP-16 $100mg/m^2$，静脉滴注；Act-D 0.5mg，静脉注射；MTX $100/m^2$静脉注射；MTX $200/m^2$，静脉滴注12h。

第2天：VP-16 $100mg/m^2$，静脉滴注；Act-D 0.5mg，静脉注射；四氢叶酸15mg，肌内注射（从静脉注射MTX开始算起24h给药，每12h一次，共2次）。

第3天：四氢叶酸15mg，肌内注射，每12h一次，共2次。

第4～7天：休息（无化疗）。

第二部分：CO。

第8天：VCR $1.0mg/m^2$，静脉注射；CTX $600mg/m^2$，静脉注射。

③ 手术治疗。子宫切除、肺叶切除。

说　明

① 滋养细胞肿瘤解剖学分期：Ⅰ期病变局限于子宫；Ⅱ期病变扩散，但应局限于生殖器官；Ⅲ期病变转移至肺，有或无生殖系统病变；Ⅳ期有其他系统转移。

② 药物毒副作用防治。化疗毒副反应主要为骨髓抑制，其次是消化道反应，肝、肾功能损害及脱发等。所以化疗前应先检查骨髓及肝、肾功能等，用药期间严密观察，注意防治。

③ 化疗停药指证。化疗应持续到症状、体征消失，原发灶和转移灶消失，HCG 每周测定 1 次，连续 3 次正常，再巩固 2～3 个疗程方可停药。

④ 对无生育要求的无转移患者，在初次治疗时可选择全子宫切除，对大病灶、耐药病灶或病灶穿孔出血者，可在化疗基础上行全子宫切除；有生育要求者，若穿孔病灶不大，可做病灶切除加子宫修补术。

⑤ 随访。出院后 3 个月 1 次，以后 6 个月 1 次至 3 年，此后每年 1 次至 5 年，此后每两年 1 次。

第五节　子宫内膜异位症和子宫腺肌病

一、子宫内膜异位症

子宫内膜组织（腺体和间质）出现在子宫内膜以外部位时称子宫内膜异位症（内异症）。内异症在形态学上呈良性表现，但在临床行为学上，具有类似恶性肿瘤的特点，如种植、侵袭及远处转移等。常见于盆腔脏器和腹膜，以卵巢、宫骶韧带最常见，其次为子宫及阴道直肠隔等。主要表现为下腹痛、痛经、月经量增多，经前点滴出血、不孕。

诊断要点

育龄妇女有继发性进行性加重的痛经及不孕史，盆腔检查有触痛性结节或宫旁有不活动囊性包块，即可诊断，可行 B 超检查，明确诊断。血 CA125 测定可监测治疗效果和复发情况。诊断困难时可行腹腔镜检查。

治疗方案

预案 1：口服避孕药，连续或周期用药，共 6～12 个月。

预案 2：高效孕激素。甲羟孕酮 30mg/d，连续服用 6 个月。

预案 3：雄激素衍生物。

孕三烯酮 2.5mg，每周 2 次，于月经第 1 天服药，连续用 6 个月。

达那唑 200mg，口服，每日 2～3 次，从月经第 1 天开始，连用 6 个月。

预案 4：米非司酮 25～100mg，每日 1 次，口服。连用 3～6 个月。

预案 5：促性腺激素释放激素激动剂（GnRH-a）类药物。亮丙瑞林 3.75mg，或戈舍瑞林 3.6mg 皮下注射，月经第 1 天开始，每隔 28 天注射一次，连续 3～6 次。

预案 6：药物治疗无效者行手术治疗。目的是去除病灶，恢复解剖学结构。手术方式分为保留生育功能手术、保留卵巢功能手术和根治性手术。

说　明

① 达那唑能抑制 GnRH 的分泌，导致高雄激素和低雌激素环境，不利于异位子宫内膜生长。有恶心、体重增加、乳房缩小、痤疮、皮质增多、多毛、头痛、潮热、性欲减退、阴道萎缩、声音低沉等不良反应。它主要在肝脏代谢，已有肝功能受损者不宜应用，也不能用于高血压、心力衰竭、肾功能不全等患者及妊娠期女性。

② GnRH-a 类药物如连续用药 3 个月以上，可给予反加疗法，即同时给予孕马雌酮 0.625mg，甲羟孕酮 2mg，每日 1 次，口服，或替勃龙 1.25mg/d，以防止骨质丢失。

③ 孕三烯酮有抗孕激素、抗雌激素、抗性腺功能，能降低血清雌二醇水平，并抑制黄体生成素（LH）和卵泡刺激素（FSH）峰值。疗效与达那唑相近，但不良反应远较达那唑小，对肝功能影响较小。

二、子宫腺肌病

子宫内膜腺体及间质侵入子宫肌层时，称为子宫腺肌病。多次妊娠和分娩子宫壁的创伤和慢性子宫内膜炎是主要病因。此外，可能与高雌激素刺激有关，主要表现是月经量增多，经期延长及逐渐加剧的进行性痛经。查体子宫呈均匀性增大或局限性隆起，质硬有压痛。

治疗方案

药物治疗同本节"子宫内膜异位症"，药物治疗无效可手术治疗。

第六节　生殖内分泌疾病

一、异常子宫出血

异常子宫出血（AUB）是妇科常见的症状和体征，是指与正常月经的周期频率、规律性、经期长度、经期出血量任何1项不符的、源自子宫腔的异常出血。需排除妊娠和产褥期相关的出血，也不包含青春期发育前和绝经后出血。

中华医学会在2014年的《异常子宫出血诊断与治疗指南》中已经废除了"功能性子宫出血"的术语，将AUB常见的原因归纳为9种：①子宫内膜息肉；②子宫腺肌病；③子宫平滑肌瘤（黏膜下或其他部位）；④子宫内膜恶变和不典型增生；⑤全身凝血相关疾病；⑥排卵障碍；⑦子宫内膜局部异常；⑧医源性；⑨未分类的AUB。本章重点讨论第⑥、⑦种，其他几种AUB均在相应的章节中论述。

（一）排卵障碍相关AUB

诊断要点

通常表现为月经不规律，经量、经期长度、周期频率、规律性均可异常，有时会引起大出血和重度贫血。诊断依据基础体温测定（BBT），月经中期血孕酮水平测定，早卵泡期血黄体生成素（LH）、卵泡生成激素（FSH）、催乳激素（PRL）、雌二醇（E2）、睾酮（T）、TSH水平测定以及B超排卵监测等。

治疗方案

① 止血。

预案1：雌激素、孕激素联合用药

青春期和生育年龄排卵障碍性异常子宫出血首选口服避孕药。炔雌醇/环丙孕酮片、去氧孕烯/炔雌醇片或复方孕二烯酮片，每次1～2片，每8～12h一次，血止3天后，每3天递减1/3，直至每日1片，共21天停药。

预案2：单纯雌激素。

苯甲酸雌二醇6～8mg/d，分2～3次肌内注射，血止3天后，每3天递减1/3，每日最大量＜12mg。

结合雌激素1.25mg，或戊酸雌二醇2mg，口服，每4～6h一次，血止 3 天后，每 3 天递减 1/3。当血红蛋白增至 90g/L 以上后加孕激素，如醋酸甲羟孕酮 10mg，每日 1 次，共 7～10 天。停药 3～7 天发生撤退性出血。

预案 3：单纯孕激素。炔诺酮（妇康片）5mg，每 8h 1 次，口服，2～3 天血止后每 3 天递减 1/3，直至维持量 2.5～5mg/d，血止后 21 天停药。停药 3～7 天发生撤退性出血。或左炔诺酮 1.5～2.25mg/d，血止后按同样方法减量。

预案 4：雄激素。丙酸睾酮 50mg，肌内注射，每日 1 次，共 3～4 次。

预案 5：一般止血药。氨甲环酸 1g，每日 2～3 次，或酚磺乙胺、维生素 K。

预案 6：刮宫术。绝经过渡期和病程长的育龄期患者首选刮宫术，刮出物送病理检查。B 超提示子宫内膜息肉及宫腔内异常者应在宫腔镜下刮宫，以提高诊断的准确率。

② 调节月经周期。

预案 1：雌激素、孕激素序贯法（人工周期）妊马雌酮 1.25mg（或戊酸雌二醇 2mg），口服，每晚 1 次，从撤退出血第 5 天开始，连用 21 天，后 10 天加甲羟孕酮 10mg/d，口服。连用 3 个周期。

预案 2：雌激素、孕激素联合法。复方炔诺酮片，口服，每晚 1 片，连服 3 周。3 个月为一个疗程。

预案 3：孕激素法。月经后半期（或撤药出血后 16～25 天），甲羟孕酮 10mg/d，口服。或者黄体酮 20mg/d，肌内注射，连用 10～14 天，3 个周期为一个疗程。

预案 4：促排卵。氯米芬 50mg，口服，每日 1 次，第 5 天开始，连服 5 日。

③ 手术治疗。

预案 1：子宫内膜切除术。可以利用宫腔镜、激光电切术或射频消融、热球子宫内膜去除术。

预案 2：子宫切除术。异常子宫出血经各种治疗效果不佳时选用，需患者知情选择。

（二）子宫内膜局部异常所致 AUB

诊断要点

无器质性异常，月经周期规律，但月经量过多，可能为调节子宫内膜局部凝血纤溶功能的机制异常；此外，还可仅表现为经间期出血或经期延长，可能是子宫内膜修复机制异常，包括子宫内膜炎症、感染和子宫内膜异常血管生成。目前尚无特异方法诊断子宫内膜局部异常，主要基于在有排卵月经的基础上排除其他异常后而确定。

治疗方案

预案1：左炔诺酮宫内释放器（曼月乐）。能减少经量80%～90%，有时可出现点滴出血或闭经。适合于近1年以上无生育要求者。

预案2：止血。氨甲环酸1g，每日2～3次。或非甾体类抗炎药吲哚美辛，也可用酚磺乙胺、维生素K。

预案3：短效口服避孕药。连用3个月，病情反复酌情延至6个月。

预案4：孕激素子宫内膜萎缩治疗。如炔诺酮5mg，每日3次，从周期第5天开始，连续服用21天。

预案5：妊马雌酮0.625mg（或戊酸雌二醇1mg），口服，每日1次，月经第5天开始，连服5～7天。

预案6：绒毛膜促性腺激素1000～2000U，基础体温上升后开始，隔日1次，肌内注射，共5次。

预案7：黄体酮10mg，每日1次，排卵后开始肌内注射，共10～14天。或地屈孕酮10mg，月经的第11天开始，每日2次，共10天。

预案8：手术。刮宫术仅用于紧急止血及病理检查。对于无生育要求者，可以考虑保守性手术，如子宫内膜切除术。

说 明

① 雌激素可迅速促进子宫内膜生长，短期修复创面而止血。适用于急性大出血的青春期AUB患者。有血栓性疾病或存在血液高凝状态者禁用。用雌激素最后7～10天加孕激素，停药3～7天发生撤药性出血。孕激素使雌激素作用下持续增生的子宫内膜转化为分泌期而止血，起到药物刮宫的作用。

② 甲羟孕酮有恶心、呕吐、头晕、乏力、抑郁等症状，长期应用可引起子宫内膜萎缩。

③ 雄激素有拮抗雌激素增加子宫平滑肌及血管张力的作用，减轻盆腔充血止血。适用于绝经过渡期AUB者。丙酸睾酮可引起男性化现象，长期应用可出现肝癌、前列腺癌及肾细胞瘤。肾病及心衰患者慎用。

④ 雌激素、孕激素序贯法是模拟自然月经周期中内分泌变化，将

雌激素、孕激素序贯使用，使子宫内膜发生相应变化引起周期性脱落。适用于青春期无排卵性 AUB 或生育期内源性雌激素低者。

⑤ 雌激素、孕激素联合法：孕激素限制雌激素的促子宫内膜生长作用，使撤药出血逐步减少；雌激素可预防治疗过程中孕激素的突破性出血。适用于有排卵的 AUB、内源性雌激素高者或绝经过渡期 AUB。

⑥ 氯米芬兼有雌激素样作用及抗雌激素作用，可引起卵巢肿大和囊肿形成，腹部和盆腔不适及疼痛，还可引起过敏性皮疹、精神抑郁和肝功能异常。

⑦ 绒毛膜促性腺激素可加强月经中期的排卵峰值，防止黄体过早衰退，提高孕酮分泌，可用于月经中期出血。

⑧ 排卵后用黄体酮，以补充孕酮分泌不足。

二、闭经

闭经分为原发性闭经和继发性闭经。年龄＞16 岁，女性第二性征已发育，月经未来潮，或年龄＞14 岁，无女性第二性征发育者称原发性闭经。正常月经建立后，月经停止 6 个月，或按自身原来月经周期计算停经 3 个周期以上者称继发性闭经。原发性闭经较少见，多由遗传原因或先天发育缺陷引起。继发性闭经原因复杂，以下丘脑性闭经最常见，其他依次为垂体性闭经、卵巢性闭经及子宫性闭经。

治疗方案

预案 1：激素替代法。

雌孕激素人工周期：结合雌激素，0.625mg/d（或戊酸雌二醇 1mg/d），口服，连服 25 天，最后 10 天同时口服甲羟孕酮 10mg/d。

预案 2：孕激素疗法。

甲羟孕酮，10mg/d（地屈孕酮 10mg，每日 2 次），口服，连服 10 天，月经周期后半期服用。

预案 3：促排卵。

氯米芬 50～100mg，口服，自月经第 5 天开始连服 5 天。

尿促性素（HMG）或卵泡刺激素（FSH）75～150U/d，于撤药出血第 3～5 天开始肌内注射，连续用 7～12 天，待优势卵泡达成熟标准，再使用绒毛膜促性腺激素 5000～10000U，肌内注射。

预案 4：下丘脑性闭经的治疗。溴隐亭 2.5～5.0mg，口服，每日 1

次，5～6周。溴隐亭 5～7.5mg，每日 1 次，口服。(适用于垂体微腺瘤患者。)

说　　明

①　人工周期适用于低雌激素性性腺功能减退者。

②　孕激素疗法适用于体内有一定雌激素水平的Ⅰ度闭经

③　促性腺激素治疗适用于低促性腺激素性闭经及氯米芬治疗失败者，具有 FSH 和 LH 两者的活性，有发生多胎及卵巢过度刺激综合征的可能。

三、多囊卵巢综合征

多囊卵巢综合征 (PCOS) 是最常见的妇科内分泌疾病之一，在临床上以雄激素过高的临床或生化表现、持续无排卵、卵巢多囊性改变为特征，常伴有胰岛素抵抗和肥胖。内分泌特征为血清 LH 值升高，LH/FSH≥2。血清睾酮升高，通常不超过正常范围上限 2 倍。部分患者催乳素 (PRL) 轻度升高。

主要表现为月经失调、不孕、多毛、痤疮、肥胖、黑棘皮症。基础体温测定呈单相。B 超检查见子宫小于正常，双侧卵巢增大，包膜回声增强，轮廓较光滑，一侧或两侧卵巢各有 12 个以上直径为 29mm 的无回声区，环绕卵巢边缘，称"项链征"，连续监测未见主导卵泡发育及排卵迹象。诊断性刮宫子宫内膜呈增殖期或不同程度增生，无分泌期变化。

诊断要点

2003 年国际上应用鹿特丹标准，若存在下述 3 项中的 2 项并除外其他引起高雄激素血症的疾病可诊断。

①　稀发排卵或无排卵 (月经稀发或闭经)。

②　高雄激素血症或高雄激素的临床表现。

③　超声示多囊卵巢改变。

治疗方案

预案 1：肥胖及胰岛素抵抗的治疗。

减轻体重：低能量、低糖、低脂肪饮食、体育锻炼，降低体重达 5%。

胰岛素抵抗治疗：二甲双胍 0.5g，口服，每日 3 次或/和罗格列酮

4～8mg，口服，每日 1 次。治疗时每 3～6 个月复诊一次。

预案 2：调整月经周期。

口服避孕药，常用炔雌醇环丙孕酮，周期服用，至少服用 36 个月，可重复使用。口服避孕药可纠正高雄激素水平，并可改善子宫内膜状态，抑制毛发生长和治疗痤疮。

孕激素，无明显雄激素水平升高或无明显胰岛素抵抗的患者可单独应用孕激素治疗，防止子宫内膜增生和癌变。月经的后半期，地屈孕酮 10mg，每日 2 次，或甲羟孕酮 6mg/d，共 10 天，停药后等待撤退出血。

预案 3：促排卵治疗。

克罗米芬，从自然月经或撤退出血的第 5 天开始，50mg/d，共 5 天；若无排卵则每个周期增加 50mg/d，直至 150mg/d。有满意排卵者不必增加剂量。

促性腺激素（HMG、FSH），低剂量 FSH 缓增方案。即月经周期第 3 天开始，初始剂量为纯 FSH 75 IU/d 起，若卵巢无反应，每隔 7 天增加 37.5 IU/d，直到 B 超下见到优势卵泡或加至 225 IU/d 为止。若卵泡直径逐渐增大，则不必加量。卵泡发育到直径 1.7～2.0cm 时，加用 HCG 5000U，肌内注射。

预案 4：腹腔镜下卵巢打孔术。

预案 5：体外受精-胚胎移植（IVF-ET）。

说　明

① 多囊卵巢综合征常与肥胖、糖-脂代谢紊乱并存，应监测血糖、血脂等。

② 炔雌醇环丙孕酮为避孕药，青春期女孩应用前应得到充分的知情同意，所有患者服药前需排除口服避孕药的禁忌证。

③ 克罗米芬的禁忌证为妊娠、肝脏疾病、不明原因的异常子宫出血或囊肿。用药 3 个周期仍无排卵，可作为耐药处理。

④ 促性腺激素应用时，必须进行严密的临床监测，人为地调整用量，否则很容易发生卵巢过度刺激综合征。

四、痛经

痛经是妇科最常见的症状之一，是指行经前后或月经期出现下腹疼痛、坠痛伴腰酸或其他不适。分为原发性和继发性两大类。原发性痛经是指生殖器官无器质性病变的痛经，占痛经的 90% 以上，青少年期常见，多在初潮后 1～2 年内发病，在月经来潮前 12h 或月经来潮后开始痛经，以行经第 1 天最剧烈，持续 2～3 天缓解，可伴恶心、呕吐、头晕、乏力等症状，妇科检查无异常发现。继发性痛经指由盆腔器质性疾病引起的痛经。这里主要讨论原发性痛经。

诊断要点

根据月经期下腹疼痛，妇科检查无阳性体征，即可诊断。

治疗方案

预案 1：布洛芬 200～400mg，口服，每日 3～4 次。

预案 2：酮洛芬 50mg，口服，每日 2 次。

预案 3：要求避孕妇女可口服短效避孕药，每日 1 片，连用 20 天。

说　　明

① 布洛芬为前列腺素合成酶抑制剂，通过抑制前列腺素合成减少前列腺素产生而消除痛经。布洛芬不良反应有消化道症状、肝功能损害、粒细胞和血小板减少、头晕、抑郁等。肝肾功能不良、消化道溃疡、出血性疾病患者慎用。

② 酮洛芬的胃肠道反应较常见，偶见过敏性皮炎、耳鸣、头晕、嗜睡、视物模糊等。

③ 口服避孕药通过抑制排卵减少经血前列腺素含量。

五、经前期综合征

经前期综合征是指妇女在黄体期反复周期性出现以情绪、行为和躯体障碍为特征的综合征。月经来潮后症状可自然消失，多见于 25～45 岁妇女，表现为头痛、乳房胀痛、腹部胀闷、肢体水肿、体重增加等躯体症状，以及易怒、焦虑、抑郁、情绪不稳定等精神症状；还可出现思想不集中、工作效率低、神经质、易激动等特点。

诊断要点

根据经前期出现周期性典型症状可以诊断。

治疗方案

预案 1：阿普唑仑 0.25mg，口服，经前用药，每日 2～3 次，逐渐递增，最大剂量可达每日 4mg，一直用药至月经来潮的第 2～3 天。

预案 2：氟西汀 20mg，黄体期用药，口服，每日 1～2 次。

预案 3：螺内酯 20～40mg，口服，每日 2～3 次。

预案 4：维生素 B_6 10～20mg，口服，每日 3 次。

预案 5：口服避孕药，连用 4～6 个月经周期。

说　明

① 氟西汀可选择性抑制中枢神经系统 5-羟色胺的再摄取，缓解精神症状和行为改变。不良反应为消化不良、恶心、呕吐、头痛、颤抖、性功能障碍。糖尿病患者慎用，肾功能不全者禁用。如有皮疹立即停药。

② 螺内酯为醛固酮受体拮抗剂，不仅可以减轻水钠潴留，还可以减轻精神症状。有头痛、嗜睡、精神错乱、月经失调及皮疹等不良反应，禁用于高血钾、代谢性酸中毒及肾衰竭患者。

③ 口服避孕药通过抑制排卵缓解症状，并可减少水钠潴留，抑制循环和内源性激素波动。

六、绝经综合征

绝经综合征指妇女绝经前后由于性激素波动或减少所致的一系列躯体及精神心理症状。绝经分自然绝经和人工绝经。自然绝经指卵巢内卵泡生理性耗竭所致的绝经，人工绝经指两侧卵巢经手术切除或放射线照射等所致的绝经。人工绝经者更易发生绝经综合征。表现为月经紊乱及一系列雌激素下降引起的相应症状，可出现月经不调、周期不规律、月经时间长、月经量增多或减少，潮热、激动易怒、焦虑不安、情绪低落、记忆力减退及注意力不集中，阴道干燥、性交困难及反复发生阴道炎，排尿困难，反复发生尿路感染，易发生动脉粥样硬化、心肌缺血、高血压和脑出血，骨质疏松严重者可致骨折。

诊断要点

根据病史及临床表现可以诊断。可以测定 FSH 值，FSH＞10U/L，表示卵巢储备功能下降，FSH＞40U/L，且 E_2＜10～20pg/ml，提示卵巢功能衰竭。

治疗方案

预案 1：谷维素 20mg，口服，每日 3 次。

预案 2：激素替代疗法。

周期序贯法。月经第 1～21 天每天给予雌激素，第 11～21 天加用孕激素，第 22～28 天停药。停药期间可发生撤药性出血。本方案适用于围绝经期及卵巢早衰的妇女。可选择戊酸雌二醇/环丙孕酮片复合包装（克龄蒙）或戊酸雌二醇/地屈孕酮片复合包装（芬吗通）。

连续序贯法。雌激素不间断应用，孕激素于周期第 15～28 天应用。周期之间不间断。本方案适用于绝经 1 年以上的妇女。也可选用复合制剂如雌二醇/屈螺酮片（安今益）。

单一雌激素治疗。适用于子宫切除术后或先天性无子宫的卵巢功能低下妇女。结合雌激素 0.3～0.625mg（或戊酸雌二醇 0.5～2mg），每日 1 次，口服。

单一孕激素治疗。适用于绝经过渡期，月经紊乱妇女，每月服用 10～14 天的孕激素，如地屈孕酮 10～20mg/d，或微粒化黄体酮 200～300mg/d。

替勃龙 1.25～2.5mg/d，口服。

预案 3：氨基酸螯合钙胶囊 1 粒，每日 1 次，口服。

预案 4：维生素 D 400～500U/d，口服。

说　明

① 激素替代疗法绝对禁忌证：妊娠、不明原因子宫出血、血栓性静脉炎、胆囊疾病及肝脏疾病。相对禁忌证：有乳癌家族史、复发性血栓性静脉炎病史或血栓栓塞疾病。

② 替勃龙为组织选择性活性调节剂，根据靶器官不同，在体内的 3 种不同的代谢物分别表现出雌激素、孕激素及弱雄激素活性。

第十二章 产科疾病

第一节 妊娠时限异常

一、自然流产

妊娠28周以前、胎儿体重不足1000g而终止者，称为流产。发生在12周以前者为早期流产，在妊娠12周或之后者为称晚期流产。临床上按自然流产发生的不同阶段分为先兆流产、难免流产、不全流产、完全流产。此外，流产有三种特殊情况为稽留流产、复发性流产、流产合并感染。

（一）先兆流产

诊断要点

先兆流产指妊娠28周前出现少量阴道流血或轻微下腹痛，无妊娠物排出。妇科检查宫颈口未开，胎膜未破。B超检查见与妊娠周数相符的影像。

治疗方案

预案1：黄体酮注射液20mg，肌内注射，每日1次。或地屈孕酮10mg，每日两次，口服。

预案2：绒毛膜促性腺激素2000U，肌内注射，每日1次或隔日1次。

预案3：维生素E胶丸100mg，口服，每日2～3次。

预案4：甲状腺功能减退者可口服小剂量甲状腺片。

说　明

① 黄体酮用于黄体功能不足所致流产。不良反应偶见恶心、头晕及头痛、倦怠感、荨麻疹。

② 绒毛膜促性腺激素极不稳定，不耐热，配后一次用毕为宜。不宜长期使用，宜用5～10次，以免产生抗体和抑制垂体促性腺功能。

③ 维生素E大剂量长期使用可出现恶心、呕吐、头痛、眩晕、视物模糊、胃肠功能紊乱、流感样综合征、血栓性静脉炎等。

④ 使用药物的同时要卧床休息，严禁性生活，消除紧张情绪。

⑤ 根据血液孕酮及绒毛膜促性腺激素水平可选择单一药物或联合治疗。

（二）难免流产

诊断要点

指流产不可避免，在先兆流产基础上，阴道流血增多，或出现阴道流液，伴阵发性痉挛性腹痛。子宫大小与停经周数基本相等，宫口已开大，胚胎堵塞子宫口或膨出于子宫颈口外，或妊娠囊已破，有羊水流出。尿妊娠试验阳性。

治疗方案

治疗原则：一旦确诊及时行清宫术或钳刮术，清除宫腔内容物。

预案1：缩宫素注射液20U加于5%葡萄糖注射液500ml中静脉滴注。

预案2：缩宫素注射液10U，肌内注射。

预案3：阿莫西林胶囊0.5g，口服，每6h 1次。

说　明

① 预案1适用于晚期流产时促进子宫收缩。

② 预案2适用于流产后促进子宫收缩。

③ 预案3用于术后预防感染，青霉素过敏者慎用。

（三）不完全流产

诊断要点

妊娠物排除不全，部分残留于宫腔内或嵌顿于宫颈口处，腹痛持续，出血不止，甚至大出血引起休克。检查见宫颈口开大，宫颈口有妊娠物堵塞，子宫小于停经月份。

治疗方案

预案1：及时行刮宫或钳刮术，清除宫腔内残留组织。

预案2：流血多伴休克者同时输血、输液，抗休克治疗。

预案3：药物治疗同难免流产。

（四）稽留流产

诊断要点

① 胚胎或胎儿在宫内已死但尚未自然排出。

② 曾有的先兆流产症状消失，个别仅有停经史，间或有少量咖啡色阴道分泌物。

③ 若已到中期妊娠，孕妇腹部不见增大，胎动消失。

④ 妇科检查宫颈口未开，子宫明显小于停经周数。

治疗方案

预案1：炔雌醇1mg，口服，每日2次，连用5天。或

苯甲酸雌二醇2mg，肌内注射，每日2次，连用3天。

预案2：5％葡萄糖注射液500ml加缩宫素注射液10～20U，静脉滴注。

预案3：米非司酮50mg，口服，间隔12h后再口服25mg，总量达200mg。

预案4：缩宫素注射液10U，肌内注射，每日2次。

预案5：青霉素钠注射液$8×10^5$U，肌内注射，每日2次。

阿莫西林胶囊0.5g，口服，每6h一次。

预案6：甲硝唑0.4g，口服，每日3次。

说　明

① 因常伴胎盘粘连、机化及凝血功能障碍，处理前要做血常规及凝血系列检查，并做好输血准备。

② 服用雌激素是为了提高子宫肌敏感性。

③ 子宫小于孕12周时可行刮宫术，因粘连、机化一次不能刮净者，5～7天后再次刮宫，防止子宫穿孔。术中可使用宫缩素肌内注射。

④ 子宫大于孕12周时，应静脉滴注缩宫素。

⑤ 抗生素预防感染时，可联合用药。使用青霉素前要做皮试。

⑥ 若凝血功能障碍时，应尽早使用肝素、纤维蛋白原及输新鲜血、新鲜冰冻血浆等，凝血功能好转后再做处理。

（五）复发性流产

诊断要点

复发性流产是指与同一性伴侣连续发生≥3次自然流产者。早期复发性流产常见原因为胚胎染色体异常、免疫功能异常、黄体功能不全、甲状腺功能低下等。晚期复发性流产常见的原因为子宫解剖异常、自身免疫异常、血栓前状态等。

治疗方案

预案 1：同自然流产。

预案 2：孕前手术治疗子宫畸形、子宫肌瘤。

预案 3：阿司匹林 50～75mg/d 和/或低分子肝素 5000IU，每日 1～2 次，皮下注射。

说　明

① 对原因不明的习惯性流产可按黄体功能不足处理，用药应至孕 12 周。怀疑同种免疫性流产者，可行淋巴细胞主动免疫或静脉免疫球蛋白治疗。

② 甲状腺功能低下者应在孕前和整个孕期补充甲状腺素。

③ 预案 3 用于抗磷脂抗体阳性者。

④ 晚期习惯性流产在妊娠 14～18 周时做宫颈环扎术，治疗失败或发动分娩前及时拆除缝线，以免造成宫颈撕裂。

（六）流产合并感染

诊断要点

不全流产，组织物残留在宫腔内，流血时间长或非法堕胎等有可能引起宫内感染。常为厌氧菌和需氧菌混合感染。严重者可扩展至盆、腹腔，甚至并发败血症及感染性休克。临床检查：分泌物有臭味，伴发热、腹痛，体温可达 38℃ 以上，血白细胞增多。子宫及双附件区有压痛，B 超检查宫腔内有不均质回声团。

治疗方案

预案 1：控制感染的同时尽快清除宫内残留物。

预案 2：氧氟沙星注射液 100ml，静脉滴注，每日 2 次。

预案 3：0.9％生理盐水注射液 500ml 加青霉素钠注射液 $1.2×10^6$U，静脉滴注，每日 2 次。或头孢噻肟钠 2g 加生理盐水 250ml，静脉滴注，每日 2 次。

预案 4：0.2％甲硝唑注射液 250ml，静脉滴注，每日 2 次。

说　明

① 应选择广谱抗生素应用 2～3 天，待感染控制后再刮宫，术后继续用药控制感染。

② 甲硝唑有胃肠反应，有中枢神经疾病及血液病者禁用；甲硝唑哺乳期妇女禁用。

③ 使用青霉素等及头孢类药物时要做皮试。抗生素使用时间一般为 7 天。

二、早产

早产指妊娠满 28 周至不满 37 周（196～258 日）间分娩者。此时娩出的新生儿称早产儿，体重一般为 1000～2499g。

诊断要点

① 子宫收缩≥4 次/20min，或≥8 次/20min，伴有宫颈进行性改变。

② 宫颈扩张 1cm 以上。

③ 宫颈展平≥80%。

④ 部分患者可伴有少量阴道流血或阴道流液。

治疗方案

（1）抑制宫缩。

预案 1：

盐酸利托君注射液 100mg，加入 5% 葡萄糖注射液 500ml 中静脉滴注，开始每分钟 5 滴，持续滴注 12 小时，根据宫缩进行调节，每 10 分钟增加 5 滴，最大至每分钟 35 滴。宫缩抑制后，停止静脉滴注前 30 分钟改为口服 10mg，每 4～6 小时一次。

预案 2：25% 硫酸镁注射液 16ml 加入 5% 葡萄糖注射液 100ml 中，静脉滴注，30～60min 内滴完，后以 1～2g/h 的剂量维持，每日总量不超过 30g。

预案 3：硝苯地平 10mg，舌下含服，每 8h 一次。

（2）促胎肺成熟。

预案：地塞米松注射液 5mg，肌内注射，每日 2 次，共 4 次。或

倍他米松 12mg，肌内注射，每日 1 次，共 2 天。或

地塞米松注射液 10mg，羊膜腔内注射一次。

（3）抗感染。

预案：青霉素钠注射液 8×10^5U，肌内注射，每日 2 次。

说　明

① 抑制宫缩药物使用时可根据病情单独用药或联合用药。

② 盐酸利托君用药期间密切观察孕妇心率、血压和宫缩的变化，如心率>120 次/分，应减滴数，心率>140 次/分，应停药。

③ 硫酸镁应用至宫缩停止后 4～6h。用药时呼吸每分钟不应少于 16 次，膝反射存在，尿量每小时不少于 25ml。如出现中毒现象，可用葡萄糖酸钙注射液 10ml 静脉注射，阻断镁离子作用。

④ 硝苯地平使用时密切注意孕妇心率及血压变化，已用硫酸镁者慎用。

⑤ 破膜 12h 以上者需预防感染，使用青霉素前要询问过敏史、做皮试。

⑥ 地塞米松常用于 25～35 周间促胎肺成熟，最适于出生前 1 周内连用 3 天。羊膜腔给药适合于妊娠合并糖尿病患者。

⑦ 终止妊娠的指征：宫缩进行性增强，经治疗无效；有宫内感染；衡量母胎利弊；孕周已达 34 周，无母胎并发症。

⑧ 临产后慎用能抑制新生儿呼吸中枢的药物，密切监测胎心变化，预防新生儿颅内出血；胎位不正，在权衡新生儿利弊的基础上，可考虑剖宫产。

三、过 期 妊 娠

过期妊娠是指平时月经规律，妊娠达到或超过 42 周（≥294 日）尚未分娩者。

诊断要点

① 核实预产期：平时月经周期 28 天左右者，若妊娠≥42 孕周即可诊断。月经周期不规律者，根据孕前基础体温升高时排卵期推算预产期，也可根据性交日、早孕反应、胎动时间及妊娠 20 周内 B 超检查确定孕周。

② 判断胎盘功能：胎动次数逐日下降，E/C<10 表示胎盘功能下降，根据胎儿监护仪、B 超检查胎动，用羊膜镜观察羊水。

③ 妇科检查：采用 Bishop 宫颈成熟度评分法了解宫颈成熟度。

治疗方案

预案 1：促宫颈成熟。

① 前列腺素 E_2（PGE_2）阴道制剂（普贝生）和宫颈扩张球囊。

② 缩宫素注射液 1.25U 加于 5％葡萄糖注射液 500ml 中静脉滴注，每日 1 次，连用 3 天

预案 2：引产。

　　缩宫素注射液 2.5U 加于 5% 葡萄糖注射液 500ml 中静脉滴注。

说　　明

　　① 普贝生适用于妊娠足月，宫颈成熟度评分≤6 分，单胎头先露，无母婴引产禁忌证者。当临产发动、胎膜早破、胎儿窘迫、子宫收缩过强以及孕妇对前列腺素反应过强时，应当取出。

　　② 缩宫素静脉滴注时一定要有专人严密监护，调节滴速，观察宫缩、胎心、血压变化。

　　③ 经处理后仍无产程进展者或出现胎儿窘迫征象时应及时行剖宫产术。

第二节　妊娠特有疾病

一、妊娠期高血压疾病

诊断要点

　　妊娠期高血压疾病是妊娠与血压升高并存的一组疾病。临床特征为高血压、蛋白尿、水肿，严重时可出现抽搐、昏迷。本病分为妊娠期高血压、子痫前期（轻度和重度）、子痫、慢性高血压并发子痫前期和妊娠合并慢性高血压。本病对母、胎危害极大，发病原因尚不明确，防治的关键在于早期诊断、早期治疗。

治疗方案

　　预案 1：一般治疗。

　　地西泮 2.5mg，口服，每日 3 次。

　　预案 2：降压药的应用。

　　拉贝洛尔 50～150mg，口服，每日 3～4 次，或 50～100mg 加入 5% 葡萄糖溶液 250～500ml 中，静脉滴注。血压稳定后改为口服。

　　硝苯地平片 5～10mg，口服，每日 3～4 次，24h 总量不超过 60mg。

　　尼卡地平片　口服初始剂量 20～40mg，每日 3 次。

　　尼莫地平 20～60mg，口服，每日 2～3 次；或 20～40mg 加入 5% 葡萄糖溶液 250ml 中，静脉滴注，每天总量不超过 360mg。

　　酚妥拉明 10～20mg 加入 5% 葡萄糖溶液 100～200ml 中，以 10μg/min 的速度静脉滴注，并根据降压效果调整滴数。

甲基多巴片 250mg，口服，每日 3 次。最多不超过 2g/d。

硝酸甘油 起始剂量 $5\sim10\mu g/min$，静脉滴注，每 $5\sim10min$ 增加滴速，至维持剂量 $20\sim50\mu g/min$。

硝普钠注射液 50mg 加入 5% 葡萄糖注射液 500ml 中按 $0.5\sim0.8\mu g/$ (kg·min) 缓慢静脉滴注。

预案 3：解痉药的应用。

控制子痫：负荷剂量 $2.5\sim5g$ 硫酸镁溶于 10% 葡萄糖注射液 20ml 中静脉注射（$5\sim10min$），或加入 5% 葡萄糖注射液 100ml 中快速静脉滴注，继而 $1\sim2g/h$ 静脉滴注维持。或夜间睡眠前停用静脉给药，改用肌内注射，25% 硫酸镁注射液 20ml 加 2% 利多卡因注射液 2ml 深部臀肌内注射。24h 总量 $25\sim30g$。

预防子痫发作：负荷与维持剂量同上，$6\sim12h/d$，24h 总量不超过 25g，用药时间依病情而定。

预案 4：镇静药的应用。

地西泮 $2.5\sim5.0mg$，口服，每日 $2\sim3$ 次，或者睡前服用。或地西泮 10mg，肌内注射或静脉注射（$>2min$）。

苯巴比妥片 30mg，口服，每日 3 次。

氯丙嗪注射液 25mg、哌替啶注射液 50mg、异丙嗪注射液 25mg（冬眠合剂一号半量）缓慢肌内注射，每 8h 一次。或加入 5% 葡萄糖溶液中，缓慢静脉滴注。

预案 5：利尿药的应用。

呋塞米注射液 20mg，肌内注射。或呋塞米注射液 20mg 加于 5% 葡萄糖注射液 20ml 中静脉注射。

20% 甘露醇注射液 250ml，$15\sim20min$ 内静脉滴注。

预案 6：扩容疗法。

人血白蛋白、全血血浆、右旋糖酐-40、平衡液。

预案 7：促胎肺成熟。

地塞米松或倍他米松用法和剂量同"早产"。

预案 8：终止妊娠。

预案 9：子痫的处理。

子痫发作时应保持呼吸道通畅、监测生命体征、尿量等。避免声光刺激，预防坠地和唇舌咬伤。

25% 硫酸镁注射液 20ml 加于 25% 葡萄糖溶液 20ml 中，静脉注射

（＞5min），继之以 2～3g/h 静脉滴注。

20％甘露醇注射液 250ml，快速静脉滴注。

地西泮注射液 10mg 加于 10％葡萄糖注射液 10ml 中缓慢静脉注射。

冬眠合剂一号半量，缓慢肌内注射。

说　明

① 地西泮适用于妊娠期高血压疾病，血压≥140/90mmHg，妊娠期首次出现（并于产后 12 周恢复正常），蛋白尿（－）。

② 地西泮可在门诊使用，用药 3～5 天后停药 1～2 天，不宜连用过久。应增加孕检次数，密切观察病情变化。

③ 拉贝洛尔为 α、β 肾上腺素受体阻滞剂，降低血压但不影响肾及胎盘血流量，并可对抗血小板凝集，促进胎儿肺成熟。

④ 硝苯地平片能松弛平滑肌，为防止先兆早产，在扩张小动脉同时又有利尿作用。7 天为一个疗程，可连用 3～5 个疗程。

⑤ 尼莫地平、尼卡地平均为二氢吡啶类钙拮抗剂。可根据血压情况调节剂量。

⑥ 甲基多巴片多用于病情为子痫前期及更严重患者的治疗，尤其适用于原发性高血压合并妊娠者，用量从小剂量（250mg）开始使用，根据病情可调节用量。

⑦ 硝普钠必须在使用前现配，避光缓慢静脉滴注，开始每分钟 6 滴，此后可加每分钟 2 滴，直至出现满意效果。产前用药不宜超 4h。过量中毒时可使用硫代硫酸钠解毒。

⑧ 镁离子有效治疗浓度为 1.8～3.0mmol/L，超过 3.5 mmol/L 即可出现中毒症状。

⑨ 密切观察尿量，24h 尿量应≥600ml，呼吸应≥16 次/分，有膝反射存在，以防止硫酸镁中毒。镁离子中毒应停用硫酸镁，用 10％葡萄糖酸钙 10ml，静脉注射（5～10min）。

⑩ 如患者同时合并肾功能不全、心肌病、重症肌无力等慎用硫酸镁或减量。

⑪ 根据病情需要，地西泮可选择不同用药途径，对子痫或子痫前期即将发生抽搐时可静脉注射，有效控制抽搐。但抽搐过程中禁用，避免引发心脏骤停。如已用硫酸镁者，剂量不宜加大，以免抑制呼吸。

⑫ 6h 内分娩者禁用冬眠合剂一号。

⑬ 冬眠合剂降压作用强，小剂量起镇静作用，过量可抑制胎儿呼吸，仅用于病情严重用硫酸镁效果不佳或对硫酸镁使用禁忌的患者。

⑭ 子痫前期患者不主张常规应用利尿剂，仅当患者出现全身水肿、肺水肿、脑水肿、肾功不全、急性心力衰竭时，可酌情使用呋塞米，快速利尿。

⑮ 甘露醇主要用于脑水肿，该药属于高渗性利尿剂，有心衰或潜在心衰危险时禁用。

⑯ 低蛋白者应补充蛋白后再应用利尿剂。

⑰ 子痫前期孕妇需要限制补液量以避免肺水肿，不推荐扩容疗法，扩容疗法可增加血管外液体量，导致一些严重的并发症发生，如肺水肿、脑水肿等。如果有严重的液体丢失，如呕吐、腹泻、分娩失血、严重低蛋白血症或高凝状态，可酌情使用扩容药物。

⑱ 孕周<34周的子痫前期患者，预计1周内可能分娩，均应接受糖皮质激素促胎肺成熟的治疗。不推荐反复、多疗程给药，已有宫内感染证据者禁用。

⑲ 终止妊娠是治疗妊娠期高血压疾病的有效措施。

⑳ 终止妊娠指征：a. 重症子痫前期患者<26周，经治疗病情不稳定者建议终止妊娠；b. 妊娠28～34周，病情不稳定，经积极治疗24～48h仍无明显好转者促胎肺成熟后终止妊娠；c. 子痫前期孕周已超过34周，胎儿成熟；d. 妊娠37周后的重度子痫前期；e. 子痫控制后2h可终止妊娠。

㉑ 终止妊娠的方式可选用引产或剖宫产。

㉒ 产后子痫多发生于产后24h直至10天内，应预防产后子痫发生。

㉓ 子痫抽搐发生时的紧急处理可多方案联合应用。

㉔ 当患者存在硫酸镁应用禁忌证或硫酸镁治疗无效时可考虑应用地西泮、苯巴比妥或冬眠合剂控制抽搐。

㉕ 当收缩压≥160mmHg、舒张压≥110mmHg时，应积极控制血压，以预防心脑血管并发症。在合并心衰和肺水肿时不用甘露醇。

㉖ 纠正缺氧和酸中毒。

㉗ 子痫抽搐控制2h后可考虑终止妊娠。

二、妊娠期肝内胆汁淤积症

妊娠期肝内胆汁淤积症是妊娠中晚期特有的并发症。主要表现为皮肤瘙痒和黄疸，主要危害胎儿，使围生儿发病率和死亡率增高。

诊断要点

① 妊娠 28～30 周左右出现瘙痒，以手掌、脚掌为重，逐渐向肢体及腹部延伸，白天轻夜间重，呈持续性。部分孕妇可出现黄疸。偶有恶心、胃口不佳。分娩后 1～2 天症状消失，再次妊娠可复发。

② 血清总胆汁酸（TBA）浓度明显升高，常为正常值的 10～100 倍，可用于早期诊断标准及胎儿预后的评估，TBA≥40μmol/L 提示病情严重。

③ 肝功检查丙氨酸氨基转移酶（ALT）、天冬氨酸氨基转移酶（AST）轻度升高，一般在瘙痒开始后 1 周出现。总胆红素轻度升高，直接胆红素增高，尿胆红素阳性。血清碱性磷酸酶、胆固醇升高。

④ 诊断不明而病情严重者可行肝组织活检，明确诊断。

治疗方案

预案 1： 熊去氧胆酸 1g 或 15mg/(kg·d)，口服，每 1～2 周检查一次肝功能。

预案 2： S-腺苷蛋氨酸 1g，每日 1 次，静脉滴注；或 500mg，每日 2 次，口服。

预案 3： 地塞米松 2.5mg，口服，每日 3 次。

预案 4： 考来烯胺 4g，口服，每日 3 次。

预案 5： 茵陈冲剂 1～2 包，口服，每日 3 次。

预案 6： 垂盆草冲剂 1～2 包，口服，每日 3 次。

说　明

① 考来烯胺（消胆胺）影响脂溶性维生素 A、维生素 D、维生素 K 及脂肪的吸收，可使凝血酶原时间延长及发生脂肪痢。应同时补充维生素 A、维生素 D、维生素 K。主要不良反应有便秘、烧心、消化不良、恶心、呕吐等胃肠道反应。

② 熊去氧胆酸的不良反应偶见腹泻、便秘、过敏、头痛、胃痛、胰腺炎和心动过速等。胆道完全梗阻和严重肝功能减退者禁用。

③ 地塞米松必要时使用，宜间断、反复多次、短时应用。

④ 在降胆酸的基础上行保肝治疗以改善肝功能。

⑤ 孕妇应取左侧卧位，每日计数胎动，孕 34 周开始每周做 NST 试验，达孕 36 周应行剖宫产适时终止妊娠。

三、妊娠剧吐

少数孕妇妊娠反应严重，频繁恶心、呕吐，无法进食，导致发生体液失衡及代谢障碍，甚至危及孕妇生命，称妊娠剧吐。

诊断要点

多见于年轻初孕妇女，停经 40 天左右出现早孕反应，逐渐加重至频繁呕吐不能进食，严重时因呕吐引起失水及电解质紊乱、代谢性酸中毒。患者体重明显减轻、面色苍白，严重时血压下降、出血倾向增加，病情严重时出现嗜睡甚至昏迷。

治疗方案

预案 1：冬眠灵 25mg，肌内注射或口服，每 12h 一次。

预案 2：维生素 B_6 100mg 加入 10％葡萄糖溶液 500ml 中静脉滴注。

预案 3：维生素 C 2.5g 加入糖盐水 500ml 中，静脉滴注。

预案 4：复方氨基酸 500ml，静脉滴注，每日 1 次。

预案 5：脂肪乳 250ml，静脉滴注，每日 1 次。

预案 6：终止妊娠。

说　明

① 了解孕妇情绪变化，给予精神安慰，增强信心。少食多餐，选择清淡易消化的半流食。

② 严重者住院治疗，每日补液量不少于 3000ml，尿量维持在 1000ml 以上，输液中应加入氯化钾、维生素 C 等，并给予维生素 B_1 肌内注射。

③ 对合并有代谢性酸中毒者可给予碳酸氢钠或乳酸钠纠正。

④ 经治疗病情无好转，体温上升达 38℃ 以上，脉搏达 120 次/分以上，持续黄疸及肝功能异常，眼底有出血或视网膜炎，出现多发性神经炎、中毒性脑病的孕妇要终止妊娠。

四、母儿血型不合

胎儿由父亲方面遗传来的显性抗原为母亲所缺乏，这一抗原在妊娠分娩期间侵入母体，刺激母体产生相应的免疫抗体。此抗体可以通过胎盘绒毛进入胎儿血液循环，与胎儿红细胞凝集，使之破坏而出现溶血，引起胎儿贫血、水肿、肝脾肿大和出生后短时间内出现进行性加重的重度黄疸（黄疸性脑病），以至死亡或留有后遗症，是孕妇与胎儿之间血型不合而致的同种免疫性疾病，称为母儿血型不合。常见有 ABO 血型系统不合及 Rh 血型系统不合两类。

诊断要点

① 既往有不明原因的死胎、流产、早产等不良分娩史，新生儿有贫血、水肿、肝脾肿大、黄疸（或无黄疸）、溶血症状。本次妊娠有原因不明的流产或胎死宫内现象。

② 化验夫妻双方的 ABO 血型系统及 Rh 血型系统，如果丈夫为 A型、B 型或 AB 型血，孕妇为 O 型血，要考虑 ABO 血型不合。如果丈夫为 Rh 阳性血型，孕妇为 Rh 阴性血型，要考虑 Rh 血型不合。

③ 检测孕妇血液中是否有免疫抗体及其效价，并定期随访抗体效价的滴定度。一般在孕 16 周做第 1 次检查，孕 28～32 周做第 2 次检查，孕 32 周以后每 2 周检测一次，或根据抗体效价滴度增高情况而缩短测定的间隔时间。

④ 做羊膜腔穿刺测定羊水胆红素量。做脐带穿刺测定胎儿血型及血中抗体效价滴度。

⑤ B 超检查可见胎儿水肿，尤其胎儿头皮水肿呈双光环状，可见胎儿胸腹腔积液、肝脾肿大，胎盘增大。

治疗方案

预案 1：中药治疗。治疗原则为清热利胆，常用茵陈 30g，制大黄3g，黄芩 9g，黄柏 9g，甘草 6g，每日 1 剂，用至分娩。

预案 2：维生素 C 0.3g，每日 3 次，口服；维生素 E 50mg，每日 2次，口服。

预案 3：维生素 C 注射液 500mg 加入 25％葡萄糖注射液 40ml 中，每日 1 次，静脉注射。

预案 4：苯巴比妥 20mg，每日 3 次，口服。

预案 5：经脐静脉进行输血治疗。

预案 6：终止妊娠。

说　明

① 中药治疗对 ABO 血型不合者有一定疗效，对 Rh 血型不合者效果不明显。

② 静脉注射维生素 C 及葡萄糖应在孕 24 周、30 周、33 周时进行，每次各进行 10 日。使用前做口服糖耐量试验（OGTT）试验，无异常者方可使用。

③ 苯巴比妥在预产期前 2 周开始使用。

④ 治疗的同时应做好孕期监护，每日吸氧 1～2 次，每次 30min。

⑤ 妊娠 33 周前，有胎死宫内危险时可选择在 B 超监测下经腹做羊膜腔穿刺，再经脐静脉进行输血治疗，但有宫内感染及脐静脉出血的危险。

⑥ 终止妊娠时间一般选择 34～36 周后，胎儿有一定存活能力时进行，一般存在以下情况时选择。

a. 以往有死胎史，特别是前一胎死于溶血病。

b. Rh 溶血抗 D 效价＞1∶32，ABO 溶血抗体效价＞1∶512 或急剧增高时。

c. 羊水颜色深或胆红素含量升高＞3.424mol/L。

d. 有胎儿宫内窘迫现象。

⑦ 产时处理时产妇间断吸氧，避免用麻醉药和镇静药，做好新生儿抢救准备，胎儿娩出后迅速断脐，保留 10cm 长脐带以备换血用。

⑧ 凡 Rh 血型阴性产妇，娩出 Rh 血型阳性胎儿，应在产后 72h 内给产妇注射抗 D 球蛋白。

⑨ 产前可给促胎肺成熟治疗，产时可放宽剖宫产指征。

第三节 异位妊娠

受精卵在子宫体腔以外着床称异位妊娠，又称宫外孕。根据孕卵着床部位不同，分为输卵管妊娠、腹腔妊娠、卵巢妊娠、宫颈妊娠及子宫残角妊娠等，其中 95% 左右为输卵管妊娠。

诊断要点

① 停经后阴道出现不规则流血，少于月经量，常有突发性腹痛，伴恶心、呕吐、肛门坠痛，症状严重时出现晕厥及休克。

② 腹部检查：下腹部有明显压痛及反跳痛，腹肌稍紧张，出血多时叩诊有移动性浊音。

③ 妇科检查：阴道后穹隆饱满，有触痛，子宫颈有举摆痛。子宫

一侧可触及肿块。

④ 辅助检查见血、尿 HCG 升高，后穹隆穿刺抽出不凝血液。

⑤ 诊断性刮宫未见绒毛。

⑥ B 超检查宫内未见胚胎，子宫一侧见到轮廓不清的液性肿块和实性肿块，有时可能见到胚胎。

⑦ 腹腔镜检查可见妊娠处紫蓝色肿块，或可见裂口及腹腔内积血。

治疗方案

① 手术治疗。

预案 1：根治手术。

迅速开腹找到病变部位，手术切除，如妊娠部位在输卵管间质部应做子宫角部楔形切除，必要时切除子宫。

预案 2：保守手术。

对有生育要求者，根据受精卵着床部位及输卵管病变情况选择术式。若为伞部妊娠可行挤压将妊娠物挤出。壶腹部妊娠行输卵管切开术，取出胚胎再缝合。峡部妊娠可行病变节段切开及断端吻合。

预案 3：腹腔镜手术。

腹腔镜手术是近年来治疗异位妊娠的主要方法。多数可在直视下穿刺妊娠囊，吸出部分胚囊液后注入甲氨蝶呤 50mg，也可用激光或电凝使胚胎组织死亡，但术后易造成输卵管粘连。也可行输卵管切除术。

② 药物治疗。

主要适用于早期输卵管妊娠、要求保存生育能力的年轻妇女，符合下列条件者可用药物治疗：a. 无用药禁忌证；b. 输卵管妊娠未发生破裂或流产；c. 输卵管妊娠包块直径≤4cm；d. β-HCG＜2000U/L；e. 无明显内出血。

预案 1：甲氨蝶呤注射液 $1mg/(kg \cdot d)$，肌内注射，第 1 天、第 3 天、第 5 天；

甲酰四氢叶酸钙注射液 $0.1mg/(kg \cdot d)$，肌内注射，第 2 天、第 4 天、第 6 天。

预案 2：甲氨蝶呤注射液 $0.4mg/(kg \cdot d)$，肌内注射，5 天一个疗程；甲酰四氢叶酸钙 $0.1mg/(kg \cdot d)$，肌内注射，每日 1 次。

预案 3：0.9％氯化钠注射液 20ml 加甲氨蝶呤注射液 20mg，腹腔镜下局部注射。

说 明

① 药物治疗预案 1~3 可以根据需要任选其一，用药至第 4 天、第 7 天均应测血清 β-HCG，如 β-HCG 下降小于 15%，应重复治疗，约需 3~4 周。用药 14 天后 β-HCG 下降且连续 3 次阴性，即为有效。治疗期间腹痛加重，应区别治疗不良反应还是妊娠部位破裂，每 2~3 天查血常规和肝功能，随时按需查 B 超。

② 宫颈妊娠因出血难以控制应采取药物治疗后行宫颈管搔刮术，治疗过程中应做好急救准备。甲氨蝶呤 20mg，肌内注射，共 5 天；或甲氨蝶呤 50mg/m²，单次肌内注射；或将甲氨蝶呤 50mg 直接注入妊娠囊。待胚胎死亡，其周围绒毛组织坏死，刮宫时出血量会明显减少。

第四节 妊娠晚期出血

一、胎盘早剥

正常位置的胎盘妊娠 20 周以后或分娩期在胎儿娩出前部分或全部从子宫壁剥离称为胎盘早剥。本病起病急、进展快，处理不及时危及母儿生命。

诊断要点

① 根据病情的严重程度胎盘早剥分为 3 度。Ⅰ度：胎盘剥离面小，以外出血为主，症状轻微，产后检查胎盘母体面有凝血块及压迹即可确诊。Ⅱ度：剥离面占胎盘 1/3 左右，可有持续性腹痛，疼痛程度与胎盘后积血多少成正比。Ⅲ度：剥离面超过胎盘面积的 1/2，产妇有持续性、剧烈腹痛伴腰酸痛、恶心、呕吐、乏力，腹部强直如板状，宫底上升，胎位不清，胎心、胎动消失，孕妇出现休克现象。

② B 超检查时可出现胎盘后血肿或胎盘变厚，内部回声不规则，可见断裂的大小不一的回声消失区，胎心消失。但 B 超阴性结果不能完全排除胎盘早剥，尤其是后壁胎盘。

③ 实验室检查。全血细胞、肝功能、肾功能和凝血功能检查。有条件做血气分析、DIC 筛查。血纤维蛋白原<250mg/L 为异常，如<150mg/L 有诊断意义。紧急情况时，抽肘静脉血 2ml 放入干燥试管中，7 分钟后若无血块形成或形成易碎的软凝血块，说明凝血功能异常。

④ 常见并发症：胎儿宫内死亡、DIC、产后出血、急性肾衰竭及羊水栓塞。

治疗方案

预案 1：纠正休克，迅速补充血容量，输新鲜同型血液，改善微循环。

预案 2：及时终止妊娠。

预案 3：处理并发症，如产后出血、凝血功能障碍、DIC，保护肾功能，预防和治疗肾衰竭。

说　明

① 休克抢救成功与否取决于补液量和速度，新鲜血既可补充血容量又能补充凝血因子，应使血细胞比容提高到 0.30 以上，尿量应＞30ml/h。

② 剖宫产取出胎儿后立即注射缩宫素，取出胎盘、按摩子宫和热盐水沙垫湿热敷子宫处理子宫胎盘卒中。难以控制的大出血，输新鲜血、凝血因子并行子宫全切除术。

③ 出现凝血功能障碍、肾衰竭等情况应及时同内科联合共同救治。

二、前置胎盘

妊娠 28 周后，胎盘附着于子宫下段，胎盘下缘达到或覆盖宫颈内口，其位置低于胎先露部，称为前置胎盘。分为完全性前置胎盘、部分性前置胎盘、边缘性前置胎盘。

诊断要点

① 妊娠晚期或临产时发生无诱因反复阴道无痛性流血。完全性前置胎盘出血时间早、次数频、出血量大。边缘性前置胎盘出血时间晚、出血量少。部分性前置胎盘介于两者之间。

② 既往有多次刮宫史、分娩史、子宫手术史、吸烟或滥用麻醉药史、多胎史，或为高龄孕妇。

③ 孕晚期 B 超检查确定胎盘边缘与宫颈内口的关系，有条件者可做 MRI，有助于诊断和定性。

④ 产后检查胎盘和胎膜，见胎盘母体面有陈旧性黑紫色血块附着，或胎膜破口距胎盘边缘距离＜7cm。

治疗方案

预案 1：期待疗法。

预案 2：终止妊娠。

预案 3：紧急转运。

说　明

① 治疗原则是抑制宫缩、止血、纠正贫血和预防感染。

② 期待疗法必须在保证孕妇安全的前提下尽可能延长孕周。适用于妊娠周数<34 周、胎儿存活、胎儿体重<2000g、阴道流血少、孕妇状况良好的情况。治疗方法参见"早产"的治疗。

③ 孕妇反复出血，量多甚至休克者，无论胎儿是否成熟均应及时终止妊娠。胎龄达 36 周以上者、未达 36 周但胎儿窘迫者也要终止妊娠。

④ 终止妊娠的方法以剖宫产为安全。边缘性前置胎盘、枕先露、阴道流血少、短时间可结束分娩者可试产。可人工破膜使胎头压迫前置胎盘而止血，若破膜后胎头下降不好仍有出血或分娩进展不顺利，立即改行剖宫产术。

⑤ 术前纠正贫血、预防感染。术中备血，做好抢救产后出血及抢救新生儿准备。

⑥ 术中检查胎盘是否植入，部分植入时可行楔形切除部分子宫肌组织，可用吸收线缝合止血；若大部分植入，无法止血时行子宫次全切除术或子宫全切术。

⑦ 积极抢救产后出血和休克。注意纠正心力衰竭、肾衰竭及多脏器衰竭；并给予抗生素预防感染。

第五节　多胎妊娠与巨大胎儿

一、多胎妊娠

一次妊娠同时有两个以上胎儿者称多胎妊娠。双胎妊娠多见，双胎妊娠分双卵双胎或单卵双胎。单卵双胎因受精卵分裂的时间不同，可以发生以下 4 种类型：双羊膜囊双绒毛膜、双羊膜囊单绒毛膜、单羊膜囊单绒毛膜及连体双胎。因为单绒毛膜双胎可能合并双胎输血综合征、选择性生长受限等特殊并发症，因此在妊娠早期进行绒毛膜性判断非常重要。

诊断要点

① 双卵双胎多有家族史或孕前曾用过促排卵药物或体外授精多个胚胎移植。

② 子宫大于停经时间，从孕10周开始子宫增大速度快，孕24周更明显，孕中晚期体重增加过快，不能用水肿或肥胖解释。

③ 产科检查：子宫大于停经月份；孕中晚期腹部可触及多个小肢体；胎头较小，与子宫大小不成比例；不同部位可听到两个胎心，其间有无声区，或同时听诊1min，两个胎心相差10次以上。

④ B超检查可早期诊断双胎和判断绒毛膜性。

治疗方案

预案1：定期产前检查，早确诊。加强营养，预防贫血及妊娠期高血压病。孕晚期避免过劳，30周后多卧床休息。

预案2：确定为联体儿应26周前尽早引产。26周后需剖宫取胎。

预案3：发现双胎输血综合征，可在胎儿镜引导下激光堵塞胎盘吻合血管。

预案4：双胎中一胎死亡早期不需处理，晚期死胎可引起弥散性血管内凝血，为保证另胎存活必要时可用小剂量肝素治疗。

预案5：产兆发生在34周前者治疗同"早产"。

预案6：多胎儿多数能经阴道分娩，产前做好输液、输血、抢救新生儿准备。

预案7：胎先露异常、脐带脱垂、先兆子宫破裂、胎儿窘迫时及时行剖宫产术结束妊娠。

说　明

① 单绒毛膜性双胎分娩的孕周一般为35～37周，单羊膜囊单绒毛膜双胎分娩的孕周多在32～34周。

② 可疑早产时可测宫颈及阴道分泌物中的胎儿纤维黏连蛋白，如胎儿纤维黏连蛋白阴性则表明不需干预治疗。

③ 肝素分子量较大，治疗时不能通过胎盘影响另一活胎。

④ 产程中出现宫缩乏力可加用低浓度缩宫素缓慢静脉滴注。

⑤ 第一胎儿娩出后必须立即夹紧胎盘侧断脐带，以防第二胎儿失血。

⑥ 无论剖宫产或阴道分娩，做好产后出血的预防及抢救准备。

二、巨大胎儿

胎儿体重达到或超过 4kg 者称巨大胎儿。

诊断要点

① 有巨大胎儿分娩史、糖尿病史及过期妊娠史，孕妇多肥胖或身材高大。妊娠晚期出现呼吸困难、腹部沉重及两胁胀痛，孕期体重增加迅速。

② 腹部明显膨隆，胎体大，宫高＞35cm，先露高浮，先露胎头跨耻征阳性。当子宫长度加腹围≥140cm 时，巨大胎儿发生率为 57.3%。

③ B 超检查胎体大，测胎头双顶径＞10cm，股骨长度≥8.0cm，胎儿腹围≥35cm，应考虑巨大胎儿。

治疗方案

预案 1：孕期发现胎儿巨大或有分娩巨大胎儿史者，应检查孕妇有无糖尿病，若为糖尿病应积极治疗。若妊娠期糖耐量受损，应积极做饮食调整、运动锻炼，预防糖尿病发生。孕 36 周后根据胎儿成熟度、胎盘功能及血糖控制情况，择期终止妊娠。

预案 2：分娩期估计胎儿体重≥4000g，且合并糖尿病者，建议剖宫产。估计胎儿体重≥4000g，无糖尿病者，可以阴道试产，但应放宽剖宫产指征。经阴道分娩者应做较大的会阴切开术，必要时产钳助产，同时做好肩难产的处理准备工作。分娩后应行宫颈及阴道检查，了解有无软产道损伤，并预防产后出血。

预案 3：预防新生儿低血糖、低血钙的发生。及早开奶。

第六节 羊水异常

一、羊水过多

妊娠期间羊水量超过 2000ml，称羊水过多。羊水量在数日内急剧增多，称为急性羊水过多；羊水量在数周内缓慢增多，称为慢性羊水过多。

诊断要点

① 急性羊水过多较少见，多发生在妊娠 20～24 周，数日内子宫急剧增大，产生压迫症状。孕妇出现呼吸困难，甚至发绀，腹壁皮肤感到

疼痛，出现下肢及外阴部水肿及静脉曲张，孕妇只能端坐，表情痛苦。慢性羊水过多较多见，多发生在妊娠晚期，数周内羊水缓慢增多，多数孕妇无自觉症状。检查时胎位触诊不清，胎心遥远。

② B 超检查：羊水最大暗区垂直深度≥8cm 或羊水指数≥25cm。也可同时诊断胎儿是否有大体畸形。

③ 胎儿疾病检查，羊水细胞培养可除外胎儿染色体异常。

④ 甲胎蛋白检测有助于诊断胎儿神经管畸形（无脑儿、脊柱裂）。

⑤ 母体血糖、糖耐量实验、Rh 血型不合者检查母体抗体滴度。

治疗方案

预案 1：羊水过多合并胎儿畸形者，应及时终止妊娠。

预案 2：羊水过多合并正常胎儿、胎龄＜37 周、症状明显时，穿刺放羊水。

预案 3：胎儿≥34 周，胎肺已成熟，可终止妊娠。胎肺未成熟。地塞米松 10mg 羊膜腔注射，促肺成熟，24～48h 后再考虑引产。

说　明

① 在行人工破膜放羊水过程中应注意血压、脉搏及阴道流血情况。严格消毒，防止感染。放羊水后腹部放置沙袋或加腹带包扎以防血压骤降甚至发生休克。同时给予抗感染及镇静保胎治疗。

② 注意放羊水的速度不宜过快、过多，以免宫腔压力骤减导致胎盘早剥或早产，一次放出羊水量不超过 1500ml。

③ 放羊水应在 B 超指导下进行，防止造成胎盘及胎儿损伤。

④ 放羊水时应从腹部固定胎儿为纵产式，严密观察宫缩及患者的症状，监测胎心变化。

二、羊水过少

妊娠晚期羊水量少于 300ml 者，称羊水过少。

诊断要点

① 腹围、宫高均小于同胎龄孕妇，伴有较多不规律宫缩。胎盘功能减退时常有胎动减少，子宫敏感，轻微刺激易诱发宫缩。临产后阵痛明显，宫缩不协调，易出现胎儿宫内窘迫和新生儿窒息，增加围产儿死亡率。

② B 超检查：羊水最大暗区深度≤2cm 为羊水过少，≤1cm 为严重

羊水过少。羊水指数≤8cm 为羊水偏少，羊水指数≤5cm 为羊水过少。B超检查常可发现胎儿畸形，以泌尿系统畸形多见。

③ 直接测羊水，破膜时羊水量<300ml，黏稠，浑浊，呈暗绿色。

治疗方案

预案1：终止妊娠。已足月、胎儿可宫外生活应尽快终止妊娠。产程中密切观察胎儿情况，出现胎儿宫内窘迫，估计短期内不能经阴道分娩者，及早剖宫产结束妊娠。

预案2：保守期待。胎儿未足月，除外胎儿畸形时，行羊膜腔输液术。在B超引导下，经腹壁行羊膜腔穿刺术，将37℃生理盐水以15～20ml/min 的速度注入羊膜腔，使羊水指数达8cm 或羊水最大暗区垂直深度>3cm。通常需注入生理盐水100～700ml。必要时1周后重复进行。

说　明

① 产前及剖宫产术前做好新生儿复苏准备。

② 羊膜腔输液术可导致绒毛膜羊膜炎，不宜多次使用。

第七节　胎儿发育异常与死胎

一、胎儿生长受限

妊娠37周后，新生儿出生体重低于同胎龄平均体重的两个标准差；或低于同胎龄正常体重的第10百分位数称为小于孕龄儿（SGA）。SGA可分为三种情况：正常的SGA（胎儿结构和血流均无异常）、异常的SGA（胎儿存在结构异常或有遗传性疾病）和胎儿生长受限（FGR）。FGR是指无法达到其应有生长潜能的SGA，严重的FGR被定义为胎儿体重小于第3百分位数，同时伴有多普勒血流的异常，是围生期的重要并发症。出生时体重小于2500g 称低出生体重儿。

诊断要点

① 曾有出生缺陷儿、胎儿生长受限儿、死胎等不良分娩史，有吸烟、吸毒及酗酒等不良嗜好，有孕期子宫增长过慢的病史。

② 连续3周测量宫高、腹围值均在第10个百分数以下为筛选FGR的指标，预测准确率达85％以上。

③ 计算胎儿发育指数：胎儿发育指数＝宫高（cm）－3×（月份＋1），

指数在 -3 ～ $+3$ 之间为正常，小于 -3 提示有 FGR 的可能。

④ 孕晚期孕妇每周增加体重 0.5kg，若体重增长停滞或增长缓慢时可能为 FGR。

⑤ B 超测量，测头围与腹围的比值（HC/AC），小于正常同孕周平均值的第 10 百分位数，应考虑有 FGR 的可能。测双顶径、羊水量、胎盘成熟度均为 FGR 的主要诊断依据。

⑥ 胎盘功能检测：尿 E_3 和 E/C 比值为主要指标。

治疗方案

预案 1：积极寻找病因，排除胎儿畸形，及早发现妊娠高血压病及宫内感染并对症治疗。

预案 2：卧床休息、加强营养、补充复合维生素和叶酸。

预案 3：氨基酸、能量合剂及葡萄糖经母体静脉滴注。

预案 4：应用 β-肾上腺素激动剂、硫酸镁、复方丹参、阿司匹林及低分子肝素，可舒张血管，改善微循环，恢复胎盘正常的血流灌注，维持胎盘功能。

预案 5：促胎肺成熟，见"早产"。

说　明

① 滴注氨基酸时要补充葡萄糖，以减少氨基酸氧化供能的消耗。

② 叶酸长期服用可出现恶心、腹胀、厌食等症状。长期服用复合多维元素片时要选择叶酸含量 0.4mg 以下的制剂。

③ β-肾上腺素激动剂适用于子宫敏感或张力高伴不规则宫缩者，能舒张子宫血管，改善子宫、胎盘灌注量。疗程 7～10 天，必要时可重复直至宫缩消失。

④ 阿司匹林对伴有血流缓慢、血黏度升高者更适用。一般从孕 28～30 周开始用药，连续用 6～8 周。

⑤ 低分子右旋糖酐＋复方丹参注射液一般 7～10 天为一个疗程。视孕周可重复 1～2 个疗程。用药期间要监测出血时间、凝血时间，长期用药有出血倾向。

⑥ 促胎肺成熟适用于胎龄＜34 周，有终止妊娠指征者，于终止妊娠前应用。合并严重的妊娠期高血压病、糖尿病时，为避免围生儿死亡率增高，多数在抽羊水做胎儿成熟度检查同时向羊膜腔内注射地塞米松 10mg。

二、死胎

妊娠 20 周后胎儿在子宫内死亡，称死胎。胎儿在分娩过程中死亡称死产，也是死胎的一种。

诊断要点

孕妇自觉胎动消失，子宫停止增长，检查时听不到胎心，子宫大小与孕周不符。B 超检查可确诊。

治疗方案

预案：

预案 1：依沙吖啶注射液 100mg 加注射用水 20ml，经腹羊膜腔内注射。

预案 2：米非司酮片 100mg，口服，每日 1 次，共 2 天，第 3 天用米索前列醇片 400μg，塞入阴道，每 4～12h 一次。

预案 3：缩宫素注射液 5U 加于 5％葡萄糖注射液 500ml 中，静脉滴注。

预案 4：肝素钠注射液 0.5mg/kg 加入 0.9％生理盐水注射液 100ml 中，静脉滴注，每 6h 一次。

说　明

① 预案 1 为首选，适用于胎儿死亡不久，凝血功能正常者。如使用 48h 内不能完全流产，可给予缩宫素静脉滴注。第一次使用失败，72h 后可重复使用。

② 预案 2 适用于宫颈未成熟死胎者，如失败最多重复 3 次，剂量及服法可根据孕周调整。

③ 缩宫素使用注意事项见"产力异常"。

④ 胎儿死亡 4 周尚未排出，应行凝血功能检查。若纤维蛋白原 < 1.5g/L，血小板 < $100×10^9$ 个/升，可用肝素治疗。用药期间监测凝血时间，一般凝血时间控制在 15 分钟左右。一般用药 24～48 小时后，可使纤维蛋白原、血小板恢复到有效止血水平，然后引产。

第八节　胎儿窘迫与胎膜早破

一、胎儿窘迫

胎儿窘迫是指胎儿在子宫内因急性或慢性缺氧危及其健康和生命的

综合症状。急性胎儿窘迫多发生在分娩期；慢性胎儿窘迫常发生在妊娠晚期，但临产后常表现为急性胎儿窘迫。

诊断要点

① 胎心异常：正常胎心基线为 110～160 次/分。缺氧早期，胎儿基线率代偿性加快，晚期减速或重度变异减速，胎心率＜100 次/分，基线变异≤5 次/分，伴频繁晚期减速或重度变异减速时，提示胎儿缺氧严重，结局不良，可随时胎死宫内。

② 羊水呈淡黄色、绿色、深绿色，羊水颜色越深、越黏稠提示胎儿缺氧越严重。

③ 胎动频繁或减少。胎动＜10 次/12h，胎动消失 24h 后胎心消失。

④ 胎儿缺氧与酸中毒关系密切。胎儿头皮血血气分析 pH＜7.20，PO_2＜10mmHg，PCO_2＞60mmHg，说明胎儿窘迫。

⑤ 胎儿生物物理评分低。根据 B 超监测胎动、胎儿呼吸运动、胎儿肌张力、羊水量及非应激试验（NST）结果进行综合评分，每项 2 分，满分 10 分。8 分时，急性缺氧或慢性缺氧可能性小；6 分时可疑有急性缺氧或慢性缺氧；4 分时，提示有急性缺氧或慢性缺氧；2 分时，有急性缺氧伴慢性缺氧；0 分有急性缺氧和慢性缺氧。

治疗方案

预案 1：吸氧、左侧卧位。

预案 2：5％碳酸氢钠注射液 250ml，静脉注射。

预案 3：生理盐水 250ml，羊膜腔内注射。

预案 4：沙丁胺醇 2.4～4.8g，口服，每日 3 次；哌替啶注射液 100mg，肌内注射。

预案 5：尽快终止妊娠。

说　明

① 吸氧时一般应用面罩吸 100％纯氧，流量 10L/min。间隔吸氧每次 30min，间隔 5min。

② 碳酸氢钠在纠正酸中毒时使用。

③ 羊水过少，有脐带受压征象，可向羊膜腔内注射生理盐水，注射时速度要缓慢（10ml/min），维持羊水最大暗区垂直深度达 8～10cm。

④ 由于子宫不协调收缩过强或使用缩宫素不当引起强直性子宫收

缩时可使用沙丁胺醇或哌替啶，抑制子宫收缩，保证胎盘供血。

⑤ 短期内不能经阴道分娩者及时行剖宫产术。宫口开全，胎头下降程度≥3.0者尽快经阴道助产。同时做好新生儿的抢救工作。

二、胎膜早破

在临产前胎膜破裂者称为胎膜早破。可引起早产、脐带脱垂及母儿感染。

诊断要点

① 孕妇自觉突然有较多量液体自阴道流出，而后可以有少量持续性或间歇性流液，可混有胎脂及胎粪。

② 肛查时推动先露部或阴道窥器检查阴道时有液体自宫颈口流出。

③ 阴道流液 pH 值≥6.5。阴道流液涂片见羊齿状结晶或胎儿毳毛。

④ 通过羊膜镜或直接看到胎儿先露部。

⑤ 胎儿纤维蛋白（fFN）测定有助于诊断。

治疗方案

预案 1：期待疗法。

预案 2：终止妊娠。

说　明

① 预案1适用于妊娠28～35周，不伴感染。羊水池深度≥3cm者。采取绝对卧床体位，破膜12h以上时给予抗生素预防感染，常用抑制子宫收缩及促胎肺成熟药物（见"早产"）。如羊水池深≤2cm，妊娠＜35周，可经腹羊膜腔输液（见羊水过少）。

② 预案2适用于妊娠＞35周、胎肺成熟、宫颈成熟时，可引产。不论孕周大小，有严重羊膜腔感染者要在抗感染的同时及时终止妊娠。不具备引产条件者采用剖宫产终止妊娠。

第九节　异常分娩

一、产力异常

产力是分娩的动力，产力中以子宫收缩力为主，子宫收缩力贯穿于分娩全过程。在分娩过程中，子宫收缩的节律性、对称性、极性不正常或强度、频率有改变，称子宫收缩力异常，简称产力异常。根据宫缩异常的临床表现，可将产力异常分为子宫收缩乏力与子宫收缩过强两类，每类又分为协调性和不协调性两种。

（一）子宫收缩乏力

多由几个因素引起，常见原因有头盆不称或胎位异常；子宫局部因素，子宫肌纤维过度伸展（如羊水过多、多胎妊娠、巨大儿）；宫内感染、子宫畸形、子宫肌瘤等；产妇精神过度紧张或疲劳或应用镇静剂或麻醉剂过量。

诊断要点

① 协调性子宫收缩乏力（低张性）：子宫收缩有节律性、对称性和极性，但弱而无力，宫缩＜2次/10分钟，或宫缩不规律；在宫缩最强时指压宫底部肌壁可出现凹陷，宫口不能如期扩张，造成产程延长或停滞。

② 不协调性子宫收缩乏力（高张性）：子宫收缩失去节律性、对称性和极性，引起子宫收缩不协调，宫缩间歇期消失，子宫壁不能完全放松。产妇自觉下腹部疼痛剧烈，拒按，烦躁不安，宫缩过后也不能完全缓解。常伴肠胀气及尿潴留。胎位不清，胎心不规律，宫口扩张缓慢或不扩张，易造成潜伏期延长、产妇体力衰竭、胎儿窘迫。

治疗方案

预案1：维生素C注射液2.5g加于10％葡萄糖注射液500ml中静脉滴注。

预案2：宫口≥3cm，无头盆不称可行人工破膜。

预案3：缩宫素注射液2.5U加于0.9％生理盐水500ml中，从4～5滴/分开始静滴，根据宫缩强度进行调节，调整间隔15～30分钟，每次增加1～2U/min为宜，最大剂量通常不超过20mU/min（60滴/分）。

预案4：地西泮注射液10mg，静脉注射。

预案5：哌替啶注射液100mg，肌内注射。或吗啡10mg，肌内注射。

预案6：经上述处理，试产2～4小时仍无进展或出现胎儿窘迫时，应及时剖宫产。

说　明

① 预案1～4适用于协调性子宫收缩乏力的治疗。可根据患者情况在分娩过程中单独或联合应用。

② 人工破膜前必须检查有无脐带先露,破膜应在宫缩间期进行。破膜后手指应在阴道内停留,待1~2次宫缩后方能取出,以免脐带脱垂。

③ 估计分娩在2~4h内可完成者不宜使用镇静药,以免发生新生儿呼吸抑制。

④ 缩宫素应用时要专人密切监护,出现宫缩时间过长、血压异常、胎心异常应停用。

⑤ 预案5适用于不协调子宫收缩乏力的治疗。

⑥ 应用强镇静药,产妇经过充分休息,醒后多能恢复协调性宫缩。未恢复协调性宫缩前,禁用缩宫素。恢复后宫缩仍差者可按协调性子宫收缩乏力来治疗。

(二)子宫收缩过强

1. 协调性子宫收缩过强

诊断要点

子宫收缩的节律性、对称性和极性均正常,但收缩过频过强,10分钟内宫缩≥5次,且收缩力过强,宫腔压力≥60mmHg,宫口扩张速度≥5cm/h(初产妇),或10cm/h(经产妇),如无头盆不称,产程可在较短时间内结束,总产程不足3小时,称为急产。以经产妇多见。若伴头盆不称、胎位异常或瘢痕子宫,有可能发生子宫破裂。

治疗方案

预案1:新生儿应给予维生素K_1注射液10mg,肌内注射。

预案2:急产来不及消毒的新生儿,破伤风抗毒素注射液1500U,肌内注射。

说 明

① 以上预案均为一次性给药,适用于急产,以预防新生儿颅内出血及因来不及消毒而造成的新生儿破伤风感染。

② 有急产史及急产家族史的产妇应提前入院待产,做好产前准备。

2. 不协调性子宫收缩过强

① 强直性子宫收缩过强:子宫强烈性收缩,失去节律性,无宫缩间期。

② 子宫痉挛性狭窄环:子宫壁局部肌肉呈痉挛性不协调性收缩形成的环形狭窄,持续不放松,称为子宫痉挛性狭窄环。可发生在宫颈、

宫体的任何部分，多在子宫上下段交界处，也可以在胎体某一狭窄部，以胎颈及胎腰处常见。

不协调性子宫收缩过强可能是由于精神紧张、过度疲劳，不恰当地使用宫缩剂或宫内操作引起。

诊断要点

产妇烦躁不安，诉腹部剧痛，拒按，胎位、胎心不清。宫口扩张缓慢，先露部下降停滞，胎心时快时慢，有时可出现病理性缩复环、血尿等先兆子宫破裂征象。

治疗方案

预案 1：哌替啶注射液 100mg 或吗啡 10mg，肌内注射。

预案 2：地西泮注射液 10mg，静脉注射。

预案 3：25％硫酸镁注射液 20ml 加于 5％葡萄糖注射液 20ml 中缓慢静脉注射（不少于 5min）。

说　明

① 若合并产道梗阻、用药无效，短期内不能结束分娩者或出现胎儿窘迫，则立即行剖宫产。

② 停止一切刺激宫缩的药物及手术操作。

③ 胎儿已经死亡者，若宫口开全无梗阻，可行乙醚麻醉，经阴道分娩。

二、产道异常

产道是胎儿娩出的通道，分为骨产道和软产道，临床上以骨产道异常为多见。

（一）骨产道异常

骨盆的径线过短或骨盆的形态异常，均可影响产程的进展，称为骨盆狭窄。其基本类型有均小骨盆、扁平骨盆、漏斗骨盆、类人猿型骨盆、畸形骨盆。

骨盆狭窄一般分为三级。

Ⅰ级：临界性狭窄，即径线为正常与异常值之交界，此类产妇绝大多数可自然分娩。

Ⅱ级：相对性狭窄，此类产妇需经一定时间的试产后才能决定是否可能由阴道分娩。

Ⅲ级：绝对狭窄，无阴道分娩的可能，必须剖宫产结束分娩。

诊断要点

① 有难产史或骨骼发育疾病。

② 孕妇身高＜145cm 或有跛足、脊柱及髋关节畸形，初产妇有尖腹及悬垂腹均提示骨盆会有狭窄。

③ 初产妇妊娠晚期胎位不正或胎位经常变动，检查时跨耻征阳性。

④ 骨盆测量是主要的确诊指标（表 12-1～表 12-3）。

表 12-1 入口平面狭窄

程度	骶耻外径/cm	入口前后径/cm	对角径/cm
Ⅰ级临界性狭窄	18	10	11.5
Ⅱ级临界性狭窄	17～17.5	8.5～9.5	10.0～11.0
Ⅲ级绝对性狭窄	≤16.5	≤8.0	≤9.5

表 12-2 中骨盆平面狭窄

程度	坐骨棘间径/cm	坐骨棘间径＋后矢状径/cm	前后径/cm
Ⅰ级临界性狭窄	10	13.5	10.5
Ⅱ级相对性狭窄	8.5～9.5	12.0～13.0	9.5～10
Ⅲ级绝对性狭窄	≤8.5	≤12	≤8.0

表 12-3 出口平面狭窄

程度	坐骨结节间径/cm	坐骨结节间径＋后矢状径/cm	前后径/cm
Ⅰ级临界性狭窄	7.5	15.0	10.5
Ⅱ级相对性狭窄	6.0～7.0	12.0～14.0	9.5～10
Ⅲ级绝对性狭窄	≤5.5	≤11.0	≤9

治疗方案

预案 1：剖宫产

预案 2：试产及阴道助产。

说 明

① 绝对性骨盆入口狭窄，入口前后径≤8.0cm。对角径≤9.5cm，胎头跨耻征阳性者应行剖宫产分娩。

② 相对骨盆狭窄，入口前后径 8.5～9.5cm，对角径 10.0～11.0cm，

胎头跨耻征可疑阳性者，足月胎儿体重＜3000g，可以试产，试产时间2～4h为宜。若胎头仍不能入盆，宫颈扩张缓慢，或出现胎儿窘迫，应及时剖宫产。

③ 中骨盆狭窄，多在活跃期或第二产程出现延长及停滞，若宫口开全，双顶径达棘平或更低，可行阴道产钳助产。若胎头未达坐骨棘水平或出现胎儿窘迫，应行剖宫产分娩。

④ 骨盆出口平面狭窄不应进行试产。

（二）软产道异常

软产道包括阴道、宫颈、子宫下段及骨盆底软组织构成的弯曲管道。由软产道造成的难产易被忽视，很少见。

1. 外阴异常

包括会阴坚韧、外阴水肿、外阴瘢痕。

诊断要点

① 会阴坚韧多见于35岁以上的高龄初产妇。

② 外阴水肿呈凹陷性或非凹陷性，常见于重度妊娠高血压综合征、严重贫血、心脏病及慢性肾炎有全身水肿的孕妇。

③ 外阴瘢痕或炎症的后遗症瘢痕挛缩使外阴及阴道口狭窄。

治疗方案

预案1：会阴侧切。

预案2：剖宫产。

说　明

① 会阴侧切适用于会阴坚韧、外阴瘢痕轻者及外阴水肿者。

② 剖宫产适用于外阴瘢痕严重者。

2. 阴道异常

包括阴道横隔、阴道纵隔及阴道包块等。

治疗方案

① 阴道横隔：应在分娩前手术，临产发现后，可做X形切开，待胎儿娩出后再将切缘间断或锁边缝合。

② 阴道纵隔：如先露下降受阻，可将其剪断，分娩后再切剩余之隔，切缘缝合。

③ 阴道包块：如为囊性可行穿刺术抽吸囊液；实性肿物阻塞产道

者，应行剖宫产，产后再行处理阴道肿物。

说　明

不论是横隔还是纵隔，如阻碍先露下降经阴道处理困难者，及时行剖宫产术。

3. 子宫颈异常

子宫颈坚韧、宫颈粘连和瘢痕、宫颈水肿及宫颈癌。

诊断要点

常见于高龄初产妇，多发生在产程潜伏期，子宫收缩良好而宫颈不易扩张。妊娠合并宫颈癌常有排除产科原因的不规则阴道流血，分泌物恶臭，确诊需行宫颈活检和病理学诊断。

治疗方案

预案 1：哌替啶注射液100mg，肌内注射。

预案 2：地西泮10mg，静脉注射。

预案 3：阿托品0.5mg，肌内注射。

预案 4：0.5％利多卡因注射液10ml，宫颈注射。

预案 5：宫颈近开全时，助产者用手上推水肿的宫颈前唇，使其缓慢越过胎头。

预案 6：上述方法使用无效者，应行剖宫产术结束妊娠。

说　明

① 预案1、预案4、预案5适用于宫颈水肿轻者。预案1、预案2、预案3适用于宫颈坚韧者。

② 使用药物后观察1～2h后产程无进展，可考虑剖宫产术。

③ 预案5中助产者手推宫颈时勿使用暴力，否则易造成宫颈撕裂。

④ 妊娠合并宫颈癌应在胎儿成熟后及时终止妊娠，分娩方式一般采用古典式剖宫产。

三、胎位异常

（一）持续性枕后位、枕横位

在分娩过程中，胎头以枕后位或枕横位衔接。在下降过程中胎头枕骨不能转向前方，至中骨盆及盆底时仍处于母体骨盆后方，致使分娩发生困难者，称为持续性枕后位或持续性枕横位。

诊断要点

① 常伴有宫缩乏力、宫口扩张缓慢、宫颈水肿和产程延长。

② 枕后位者胎儿枕骨位于骨盆后方，可压迫直肠，在子宫颈口尚未开全时产妇过早出现排便感及过早屏气。

③ 腹部检查：枕后位者大部分可在母体腹部触及小肢体，胎背偏母亲侧后方，胎心在母体偏外侧听得最清晰，有时可在耻骨联合上方触及胎儿下颏。枕横位者，在母体腹部一侧为胎背，另一侧为肢体。

④ 肛查及阴道检查：胎头矢状缝在骨盆斜径或横径上，枕后位时，大囟门在前端，小囟门在后端；枕横位时，大囟门、小囟门在左右两侧。也可检查胎儿耳廓及耳屏位置和方向判定胎位，枕后位耳廓朝向骨盆后方，枕横位耳廓则朝向骨盆侧方。

⑤ B型超声检查：根据胎头眼眶及枕部位置，能准确探清胎头的位置。

治疗方案

预案 1：嘱产妇向胎儿肢体方向侧卧。

预案 2：缩宫素注射液 2.5U 加于 5% 葡萄糖注射液 500ml 中，静脉滴注。

预案 3：助产者手法旋转胎位至枕前位。

预案 4：阴道助产结束分娩。

预案 5：剖宫产术结束分娩。

说　明

① 宫缩良好时，大多数病例可自然转成枕前位。

② 预案 2 在无头盆不称时，在专人监护下使用，可改变继发宫缩乏力情况。

③ 宫口开全后，先露≤+2 且继续下降时，徒手转胎头至枕前位，如胎头下降顺利可待阴道分娩或阴道助产。如旋转失败或先露不再下降，应行剖宫产术。

（二）胎头高直位

胎头呈不屈不仰姿势，以枕额径衔接于骨盆入口，其矢状缝与骨盆入口前后径相一致，称为胎头高直位。胎头枕骨向前靠近耻骨联合者称为胎头高直前位，又称枕耻位；胎头枕骨向后靠近骶骨岬者称胎头高直后位，又称枕骶位。

诊断要点

① 产妇多有头盆不称、腹壁松弛或胎膜早破。高直前位，胎心位置稍高，在近腹中线处；高直后位，可在腹前壁触及胎儿肢体。

② 临产后，胎头未能俯屈，衔接困难，甚至不能衔接。在宫缩有效情况下，胎头下降缓慢或不下降，宫颈扩张受限，表现为活跃期延缓和停滞。

③ 阴道检查：胎头矢状缝在骨盆的前后径上，根据大囟门、小囟门的位置可确定高直前位或高直后位。

④ B型超声诊断。高直前位时可在母体腹部正中探及胎儿脊柱；高直后位时在耻骨联合上方探及眼眶反射。高直位时胎头双顶径与骨盆入口横径一致。

治疗方案

预案 1：首先试产，试产失败后行剖宫产术。

预案 2：立即行剖宫产术。

说　明

① 高直前位、骨盆正常、胎儿较小、产力好时可短期试产。

② 高直后位，确诊后立即行剖宫产术分娩。

（三）前不均倾位

胎头以枕横位入盆（胎头矢状缝与骨盆入口横径一致）时，胎头侧屈，以前顶骨先下降。矢状缝靠近骶骨称为前不均倾位。

诊断要点

① 胎头后顶骨不能入盆，使胎头下降停滞，产程延长。前顶骨压迫膀胱，产妇过早出现尿潴留。

② 临产早期，耻骨联合上可扪及胎头前顶骨。

③ 阴道检查，胎头矢状缝在骨盆入口横径上，矢状缝向后移靠近骶岬侧，后顶骨大部分尚在骶岬之上，盆腔后半部空虚。前顶骨压迫致宫颈前唇水肿、尿潴留，甚至血尿。

治疗方案

预案 1：分娩早期嘱产妇取坐位或屈膝半卧位。

预案 2：短期试产。

预案 3：剖宫产术结束分娩。

说　明

① 预案 1 是为减小骨盆倾斜度，尽量避免胎头以前不均倾位衔接。

② 个别胎儿小、骨盆宽大、产力好的可短期试产，其余确诊为前不均倾位者均应立即行剖宫产术结束分娩。

（四）面先露

胎头枕骨与背部接触，胎头呈极度仰伸的姿势通过产道，以面部为先露时称为面先露。以胎儿颏部为指示点，根据胎颏与母体骨盆的关系，分为颏前位和颏后位。

诊断要点

① 腹部检查：胎头仰伸，宫底较高。颏前位时母体腹壁可触及胎儿肢体。颏后位时，耻骨联合上方可扪及明显高起的胎头枕部。胎头枕骨与胎背间有明显的凹沟。

② 肛门检查及阴道检查可触及胎儿颏面部。

③ B 超检查可明确面先露及颏的确切位置。

治疗方案

预案 1：经阴道试产。

预案 2：剖宫产结束分娩。

说　明

① 经产妇、无产道异常、产力正常，个别颏前位可经阴道试产。

② 初产妇一经诊断为面先露应立即行剖宫产术结束分娩。

（五）臀先露

臀先露是最常见的异常胎位。围产儿死亡率高，是枕先露的 3～8 倍。可分为单臀先露或腿直臀先露、完全臀先露或混合臀先露和不完全臀先露。

诊断要点

① 腹部检查：在宫底部可触及圆而硬、有浮球感的胎头，在耻骨联合上方可触及较松、宽或变形的胎臀或小肢体。胎心在脐左或脐右的上方听得最清晰。

② 阴道检查：胎膜已破，宫口开大 2cm 以上时，可触及到胎臀、外生殖器和肛门，此时应与颜面相鉴别。若触及到胎足应与胎手相鉴

别。进一步检查有无脐带脱垂。

③ B 超检查可明确诊断。

治疗方案

① 妊娠 30 周后仍为臀先露者应矫正胎位。

预案 1：胸膝卧位，每日早晚各 1 次，每次 10～15min，1 周后复查。

预案 2：艾条熏或激光照射至阴穴（足小趾外侧距趾甲 1cm），每日 1 次，每次 15～20min，5 次为一个疗程。

预案 3：外转胎位术。

② 分娩期。

预案 1：剖宫产。

预案 2：阴道分娩。

说　明

① 做胸膝卧位纠正胎位前常规做 B 超检查，确定有无脐带绕颈，如存在脐带绕颈，不要人为纠正胎位。

② 施用外转术时一定要慎重，在 34 周时征求孕妇及家属同意，且胎心良好的状态下，在 B 超监测下进行，术前术后都应做胎心监护，如术后胎心不良应再恢复臀位。

③ 在以下情况时行剖宫产：骨盆狭窄，前置胎盘，有难产史，胎儿窘迫，胎儿体重≥3500g，高龄初产妇，臀位分娩过程中出现脐带脱垂，胎心良好，宫口未开全。

④ 阴道分娩条件：a. 孕龄≥36 周；b. 单臀先露；c. 胎儿体重为 2500～3500g；d. 无胎头仰伸；e. 骨盆大小正常；f. 无其他剖宫产指征。

⑤ 经阴道分娩时，第一产程严密观察胎心、宫缩，宫口开 4～5cm 时开始于宫缩时"堵"外阴以使软产道扩张充分，以防胎臀于宫口开全时娩出。此时应 10～15min 听胎心一次。第二产程时行臀位助产，并做好新生儿抢救工作。

（六）肩先露

胎体纵轴与母体纵轴相垂直，为横产式。胎体横于骨盆入口之上，先露部为肩，称为肩先露。肩先露是对母儿最不利的胎位。除死胎及早产儿体可折叠娩出外，足月活胎不可能经阴道娩出。若不及时处理可造成子宫破裂，危及母儿生命。

诊断要点

① 腹部检查：子宫呈横椭圆形，宫底较妊娠月份低，耻骨联合上方空虚，母体腹部一侧可触及胎头，胎心在脐两侧最清晰。

② 肛门检查或阴道检查：见先露为肩，根据肩胛骨朝向母体前方或后方确定肩前位或肩后位。胎手若娩出阴道口，用握手法区别左手或右手以判定胎位。

③ B 超检查能明确诊断。

治疗方案

① 妊娠 30 周后发现横位要及时纠正，可用胸膝卧位或外侧转术。失败者提前住院，择期剖宫产。

② 分娩期。

预案 1：初产妇、胎儿存活者，及时剖宫产。

预案 2：经产妇：宫口＞8cm、胎心佳、破膜时间短、羊水尚未流尽时，可在乙醚深麻醉下行内倒转术。转成臀位，待宫口开全后助产。

预案 3：出现先兆子宫破裂或子宫破裂者，无论死胎或活胎均应立即行剖宫产术。术中发现宫腔感染严重，应将子宫切除。

预案 4：胎儿已死或畸形，无先兆子宫破裂征象者，可于宫口开全后在麻醉下行毁胎术。

（七）复合先露

胎头或臀伴小肢体同时进入骨盆入口，称为复合先露。临床上以头与手的复合先露最常见。

诊断要点

产程进展缓慢时，做阴道检查发现先露旁有小肢体。常见胎头与手同时入盆，诊断时应注意与肩先露和臀先露相鉴别。

治疗方案

预案 1：经阴道分娩。

预案 2：剖宫产终止妊娠。

说　　明

① 无头盆不称时，一般可经阴道分娩，嘱产妇向娩出肢体对侧侧卧，肢体常可自然回缩。或于宫口开全后经阴道上推肢体将其回纳，然

后在耻骨联合上方下压胎头，使胎头下压，产钳助产。

② 如有头盆不称或经处理后肢体不能还纳，或出现胎儿宫内窘迫时，及时以剖宫产术结束分娩。

第十节　分娩期并发症

一、产后出血

产后出血是指胎儿娩出后 24h 内阴道出血量超过 500ml 者，剖宫产时超过 1000ml，是分娩期严重的并发症。产后出血的原因有子宫收缩乏力、胎盘因素、软产道损伤及凝血功能障碍，其中以子宫收缩乏力最常见，多发生在产后 2h 内。

诊断要点

① 临床表现。胎儿娩出后及胎盘娩出后有大量持续性出血及因失血引起休克等相应症状和体征。可见面色苍白、脉细弱、血压下降等。可根据出血发生的时间初步判断产后出血的原因。

② 正确估计出血量。常用的方法有称重法、容积法、面积法、血红蛋白含量测定和休克指数法。

③ 失血原因的诊断。

a. 子宫收缩乏力，见子宫大而软、轮廓不清、宫底升高或摸不清宫底，阴道流血多。

b. 胎盘因素，胎儿娩出后 10min 内胎盘未娩出，阴道大量流血。可见胎盘粘连、嵌顿或植入，胎盘或胎膜剥离不全。

c. 产道损伤，出血于胎儿娩出后立即发生，可见产道撕裂伤及活动性出血。如有血肿形成时，可见局部肿胀、皮肤发青。肛查或阴道检查触及包块，触痛明显。如后腹膜血肿形成，可见腹股沟区及一侧骼腰处扪及一触痛明显的肿块。阔韧带血肿可在宫旁触及肿块。

d. 凝血功能障碍，多为失血过多引起的继发性凝血功能障碍，表现为血液不凝，全身多处出血，身体瘀斑，根据血小板计数、纤维蛋白原、凝血酶原时间等判断凝血功能是否异常。

治疗方案

处理原则：针对出血原因，迅速止血，补充血容量，纠正失血性休克，防止感染。

① 子宫收缩乏力。

预案 1：直接按摩宫底促进子宫收缩。

预案 2：缩宫素注射液 10U，肌内注射或子宫肌层或宫颈注射。

缩宫素注射液 20～30U 加于生理盐水 500ml 中，静脉滴注。

卡前列素氨丁三醇 250μg，深部肌内注射或子宫肌层注射。

米索前列醇 200μg，舌下含服。

卡前列甲酯 1mg，经阴道或直肠给药。

预案 3：纱布填塞宫腔或宫腔水囊压迫止血。

预案 4：手术治疗。

B-Lynch 缝合、子宫动脉或髂内动脉结扎，结扎无效后行子宫切除术。

② 胎盘滞留。

预案 1：手取胎盘。

预案 2：剖宫术。

预案 3：子宫切除术。

③ 软产道损伤。

预案：行裂伤处缝合术。

④ 凝血功能障碍。

预案 1：血小板输注（血小板低于 50×10^9 个/升）。

预案 2：新鲜冰冻血浆，10～15ml/kg。

预案 3：纤维蛋白原 2～4g，静脉滴注。

预案 4：冷沉淀 1～1.5U/kg。

预案 5：输血。

⑤ 出血性休克。

预案 1：建立有效的静脉通道，快速补充晶体平衡液及血液、新鲜冰冻血浆等。

预案 2：应用升压药及肾上腺皮质激素，改善心、肾功能。

预案 3：及时纠正酸中毒。5% 碳酸氢钠注射液 250mg，静脉滴注。

预案 4：呋塞米 20～40mg，静脉滴注。必要时 4 小时后可重复应用。

说　明

① 使用卡前列素氨丁三醇时总量不超过 8 支。哮喘、青光眼和心脏病患者禁用，高血压患者慎用。偶有恶心、呕吐的副作用。

② 米索前列醇副作用较大，常见恶心、呕吐、腹泻、寒战和体温升高。高血压、心脏病患者及肾上腺皮质功能不全者慎用，青光眼、哮喘及过敏体质者禁用。

③ 纱布填塞宫腔必须从宫底开始，不能留有空隙，否则可造成隐性出血。24h取出纱布，取出前使用缩宫素，并给抗生素预防感染。

④ 行阴道及宫腔检查，若胎盘已剥离，则徒手取胎盘，注意无菌操作。

⑤ 若胎盘部分残留或胎膜残留时行钳刮术或刮宫术。

⑥ 若胎盘剥离困难、可疑胎盘植入时，应行子宫切除术。

⑦ 要按解剖结构分层次缝合裂伤。避免留有死腔形成脓肿。宫颈裂伤>1cm且有活动性出血应缝合，缝合第一针应超过裂口顶端0.5cm。

⑧ 避免造成相邻部位（如膀胱、输尿管、直肠等）的副损伤。若裂伤伤及周围脏器，必要时要及时开腹修复。

⑨ 软产道血肿应切开血肿、清除积血、彻底止血缝合，必要时可置橡皮条引流。

⑩ 新鲜抗凝全血于6～8h分离血浆并快速冷冻，几乎保存血液中所有凝血因子、血浆蛋白、纤维蛋白原。

⑪ 当纤维蛋白原<1.25g/L时，每输入1g纤维蛋白原可提高血浆纤维蛋白原0.25g/L。

⑫ 有条件可做中心静脉压测定，指导输血补液。

⑬ 使用碳酸氢钠纠正酸中毒时，2～4h后可根据病情重复使用，应根据动脉血气分析及酸碱测定结果调整药物。

⑭ 利尿时注意血钾浓度和尿比重。

⑮ 抢救时应用广谱抗生素，预防感染。

二、羊水栓塞

羊水栓塞是指在分娩过程中羊水突然进入母体血液循环引起急性肺栓塞、过敏性休克、弥散性血管内凝血（DIC）、肾衰竭或突发死亡的一系列病理改变的严重分娩并发症。足月妊娠时羊水栓塞的孕产妇死亡率高达70%～80%。临床分为典型羊水栓塞和不典型羊水栓塞。

典型羊水栓塞可表现为临产胎膜破裂不久有短期烦躁不安、寒战、气急、发绀，甚至呕吐等症状，继之发生呼吸困难、发绀、抽搐、昏迷、心率加快、血压下降、肺部可闻及湿啰音，严重者突然尖叫一声，随即呼吸心跳骤停，数分钟内迅速死亡。不典型者常在几小时后才出现大量阴道流血，无血凝块，并出现休克症状。

诊断要点

① 临床表现。羊水栓塞的诊断主要是根据诱发因素、临床症状和体征。在分娩过程中或产后出现下列不能用其他原因解释的情况。

a. 血压骤降或心脏骤停。

b. 急性缺氧如呼吸困难、发绀或呼吸停止。

c. 凝血机制障碍，或无法解释的严重出血。

有这些情况首先诊断为羊水栓塞，并立即按羊水栓塞抢救、治疗。

② 辅助检查。

a. 采集下腔静脉血，涂片查找羊水有形成分。

b. 床边胸片检查，双肺弥散性点片状浸润阴影，沿肺门周围分布，肺部轻度不张，伴右心扩大。

c. 心电图或心脏彩超提示右心房、右心室扩大，ST 段下移，T 波倒置。

d. 急性肾衰竭和多脏器衰竭：出现少尿、无尿及尿毒症表现，继而发生脑、肝、心脏等多脏器功能衰竭。

e. 与 DIC 有关的实验室检查包括血小板计数、血浆纤维蛋白原测定、凝血酶原时间测定、出/凝血时间测定及凝血功能检查，提示凝血功能障碍。

f. 若尸检，可见肺水肿、肺泡出血、主要脏器如肺、胃、心、脑等血管及组织中心或心内血液离心后镜检找到羊水有形成分。

治疗方案

预案 1：面罩给氧或气管插管正压给氧。

预案 2：抗过敏。

地塞米松注射液 20mg 加于 25％葡萄糖注射液 20～40ml 中，静脉注射，然后地塞米松 20mg 加于 5％～10％葡萄糖注射液 500ml 中，静脉注射。或甲泼尼龙 40mg 加于 10％葡萄糖注射液 500ml 中，静脉滴注。

预案 3：解除肺动脉高压。

盐酸罂粟碱 60mg 加于 10％葡萄糖注射液 20ml 中静脉滴注。日量不超过 300mg。

阿托品注射液 1mg 加于 10％葡萄糖注射液 10ml 中，每 10～15min

静脉注射一次。

氨茶碱注射液 250mg 加于 25％葡萄糖注射液 20ml 中，缓慢注射。

酚妥拉明 5～10mg 加于 10％葡萄糖注射液 100ml 中，以 0.3mg/min 速度静脉滴注。

预案 4：抗休克。

输新鲜血和血浆，扩容可选用低分子右旋糖酐-40、葡萄糖注射液 250～500ml 静脉滴注。

多巴胺 20～40mg 加于 10％葡萄糖注射液 250ml 中，静脉滴注。间羟胺 20～80mg 加于葡萄糖液中，静脉滴注。

预案 5：纠正酸中毒。

5％碳酸氢钠注射液 250ml，静脉滴注。

预案 6：防治 DIC。

肝素钠注射液 50mg 加于 5％葡萄糖注射液 100ml 中，静脉滴注（30～60min）。肝素过量可用鱼精蛋白对抗。鱼精蛋白 1mg 对抗肝素 100U。

预案 7：补充凝血因子。

输新鲜血、血浆、纤维蛋白原。

预案 8：抗纤溶。

氨基己酸注射液 6g 加于 10％葡萄糖注射液 100ml 中，静脉滴注。

预案 9：预防肾衰竭。

呋塞米注射液 40mg，静脉注射。或 20％甘露醇 250ml，快速静脉滴注。

预案 10：纠正心衰。

毛花苷 C 注射液 0.2～0.4mg 加于 50％葡萄糖注射液 20ml 中缓慢静脉注射。

预案 11：选用肾毒性小的抗生素。

预案 12：迅速结束分娩。

说　明

① 给氧时一定要保证呼吸道通畅，可面罩给氧或气管内插管给氧，必要时做气管切开。

② 心率慢时用阿托品，每 15～30 分钟重复使用一次，直至患者面色潮红，症状好转为止。当心率＞120 次/分时慎用盐酸罂粟碱。心率快时用氨茶碱更安全。

③ 氢化可的松使用总量可达 500mg。

④ 用右旋糖酐扩容每日用量不超过 1000ml。

⑤ 一旦确诊为羊水栓塞，应立即使用肝素抗凝，每日总量不超过 200mg，严重时可配合双嘧达莫 500mg，静脉注射。重复使用肝素时需要监测凝血时间，应用肝素 2～4 小时后观察凝血时间（正常值为 15～30 分钟，若＜12 分钟，肝素用量不足；若≥30 分钟，而出血更明显，要考虑肝素过量或 DIC 发展至纤溶亢进期）。

⑥ 输血要输新鲜血或补充纤维蛋白原、血小板悬液、凝血酶原复合物及新鲜冻干血浆等助凝物质。

⑦ 使用呋塞米时，若尿量仍少，可重复使用，无效时提示急性肾衰竭，应尽早采取血液透析。

⑧ 毛花苷 C 首次使用 0.4mg，必要时 4～6 小时后可重复使用。

⑨ 羊水栓塞发生在第一产程时，应立即行剖宫产术终止妊娠去除病因，若在第二产程发生应行阴道助产结束分娩。产后大出血短期抢救无法止血者，可切除子宫以争取抢救时机。

三、子宫破裂

子宫破裂是指妊娠晚期或分娩期子宫体或子宫下段发生破裂，绝大多数发生在分娩期，但子宫先天畸形或子宫瘢痕者也可发生于妊娠晚期，是直接危及产妇和胎儿生命的严重并发症。根据破裂程度可分为完全性破裂和不完全性破裂。

诊断要点

① 先兆子宫破裂。

a. 大多数发生在产程长、有梗阻性难产的产妇或不适当应用缩宫素的情况下。

b. 产妇烦躁不安，呼吸急促，脉搏增速，腹部拒按，排尿困难。

c. 子宫收缩频繁而剧烈，但先露部下降受阻，生理性缩复环逐渐上升达到脐水平，形成病理性缩复环，压痛明显。

d. 胎动频繁，胎心率加快或减慢或听不清。

e. 膀胱受压出现排尿困难及血尿。

② 子宫破裂。

a. 不完全性破裂：子宫肌层已全部或部分破裂，但浆膜层完整，宫腔与腹腔不通，胎儿及其附属物仍在宫腔内，多见子宫下段剖宫产切口处瘢痕破裂，常缺乏先兆破裂症状，仅在不全破裂处有压痛。若破裂口累及两侧子宫血管可导致急性大出血或形成阔韧带血肿，可在子宫一侧触及逐渐增大和有压痛的包块。

b. 完全性破裂：子宫肌层与浆膜层完全破裂，子宫腔与腹腔直接相通。产妇突然感觉下腹剧烈疼痛后宫缩骤停，疼痛缓解，很快进入失血性休克状态。瘢痕子宫破裂时产妇有时仅有瘢痕处疼痛。全腹有压痛、反跳痛、肌紧张，移动性浊音阳性。胎儿自裂口进入腹腔时腹部明显可触及胎体，一旁可触及缩小的子宫。胎先露上升，阴道内触不到先露部，已开大的宫颈口可缩小。胎动及胎心消失，导尿困难或出现血尿。

治疗方案

预案 1：哌替啶注射液 100mg，肌内注射。

预案 2：静脉或全身麻醉。

预案 3：立即行剖宫产术。

预案 4：输液、输血、抢救休克。

说　明

① 先兆子宫破裂时，立即给药抑制宫缩，静脉麻醉或全身麻醉缓解宫缩，一经确诊立即行剖宫产术。

② 子宫破裂时，根据情况在抢救的同时行子宫修复术或子宫次全切术。破口大、撕裂超过宫颈时应行子宫全切术。严重休克者尽可能就地抢救，必须转运者，一定在输血、输液、包扎腹部后方可转运。

第十一节　异常产褥

一、产褥感染

产褥感染是指分娩期及产褥期生殖道受病原体侵袭，引起局部感染或全身感染。多为产妇抵抗力下降、细菌侵入和繁殖所致。

诊断要点

① 发热、腹痛、恶露变化是三大主要症状。依感染发生部位及其轻重程度可分为急性外阴炎、阴道炎、宫颈炎、急性子宫内膜炎、子宫肌炎、急性盆腔结缔组织炎及输卵管炎、急性盆腔腹膜炎及弥漫性腹膜

炎、血栓性静脉炎、脓毒血症及败血症。

② 血常规检查见血细胞计数升高，中性粒细胞分类计数增加伴核左移。

③ 病原体培养、分泌物涂片检查、病原体抗原和特异性抗原检测可以确定病原体。

④ 盆腔 B 超、彩色多普勒超声、CT、MRI 等检查能够对感染形成的炎症性包块、脓肿作出定位及定性诊断。

治疗方案

预案 1：抗生素的应用。

青霉素注射液 4.8×10^6 U 加于 5% 葡萄糖注射液 250ml 中，静脉滴注，每日 2 次。或

头孢曲松钠注射液 2.0g 加于 5% 葡萄糖注射液 500ml 中，静脉滴注，每日 1 次。或

林可霉素注射液 600mg 加于 5% 葡萄糖注射液 500ml 中，静脉滴注，每日 3 次。或

红霉素注射液 600mg 加于 5% 葡萄糖注射液 500m 中，静脉滴注，每日 1 次。或

0.2% 甲硝唑注射液 250ml，静脉滴注，每日 2 次。

预案 2：脓肿形成及时切开引流。

预案 3：处理残留的胎盘、胎膜。

预案 4：肝素治疗。

肝素钠注射液 50mg 加于 5% 葡萄糖注射液 500ml 中，静脉滴注，每 6h 一次。尿激酶 4×10^5 U 加于 0.9% 氯化钠注射液 500ml 中，静脉滴注 10 天。

预案 5：地塞米松注射液 10mg，静脉滴注，每日 1 次。

预案 6：手术治疗。

子宫严重感染，出现不能控制的出血、败血症或脓毒血症时，应及时切除子宫。

说 明

① 未能确定病原菌时，常经验用药，选用高效广谱抗生素。然后依据细菌培养和药敏实验结果，调整抗生素的种类和剂量。

② 糖皮质激素适用于严重感染中毒者短期用药，可提高机体抵抗力。

③ 肝素钠只用于合并血栓性静脉炎时，必须同时应用大剂量抗生素。疗程为 4～7 天，体温下降后减量继续用药 10 天。用药期间监测凝血功能。

④ 会阴或腹部切口感染，应及时切开引流，盆腔脓肿可经腹或后穹隆切开引流。

⑤ 清除宫内残留物前，需用有效的抗生素；急性感染伴高热，应有效控制感染，待体温下降后，再彻底清宫。

二、晚期产后出血

分娩 24h 后，在产褥期内发生的子宫大量出血称晚期产后出血。引起晚期产后出血的主要原因有胎盘、胎膜、蜕膜残留或继发感染引起的子宫复旧不全，其次是剖宫产后伤口裂开，血管重新开放而流血。其他，如产后子宫滋养细胞肿瘤、子宫黏膜下肌瘤都能引起出血。

诊断要点

① 多在产后 1～3 周发病。产后恶露不净，伴异味，反复阴道流血或阴道内突然见大量鲜红色出血，导致贫血、休克，甚至危及生命。

② 检查见子宫复旧不良，大而软，有时可有压痛。宫口松弛，鲜血自宫口流出，有时可触及残留组织或血块。伴休克时，有血压下降、脉搏细弱等休克体征。

③ B超检查了解子宫腔内情况、子宫切口愈合情况，做血常规检查了解贫血及感染情况。做阴道分泌物细菌培养，以了解有无感染及感染病原菌。

④ 血常规检查 了解贫血和感染情况。

治疗方案

预案 1：促进子宫收缩。
预案 2：抗感染治疗。
预案 3：清宫术，刮出物送病理检查。
预案 4：抗休克治疗。
预案 5：手术治疗。

说 明

① 缩宫素的用法见"产后出血"。

② 一般在未做出细菌培养结果前使用广谱抗生素加抗厌氧菌抗生素。

③ 手术治疗适用于剖宫产术后切口裂开或经治疗后再次大出血危及生命者，选用子宫次全切除术或子宫全切术。

④ 肿瘤引起的阴道流血，应按肿瘤的性质、部位做相应的处理。

（闫文静　林景茹　刘亚滨）

第十三章　儿科疾病

第一节　营养性疾病

一、营养性维生素 D 缺乏性佝偻病

营养性维生素 D 缺乏性佝偻病是由于儿童体内维生素 D 不足致使钙、磷代谢失常，产生的一种以骨骼病变为特征的慢性营养性疾病；在成骨过程中不能正常沉着钙盐，导致骨软化并可致骨骼畸形，甚至引起神经、肌肉、造血及免疫系统功能障碍。

诊断要点

① 婴幼儿有不在户外活动或晒太阳不足及未添加鱼肝油、维生素 D 等病史。

② 有易惊、烦闹、夜啼、多汗等神经兴奋性增高的表现。

③ 可见有颅骨软化、方颅、枕秃、囟门大或闭合迟、出牙晚、串珠肋、郝氏沟、鸡胸、手（足）镯样隆起、"X"形腿或"O"形腿、肌肉软弱、韧带松弛等。

④ 实验室检查：血清 25-(OH)D$_3$ 下降，甲状旁腺素（PTH）升高，血钙正常或较低，血磷降低，碱性磷酸酶（AKP）升高。

⑤ X 线检查：长骨干骺端临时钙化带模糊甚至消失，呈"杯口"样或"毛刷"样改变；骨质疏松、骨皮质变薄、骨骼变形或病理性骨折。

治疗方案

以 1 岁儿童为例。

预案 1：维生素 D　2000～4000U，口服，每日 1 次。

预案 2：维生素 D　3×10^5U，肌内注射，临时。

说　明

① 经预案 1 或预案 2 治疗后 1 月后，应再给予预防量维生素 D 400U/d，一般补充至 2 岁。

② 在维生素 D 治疗的同时应适当补充钙剂（如葡萄糖酸钙）；3 个月内小婴儿在采用突击疗法前宜先服用钙剂 3 天，再肌内注射维生素 D。

③ 已出现下肢骨骼畸形的患儿，活动期应尽量减少站立或行走，以减轻畸形的发展。

二、营养性维生素 D 缺乏性手足搐搦症

营养性维生素 D 缺乏性手足搐搦症大多发生在 6 个月以下血钙过低的佝偻病婴儿中，因神经肌肉兴奋性增高，患儿可突然发生全身惊厥或者面部或手足突然搐搦。

诊断要点

① 突发性无热惊厥，主要见于 6 个月以内的婴儿，表现为面肌抽搐、双眼上翻、四肢抽动，反复发作，发作间歇期患儿精神状态如常；年长儿可主要表现为手、足痉挛或下肢肌肉的抽搐。

② 无神经系统体征，同时有佝偻病存在。

③ 总血钙低于 $1.75 \sim 1.88 \text{mmol/L}$，钙离子低于 1.0mmol/L，血 AKP 升高。

治疗方案

以 1 岁小儿（体重 10kg）为例。

预案 1：10％水合氯醛 5ml，保留灌肠，临时。或

地西泮 1mg，肌内注射或静脉注射，临时。

预案 2：10％葡萄糖酸钙　　10ml ⎤ 缓慢静脉注射（10min 以上）。
10％葡萄糖溶液　　10ml ⎦

说　明

① 惊厥期应立即吸氧，喉痉挛者须立即将舌头拉出口外，并进行人工呼吸或加压给氧，保持呼吸道通畅，必要时做气管插管。

② 可以口服钙剂治疗，如口服钙剂有困难，可静脉注射葡萄糖酸钙，但不可皮下注射或肌内注射，以免造成局部组织坏死。

③ 急诊病情控制后，按维生素 D 缺乏性佝偻病补充维生素 D。

三、维生素 C 缺乏症

维生素 C 缺乏（又称坏血病）是由于人体长期缺乏维生素 C 所引起的全身性疾病，以成骨障碍和出血倾向为其主要表现。

诊断要点

① 有维生素 C 摄入不足史。

② 有出血、骨骼改变、齿龈炎等症状。

③ 毛细血管脆性试验阳性，凝血酶原时间延长；空腹血浆维生素 C 含量降低（正常为 5～14mg/L）。

④ 维生素 C 负荷试验：一次性口服维生素 C 500mg，然后收集 4h 尿，维生素排出量＜5mg 为维生素 C 缺乏，5～13mg 为正常。

治疗方案

以 2 岁小儿为例。

预案 1：维生素 C 100～150mg，口服，每日 3 次。

预案 2：维生素 C 0.5g
$\qquad$ 5%葡萄糖溶液 50ml $\bigg\}$ 静脉滴注，每日 1 次。

说　明

重症患儿应选用预案 2，治疗 3 天后改为预案 1；轻度患儿可应用预案 1。

四、维生素 B₁ 缺乏症

维生素 B_1 缺乏症（脚气病）是机体缺乏维生素 B_1（硫胺素）所致，临床上以神经系统、心血管系统及消化系统功能异常为其特点，多见于以精白米为主食的地区。

诊断要点

① 消化系统症状：食欲不振、呕吐、腹泻或便秘，体重减轻及生长发育迟滞等。

② 神经系统症状：初期烦躁不安、夜啼；病情进一步发展则出现反应淡漠、呆滞，眼睑下垂、颈背四肢肌张力低下，深浅反射完全消失。婴儿常累及喉返神经，出现声音嘶哑、失音；后期出现颅内压增高，昏迷、抽搐，可致死亡。

③ 循环系统症状：可出现急性心力衰竭的症状（如心动过速或奔马律、心音低钝、呼吸困难伴有发绀）；X 线显示心脏扩大；心电图示 T 波低平倒置、S-T 段下移、Q-T 间期延长。

④ 水肿及浆液漏出：常有下肢水肿并逐渐向上蔓延，渐延及全身，

甚至可出现心包、胸腔及腹腔积液。

⑤ 硫胺素负荷试验：口服维生素 B_1 5mg 或肌内注射维生素 B_1 1mg，然后收集 4h 尿，测定硫胺素的排出量，正常排出量应大于 $100\mu g$，患者常小于 $50\mu g$。

治疗方案

以 2 岁小儿为例。

预案 1：维生素 B_1　10mg，口服，每日 3 次。

预案 2：维生素 B_1　10～20mg，肌内注射，每日 2～3 次。

说　　明

① 重症患儿或有消化道紊乱者应首选预案 2，1～2 天症状明显好转后改预案 1。

② 轻症患儿和经肌内注射治疗后症状缓解者，应用预案 1，疗程约 1 个月。

③ 肌内注射维生素 B_1 前应进行皮试：取 0.1ml 稀释至 1ml，再用 0.1ml 稀释液做皮试，20min 后看结果。

五、锌缺乏症

锌为人体必需的元素之一，作为多种酶的组成成分，广泛参与各种代谢活动，缺乏时可影响多种酶的活性，影响机体的生理活性。

诊断要点

根据缺锌史、相应的临床表现（如厌食、异食癖、味觉减退、生长发育迟缓、反复感染、脱发、伤口愈合缓慢、视觉暗适应力下降），以及血锌低于正常（11.47umol/L）可以诊断；可疑时可试用补锌治疗，如治疗后症状改善或消失有助于诊断。

治疗方案

预案 1：葡萄糖酸锌 3.5～7mg/(kg·d)，口服，疗程 1～3 个月。

预案 2：严重缺锌时，可静脉给锌 0.3～0.5mg/kg。

预案 3：鼓励平衡膳食，多进食含锌丰富的动物性食物，如肝、鱼、瘦肉、蛋等。

说　　明

① 为了利于锌的吸收，口服锌剂最好在饭前 1～2h。

② 低锌所致的厌食、异食癖一般服用锌剂 2～4 周见效，生长落后 1～3 个月见效。非缺锌所致者给锌剂无效。

③ 用锌治疗时，应随时观察疗效与副作用，并监测血浆锌。应用锌过多可致血浆铜降低。

第二节 结缔组织病

一、小儿风湿热

风湿热的病变是全身性结缔组织非化脓性炎症，主要侵犯心脏和关节，其他器官（如脑、皮肤、浆膜、血管等）均可受累，但以心脏受累最为严重且常见。好发年龄为 6～15 岁。

诊断要点

① 主要表现：心脏炎、多关节炎、舞蹈症、环形红斑、皮下小结。

② 次要表现：发热、关节痛、红细胞沉降率增加、C 反应蛋白（CRP）阳性、P-R 间期延长。既往有风湿热史。

③ 链球菌感染证据：咽拭子培养 A 族链球菌阳性或快速链球菌抗原试验阳性；链球菌抗体滴度升高。近期有猩红热病史。

在确定链球菌感染证据的前提下，有 2 项主要表现或 1 项主要表现加 2 项次要表现即可诊断风湿热。

治疗方案

以 7 岁小儿为例。

预案 1： 青霉素 $8×10^5$ U，肌内注射或静脉滴注，每日 2 次。

预案 2： 泼尼松 12.5mg，口服，每日 3 次。

预案 3： 阿司匹林 0.5g，口服，每 6h 一次。

说　　明

① 剂量：泼尼松 1.5～2mg/(kg·d)，青霉素 $(5～10)×10^4$ U/(kg·d)，阿司匹林 75～100mg/(kg·d)。

② 有心脏炎时宜早期使用糖皮质激素。首选泼尼松治疗，至症状控制 2～4 周后，每周减量一次，每次递减 5～10mg/d，总疗程 8～12 周。无心脏炎的患儿可用阿司匹林，2 周逐渐减量，疗程 4～8 周。

③ 有充血性心力衰竭时应视为心脏炎复发，及时予大剂量糖皮质

激素静脉注射，如氢化可的松或甲泼尼龙 10～30mg/（kg·d），共 1～3次，应慎用或不用洋地黄制剂。必要时给予吸氧、利尿和血管扩张剂治疗。舞蹈病时可用苯巴比妥、地西泮等镇静剂。关节肿痛时应予制动。

④ 清除链球菌感染：须给予足量青霉素，疗程 10～14 天。如青霉素过敏可用红霉素。

⑤ 注意卧床休息，心脏炎者卧床休息 2～3 个月，伴心脏扩大者卧床休息 6 个月后可恢复正常活动。

⑥ 预防风湿热复发：肌内注射苄星青霉素（长效青霉素）1.2×10⁶U，

每 4 周一次，至少 5 年，最好持续至 25 岁，有风湿性心脏病者，宜行终身药物预防。青霉素过敏者改用红霉素类药物口服，每月口服 6～7 天。

二、皮肤黏膜淋巴结综合征

皮肤黏膜淋巴结综合征又称川崎病，其病因、发病机制不明，是一种以全身血管炎为主要病变的急性发热出疹性小儿疾病，多侵犯冠状动脉，部分患儿形成冠状动脉瘤，其中少部分患儿冠状动脉可发生狭窄或栓塞，甚至导致心肌梗死。

诊断要点

① 不明原因发热持续 5 天以上。

② 主要症状。

a. 四肢变化：急性期掌跖红斑，手足硬性水肿；恢复期指（趾）端膜状蜕皮。

b. 多形性红斑，但无水疱及结痂。

c. 双侧眼结合膜充血，非化脓性。

d. 唇充血皲裂，口腔及咽部黏膜弥漫充血，舌乳头呈杨梅舌。

e. 颈部非化脓性淋巴结肿大。

符合①及②中主要症状 4 项以上者即可诊断。

若二维超声心动图或冠状动脉造影查出冠状动脉瘤或扩张，则 4 条主要症状阳性即可确诊。

若患儿处于婴儿期，有典型冠状动脉病变，仅具有 2～3 条主要症状，应考虑为不典型病例。

治疗方案

以 1～2 岁小儿为例。

预案 1：阿司匹林 0.1g，口服，每日 4 次（急性期）。

预案 2：阿司匹林 0.05g，口服，每日 1 次（恢复期）。

预案 3：双嘧达莫 12.5mg，口服，每日 3 次。

预案 4：人血丙种球蛋白 10g，静脉滴注，每日 1 次，连用 2 天。

说　明

① 阿司匹林为治疗本病的首选药物，具有抗炎、抗血小板作用。口服剂量为 $30\sim50mg/(kg \cdot d)$（如预案 1），热退后逐渐减量，减至 $3\sim5mg/(kg \cdot d)$（如预案 2），维持 $6\sim8$ 周。

② 丙种球蛋白目前多主张早期（发病 10 天内）应用，剂量为 $1g/(kg \cdot d)$，静脉滴注，连用 2 天。

③ 糖皮质激素因可促进血栓形成，而发生冠状动脉瘤和影响冠状动脉病变修复，故不宜单独使用。除非并发严重心肌炎或持续高热的重症病例，可联合应用泼尼松和阿司匹林治疗，泼尼松剂量为 $2mg/(kg \cdot d)$，用药 $2\sim4$ 周。

④ 双嘧达莫（潘生丁）可抑制磷酸二酯酶而产生抗血小板作用，通常剂量为 $3\sim5mg/(kg \cdot d)$，分 $2\sim3$ 次口服，因抗血小板作用较弱，目前不主张单独使用。

⑤ 对症治疗：补充液体、护肝、控制心力衰竭、纠正心律失常等，有心肌梗死时应及时进行溶栓治疗。

三、幼年特发性关节炎

幼年特发性关节炎是儿童时期（小于 16 岁）常见的结缔组织病，以慢性关节炎为其主要特征，并伴有全身多系统受累，也是造成小儿致残和失明的首要病因。临床主要表现为长期不规则发热、皮疹、淋巴结肿大，还可伴有肝、脾、胸膜和心包等内脏损害，且迟早会出现关节炎症状。反复发作可致关节畸形和功能丧失。

诊断要点

① 全身型。持续弛张高热大于 2 周，随体温升降而隐现的皮疹和关节炎，可合并心包炎，心肌炎，肝、脾、淋巴结肿大等，白细胞计数升高（$>15\times10^9$ 个/升）和贫血；类风湿因子（RF）阴性。

② 多关节型（RF 阴性）。关节炎持续 6 周以上，全身症状较轻，发病最初 6 个月内受累关节≥5 个，RF 阴性。

③ 多关节型（RF阳性）。关节炎持续6周以上，全身症状较轻，发病最初6个月内受累关节≥5个，RF阳性。

④ 少关节型。关节炎持续6周以上，发病最初6个月内受累关节为1～4个，常无全身症状，可伴有虹膜睫状体炎。可分为两个亚型，a. 持续性少关节型，整个疾病过程中受累关节数≤4个；b. 扩展性少关节型，病程6个月后受累关节数>4个。

⑤ 银屑病性关节炎。关节炎合并银屑病，或关节炎合并以下至少2项：a. 指（趾）炎；b. 指甲凹陷或指甲脱离；c. 一级亲属患银屑病。

⑥ 与附着点炎症相关的关节炎。关节炎和附着点炎症，或关节炎或附着点炎症伴以下至少2项：a. 骶髂关节压痛或炎症性腰骶部疼痛或既往有上述疾病；b. HLA-B27阳性；c. 6岁以后发病的男性关节炎患儿；d. 急性（症状性）前葡萄膜炎；e. 亲属中有强直性脊柱炎、与附着点炎症相关的关节炎、伴炎症性肠病的骶髂关节炎、瑞特综合征或急性前葡萄膜炎病史。

⑦ 未分化的幼年特发性关节炎：指不完全符合任何一型关节炎的诊断标准或剔除标准，或同时符合一型以上关节炎诊断标准。

治疗方案

以7岁小儿为例。

预案1：双氯芬酸（扶他林）12.5mg，口服，每日3次。

预案2：柳氮磺胺嘧啶0.25g，口服，每日1次，每周增加0.25g，最大剂量1.0g。

预案3：泼尼松10mg，口服，每日2次。

预案4：甲氨蝶呤5mg，口服或肌内注射，每周1次。

说　明

① 非甾体抗炎药（NSAID）。双氯芬酸是一种新型强效消炎镇痛药，特点为药效强、不良反应少、个体差异小，可有效控制发热并改善关节症状，剂量为每日1～3mg/kg，分3～4次口服，长期服用无蓄积作用。副作用为胃肠道反应，肝、肾功能不全。有溃疡史者慎用。

② 病情缓解药（DMARD）。通常需要加用改善病情的抗风湿药，如甲氨蝶呤（MTX）、柳氮磺胺嘧啶、来氟米特及羟氯喹等。这些药物需用2～3个月才显效，常与NSAID合用。柳氮磺胺嘧啶初用剂量为每日10mg/kg，每周增加10mg/kg，最大量为每日30～50mg/kg，约4周

见效。毒副作用少,如轻度胃肠道反应、白细胞减少、皮疹等。可持续使用 3 个月或更长时间。

③ 糖皮质激素。若患儿发热和关节炎未能被足量 NSAID 所控制时,可加服泼尼松 0.5～1mg/kg,一次顿服或分次服用。一旦得到控制即逐渐减量而停药。合并心包炎则需要大剂量泼尼松治疗,剂量为 2mg/(kg·d),分 3～4 次口服,待控制后逐渐减量至停药,或甲泼尼龙冲击,剂量为 10～30mg/kg,最大剂量不超过 1000mg,每日 1 剂,连用 3 天,或隔日 1 剂,连用 3 剂,后改为泼尼松小剂量口服。

④ 免疫抑制剂。如环孢素 A,维持剂量为 2～3mg/(kg·d),分 2 次服用,定期查血常规和肝功能并检测血药浓度。其他免疫抑制剂可选用环磷酰胺和硫唑嘌呤,均需定期检查血常规和肝功能。

⑤ 生物制剂。TNF-α 抑制剂(依那西普),该类药物抑制炎症反应作用稍差,而改善关节症状、减轻关节破坏的作用较强。

第三节 消化系统疾病

一、小儿腹泻病

腹泻病是一组由多病原、多因素引起的以大便次数增多和大便性状改变为特征的消化道综合征,是我国婴幼儿最常见的疾病之一(仅次于呼吸道感染)。6 个月至 2 岁婴幼儿发病率高,1 岁以内约占半数,是造成儿童营养不良、生长发育障碍的主要原因之一。

诊断要点

大便次数比平时增多,大便性状有改变,呈稀便、水样便、黏液便或脓血便。

治疗方案

以急性腹泻病为例。

① 饮食疗法。强调不禁食,可继续母乳喂养。人工喂养儿,6 个月以下患儿可继续喂配方乳,6 个月以上可继续食用已习惯的平常饮食(如稀粥、面条并加少许植物油、蔬菜、鱼或肉末等,避免给患儿喂食含粗纤维的蔬菜和水果以及高糖食物)。重型腹泻、呕吐较重者,可暂禁食 4～6h(不禁水),待呕吐好转后,逐步恢复饮食,由少到多,由稀

到稠。

②液体疗法。

预案1：口服补液。

口服补液适用于轻度、中度脱水患儿。世界卫生组织（WHO）和联合国儿童基金会在2005年联合发表了新修订的腹泻管理推荐指南，该指南推荐使用新口服补液盐（ORS）（"低渗"ORS）配方取代以前的ORS配方，成分为氯化钠2.6g、枸橼酸钠2.9g、氯化钾1.5g、无水葡萄糖13.5g，加饮用水至1L。

预案2：静脉补液。

重度脱水患儿或吐泻严重、明显腹胀者，须静脉补液。

第1天补液总量包括累计损失量、继续损失量、生理需要量，补液具体情况参见表13-1。

表13-1　静脉补液要求

定量	轻度脱水 90～120ml/kg
	中度脱水 120～150ml/kg
	重度脱水 150～180ml/kg
定性	等渗性脱水(血清钠浓度130～135mmol/L)用1/2张含钠液
	低渗性脱水(血清钠浓度<130mmol/L)用2/3张含钠液
	高渗性脱水(血清钠浓度>135mmol/L)用1/3张含钠液
定时	原则为先快后慢，先盐后糖，先浓后淡
	前8h输入总量的1/2，含钠液的2/3
	脱水严重者前0.5h内输入2:1液(即2份生理盐水加1份1.4%碳酸氢钠配成的溶液)20ml/kg
	扩容总量不超过300ml

第2天及以后补液可根据生理需要量及继续损失量计算，一般按90～120ml/(kg·d)输入，含钠液占1/4～1/3，第2天后常用口服补液疗法。

说　明

①轻度脱水者口服液量为50～80ml/kg，中度脱水者约80～100ml/kg，于8～12h内将累积损失量补足。脱水纠正后，可将ORS用等量水稀释后按病情需要随意口服。

②坚持少量多次口服补液，可每隔2～3min喂1次，每次10～20ml，以免呕吐，影响疗效。

③ 低渗 ORS 的总渗透压为 245mOsm/L。新生儿和明显呕吐、严重腹胀、休克、心肾功能不全或有其他严重并发症的患儿，不宜口服补液。在口服补液期间，如因腹泻严重，脱水加重，或因呕吐频繁不能口服者，应改为静脉补液治疗。

④ 纠正酸中毒：重症酸中毒患儿，一般用 5％碳酸氢钠 5ml/kg 或 1.4％碳酸氢钠 20ml/kg，能提高 HCO_3^- 5mmol/L。

⑤ 纠正低钾：有尿或来院前 6h 内有尿即应及时补钾；K^+ 浓度不应超过 0.3％；每日静脉补钾时间不应少于 8h；切忌将钾盐静脉注射，否则会导致高钾血症，危及生命。

⑥ 纠正低钙、低镁：出现低钙症状时可用 10％葡萄糖酸钙（每次 1～2ml/kg，最大量≤10ml）加葡萄糖溶液稀释后静脉注射。低镁者用 25％硫酸镁按每次 0.1mg/kg，深部肌内注射，每 6h 一次，每日 3～4 次，症状缓解后停用。

⑦ 水样便腹泻患者（约占 70％）多为病毒及非侵袭性细菌所致，一般不用抗生素，应合理使用液体疗法，选用微生态制剂和黏膜保护剂。黏液、脓血便患者（约占 30％）多为侵袭性细菌感染，应根据临床特点，针对病原经验性选用抗菌药物，再根据大便细菌培养和药敏试验结果进行调整。

⑧ 微生态疗法：有助于恢复肠道正常菌群生态平衡，抵御病原的定植和侵袭，从而控制腹泻。可选用"妈咪爱"（粪链球菌、枯草杆菌）、"金双歧"、"整肠生"（地衣芽孢杆菌）等。

⑨ 肠黏膜保护剂：如蒙脱石粉（思密达）能吸附病原体和毒素，维持肠细胞的吸收和分泌功能，与肠道黏液糖蛋白相互作用可增强其屏障功能，阻止病原微生物的攻击。

⑩ 避免用止泻剂（如洛哌丁醇），因为它抑制胃肠动力的作用，可增加细菌繁殖和毒素的吸收，对于感染性腹泻有时是很危险的。

二、小儿胃食管反流

胃食管反流是指胃内容物，包括从十二指肠流入胃的胆盐和胰酶等反流入食管甚至口咽部，分生理性和病理性两种。生理情况下由于小婴儿食管下端括约肌发育不成熟或神经肌肉协调功能差，可出现反流，往往出现于日间餐时或餐后，又称"溢乳"。病理性反流是由于食管下端括约肌（LES）的功能障碍和/或与其功能有关的组织结构异常，以致

LES压力低下而出现的反流，常常发生于睡眠、仰卧位及空腹时，引起一系列临床症状和并发症，即胃食管反流病（GER）。

诊断要点

凡临床发现不明原因的反复呕吐、咽下困难、反复发作的慢性呼吸道感染、难治性哮喘、生长发育迟缓、营养不良、贫血、反复出现窒息、呼吸暂停等症状时都应考虑到 GER 的可能，针对不同情况，选择必要的辅助检查以明确诊断。

治疗方案

① 体位治疗。

将床头抬高30°，小婴儿的最佳体位为前倾俯卧位，为防止婴儿猝死综合征的发生，睡眠时应采取仰卧位及左侧卧位。儿童在清醒状态下最佳体位为直立位和坐位，睡眠时保持左侧卧位及上体抬高。

② 饮食疗法。

稠厚饮食为主，少食多餐，婴儿增加喂奶次数，缩短喂奶间隔时间，人工喂养患儿可在牛奶中加入淀粉类或进食谷类食品。年长儿亦应少量多餐，以高蛋白低脂肪饮食为主，睡前 2h 不予进食，保持胃处于非充盈状态，避免食用降低 LES 张力和增加胃酸分泌的食物，如酸性食物、碳酸及咖啡因饮料、高脂饮食、巧克力和辛辣食品。此外，应控制体重，避免被动吸烟。

③ 药物治疗。

包括促胃肠动力药、抗酸或抑酸药、黏膜保护剂等。

预案 1：促胃肠动力药。

多潘立酮（吗叮啉）0.2～0.3mg/kg，每日 3 次，饭前 30min 及睡前口服。

西沙必利 0.1～0.2mg/kg，每日 3 次，口服。

预案 2：抗酸和抑酸药。

a. H_2 受体拮抗剂。

雷尼替丁 4～6mg/(kg·d)，口服，每日最大量 300mg。

西咪替丁 10～30mg/(kg·d)，口服，每日最大剂量 800mg，婴幼儿期单次剂量不超过 300mg。

法莫替丁 0.6～0.8mg/(kg·d)，每日最大剂量 40mg，每 12h 一次或睡前顿服。

b. 质子泵抑制剂。

奥美拉唑 $0.5\sim1.0mg/(kg\cdot d)$，早餐前 30min 顿服。

c. 中和胃酸药。如氢氧化铝凝胶，多用于年长儿。

预案 3：黏膜保护剂。疗程 $4\sim8$ 周，可选用硫糖铝、蒙脱石散剂等。

预案 4：外科治疗。

适应证为内科治疗 $6\sim8$ 周无效，有严重并发症（消化道出血、营养不良、生长发育迟缓）；严重食管炎伴溃疡、出血、狭窄或发现有解剖学异常，如食管裂孔疝等；有严重的呼吸道并发症，如呼吸道梗阻、反复发作吸入性肺炎或窒息、伴支气管肺发育不良者；合并严重神经系统疾病。

说　明

① 多潘立酮为选择性、外周性多巴胺 D_2 受体拮抗剂，可增强食管蠕动和 LES 张力，增加胃窦和十二指肠运动，协调幽门收缩，促进胃排空。

② 西沙必利通过乙酰胆碱起作用，主要作用于肠肌层神经丛运动神经元的 5-羟色胺受体，增加乙酰胆碱释放，从而促进胃排空和增加 LES 压力。

第四节　呼吸系统疾病

一、急性上呼吸道感染

急性上呼吸道感染（上感，俗称感冒），是小儿时期最常见的疾病。主要侵犯鼻、鼻咽和咽部，常诊断为"急性鼻咽炎、急性咽炎、急性扁桃体炎"等，也可统称为上呼吸道感染。

诊断要点

① 一般类型上感。

a. 轻型表现为鼻塞、喷嚏、流涕、干咳、咽痛、发热；重型者可有高热（甚至惊厥）、畏寒、头痛、全身乏力、食欲减退、咳嗽较重等症状。

b. 体检可见咽部充血，扁桃体肿大，颌下淋巴结肿大、触痛，肺部呼吸音正常或粗糙，可有皮疹。病原体 90% 以上为病毒。病程 $3\sim5$ 天。

② 特殊类型上感。

a. 疱疹性咽峡炎：多发生于夏秋季。有急起高热、咽痛、流涎、厌食、呕吐等症状；咽部充血，咽腭弓、悬雍垂、软腭等处有直径 2～4mm 的疱疹，周围有红晕，疱疹破溃后形成小溃疡。病原体为柯萨奇病毒 A 组。病程 1 周左右。

b. 急性咽-结合膜热：常发生于春夏季。高热，咽痛，咽部刺痛；咽部充血，眼结合膜充血，可见小滤泡，颈部、耳后淋巴结肿大。病原体为腺病毒 3 型、腺病毒 7 型。病程 1～2 周。

治疗方案

以 2 岁小儿为例。

预案 1：一般治疗。休息，多饮水，注意保暖，多开窗通风，保持室内空气清新和适宜温度、湿度。

预案 2：小儿豉翘颗粒：6 月至 1 岁 1～2g，1～3 岁 2～3g，4～6 岁 3～4g，7～9 岁 4～5g，10 岁以上 6g，口服。

预案 3：布洛芬混悬液 10～15mg/kg，口服，必要时。或赖氨酸氨基比林 10～15mg 肌内注射，必要时。

预案 4：利巴韦林（病毒唑）10～15mg/(kg·d)，分 2 次肌内注射，对流感和副流感病毒、呼吸道合胞病毒有一定抑制作用。

说　明

本病 90％为病毒感染，一般不需要用抗生素；如病情较重、有继发细菌感染或发生并发症时应选用抗生素。

二、急性支气管炎

急性支气管炎大多数继发于上呼吸道感染，是由各种病原所致的支气管黏膜炎症，气管常同时受累，故可称为急性气管支气管炎。

诊断要点

① 多有上呼吸道感染症状，之后出现咳嗽，干咳或有痰，发热温度可高可低，有食欲减退、呕吐或腹泻等症状。

② 咽部多充血，肺部呼吸音粗糙，可有不固定的散在的干啰音和粗中湿啰音。

③ 胸部 X 线检查正常或见纹理增多。

④ 白细胞计数正常或稍高。

治疗方案

以 2 岁小儿为例。

预案 1：一般治疗。同上呼吸道感染，经常变换体位，多饮水。

预案 2：控制感染。阿莫西林颗粒 0.1g，口服，每日 3 次。或
　　　　　环酯红霉素 0.2g，口服，每日 2 次。或
　　　　　头孢唑林 0.5g，肌内注射，每日 2 次。

预案 3：盐酸氨溴索（沐舒坦）10mg，口服，每日 2 次。

说　明

① 剂量。阿莫西林 20～40mg/(kg·d)，分 3 次口服。环酯红霉素 20～30mg/(kg·d)，分 2 次口服。头孢唑林 30～100mg/(kg·d)，分 2 次静脉滴注。盐酸氨溴索 1.5mg/(kg·d)，分 2 次口服。

② 头孢唑林对大多数革兰阳性菌和革兰阴性菌（如葡萄球菌、大肠埃希菌等）均有抗菌作用。红霉素为大环内酯类抗生素，具有抗革兰阳性菌、支原体和衣原体的作用。此外阿奇霉素、罗红霉素等抗菌谱和红霉素相似，可考虑使用。

③ 一般不用镇咳或镇静剂，咳嗽、痰多者需同时加用化痰药（如盐酸氨溴索等）。

三、肺炎

肺炎系由不同病原体或其他因素所致的肺部炎症，以发热、咳嗽、气促、呼吸困难及肺部固定湿啰音为主要临床表现。

（一）细菌性肺炎

1. 致病菌未定肺炎

临床表现为发热、咳嗽、气促或呼吸困难，肺部有较固定的湿啰音，痰培养结果阴性。

治疗方案

以 2 岁小儿为例。

预案：头孢呋辛 0.4g，静脉滴注，每日 2 次。

说　明

① 剂量：青霉素 (5～10)×10⁴U/(kg·d)，分 2 次肌内注射；头

孢唑林 30～100mg/（kg·d），分 2 次肌内注射，。

②选择抗生素时应兼顾球菌和杆菌两方面。青霉素对大多数革兰阳性球菌有效。病情较轻者，可单用青霉素在门诊注射治疗，疗程 7～10 天，或维持到体温恢复正常 3 天、肺部啰音消失。如病情较重可用青霉素 8×10^5 U，加入 10％葡萄糖溶液 100ml 中，静脉滴注，每日 2 次。

2. 肺炎链球菌肺炎

致病菌为肺炎链球菌，是我国小儿肺炎的主要病原体。

诊断要点

①多见于 3 岁以上儿童，多为急性起病，最初咳嗽不重，无痰。

②可引起大叶性肺炎，右上叶、左下叶最常见，少数出现胸腔积液、脓胸。

③血常规白细胞、中性粒细胞明显增高。

④痰培养为肺炎链球菌。

治疗方案

以 2 岁小儿为例。

预案：青霉素　　1.6×10⁶U

　　　　5％葡萄糖溶液　　100ml ｜ 静脉滴注，每日 2 次。或

　　　　头孢唑林　0.5g

　　　　5％葡萄糖溶液　　40ml ｜ 静脉滴注，每日 2 次。

说　明

①剂量：头孢唑啉 30～100mg/（kg·d），分 2 次静脉滴注。青霉素 3×10^5 U/（kg·d），分 2 次静脉滴注。

②青霉素对大多数肺炎链球菌仍敏感，可单用大剂量静脉滴注；青霉素钠或青霉素钾每 1×10^6 U 含 Na^+ 或 K^+ 约 1.7mmol，故大剂量时应注意电解质紊乱问题。

③头孢唑林为第一代头孢菌素，主要用于革兰阳性球菌感染，目前已广泛应用，可肌内注射或静脉滴注。头孢拉定抗菌谱与头孢唑林相似，其注射剂量及方法同头孢唑啉，并有口服剂型。

3. 金黄色葡萄球菌肺炎

诊断要点

①多见于新生儿及婴幼儿，起病急，病情重，发展快；多呈弛张高

热，婴儿可呈稽留热；中毒症状明显，面色苍白，咳嗽、呻吟、呼吸困难。

② 肺部体征出现较早，双肺可闻及中/细湿性啰音。

③ 皮肤常见猩红热样皮疹或荨麻疹样皮疹。

④ 胸部 X 线常见浸润阴影，持续时间较一般细菌性肺炎长。病程中可见多发脓肿、肺大疱和脓胸、脓气胸等。

⑤ 细菌学检查金黄色葡萄球菌阳性。

治疗方案

预案 1：5% 葡萄糖溶液　　100ml
　　　　头孢呋辛　0.5g ｜ 静脉滴注，每日 2 次。

预案 2：5% 葡萄糖溶液　　100ml
　　　　万古霉素　0.2g ｜ 静脉滴注，每日 2 次。

说　　明

① 头孢呋辛剂量 $50 \sim 100 mg/(kg \cdot d)$，分 2 次静滴。

② 金黄色葡萄球菌肺炎病情重、发展快，易发生脓胸、气胸等并发症。

③ 对青霉素和头孢菌素类耐药和过敏者，可选用万古霉素，剂量 $40 mg/(kg \cdot d)$，分 $2 \sim 4$ 次静脉滴注。万古霉素有一定耳、肾毒性，故肝、肾功能严重减退者慎用或不用。使用时应监测血药浓度，慎重给药。

④ 对症处理：并发脓胸、脓气胸应及时穿刺排脓或做闭式引流。金黄色葡萄球菌肺炎全身中毒症状重，需注意纠正水、电解质和酸碱平衡紊乱。气促缺氧者给予吸氧，并及时处理心力衰竭。

4. 流感嗜血杆菌肺炎

诊断要点

① 多见于 4 岁以下小儿，临床起病较缓慢，病程呈亚急性，病情较重。全身中毒症状重，面色苍白、发热、痉挛性咳嗽、呼吸困难、发绀、鼻翼扇动和三凹征等。

② 肺部有湿啰音或实变体征。

③ 易并发脓胸、脑膜炎、败血症、心包炎、化脓性关节炎、中耳炎等。

④ 外周血白细胞增多，可达 $(20 \sim 70) \times 10^9$ 个/升，有时伴有淋巴细胞相对或绝对增多。

⑤ 胸部 X 线表现多样，可呈支气管肺炎、大叶性肺炎或肺段实变等改变，常伴胸腔积液征。

治疗方案

以 2 岁小儿为例。

预案：5％葡萄糖溶射液　50ml ｜静脉滴注，每日 2 次。或
　　　氨苄西林　0.5g

　　　5％葡萄糖溶液　50ml ｜静脉滴注，每日 2 次。
　　　头孢呋辛　0.5g

说　明

① 剂量。氨苄西林 50～100mg/(kg·d)，分 2 次静脉滴注。头孢呋辛 50～100/(kg·d)，分 2 次静脉滴注。

② 可首选氨苄西林，氨苄西林为广谱抗生素，对多种革兰阳性和阴性菌均有效。头孢呋辛为第二代头孢菌素，对流感嗜血杆菌亦敏感。

(二) 病毒性肺炎

多见于婴幼儿。常见病毒有呼吸道合胞病毒、鼻病毒、腺病毒、流感病毒及副流感病毒等。

治疗方案

以 1 岁小儿为例。

预案 1：

5％葡萄糖溶液　50ml ｜静脉滴注，每日 2 次。
利巴韦林　70mg

预案 2： 盐酸氨溴索（沐舒坦）10mg，口服，每日 2 次。

预案 3： 注射用人血丙种球蛋白 2.5g，静脉滴注，每日 1 次，连用 3 天。

预案 4： 对症处理。咳嗽、痰多可加用止咳化痰药。高热不退、烦躁不安，可用退热剂。体温高、中毒症状重、喘憋明显者，可短期应用甲泼尼龙琥珀酸钠 3～5 天，以减轻炎症渗出，改善喘憋和中毒症状。出现心力衰竭者，除吸氧、镇静外，应快速给予洋地黄制剂，必要时加利尿剂。病情重者注意维持体液平衡，纠正酸、碱平衡紊乱。

说　明

① 剂量。利巴韦林（病毒唑）10～15mg/(kg·d)，分 2 次静脉滴

注。盐酸氨溴索 1.5mg/(kg·d)，分 2 次口服。

② 利巴韦林为广谱抗病毒药，能阻止病毒核酸合成。连续使用 2～3 天为一个疗程。本品不宜大剂量长期应用。

③ 疑合并细菌感染时，宜同时加用抗生素。

④ 注射用人血丙种球蛋白，剂量为每次 0.2～0.4g/kg，静脉滴注。病毒性肺炎时，血清 IgG 浓度下降，T 淋巴细胞、B 淋巴细胞增生能力下降，淋巴细胞减少。人血丙种球蛋白可迅速提高血清 IgG 水平。

（三）肺炎支原体肺炎

肺炎支原体肺炎是由肺炎支原体引起的肺炎。支原体为介于细菌和病毒之间的一种微生物。

诊断要点

① 常有发热，热型不定，热程 1～3 周；刺激性咳嗽为突出表现；肺部体征常不明显。部分患儿有多系统受累。

② X 线改变分为 4 种：以肺门影增浓为主；支气管肺炎改变；间质性肺炎改变；均一的实变影。

治疗方案

以 6 岁小儿为例。

预案 1：红霉素　0.3g，口服，每日 2 次。或
　　　　　阿奇霉素　0.2g，口服，每日 1 次。

预案 2：

5％葡萄糖溶液　300ml ┃ 静脉滴注，每日 2 次。或
红霉素　0.3g

5％葡萄糖溶液　200ml ┃ 静脉滴注，每日 1 次。
阿奇霉素　0.2g

说　明

① 剂量。阿奇霉素 10mg/(kg·d)，口服，连用 3 天。红霉素剂量 20～30mg/(kg·d)，每日 1 次或分 2 次静脉滴注。

② 红霉素、阿奇霉素对支原体肺炎均有良好疗效，抗感染疗程一般 7～14 天。阿奇霉素半衰期较长，用药 3～5 天为一个疗程，用药后需停药 4 天。

③ 咳嗽重。高热者可对症处理。

（四）衣原体肺炎

衣原体肺炎是由衣原体感染引起的肺炎，衣原体有肺炎衣原体、沙眼衣原体。

诊断要点

① 起病隐匿，患儿一般不发热，先有流涕、鼻塞继而出现频繁咳嗽、气促，肺内可闻及湿啰音或喘鸣音。

② X线片检查可见弥漫性间质浸润和过度充气，或片状阴影。

③ 由于症状表现无特异性，衣原体肺炎临床很难同其他肺炎鉴别，呼吸道病原学检测有助于诊断。

治疗方案

以3月小儿体重6kg为例。

预案：5％葡萄糖溶液　150ml

红霉素　0.15g ｝静脉滴注，每日1次。

说　明

① 剂量。红霉素20～30mg/(kg·d)，每日1～2次静脉滴注。

② 红霉素疗程为1～2周。

第五节　循环系统疾病

一、病毒性心肌炎

病毒性心肌炎是病毒侵犯心脏，引起局灶性或弥漫性心肌细胞变性坏死、间质炎性细胞浸润，导致不同程度的心功能障碍和全身症状的疾病。多数患者可完全康复，少数可发展为心肌病。

诊断要点

① 临床诊断依据。

a. 心功能不全、心源性休克或心脑综合征。

b. 心脏扩大（X线、超声心动图表现之一）。

c. 心电图改变：以R波为主的2个或2个以上导联ST-T改变，持续4天以上并伴动态变化、房室传导阻滞。

d. CK-MB升高或心肌肌钙蛋白阳性。

② 病原学诊断依据。

a. 确诊指标。自患儿心内膜、心包、心肌或心包穿刺液中发现以下之一者：分离到病毒；用病毒核酸探针查到病毒核酸；特异性病毒抗体阳性。

b. 参考依据。具备以下之一者结合临床可考虑心肌炎系病毒引起：自患儿粪便、咽拭子、血液中分离到病毒，且恢复血清同型抗体滴度较第一份血清升高 4 倍以上或降低 80％以上；病程早期患儿血中特异性 IgM 抗体阳性；用病毒核酸探针自患儿血中查到病毒核酸。

③ 确诊依据。

a. 具备临床诊断依据 2 项，可临床诊断为病毒性心肌炎。

b. 同时具备病原学确诊依据之一，可确诊为病毒性心肌炎。

c. 凡不具备确诊依据，应给予必要的治疗或随诊，直到确诊或除外病毒性心肌炎。

d. 除外其他心脏病。

治疗方案

以轻型或中型病毒性心肌炎 7 岁患儿为例。

预案 1：5％葡萄糖溶液　　50ml ｜ 静脉滴注，每日 1 次。
　　　　　维生素 C　4g

预案 2：1,6-二磷酸果糖 5g，静脉滴注，每日 1 次。

预案 3：辅酶 Q_{10} 10mg，口服，每日 3 次。

预案 4：5％葡萄糖溶液　　50ml ｜ 静脉滴注，每日 2 次。
　　　　　利巴韦林　　100mg

说　明

① 休息极为重要，总休息时间不得少于 6 个月，有心力衰竭者须绝对卧床休息。

② 剂量和疗程。利巴韦林（病毒唑）10～15mg/(kg·d)，疗程 2～4 天。辅酶 Q_{10} 每次 10mg，每日 1～3 次，疗程 1～3 个月。1,6-二磷酸果糖 100～250mg/(kg·d)，静脉滴注，疗程 10 天。

③ 激素。轻症多不应用，多用于心肌炎伴心源性休克、心脑综合征、急性心力衰竭等情况。常用泼尼松 1～1.5mg/(kg·d)，口服，共用 2～3 周，急性患者可用地塞米松 0.2～0.4mg/(kg·d)，静脉滴注。

④ 并发症治疗。

a. 心源性休克，快速静脉滴注大剂量肾上腺皮质激素或大剂量维生素 C，同时适当应用多巴胺等血管活性药物。

b. 心力衰竭，可用地高辛或毛花苷 C（西地兰），由于心肌炎对洋地黄敏感、易中毒，一般用常规剂量的 2/3，适当应用速尿剂和血管活性药物。

c. 心律失常，室性心律失常首选盐酸普罗帕酮（心律平），普萘洛尔（心得安）、利多卡因次之。

二、充血性心力衰竭

某些原因引起心脏收缩和/或舒张功能障碍，使心脏不能泵出足够的血液以满足机体组织代谢的需要，并导致静脉回流受阻、脏器淤血等一系列病理及临床改变，称为充血性心力衰竭。

诊断要点

① 安静时心率增快，婴儿心率＞180 次/分，幼儿心率＞160 次/分，不能用发热或缺氧解释者。

② 呼吸困难、青紫突然加重，安静时呼吸达 60 次/分以上。

③ 肝脏肿大达肋下 3cm 以上或短期内较前增大，而不能以横膈下移等原因解释者。

④ 心音明显低钝或出现奔马律。

⑤ 突然烦躁不安、面色苍白或发灰，不能用原有疾病解释。

⑥ 尿少、下肢水肿，除外营养不良、肾炎、维生素 B_1 缺乏等原因造成者。

治疗方案

以 1 岁小儿体重 10kg 为例。

预案 1：毛花苷 C（西地兰）　0.2mg
5％葡萄糖溶液　10ml ｜ 缓慢静脉注射，临时。或

毛花苷 C（西地兰）　0.1mg ｜ 首剂后每 6h 缓慢静脉注射
5％葡萄糖溶液　10ml ｜ 1 次，共 2 次。

预案 2：呋塞米 10mg，静脉注射，临时。

说　明

① 剂量。毛花苷 C（西地兰）饱和量静脉注射，小于 2 岁，0.03～

0.04mg/kg；大于 2 岁，0.02～0.03mg/kg。快速饱和法：首剂为饱和量的 1/2，余量分 2 次，每隔 4～6h 一次。在末次给药后 12h 用维持量，为饱和量的 1/5～1/4，分 2 次，每 12h 一次，直至心衰控制。呋塞米每次 1～2mg/kg，静脉注射。

② 急性心力衰竭采用快速饱和法，毛花苷 C（西地兰）为常用的速效洋地黄制剂，有增强心肌收缩力、增强心排血量及减慢心率等作用。

③ 未成熟儿，各种心肌炎、心肌病、肾功不全者，饱和量应减少 1/3。应用洋地黄类药物期间应慎用钙剂。洋地黄过量时可出现消化道症状，严重者可出现各种类型的心律失常，应立即停用洋地黄、利尿剂，同时补充钾剂和控制心衰。

④ 当心衰伴有水肿、肺水肿或单用洋地黄疗效欠佳时，可加用利尿剂。急性病例可用强效、快速利尿剂（如呋塞米）。症状改善后可改用氢氯噻嗪 1～2mg/(kg·d)，分 2 次口服。

第六节　泌尿系统疾病

一、泌尿道感染

泌尿道感染是病原体直接侵入尿路，在尿液中生长繁殖，并侵犯尿路黏膜或组织而引起的炎性损伤。按病原体侵袭部位不同，分为肾盂肾炎、膀胱炎、尿道炎。肾盂肾炎又称上尿路感染；膀胱炎及尿道炎合称下尿路感染。由于儿童时期感染局限在尿路某一部位者较少，且临床上又难以准确定位，故常不加区别统称为泌尿道感染。可根据有无临床症状，分为症状性泌尿道感染和无症状性菌尿。

诊断要点

① 急性尿路感染（病程多在 6 个月之内）：表现为发热、体重不增、拒奶、腹痛、腹泻、黄疸、嗜睡和惊厥，年长儿可表现为尿频、尿急、尿痛。

② 慢性尿路感染（病程多在 6 个月以上）：可间断出现发热、脓尿或菌尿，反复发作者有贫血、乏力、腰痛、生长发育迟缓，重者肾实质损害，出现肾功能不全及高血压。

③ 尿常规：清洁中段尿离心沉渣镜检白细胞≥5 个/高倍镜视野，或白细胞成堆、有白细胞管型。尿涂片找细菌：取一滴混匀新鲜尿置玻

片上烘干，革兰染色，每油镜视野≥1个。尿培养：清洁中段尿培养菌落计数>10^5个/ml。

④ 无症状性菌尿：连续两次清洁中段尿培养菌落数>$1×10^5$个/毫升，且为同一菌株；一次清洁中段尿培养菌落数>10^5个/毫升，尿沉渣白细胞数>10个/HP；耻骨联合上膀胱穿刺尿培养有致病菌生长。

⑤ 影像学检查：检查泌尿系有无畸形；慢性肾损害或肾瘢痕情况；辅助上尿路感染的诊断。常用的影像学检查有肾脏和尿路超声检查（USG）、VCUG和DMSA等。

治疗方案

预案1：上尿路感染。疗程7~14天，≤3月龄：全程静脉抗生素7~14天；>3月龄：静脉2~4天后改为口服。

预案2：下尿路感染。口服抗生素7~14天（标准疗程）。

说　　明

① 急性期卧床休息，多饮水，勤排尿；女童注意清洁外阴。口服碳酸氢钠以碱化尿液，减轻膀胱刺激症状、增强抗生素类药物疗效，但勿与呋喃妥因同用以免降低药效。有严重膀胱刺激症状者可适当使用苯巴比妥、地西泮等镇静剂，解痉药可用抗胆碱类药物。

② 抗菌治疗。肾盂肾炎应选择血浓度高的药物。膀胱炎应选择尿浓度高的药物，如青霉素、头孢菌素等；此外选择对肾功能损害小的药物；根据尿培养及药敏选择抗生素；药物在肾组织、尿液、血液中均有较高的浓度；广谱强效杀菌，且不易耐药；无药敏结果时，推荐使用二代以上头孢菌素。

③ 抗生素治疗48h后评估临床症状，验尿。若未能达到预期效果，重新留取尿培养。如治疗满疗程，但影像学检查未完成，继续小剂量（1/4~1/3量）抗生素口服至检查显示无反流及畸形。

④ 复发性感染。急性发作期疗程10~14天；急性期控制后需预防性抗生素治疗，如磺胺甲基异噁唑12mg/(kg·d)、头孢克洛20~40mg/(kg·d)，以上药物总剂量的1/4~1/3，晚上睡前一次性服用。注意小于3个月的婴儿或伴肾功能损害者尽量不用磺胺甲基异噁唑。预防性治疗期间出现尿路感染，需更换其他抗生素。

⑤ 因本病容易复发，且50%无症状，因此对病儿定期随访很重要。急性疗程结束后每月随访一次共3个月，如无复发可认为治愈。反复发

作者每3～6个月复查一次共2年或更长。认真做好婴儿外阴护理很重要，每次大便应清洗臀部，尿布要常清洗，婴儿所用毛巾及盆应与成人分开，尽早不穿开裆裤等。

二、急性肾小球肾炎

急性肾小球肾炎（急性肾炎），广义上是指一组不同病因导致的感染后免疫反应引起的急性弥漫性肾小球炎性病变，临床主要表现为急性起病，水肿、少尿、血尿和不同程度蛋白尿、高血压或肾功能不全。绝大多数由链球菌感染后引起，故又称急性链球菌感染后肾炎；其他病原体（如葡萄球菌、肺炎球菌、柯萨奇病毒4、埃可病毒9、流感病毒以及腮腺炎病毒、原虫或肺炎支原体等）也可引起急性肾炎。

诊断要点

① 起病前1～3周有上呼吸道感染史（链球菌前驱感染史）或皮肤感染史。

② 急性起病，有水肿、少尿、血尿（可伴不同程度蛋白尿）、高血压。

③ 尿检有蛋白、红细胞和管型（透明管型、颗粒管型、红细胞管型）；急性期血清C3下降，伴或不伴抗链球菌溶血素"O"（ASO）升高。

治疗方案

以7岁小儿为例。

预案1：青霉素8×10^5U，肌内注射或静脉滴注，每日2次。

预案2：氢氯噻嗪12.5mg，口服，每日3次。

预案3：硝苯地平5mg，口服，每日3次。

说　明

① 急性期绝对卧床休息2～3周，至肉眼血尿消失、水肿消退、血压正常方可下床轻微活动，红细胞沉降率接近正常可恢复上学，尿沉渣红细胞绝对计数正常后可恢复正常活动。

② 水肿及高血压者限制水、钠摄入，食盐以60mg/(kg·d)为宜。氮质血症者限制蛋白质入量，给予优质动物蛋白0.5g/(kg·d)。

③ 疾病初期或病灶细菌培养阳性者，选用青霉素彻底清除病灶中

残存细菌，消除抗原，用青霉素（5～10）×10^{4}U/（kg·d），分 2 次肌内注射或静脉滴注，疗程 7～10 天。

④ 利尿。口服氢氯噻嗪每次 1～2mg/kg，每日 2～3 次，尿量增多时可加用螺内酯 2mg/（kg·d）口服。少尿及循环充血明显者给予呋塞米（速尿）1mg/kg，静脉注射，必要时 4～6h 一次，静脉注射剂量过大时可有一过性耳聋。

⑤ 凡经休息、控制水盐、利尿而血压仍高者均应用降压药物，首选硝苯地平（心痛定），开始剂量 0.25mg/kg，最大剂量 1mg/kg，口服或舌下含服，每日 3 次。其次卡托普利，初始剂量 0.3～0.5mg/（kg·d），最大剂量 5～6mg/（kg·d），分 3 次口服。与硝苯地平交替使用降压效果更佳。

⑥ 合并高血压脑病或急性心力衰竭时需送急救。高血压脑病时应用硝普钠静脉滴注，5mg 硝普钠溶于 5％葡萄糖溶液 100ml 中，开始每分钟 8～10 滴，1～5min 后视血压情况调整滴速，需用墨纸包裹滴瓶，以避免药物遇光分解。心力衰竭时静脉注射呋塞米（按 1～2mg/kg），必要时加用毛花苷 C（西地兰）静脉缓慢注入，18～24h 内达饱和量。有惊厥者应及时止痉，持续抽搐者首选地西泮，按 0.3mg/kg，总量不大于 10mg，缓慢静脉注射。如在静脉注射苯巴比妥钠后再静脉注射地西泮，应注意发生呼吸抑制的可能。

三、肾病综合征

肾病综合征是由于肾小球基底膜通透性增加，导致血浆内大量蛋白质从尿中丢失而引起的临床综合征。主要表现为大量蛋白尿、低白蛋白血症、高脂血症、明显水肿。小儿时期绝大多数为原发性肾小球疾病所致。

诊断要点

① 大量蛋白尿：1 周内 3 次尿蛋白定性（＋＋＋～＋＋＋＋）；或随机或晨起尿蛋白/肌酐（mg/mg）≥2.0；24h 尿蛋白总量大于 50mg/kg。

② 低蛋白血症：血浆白蛋白＜25g/L。

③ 高脂血症：血浆总胆固醇＞5.7mmol/L。

④ 不同程度水肿。

治疗方案

以 5 岁小儿为例。

预案1：泼尼松35mg/d，分3次口服。

预案2：氢氯噻嗪10mg，口服，每日3次。或

螺内酯10mg，口服，每日3次。或

呋塞米20mg，静脉注射，临时。

说　明

① 剂量。诱导缓解阶段：足量泼尼松2mg/(kg·d)（最大量80mg/d），分3次口服，尿蛋白转阴后改为晨起顿服，疗程6周。巩固维持阶段：隔日晨顿服1.5mg/kg（最大量60mg/d），共6周，然后逐渐减量。每1～2周减原用量的10%，当减至20mg/d左右时症状易复发，应更加缓慢减量，最后以最小有效剂量（10mg/d）再维持半年左右或更长。初发肾病综合征的激素治疗须足量和足疗程，可降低发病后1～2年复发率。

② 利尿剂用于高度水肿，合并胸水、腹水、高血压、激素不敏感者。激素敏感病例用药7～10天后可出现利尿。用法：氢氯噻嗪0.5～1.5mg/(kg·d)，分3次口服；螺内酯（安体舒通）2～4mg/(kg·d)，分2～3次口服；呋塞米（速尿）1～2mg/kg，肌内注射或静脉注射。应用时密切观察出入量和电解质平衡。利尿剂无效或血浆蛋白过低者，可先扩容继之利尿，采用低分子右旋糖酐5～10ml/kg或白蛋白0.5～1mg/kg，静脉滴注，输毕即给予呋塞米。

③ 对激素耐药、频繁复发的患者，可加用免疫抑制剂，常用药物为环磷酰胺，8～12mg/(kg·d)（每次不超过1g）静脉冲击疗法，溶于100～200ml生理盐水中，1～2h内静脉滴入，连用2天为一个疗程，2～4周重复；继以水化疗法，每天不少于20ml/kg液体，累计总量150～200mg/kg。副作用有白细胞减少、秃发、出血性膀胱炎、肝功能损害，以及远期性腺损伤等。使用时应定期检查血常规及肝功能。

第七节　血液系统疾病

贫血是外周血中单位体积内红细胞或血红蛋白量低于正常。一旦发现贫血，必须查明其发生原因。

按年龄组贫血标准如下：新生儿，血红蛋白<145g/L；1～4个月，血红蛋白<90g/L；4～6个月，血红蛋白<100g/L；6个月至6岁，血

红蛋白＜110g/L；≥6 岁，血红蛋白＜100g/L。

一、缺铁性贫血

缺铁性贫血（IDA）是由于体内铁缺乏使血红蛋白合成减少而引起的一种低色素小细胞性贫血。其特点为血清铁和运铁蛋白饱和度低，铁剂治疗效果良好。此种贫血为小儿贫血中最常见的一种，尤以 6 个月至 3 岁的婴幼儿发病率最高，对小儿健康危害较大，为我国重点防治的小儿疾病之一。

诊断要点

① 一般表现：皮肤黏膜逐渐苍白，以唇黏膜、口腔黏膜及甲床较明显。患儿易疲乏，不爱活动。年长儿可诉头晕、眼前发黑、耳鸣等。

② 髓外造血表现：肝、脾可轻度肿大。

③ 非造血系统症状。

a. 消化系统：食欲减退，少数有异食癖，可有呕吐、腹泻；可出现口腔炎、舌炎或舌乳头萎缩；重者可出现萎缩性胃炎或吸收不良综合征。

b. 神经系统：烦躁不安或委靡不振，精神不集中，记忆力减退，智力多数低于同龄儿。

c. 心血管系统：明显贫血时心率增快，严重者心脏扩大甚至发生心力衰竭。

d. 其他：因细胞免疫功能降低，常合并感染，可因上皮组织异常而出现反甲。

④ 实验室检查。

a. 外周血象：呈小细胞低色素性贫血。平均红细胞容积（MCV）＜80fl，平均红细胞血红蛋白量（MCH）＜26pg，平均红细胞血红蛋白浓度（MCHC）＜0.31。

b. 骨髓象：增生活跃，以中幼红细胞、晚幼红细胞增生为主。

c. 铁代谢：血清铁（SI）和转铁蛋白饱和度（TS）降低，总铁结合力（TIBC）升高。

治疗方案

① 铁剂治疗。

a. 剂量：按所含元素铁 4～6mg/(kg·d) 计算，每日 1～3 次，口服。
预案：硫酸亚铁 10～15mg/(kg·d)，每日 2～3 次，口服。或

琥珀酸亚铁 1.5ml/(kg·d) 每日 2 次，口服。

b. 补铁原则。铁剂宜两餐间服用，以减少胃肠道刺激；避免与大量牛奶同时服用，不利铁剂吸收；血红素铁的吸收率高；同时服用维生素 C、维生素 E 利于吸收；疗程宜长，贫血纠正后应继续铁剂治疗 6～8 周，以补充贮存铁。

c. 治疗反应。服用铁剂后第 3 天网织红细胞升高，4～11 天达高峰；随后血红蛋白上升，一般治疗 1～2 个月后贫血被纠正。用药 1～3 个月，储存铁达到正常值。

② 去因治疗：改善饮食，合理喂养。

③ 输血：一般不需要输血。血红蛋白≤60g/L，伴营养不良或感染可酌情应用。

二、营养性巨幼细胞贫血

营养性巨幼细胞贫血是由于维生素 B_{12} 或/和叶酸缺乏所致的一种大细胞性贫血。主要临床特点是贫血，神经精神症状，红细胞的体积变大，骨髓中出现巨幼细胞，用维生素 B_{12} 或/和叶酸治疗有效。以 6 个月至 2 岁小儿多见。

诊断要点

多见于 6～24 个月婴幼儿。单纯用母乳喂养又不加辅食者占绝大多数。

① 一般表现：多呈虚胖或颜面轻度水肿，毛发纤细稀疏、黄色，严重者皮肤有出血点或瘀斑。

② 贫血表现：皮肤常呈现蜡黄色，疲乏无力，常伴有肝、脾肿大。

③ 精神神经症状：足与手指感觉异常（麻刺感、麻木），伴有大体感觉障碍，最早的体征是第 2 趾位置感丧失、音叉感消失。

④ 消化系统症状；常出现较早，如厌食、恶心、呕吐、消化不良、食后腹胀、腹泻、便秘；舌炎、舌痛、舌乳头萎缩、舌下溃疡等。

⑤ 实验室检查。

a. 外周血象：呈大细胞贫血。平均红细胞容积（MCV）＞94fl，平均红细胞血红蛋白量（MCH）＞32pg，红细胞分布宽度（RDW）升高。

b. 骨髓象：增生明显活跃，以红系增生为主，粒系、红系比例倒置；红系细胞体积增大，核染色质呈细颗粒状，疏松分散，形成一种特殊的间隙，胞质的发育比胞核成熟；各阶段红细胞大小不等，以大为主。

c. 血清维生素 B_{12} 低于 100 pg/ml 为维生素 B_{12} 缺乏, 血清叶酸水平低于 3ng/ml 为叶酸缺乏。

治疗方案

① 补充维生素 B_{12} 和叶酸。

预案: 叶酸 5～10mg, 口服, 每日 3 次, 2～3 周或以后减量。

维生素 B_{12} 50～100μg, 分次口服或肌内注射。

② 去因治疗: 如系母乳喂养儿, 应改善乳母的饮食营养, 合理喂养, 纠正偏食习惯。

③ 输血: 一般不需要输血。血红蛋白≤60g/L, 伴营养不良或感染可酌情应用。

说　明

① 维生素 B_{12} 和叶酸联合应用, 再加服维生素 C、维生素 B_6, 可提高疗效。

② 单纯维生素 B_{12} 缺乏不宜加用叶酸治疗, 以免加剧精神神经症状。

③ 治疗后期及时补充其他元素, 如铁、锌、铜等。

④ 服用维生素 B_{12} 和/或叶酸 3～4 天后网织红细胞升高, 6～7 天达高峰; 2 周后降至正常, 2～6 周红细胞和血红蛋白恢复正常。

三、急性免疫性血小板减少性紫癜

免疫性血小板减少性紫癜 (ITP) 是小儿时期最常见的出血性疾病。急性免疫性血小板减少症占免疫性血小板减少症的 70％～90％。发病率较高, 占出血性疾病住院患儿的第一位。其特点是自发性出血, 血小板减少, 出血时间延长, 血液中出现抗血小板的抗体。

诊断要点

① 临床表现。

发病年龄多为 2～6 岁; 发病前 1～3 周常有感染史; 皮肤出血点、瘀斑、和/或黏膜出血、紫癜等表现; 严重者口腔、舌黏膜血疱; 无脾大。

② 实验室检查。

a. 血常规: 血小板明显减少, 多在 $20×10^9$ 个/升以下; 出血严重时可伴贫血。

b. 骨髓象: 巨核细胞数正常或增多, 多为幼稚型, 细胞边缘光滑,无突起，胞质少，颗粒大。

c. 血小板自身抗体免疫学检查：PAIgG、PAIgM、PA-C3 阳性。其增高程度与血小板计数负相关。巨核细胞表面也可查出抗血小板自身抗体。

d. 其他：出血时间延长，束臂试验阳性，血块收缩不佳，血小板黏附、聚集功能减弱，^{51}Cr 或 ^{111}In 标记血小板测定，其寿命缩短。

e. 病原学：单纯疱疹病毒、水痘-带状疱疹病毒、巨细胞病毒、腺病毒、乙型肝炎病毒、风疹病毒、腮腺炎病毒、麻疹病毒、甲型肝炎病毒、丙型肝炎病毒、柯萨奇 B 病毒、呼吸道合胞病毒等病毒、支原体、细菌等。

f. 排除其他可引起血小板减少的疾病，如再生障碍性贫血、白血病、骨髓异常增殖综合征（MDS）、其他免疫性疾病以及药物性因素等。婴幼儿应当排除先天性和非特异性遗传性血小板减少症。

治疗方案

① 一般治疗。

限制活动，避免外伤；禁用影响血小板功能的药物，如阿司匹林/双嘧达莫。疑有感染，酌情抗感染；抗病毒，婴幼儿注意巨细胞病毒（CMV）；支原体感染，予红霉素或阿奇霉素治疗。

② 输血。

一般不必输血小板。盲目地滥输血小板不仅无益、不经济，而且有害。

输血小板指征：血小板明显减少，特别是小于 $30×10^9$ 个/升者；有内出血者，特别是疑诊颅内出血者；需施行手术，活检或严重外伤者。

输血小板剂量：0.2～0.3U/kg，每 1～3 天一次巩固疗效。

失血性贫血时输浓缩红细胞。

③ 肾上腺糖皮质激素是首选药物。

常用地塞米松 0.3～0.5mg/kg，每日 1 次，静脉注射，也可口服。一般 72h 左右血小板升至正常，也有在 7～14 天正常。氢化可的松和泼尼松效果略逊。

个别对甲泼尼龙有效，5～10mg/(kg·d)，连用 3 天改为地塞米松。疗程 4～6 周。治疗 4 周无反应，说明激素无效，应迅速减量至停用。应用时，注意血压、血糖的变化，防治感染，保护胃肠黏膜。

④ 静脉注射丙种球蛋白。

预案：丙种球蛋白 200～400mg/kg，连用 3～5 次。或

1g/kg，必要时次日可再用，每3～4周一次。

适应证为：并发严重出血的ITP，特别是暴发型；拟行切脾术者升高血小板，可提高切脾疗效；合并细菌感染（败血症）。

⑤ 其他。免疫抑制剂、生物制剂、脾切除。

说　明

儿童急性ITP预后良好，80％～90％的病例在6个月内血小板恢复正常，10％～20％发展为慢性ITP，约30％的慢性ITP数月或数年自行恢复。

（魏　兵　马　明　周　楠）

第十四章　皮肤疾病

第一节　细菌性皮肤病

一、脓疱疮

脓疱疮，俗称"黄水疮"，是一种常见的化脓性皮肤病。

① 好发于夏秋季节，尤其以夏末秋初、汗多闷热的天气发病率高，多见于2～7岁儿童。

② 好发于露出部位，以颜面、口周、鼻孔附近及四肢为多。

③ 初发损害为红斑点或粟粒至黄豆大小的丘疹或水疱，迅速变为脓疱，偶有开始即为脓疱者。疱壁薄、紧张，易破溃，周围有红晕，疱破后露出鲜红色糜烂面，脓液干燥后形成灰黄色或灰黄色厚痂。邻近脓疱可相互融合。自觉痛痒，皮损因搔抓而向四周扩延。

④ 病程一般约1周，若不及时治疗，可迁延甚久。

⑤ 重症者体温可达39～40℃，伴有淋巴管炎，甚至可引起败血症，有时可继发急性肾炎。

⑥ 脓疱疮伴全身反应者，血中白细胞总数增高，中性粒细胞分叶增多。

⑦ 必要时，取脓液做细菌培养及药物敏感试验，以确定抗生素的选用。

治疗方案

对于皮疹泛发、有全身症状者，可依据细菌培养及药物敏感试验选用抗生素。

预案1：苯唑青霉素0.5～1.0g，静脉滴注，每日4～6次；儿童50～100mg/(kg·d)，分4次静脉滴注。

预案2：邻氯青霉素，成人2～3g/d，口服；儿童30～60mg/(kg·d)，口服。

预案3：头孢唑林钠，成人0.5～1g，肌内注射或静脉滴注，每日2次；儿童25～30mg/(kg·d)，分2～4次，肌内注射或静脉滴注。

预案4：红霉素，成人0.375g，口服，每日3次或0.9g，静脉滴注，每日1次；儿童25～50mg/(kg·d)，分4次口服，或20～30mg/(kg·d)，静脉滴注。

预案5：环丙沙星0.5～1g，分2次口服。或氟嗪酸400mg/d，分2次口服。或氟啶酸400mg/d，分2次口服。

说　明

① 大多数病例，仅用局部治疗即可。原则为清洁、消炎、杀菌、干燥、收敛、防止扩延。以应用糊膏为宜。糊膏中有各种抗菌药，如25％呋喃西林糊膏等。

② 用药前，最好先刺破脓疱，再选用1：5000高锰酸钾液、1：2000盐酸小檗碱液、0.02％呋喃西林液或0.05％～0.1％新洁尔灭液清洁创面。外用一些敏感性较高的抗生素，如庆大霉素、卡那霉素、氯霉素、新霉素等，亦往往可收到理想的效果。痂皮厚时应先外用化毒散软膏或硼酸软膏。1天后以消毒花生油或消毒液体石蜡油去除脓痂，然后涂上糊膏。

③ 2％莫匹罗星软膏对金黄色葡萄球菌及链球菌有很强的杀菌作用，且对其他抗生素不产生耐药性。它有良好皮肤穿透性，无明显毒副作用和不良刺激。使用方法：先清洗去痂，脓疱挑破，外涂，每日3次，连用7～10天。

④ 痂脱去，炎症减轻，无脓液时，可涂布含有止痒、抗菌的洗剂（如1％石炭酸炉甘石洗剂、2％冰片加5％明矾洗剂、5％鱼石脂加10％硫黄洗剂等）。其中可酌加0.1％利凡诺尔、5％黄柏面等。

⑤ 新生儿脓疱疮，应保持患处干燥，应用收敛杀菌剂。可采取暴露干燥疗法，促进患部及早结痂，上皮恢复。亦可涂1％龙胆紫溶液于患处，每日1次。

⑥ 对于体弱而损害较广泛者。必要时可输血浆或者全血，亦可肌内注射免疫球蛋白。

⑦ 注意加强营养，适当补充维生素A、维生素C及复合维生素B。

⑧ 反复发作、迁延过久或皮损数日多者，可酌情用中波紫外线（UVB）照射治疗。

二、深脓疱疮

深脓疱疮又称臁疮，系 2 型溶血性链球菌所致的一种溃疡性脓疱疮，主要侵犯小腿，常见于营养较差及久病体弱者。昆虫咬伤、搔抓及外伤等也可继发本病。

诊断要点

① 小腿为多见，亦见于股部、腰部、臀部等处，数目多少不等。

② 初起为红斑或粟粒大小到豌豆大小丘疹，迅速变为绿豆大小的脓疱，周围绕有红晕，逐渐扩大并深入，形成溃疡，边缘整齐、陡峭，表面覆有污褐色脓痂。

③ 自觉疼痛，常伴有附近淋巴结肿大。愈后遗留瘢痕和色素沉着。治疗不当可使病程迁延，经久不愈。

治疗方案

预案 1：苯唑青霉素 0.5～1.0g，静脉滴注，每日 4～6 次；儿童 50～100mg/(kg·d)，分 4 次静脉滴注。

预案 2：邻氯青霉素，成人 2～3g/d，口服；儿童 30～60mg/(kg·d)，口服。

预案 3：头孢唑林钠，成人 0.5～1g，每日 2 次，肌内注射；儿童 25～30mg/(kg·d)，分 2～4 次肌内注射。

预案 4：红霉素，儿童 25～50mg/(kg·d)，分 4 次口服；或 20～30mg/(kg·d)，静脉滴注。

预案 5：环丙沙星 0.5～1g/d，分 2 次口服；或氟嗪酸 400mg/d，分 2 次口服；或氟啶酸 40mg/d，分 2 次口服。

说　明

① 治疗原则为讲究卫生，去除病因。加强营养，改善全身状况，增强机体抵抗力。积极治疗原发病，酌情给予各种维生素等。

② 局部治疗原则为杀菌、消炎、促进肉芽生长。早期脓疱未破时，外用鱼石脂、白降汞、利凡诺尔或各种抗生素软膏或糊膏。

③ 疱液多时，可选用 0.1%利凡诺尔、复方硫酸铜溶液、0.25%雷锁辛、0.75%硼酸溶液做蒸发罨包，待脓液减少，创面清洁后换用上述药膏。

④ 对于溃疡较深者，每日应用 1/2000 盐酸小檗碱生理盐水或庆大霉素生理盐水纱布换药，清洁脓液，促进新鲜肉芽生长。

⑤ 免疫疗法：病程迁延者可用自家菌苗注射。

⑥ 物理疗法紫外线、红外线或超短波、氦氖激光照射均可促进溃疡愈合，预防复发。

三、金黄色葡萄球菌性皮肤烫伤样综合征

金黄色葡萄球菌性皮肤烫伤样综合征是指以全身性皮肤红肿、松弛性大疱及大片表皮剥脱，像烫伤一样显露出无皮区域为特征的急性皮肤病。大多发生于婴儿，偶见于成人。病原菌主要为凝固酶阳性噬菌体 II 组 71 型的金黄色葡萄球菌。若治疗及时恰当，大部分患者可获痊愈，反之少数患者可并发败血症、肺炎及蜂窝织炎，甚至死亡。

诊断要点

① 发生于出生后 1～5 周的婴儿。

② 发病突然，在红斑基础上可发生松弛性大疱伴触痛。

③ 皮肤感染部脓液做培养，可见金黄色葡萄球菌生长。

④ 血培养阴性。

治疗方案

预案 1：苯唑青霉素 50～100mg/(kg·d)，分 4～6 次静脉滴注。

预案 2：邻氯青霉素 30～60mg/(kg·d)，分 4 次静脉滴注或肌内注射。

预案 3：头孢唑林钠 40mg/(kg·d)，分 2 次肌内注射。

预案 4：红霉素 30～50mg/(kg·d)，静脉滴注。

预案 5：病情重者，可酌情联合用药，如苯唑青霉素与红霉素联用、头孢唑林钠与丁胺卡那霉素联用或红霉素与丁胺卡那霉素联用。

说　明

① 注意水与电解质平衡，必要时及时补液，加强辅助治疗改善营养状况，可酌情应用维生素 B、维生素 C。必要时输入血浆 10～20ml，每日 1 次或隔日 1 次。

② 注意保护肝、肾功能。

③ 加强护理，注意保暖，必要时可用保温箱，注意无菌操作，床

单、纱垫等物品应及时清洁、消毒。

④ 皮损的局部处理：尽量采用暴露疗法，个别皮损小者可用 1:8000 高锰酸钾溶液外洗，或 1:2000 盐酸小檗碱溶液湿敷，或者 1％龙胆紫液外搽。无渗液者仅用单纯扑粉外扑；亦可用 0.5％新霉素或 0.5％氯霉素加氧化锌油外涂，每日 2～3 次。

⑤ 皮疹恢复期，干燥脱屑时可外搽尿素、硅酮霜或单软膏等。对大片较清洁的创面有时可贴敷医用人工皮。

四、毛囊炎

毛囊炎为毛囊发生的急性、亚急性或慢性炎症，较为常见，尤易发生于免疫功能低下者或糖尿病患者。可分为化脓性毛囊炎和非化脓性毛囊炎两种。

诊断要点

① 见于青壮年，病程缓慢，可经过数年或数十年。

② 初起为毛囊性丘疹，后演变为丘疹性脓疱，愈后留有圆形瘢痕。瘢痕附近的毛囊逐渐受损，亦发生大小不等的散在性红斑、脓疱及瘢痕性秃发，以致皮损不断远心性向周围扩大。

③ 自觉瘙痒或无任何感觉。除发生于头皮外，尚可发生在胡须部、腋毛及阴毛等处。

治疗方案

预案 1：复方新诺明 0.5g，口服，每日 2 次。

预案 2：青霉素 8×10^5 U，肌内注射，每日 2 次。

说　明

① 局部治疗以消炎、杀菌、干燥为原则，可剪去毛发后外搽含抗生素的酊剂、2.5％碘酊或 5％白降汞、10％鱼石脂或 2％莫匹罗星软膏。

② 顽固性反复发作的毛囊炎可注射丙种球蛋白。

③ 物理疗法可选用紫外线、超短波等照射，早期应用效果较佳。

五、疖与疖病

疖与疖病系葡萄球菌侵入毛囊深部和毛囊周围的急性化脓性感染，多发于炎热季节。皮肤不洁、高温、潮湿多汗及局部皮肤擦伤等为发病诱因，身体弱、贫血、糖尿病、长期应用皮质激素及免疫抑制剂等容易并发此病。多发及反复发作者称为疖病。

诊断要点

① 发于头、面、颈项、臀、背等部位，一般单发，亦可多发。

② 初起为毛囊性炎性丘疹，渐增大成红色硬结，局部红、肿、热、痛。以后结节渐成熟变软，附近淋巴结肿大，重者可伴有发热、头痛、全身不适等症状。

③ 实验室检查：严重及多发性疖病患者血中白细胞总数可增高，中性粒细胞亦增高；慢性复发性疖病要经常复查尿糖，发现糖尿病及时治疗。

治疗方案

原则是抗菌、消炎、止痛，促进炎症吸收和缓解症状。

预案 1：青霉素 8×10^5 U，肌内注射，每日 2 次。

预案 2：林可霉素 0.6g，肌内注射，每日 2 次。

预案 3：头孢唑啉钠 1.0g，静脉滴注，每日 2 次。

预案 4：氟嗪酸 0.2g，口服，每日 2 次。

预案 5：复发性疖病可选用利福平 600mg/d，连用 6～10 天为一个疗程。

说　明

① 未成脓者，可用 2% 碘酊外搽或 10% 鱼石脂软膏、环丙沙星软膏、2% 莫匹罗星软膏、红霉素软膏、复方新霉素软膏等外涂。

② 成脓者，可切开排脓，局部以凡士林油纱条引流。

③ 面部的疖，尤其是危险三角区内的，切忌挤压及随意切口，以免引起感染随血液播散。

六、痈

痈系由多个相邻近的毛囊发生急性深部感染，即引起聚集性疖肿，其真皮结缔组织及皮下组织亦有明显的炎症反应，形成较大的红肿硬块，有多数脓头或多房性脓肿，伴疼痛。病原菌多为金黄色葡萄球菌。

诊断要点

① 初起皮肤呈弥漫炎症性硬块，紧张发亮，色潮红，境界不清，局部灼痛。皮损迅速向四周及深部组织发展，继而化脓及组织坏死，其

上出现多个脓点，脓液由多个毛囊口排出，状如蜂房。局部淋巴结肿大。

② 血白细胞总数及中性粒细胞常明显增高。

③ 检查患者尿糖及血糖，以确定是否患有糖尿病。

④ 脓液细菌培养及药物敏感试验，以决定抗生素的选用。

治疗方案

预案 1：苯唑青霉素 0.5～1.0g/d，分 4 次静脉滴注。

预案 2：邻氯青霉素 2～3g/d，静脉滴注。

预案 3：青霉素（6～8）×10^6U/d，分 1～2 次静脉滴注。

预案 4：头孢唑林钠 2g/d，静脉滴注。

预案 5：青霉素过敏或耐药，可用红霉素 0.9～12g/d，静脉滴注。

预案 6：克拉霉素 1.0g/d，分 2 次口服。

预案 7：阿奇霉素 0.5g/d，分 2 次口服。

预案 8：对反复复发的患者可以考虑单独（或与上述药物联合）使用利福平治疗，600mg/d，疗程 1 周。

说　　明

① 局部治疗早期可用 10%鱼石脂软膏或 2%莫匹罗星软膏外涂。亦可给予 50%硫酸镁溶液湿敷或 75%酒精湿敷。

② 局部炎症显著，应行宽而深的"＋"或"＋＋"字形切开引流，切口要超越炎症范围 1～2cm，要深达筋膜，切除坏死组织。在空腔内可喷洒庆大霉素、氯霉素等抗生素溶液，伤口可用庆大霉素及氯霉素纱条填塞，纱条可于手术后 3～5 天内取出，随后每日换药，更换敷料。

③ 物理治疗：患处可照射紫外线或红外线。

七、蜂窝织炎

蜂窝织炎系皮下组织、筋膜下、肌间隙的急性弥漫性化脓感染。病原菌主要为溶血性链球菌及金黄色葡萄球菌。大部分皮损是原发的，细菌通过小的皮肤创伤而侵入；有的可由淋巴及血行性感染所致。

诊断要点

① 初起为弥漫性浸润性斑块，境界不清，迅速向四周扩散，局部发热、疼痛明显，伴有寒战、高热和全身不适等症状。红斑呈显著性凹陷性水肿，严重者可发生水疱或深在性脓肿。常伴有淋巴结炎、淋巴管

炎，甚至发生败血症。

② 周围血白细胞总数增高、中性粒细胞升高，急性期红细胞沉降率（血沉）加快。

③ 发生于眼眶及副鼻窦部位的蜂窝织炎，应做头部CT、X线摄片，以发现原发病灶（如鼻窦炎等）。

④ 脓液应做细菌培养及药物敏感试验。

治疗方案

同痈的治疗方案。

说　明

① 注意休息，抬高患部，早期可用生理盐水敷料敷于患部，或用50%硫酸镁溶液冷湿敷，然后敷以10%鱼石脂软膏或2%莫匹罗星软膏、环丙沙星软膏等包扎。

② 已化脓者必须切开引流。

八、丹毒

丹毒为2型溶血性链球菌感染引起的皮肤或皮下组织内的淋巴管及软组织急性炎症。细菌大多由皮肤或黏膜破伤处侵入。

诊断要点

① 皮疹出现前患者常有畏寒、发热等全身不适，体温可达38～40℃，迅即患部出现大片状水肿性红斑，表面紧张，灼热，迅速向四周扩大。皮损部位自觉灼痛，沿引流淋巴管区域可出现大片红斑。局部淋巴结肿大、压痛。

② 实验室检查：当体温升高时，血中白细胞总数增多，中性粒细胞计数增多明显。

③ 细胞沉降率可增加。

④ 面部丹毒必要时应拍X线片，以排除副鼻窦炎症引起的可能。

治疗方案

预案1： 青霉素（6～8）×10⁶U/d，分1～2次静脉滴注。

预案2： 头孢唑林钠4～6g/d，静脉滴注。

预案3： 红霉素0.9～1.2g/d，静脉滴注。

预案4： 环丙沙星0.4g/d，分2次静脉滴注。

说　明

① 治疗要彻底，一般在皮损消退后再继续用药 1 周左右，巩固疗效。

② 支持疗法：对高热、全身症状明显者应加强营养，酌情给予各种维生素及对症处理。

③ 下肢损害应抬高患肢，用 50％硫酸镁溶液或 0.1％利凡诺溶液湿敷，有水疱破溃者用 1∶2000 盐酸小檗碱或 0.02％呋喃西林溶液湿敷。然后外用抗菌素类软膏（如环丙沙星软膏、2％莫匹罗星软膏等）。

④ 积极治疗局部病灶（如鼻窦炎、足癣等）。纠正挖鼻孔等不良习惯。

（宋丽新）

第二节　真菌性皮肤病

一、头癣

头癣系头皮和头发的真菌感染，多见于儿童。根据病原菌不同所导致的症状也不同，临床分为三型：黄癣、白癣、黑（点）癣。

诊断要点

① 临床特点

a. 黄癣。早期皮损，毛囊口周围皮肤发红，继之出现小脓疱，而后成盘状黄疱，中央有毛发贯穿，去痂为鲜红色糜烂面或形成溃疡。有鼠臭味，愈后形成萎缩性瘢痕，并可造成永久性脱发，头发光泽消失。

b. 白癣。亦称"蛀发癣"，多见于儿童，由小孢子菌引起。初起为一个至数个灰白色鳞屑斑点，扩大成母子斑，呈"卫星状分布"，界限清楚，愈后不留瘢痕，斑上面毛发失去光泽，外围绕以白色菌鞘，距头皮 0.5cm 处折断。

c. 黑（点）癣。由毛发癣苗引起，多见于儿童，成人亦可发病。皮损在头皮表面即折断，形成黑色点状，一般不形成菌鞘。愈后留小片状瘢痕。

② 实验室检查。

a. 直接镜检。黄癣：发内菌丝或链状孢子，可见气泡、气沟。黄痂内也有菌丝及孢子。白癣：发外孢子，呈镶嵌状。黑（点）癣：发内孢子，呈链状。

b. 培养检查。将病发接种在葡萄糖蛋白胨琼脂上，待长出菌落，可鉴定菌种，即可明确各种癣病。

c. 滤过紫外线灯（Wood 灯）。黄癣发光呈暗绿色，白癣发光呈亮绿色，黑（点）癣无荧光。

治疗方案

预案 1：灰黄霉素综合治疗。

成人每日 0.6～0.8g，分 3～4 次饭后服用，小儿 15～20mg/(kg·d)，分 3 次口服，疗程 21～28 天。

预案 2：酮康唑。

对灰黄霉素过敏或灰黄霉素治疗失败者，可服用酮康唑。成人口服 0.2g/d；小儿每日 2.5mg/kg，体重 40kg 者，每日口服量不超过 400mg，疗程同灰黄霉素。

预案 3：伊曲康唑。

对灰黄霉素过敏或灰黄霉素治疗失败者可选伊曲康唑。伊曲康唑 100mg/d，口服，疗程 6 周。

预案 4：特比萘芬。

对灰黄霉素过敏或对灰黄霉素治疗失败者可选此药，对于儿童头癣，体重小于 20kg，每日 62.5mg；体重在 20～40kg，每日 125mg；体重大于 40kg，给予 250mg/d；疗程 4～8 周。

预案 5：脓癣的治疗。

在口服抗真菌药物的同时，应加服抗生素，必要时可短期口服小剂量皮质激素。外用药物要温和、杀菌，可用 1/5000 呋喃西林溶液或盐酸小檗碱液湿敷，并外用抗生素软膏（如红霉素软膏或复方利凡诺软膏等）。

预案 6：拔发治疗。

在条件差的地区，对小型黄癣（即面积在 5 分硬币范围以内，损害不超过 3 块的）可考虑人工手拔发治疗，即用平头镊子，在病损区沿头发生长方向将病发连根拔出，还应在其周围拔除 3mm 宽的正常头发一圈。头发拔光后，局部涂以 2.5% 碘酊，每天 1 次。如此每周拔发一次，连续 3～4 次，并应经常洗头，每周涂 5% 硫黄软膏 1 次。如果化脓严重，应停用碘酊，改涂抗生素软膏。

说　明

①用灰黄霉素时加用局部抗真菌药物。每日清晨外用头癣软膏（＜5％硫黄及5％水杨酸软膏等），或其他抗真菌药物（如2％咪康唑霜、1％联苯苄唑霜、1％特比萘芬霜等）；戴干净布帽，每日更换，并煮沸消毒、清洗；晚上用温水和肥皂洗头，擦干后病变局部外涂2.5％碘酊。连续20～30天。服药期间最好将头发剃光，以利搽药，以后每10天理发一次，去掉被感染的毛发。嘱患者多吃油脂性食物，以促进灰黄霉素的吸收。因油脂能促进胆汁分泌，脂汁可乳化油脂及灰黄霉素，使灰黄霉素颗粒变小，增加吸收，从而提高疗效。用药期间注意清洁卫生，毛巾、用具等要消毒处理，病发要焚毁。不良反应常见有食欲不振、恶心、呕吐、腹泻、头痛、皮疹，部分患者可出现白细胞减少，肝、肾功能异常等。应用期间定期查肝、肾功能和血象。

②服用酮康唑期间应注意检查肝功能，特别是碱性磷酸酶。发现肝酶异常应及时停药。该药应在进食同时服用，以利药物吸收。同时应辅以外用药物（同灰黄霉素）。

③伊曲康唑需要在用餐时服。研究证明该药治疗儿童浅表真菌感染，最大剂量5mg/(kg·d)是安全的。同时也应辅以外用药物。

④口服特比萘芬时同时应辅以外用药物。

（宋丽新）

二、体癣和股癣

发生在除掌跖以外的皮肤癣菌感染称为体癣。发生在股内上侧、腹股沟处、邻近生殖器和肛门的皮肤癣菌感染称为股癣。

诊断要点

①体癣原发损害为红斑、丘疹、丘疱疹、水疱、鳞屑。皮损多为圆形或类圆形，大小、数目不等。自中心向外扩散，中央有愈合倾向，留有暂时性色素沉着，边缘隆起呈堤状，边界清楚，其表面有少许薄层鳞屑。

②癣皮损同体癣，多发生在双股内上侧、臀部、阴囊处。可单侧发病，皮损呈半圆形，均伴瘙痒。

③实验室检查：取皮损边缘的鳞屑做真菌镜检，可以看到真菌菌丝。真菌培养可以鉴定菌种。

治疗方案

① 局部治疗。体癣、股癣治疗多以外用药为主。

预案 1：水杨酸、苯甲酸、冰醋酸（10%）等外用，每日 1 次。

预案 2：1%～2%酮康唑霜，1%联苯苄唑霜或溶液等，每天外用 1～2 次，共 2～4 周。

预案 3：1%特比萘芬软膏或溶液，每天外用 2 次，共 1～2 周。

预案 4：0.5%阿莫洛芬乳膏，外用，每日 1 次，共 2 周。

② 全身治疗。对于广泛性体癣、股癣，也可并用内服药物治疗，但不作为首选治疗。

预案 1：酮康唑 0.2g/d，进餐时口服，疗程 2～4 周。

预案 2：伊曲康唑 100mg/d，口服，连续 15 日；或 200mg/d，连服 7 日，进餐时服药。

预案 3：氟康唑 150mg，每周服药 1 次，疗程 3 周。

预案 4：特比萘芬 250mg/d，口服，疗程 2 周；或第 1 周 250mg/d，口服，以后隔日服 250mg，总疗程 3 周。

（宋丽新）

三、手癣、足癣

指（趾）间及掌、跖皮肤的癣菌感染称为手癣或足癣。手癣、足癣分为四型：间擦型、角化脱屑型、亚急性水疱型、急性溃疡型。

诊断要点

① 间擦型：此型比较常见，呈慢性病程，主要发生在指（趾）间皮肤，多在第 4～5 趾间和第 3～4 趾间，皮损浸渍、发白，去除表皮，露出鲜红糜烂面，有臭味，剧痒。

② 角化脱屑型：皮肤角化增厚，以脱屑为主，炎症不明显，界限清楚，冬季常有裂隙，可继发感染。皮损主要发生在手掌、足跖及足跟部等。

③ 亚急性水疱型：常为针头大小水疱，不易破裂，内容物为浆液性，清亮透明，破溃干燥后留有领口状脱屑。皮损多见于手掌、足缘、跖部及指（趾）侧部位，可继发感染。

④ 急性溃疡型：皮疹多为水疱、脓疱，呈湿疹样变。继发感染化脓或形成溃疡，易发生在趾屈侧及跖前部。

⑤ 镜检可见菌丝。真菌培养为阳性。

治疗方案

① 局部治疗。根据皮损的不同类型选用不同剂型的外用药，有甲癣的应同时予以治疗。

预案 1：慢性间擦型的治疗。

先可用 1∶2000 盐酸小檗碱溶液或 3％硼酸溶液局部湿敷或浸泡，可局部用足癣粉剂每日 1 次，待皮损干燥后可改用 1％～3％克霉唑霜、2％咪康唑膏、1％益康唑霜等。

预案 2：角化脱屑型的治疗。

先用复方苯甲酸软膏、10％水杨酸软膏，主要使角质层松解，使角质软化。再用咪唑类药物。如角化干裂明显者，可用封包疗法，即每次浸泡后，局部涂油膏，然后用塑料薄膜封包，分缠绷带，包扎 24～48h，再除去。如角质未软化，还可重复封包几次，待角质软化后再用咪唑类药物外涂。

预案 3：亚急性水疱型的治疗。

可先用 3％硼酸溶液或 1％醋酸铝浸泡，每日 1 次，每次 15～30min，然后可选用 1％联苯苄唑霜或溶液、2％咪康唑膏、2％酮康唑软膏或霜、1％～3％克霉唑软膏或霜、1％益康唑软膏或霜。

预案 4：急性溃疡型的治疗。

同预案 3。

预案 5：手癣、足癣合并感染的治疗。

处理手癣、足癣合并感染时，原则上先局部抗感染治疗。可湿敷呋喃西林溶液，待感染控制后，再用咪唑类药物外涂。严重感染者可口服抗生素。

预案 6：手癣、足癣湿疹化时的治疗。

忌用刺激性强的抗真菌制剂，先按湿疹治疗，采用安抚、消炎、抗过敏疗法。

② 全身治疗。对于顽固性皮肤癣菌感染较严重的手癣、足癣，可给口服用药。

预案 1：灰黄霉素 500mg，口服，每日 2 次，疗程 4～8 周。

预案 2：酮康唑 0.2g/d，进餐时服药，疗程 4～8 周。

预案 3：伊曲康唑 200～400mg/d，口服，疗程 7～14 日，趾间型足癣疗程短，跖部足癣疗程应长。

预案4：氟康唑150mg，每周1次，口服，疗程4周或更长。

预案5：特比萘芬250mg/d，口服，疗程2～4周。也可采用隔日疗法，即第1周每日250mg，以后隔日250mg。

说　　明

① 预防复发及再感染，除彻底治愈自身癣病外，应同时治疗患病家属。注意个人卫生，勿共用毛巾、浴巾等。洗脚盆应经常洗涤消毒，经常更换袜子，公共浴池物品（如拖鞋、浴巾）应做好消毒。

② 用酮康唑的患者，特则是50岁以上的妇女、有肝病病史、对药物耐受性差、曾服用灰黄霉素及同时服用对肝脏有损害的药物的患者，应注意肝损害反应（如异常疲劳感、尿色深黄、粪便色淡或出现黄疸等症状）。需服用本品2周以上的患者，治疗前应先做肝功能检查，治疗期间每隔2周必须进行肝功能复查。如出现上述肝损害症状应立即做肝功能检查，确诊有肝病应立即停止用药。

③ 灰黄霉素的不良反应有头痛、嗜睡、乏力，少数患者可出现上腹不适、恶心或腹泻，约3%患者可发生皮疹，偶可致外周血白细胞减少，偶可引起肝损害及蛋白尿。

（宋丽新）

四、甲真菌病

甲真菌病是指由任何真菌所致的甲感染，而甲癣特指由皮肤癣菌所致的甲感染。甲真菌病分为远侧甲下真菌病、白色浅表甲真菌病、近侧甲下甲真菌病和全甲营养不良甲真菌病。

诊断要点

① 感染的甲板失去光泽和透明性，增厚，呈灰白色、灰褐色或浊黄色。甲板易脆断，表面凸凹不平；甲板、甲床也可分离，甲下堆积一些角化性鳞屑。

② 刮取碎甲及甲下碎片做10%氢氧化钾涂片检查。镜下可见真菌菌丝。真菌培养阳性。

治疗方案

① 全身治疗。

预案1：伊曲康唑200mg，口服，每日2次，连服1周，停3周，为一个疗程。指甲真菌病可用 2～3 个疗程，趾甲真菌病可用 3～4 个疗程。

预案 2：特比萘芬 250mg/d，口服，指甲真菌病疗程 6 周，趾甲真菌病疗程 12 周。或采用隔日疗法，第 1 周每日口服 250mg，第 2 周始隔日口服 250mg，疗程为 3 个月（指甲）和 6 个月（趾甲），但两种方法最终服药的总量相同。

预案 3：氟康唑 150mg，口服，每周 1 次。指甲真菌病一般需服 12～16 周，趾甲真菌病服 6 个月以上，原则上口服氟康唑，一直到全部新甲长出。

② 局部治疗。

预案 1：5% 阿莫罗芬指甲油，每周 2 次，外涂患甲，疗程 6～12 个月。伴有手癣、足癣者可用 0.5% 阿莫罗芬乳膏，外涂，每日 1 次。

预案 2：霉克指甲药盒和霉克霜。

霉克指甲药盒（含 1% 联苯苄唑和 40% 尿素）封包指甲，每日 1 次，用小刀刮除已软化的病甲，治疗时间为 7～14 天。霉克霜外涂，每日 1 次。

预案 3：用机械方法去除大部分病甲和甲下碎屑。

用 40% 尿素和 1% 联苯苄唑封包病甲，除去甲床、甲母质和甲板的所有受感染成分，然后局部用抗真菌药 4～6 周。

说　明

① 伊曲康唑常见的副作用为胃肠道反应（如恶心和呕吐），对咪唑类药物过敏者禁用该药，药物可以通过胎盘，孕妇及哺乳期妇女禁用该药。长期用药应定期检查肝功能，且同时注意药物间相互作用（指同时服用其他药物者）。

② 氟康唑副作用主要为胃肠道反应、头痛、头晕，发生率在 5%～16%。食物不影响其吸收，因属唑类药物，应定期复查肝功能。

③ 预防：注意勿用公共拖鞋，避免真菌接触感染，鞋内保持清洁、干燥，合并手癣、足癣的要同时治疗，以免相互再感染。念珠菌性甲沟炎要考虑职业因素，避免潮湿。避免甲外伤，保持局部良好的动静脉循环和淋巴回流，避免潮湿。积极治疗手癣、足癣。

（宋丽新）

五、花斑癣

诊断要点

① 面部、颈部、胸背部及腋窝等汗腺丰富部位为好发部位。

② 皮疹初起为米粒大小丘疹，多沿毛囊口分布，后逐渐扩大形成圆形、椭圆形或不规则形斑。呈正常皮色、浅黄色或淡褐色，表面覆有细糠状鳞屑，边界清楚。由于先起皮疹以后出现色素减退斑，亦称"寄生性白斑"，新旧皮损混合存在而呈花斑状。

③ 滤过性紫外线灯检查：在暗室用该灯照射患处，皮疹呈现淡黄色荧光或淡黄褐色荧光。

④ 患处皮屑用10％氢氧化钾涂片镜检，可见成群的圆形孢子和较多的短而粗的棍棒状菌丝或微弯曲的菌丝。

治疗方案

花斑癣的治疗关键在于掌握用药方法，坚持用药达一定时间以保证确已治愈为止。一般以外用药为主。

① 局部治疗。

预案1：20％～40％硫代硫酸钠与4％稀盐酸外涂。

先涂硫代硫酸钠，待干后再涂稀盐酸，每日2次。无4％稀盐酸时也可用5％的冰醋酸代替。

预案2：2.5％硫化硒溶液，颈部以下皮肤全部涂抹此药，1～2h后洗去，隔日1次，共5次。

预案3：50％丙二醇水溶液，局部外涂，每日2次，连续2周。

预案4：6％水杨酸软膏，外涂，每晚1次，连续1～2周。

预案5：酮康唑洗剂（采乐），每日1次，洗用，连续5～7天。可长期预防应用。

预案6：咪唑类霜剂：2％酮康唑霜，患处涂抹，每日2次，连续3～4周。每日换下的内裤最好煮沸。

预案7：1％特比萘芬霜涂抹患处，每日2次。

预案8：0.25％阿莫罗芬霜患处涂抹，每日2次。

② 全身治疗。

预案1：酮康唑，每周400mg，分2次口服，共服2～3周，总量达1200mg即可。

预案 2：伊曲康唑，每日 100mg，服 2 周；或每日 200mg，服 1 周。总量要超过 1000mg。

预案 3：氟康唑 每周 150mg，口服，疗程 4 周。

说　明

① 服用酮康唑，注意查肝功能。可有恶心等胃肠道症状，停药后症状可消失。

② 伊曲康唑在治疗停止后表皮中至少保持浓度达 4 周。

（宋丽新）

六、念珠菌病

念珠菌病是由念珠菌属引起的原发性感染或继发性感染，最常见的菌种包括白色念珠菌、热带念珠菌、近平滑念珠菌等。

诊断要点

① 口腔念珠菌病。也称"鹅口疮"，为舌、软腭颊黏膜处散在或融合性奶白色膜样损害，揭除白膜基底有红色糜烂渗出，膜易揭除，可波及气管、食管及口角，出现疼痛或吞咽困难，如侵犯的面积大且深，严重的患儿可发生呼吸困难。口角感染易继发于核黄素缺乏的口角裂隙处。多发生于新生儿、老年人及长期接受皮质激素、免疫抑制剂等治疗的免疫功能低下者及长期接受抗生素治疗者。

② 生殖器念珠菌病。急性阴道炎较常见，轻症者症状轻微，阴道黏膜红肿，严重者阴道红肿渗出明显，表面覆以奶白色伪膜，患者外阴瘙痒剧烈，阴道有豆腐渣状分泌物。易发生于糖尿病患者、妊娠期妇女及长期口服广谱抗生素和口服雌激素避孕药者。

③ 常见的检查方法包括直接镜检及真菌培养。

治疗方案

① 局部治疗

预案 1：口腔念珠菌病可给予 2×10^5 U/ml 制霉菌素悬液或口含片剂，1% 克霉唑悬液或口含片剂（250mg），每日 2～3 次；或用 0.02% 洗必泰液漱口或局部外涂 1% 龙胆紫液。

预案 2：阴道感染给予 1×10^5 U 的制霉菌素栓剂，每日 1 次。

预案 3：角膜念珠菌病可用匹马霉素或 0.025% 克念菌素滴眼液。

预案 4：皮肤损害用 3％克霉唑霜、1％联苯苄唑溶液和霜剂、2％咪康唑、1％环吡酮胺等治疗。

② 全身治疗。

系统性抗真菌药物治疗适用于系统性念珠菌感染或反复发作、顽固不愈的皮肤、黏膜损害及甲念珠菌病患者。

预案 1：两性霉素 B 成人 0.1～1mg/(kg·d)，加入 5％葡萄糖溶液中静脉滴注（不能用生理盐水）。初始剂量为 1～5mg/d，以后每日递增 2.5～5mg，直至达到 0.7mg/(kg·d) 维持 6～12 周或更长时间，直至总量 2g。

预案 2：肾脏和中枢神经系统念珠菌病的治疗

氟胞嘧啶，推荐剂量 50～150mg/(kg·d)，口服每 6h 一次，最大可用至 250mg/(kg·d)，但需要监测血中的药物浓度。

预案 3：咪康唑，首次剂量 200mg，以后增至 600～1200mg/d，加入生理盐水或 5％葡萄糖溶液中静脉滴注，注意每次输液要 200ml 以上，输液时间 2h 以上，根据病情严重程度，用 1～20 周不等。全天药量应分成 3 次，儿童每次用量<15mg/kg。

预案 4：酮康唑仅用于皮肤及胃肠炎、慢性黏膜念珠菌病的治疗，成人剂量一般为 200mg/d，严重感染者可达到 400mg/d 或更高至 800mg/d，2 岁以上儿童 3.3～6.6mg/(kg·d)，一般饭时顿服。如为慢性黏膜皮肤念珠菌病，常与氟胞嘧啶合用，使用半年至 1 年。用药期间应严格监测肝功能，每 2 周复查一次，如果肝功能持续恶化，须中止治疗。

预案 5：氟康唑治疗口咽部、食道念球菌感染，首次剂量 200mg，以后 100mg/d，连续用 2～3 周；阴道念珠菌病 150mg，顿服；对严重感染或系统性感染，首次剂量 400mg，以后 200mg/d，视病情决定疗程长短。

预案 6：伊曲康唑，常规服用剂量为 100～400mg/d。治疗口咽食道念珠菌病和系统念珠菌病、阴道念珠菌感染者，给予 200mg/d，连服 3 天。

（宋丽新）

第三节　病毒性皮肤病

一、单纯疱疹

单纯疱疹由疱疹病毒组中的人疱疹病毒引起，是最常见的病毒感染之一。

诊断要点

① 临床特点：单纯疱疹好发部位为唇部及面部，局部有烧伤感，继而出现小片红斑、水肿，其中有成簇丘疹，丘疹 3～4 天形成水疱或脓疱，易破损形成糜烂，1 周左右结痂脱落，留有暂时性红斑。

② 实验室检查：一般常见的原发性单纯疱疹及复发性单纯疱疹无异常。

治疗方案

预案 1：阿昔洛韦（无环鸟苷）200mg，口服，每日 5 次，连服 10 天。配合干扰素 $1×10^5$U，肌内注射，每日 1 次。

预案 2：对于复发性单纯疱疹可给予阿昔洛韦 200mg，口服，每天 5 次，共 5 天，然后改为 200mg，每天 3 次，共 90 天。在阿昔洛韦治疗结束时开始用胸腺素 5mg，皮下注射，每周 3 次，共 6 周，然后减到 5mg，每周 1 次，共 8 周。

说　明

① 唇部单纯疱疹症状轻微，治疗也简单。一般有以下方法。

a. 外用 2% 龙胆紫溶液，每日 1～2 次即可。

b. 如灼热或痛痒症状明显，可用 3% 硼酸溶液、4% 硼硫酸锌溶液或 1：20 复方醋酸铝溶液湿敷，每次 10min，每日 2 次。

c. 应用 2.5% 利多卡因-丙胺卡因霜，外用。每日 4 次。

d. 外用抗病毒制剂，如 2% 阿昔洛韦霜或 1% 阿昔洛韦药水外涂，每日 4 次。

e. 继发细菌感染时可外用金霉素软膏或红霉素软膏。

② 阴部疱疹的水疱易破，早期即呈现糜烂，治疗应以 0.1% 阿昔洛韦液湿敷为主，辅以 20%～40% 氧化锌油外用。

（宋丽新）

二、带状疱疹

带状疱疹由疱疹病毒组中的水痘-带状疱疹病毒引起，初次感染或原发感染为水痘，多见于儿童；再次或继发感染即带状疱疹。

诊断要点

① 损害数群，由丘疹、丘疱疹及水疱等组成，群集或部分融合。

水疱内容为清亮、浑浊或血性；少数水疱呈脐形，严重者出现坏死。

② 附属淋巴结肿大。

③ 自觉症状多为疼痛，有时十分剧烈。疼痛常在皮肤损害前数日出现。

④ 实验室检查：泛发性带状疱疹有较明显全身反应者，血中淋巴细胞及单核细胞增多。耳部带状疱疹有脑膜刺激症状者，常有脑脊液异常。

治疗方案

预案1：阿昔洛韦 $200\sim800mg$，口服，每日5次。按每千克体重 $2.5\sim7.5mg$ 加入林格液 $500ml$ 中缓慢静脉滴注，每 $8h$ 一次，$6\sim10$ 天为一个疗程。配合维生素 B_1 $10mg$ 和维生素 B_{12} $100\mu g$，口服，每日3次。西咪替丁 $200mg$，口服，每日4次。双嘧达莫（潘生丁）$50mg$，口服，每日3次。

预案2：泛昔洛韦 $250mg$，口服，每日3次。配合维生素 B_1 $10mg$ 和维生素$_{12}$ $100\mu g$，口服，每日3次。西咪替丁 $200mg$，口服，每日4次。双嘧达莫（潘生丁）$50mg$，口服，每日3次。

说　　明

① 一般治疗：因疼痛须适当卧床休息，病变处覆盖洁净敷料以隔离外来机械刺激，减少触痛并尽可能保持水疱的完整。同时给予止痛镇静药物。

② 局部治疗

a. 早期单纯水疱阶段，外用炉甘石洗剂，一日多次，使病变表面经常覆盖一层粉末，具有干燥和收敛作用。如有糜烂则以 0.1% 阿昔洛韦药水湿敷。

b. 如有坏死，继发感染或溃疡形成，用 0.1% 利凡诺溶液清洗后再外涂含有氧化锌粉的抗菌软膏（如复方利凡诺软膏）。

（宋丽新）

三、传染性软疣

传染性软疣由传染性软疣病毒所致。

诊断要点

① 常见于儿童及年轻人。

② 损害为米粒大至豌豆大的半球性丘疹，中心微凹，表面有蜡样光泽，呈灰白色或珍珠色，在顶端中央挑破后可挤出白色乳酪样物质。

治疗方案

预案 1：在无菌条件下，挑破丘疹后将软疣小体完全挤出或挑出，或用小镊子夹住疣体将之拔除，然后涂以 2% 碘酒压迫止血。

预案 2：10% 碘酒外用，大的皮损不能完全消退者进行刮除。

预案 3：液氮冷冻或二氧化碳激光治疗。

（宋丽新）

四、水痘

水痘是由水痘-带状疱疹病毒初次感染引起的急性传染病。

诊断要点

① 疹出现前 1～2 天可有发热、头痛、咽痛、恶心等前驱症状。

② 以头面、躯干十分常见，初起为针头大小的粉红色斑疹，几小时内变为丘疹，再经数小时即变为直径 2～5mm 大小的水痘，周围绕有红晕。疱液初清亮，以后稍浑浊。水疱中心可微凹呈脐凹外观。很快结痂，自觉痒感轻重不一。

治疗方案

传统上，水痘主要以对症治疗为主，近年应用下列药物治疗，尤其是早期应用，对抑制皮疹形成，减少新皮损出现，取得了良好效果。

预案 1：阿昔洛韦为儿童及青少年水痘首选。在发病 24h 内开始应用，儿童剂量为 10～15mg/(kg·d)，青少年剂量为为 800mg 分 4～5 次口服，疗程 5 天。

预案 2：预案 1 加干扰素，剂量为 $3×10^6$U，肌内注射，每日 1 次，疗程 5 天。

说 明

① 对症处理：发热时应卧床休息，加强护理，保持皮肤清洁，防止继发感染，必要时应给退热药降温、抗组胺药止痒，局部可用抗病毒或抗感染药，常用龙胆紫外涂。

② 控制传染源：应隔离患者直至全部皮疹结痂为止。对有接触的易感者，应隔离观察 3 周。

③ 切断传播途径：尽量避免易感儿与水痘患者接触，尤其在托幼机构。

④ 保护易感者：在激素治疗中的小儿接触了水痘患儿，应立即给予丙种球蛋白 10～20ml，肌内注射，同时立即减少或停用激素。

五、幼儿急疹

幼儿急疹又称婴儿玫瑰疹或第六病，是婴幼儿时期的一种急性发疹性疾病。

诊断要点

① 潜伏期 7～14 天，平均 10 天左右。

② 突发高热起病，体温在数小时之内升至 39～40℃ 或更高，呈稽留热或弛张热，持续 3～5 天后体温骤降，在体温下降的同时或稍后迅速出现皮疹。皮疹为淡红色斑疹或斑丘疹，多首发于头颈、躯干，在 24h 内渐波及四肢，掌跖多无皮疹。经 1～2 日后皮疹即消退，无鳞屑及色素沉着。

③ 实验室检查：外周血白细胞总数降低，淋巴细胞相对增高。

治疗方案

本病可自愈，仅须对症治疗。高热时多喂水并给予易消化饮食，适当给予退热药防惊厥。发生惊厥时，可给予苯巴比妥或地西泮等镇静剂。腹泻可给予助消化药、止泻药。

（宋丽新）

六、手足口病

手足口病是主要发生于儿童的一种疱疹病毒性传染病。

诊断要点

① 潜伏期 3～7 天。发病前可有食欲不振、低热、头痛等前驱症状。

② 继之在口腔的硬腭、颊部、咽部及舌部出现疼痛性小水疱，很快破溃形成浅溃疡，周围绕以红晕。

③ 足部也出现小水疱，多为椭圆形，周围有红晕，累及臀部、膝部，甚至全身，这些部位的皮疹常为丘疱疹。

治疗方案

本病症状相对较轻，预后良好，因此只需对症治疗。口腔溃疡可外用金霉素鱼肝油，掌跖等部位皮损可外用炉甘石洗剂止痒，预防感染。也可口服盐酸吗啉胍（病毒灵）、利巴韦林（病毒唑）等抗病毒制剂。

（宋丽新）

第四节 寄生虫、昆虫及动物性皮肤病

一、虫咬皮炎

虫咬皮炎一般系指节肢动物门昆虫纲中的蚊、螨、白蛉子、跳蚤、臭虫等叮咬所引起的炎性皮肤病。

诊断要点

① 皮损多位于露出部位。

② 损害为少数散在或多数成群的丘疹、风团。

治疗方案

治疗原则是脱敏、止痒、消炎和防治继发感染。

预案 1：氯苯那敏（扑尔敏）4mg，口服，每日 3 次。

预案 2：苯海拉明 25mg，口服，每日 3 次（小儿每次 1mg/kg）。

预案 3：个别皮疹广泛、水肿明显、瘙痒剧烈者，可短期口服泼尼松，首日剂量为 15～20mg，逐日递减 5mg 至停药。

说　明

① 局部治疗可选用炉甘石洗剂、30％百部酊、风油精或氟轻松软膏等皮质激素类软膏（霜）。局部反应严重者，可在患处放置冰块或冷湿敷。

② 有时在叮咬部位出现淋巴管炎，大多是由过敏反应所致，无须特殊处理。但伴明显压痛并有附属淋巴结肿大，则应酌情给抗生素口服。

（宋丽新）

二、蜂蜇伤

蜂蜇伤是由蜂尾的毒刺或毒液进入人的皮肤后所引起的局部症状和

全身症状。

诊断要点

① 皮肤受蜇后，局部即感灼痛或刺痛，很快出现红肿或风团，被蜇处中央常有一个小瘀点，甚可出现水疱。也可仅有疼痛和红肿并可在数小时内消失。

② 被多数蜂蜇某一局部，可引起大片肿胀，偶可导致组织坏死。

③ 重者可出现全身症状，如发热、畏寒、头晕、无力、恶心、呕吐等。如果头面等重要部位被蜂蜇，尤其是直接刺入血管内或多处同时受蜇时，可引起中毒、休克、抽搐、昏迷、心力衰竭、哮喘、呼吸麻痹等严重全身症状，甚至在数小时或数日内死亡。

治疗方案

治疗原则为尽快处理伤口，吸出毒汁，治疗过敏反应，重者防治休克。

① 局部治疗。

预案1：蜇后应立即检查有无遗留蜇针，如有应先用碘酊消毒后小心拔除，再用三棱针刺之后吸出毒液，用清水或肥皂水或1：5000高锰酸钾溶液冲洗。

预案2：轻者，局部外用药可选择5％碳酸氢钠溶液、10％氨水、碘酊、风油精或氟轻松等皮质激素类软膏或霜。

预案3：肿胀明显者可选用5％碳酸氢钠溶液；1：20复方醋酸铝溶液冷湿敷；放置冰袋。可以消肿止痛。

预案4：局部疼痛明显者，可选用2％普鲁卡因溶液2～3ml；或1％盐酸吐根碱溶液3ml；或3％盐酸麻黄碱溶液0.5～1ml，蜇伤处皮下注射，可很快止痛消肿。

② 全身治疗

预案1：氯苯那敏（扑尔敏）4mg，口服，每日3次。

预案2：赛庚啶2mg，口服，每日3次。

预案3：氯雷他啶10mg，口服，每日1次。

预案4：西替利嗪10mg，口服，每日1次。

预案5：泼尼松首日20～30mg口服，逐日递减5mg至停药。

预案6：遇有被黄蜂蜇伤而致休克及中毒症状严重者，应积极进行抢救。给予抗组胺药物，注射肾上腺素0.3～0.5mg，必要时加用皮质激素。

（宋丽新）

三、蝎螫伤

蝎螫伤是由蝎尾部的刺蜇器刺入皮肤注进毒液所致的皮肤急性反应及全身反应。

诊断要点

① 手足是最易受害部位。

② 立即引起伤处剧烈灼痛，不久伤口处可发生明显的红肿，甚至起水疱，并可引起附近淋巴管炎及淋巴结炎。

治疗方案

轻者消炎、止痛，重者应积极抢救。

预案1：立即检查皮肤螫伤处，尽快吸出毒汁或扩大伤口，用1：5000高锰酸钾溶液或肥皂水或稀氨水反复冲洗。

预案2：四肢远端螫伤者，必要时可加止血带（每10～15min需放松一次）或局部放置冰袋，减少毒素的吸收和扩散，也可用5％碳酸钠溶液进行冷湿敷。

预案3：疼痛严重者，可用2％普鲁卡因液2～3ml或1％盐酸吐根碱液3ml，局部封闭，也可加服止痛药物。

预案4：若出现中毒症状，应对症处理，必要时进行抢救，按过敏性休克治疗。

预案5：局部外用药可选10％氨水、5％碳酸氢钠溶液。

（宋丽新）

四、疥疮

疥疮是由疥螨引起的接触传染性皮肤病。

诊断要点

① 多位于皮肤的薄嫩部位，为粟粒大丘疹或丘疱疹，散在分布或密集成群，隧道呈灰褐色不规则的曲线，长短不一。

② 在阴囊、阴茎、阴唇、股内侧等处，可发生豆大淡红色结节，称为疥疮结节，自觉瘙痒。

③ 家庭中常数人患病。

④ 实验室检查：刮取丘疹、水疱或隧道内容物，置载玻片上，用低倍镜观察，可发现成虫、幼虫、卵壳或椭圆形黄褐色虫卵。

治疗方案

主要原则为彻底治愈患者，消灭疥螨，防治并发症，应选用杀虫、止痒药物。

① 局部治疗。

预案 1：硫黄软膏，从颈以下遍搽全身，每晚 1 次，连用 4 天为一个疗程，成人用 10％硫磺软膏，儿童用 5％硫黄软膏。搽药期间，不洗澡，不更衣，第 5 天洗澡后换清洁衣物。治疗后观察 2 周，如有复发，应重复治疗。

预案 2：1％六六六霜，洗澡后晾干半小时，搽药，维持 24 小时后洗澡即可。妇女、婴幼儿不应使用，有皮肤破损者最好不用。

预案 3：25％苯甲酸苄酯乳剂，每天搽药 1～2 次，连用 2～3 天，杀虫力强，效果较好。

预案 4：30％硫代硫酸钠溶液，每天搽药 2 次，1 周可愈。

预案 5：2％～3％甲硝唑软膏（霜）外用，也可同时口服甲硝唑，每次 0.2g，每天 3 次，连服 7 天为一个疗程。

② 疥疮结节的治疗。

预案 1：液氮冷冻，直接将液氮涂于结节上 30～40 秒，或喷雾 5～7 秒，连续 2～3 个冻融，7～15 天治疗一次。

预案 2：曲安奈德新霉素（肤疾宁）贴膏，剪取适当大小，贴于患处，每 3 天换一贴，贴后加灯泡烤 3 分钟则效果更好。如贴后浸渍发白，可停 1 天再贴，但此法在夏季天热时不宜使用。

预案 3：氟轻松软膏等皮质激素类药物，每天外搽或先涂一薄层，再用胶布封固，2～3 天换一次，连用 15～30 天，可以治愈。

预案 4：哈西奈德溶液（乐肤液），每天涂 4～6 次，短者用 1 周，长者用 5 周，可以治愈，无副作用。

氨苯砜 50mg，口服，每天 2 次，连服 2～3 周。

预案 5：局部封闭：0.5％普鲁卡因液加泼尼松龙注射液，各等份，每周 2 次，连用 3～4 次；去炎舒松 10mg 加 0.5％普鲁卡因液 4ml，每周 1 次，连用 3～5 次；去炎松 40mg 加 2％利多卡因 1ml，每个结节注入 0.1～0.2ml，3～4 周用 1 次。

说　明

① 要求家庭成员及集体生活患者应同时治疗。

② 搽药应从颈部（小儿应包括头面部）以下遍搽全身，病重处可适当多用。

③ 治疗前及疗程结束后次日用热水、肥皂洗澡。衣物用品用开水烫洗灭虫。

（宋丽新）

五、毒蛇咬伤

毒蛇咬伤指人体被带有毒液的蛇类咬伤后，机体即产生由神经毒或血循环毒所致的一系列症状，有的还同时产生两种中毒症状，这是由于带毒的蛇类不同所致。本病夏秋季多发。若伤口未见一排整齐的小齿印而仅见一对较大的齿痕，则疑有毒蛇咬伤。

诊断要点

① 被蛇咬后几秒钟或几分钟内恶心、口渴、呕吐、腹泻、晕眩、倦怠、胸腹疼痛、恶寒发热等。局部皮肤红肿且渐扩展，并见瘀斑由鲜红渐转暗紫色，伴疼痛，甚至发生坏死。

② 有的皮损轻微，但患肢迅速麻木，以后出现神经中毒症状，可有头昏、眼花、眼睑下垂、视物模糊、嗜睡，严重者面部失去表情、舌强不能言语、抽搐、血压下降、肢体厥冷、呼吸麻痹，最后死亡。

③ 循环毒中毒者主要为溶血症状，口鼻腔及胃肠出血、血尿等，有的还有凝血异常、患肢青紫发凉、心力衰竭、血压下降及休克。

治疗方案

处理原则是尽早、积极治疗，防止中毒死亡。

① 防止毒素扩散（以下方法应在咬伤后1h内处理完毕）。

预案1：立即在咬伤处近心端结扎止血带或布带，每隔15～30分钟放松几秒钟，以防患肢缺血坏死。

预案2：患处放置冰袋或浸入4～7℃冷水中，也可置于15℃水中持续24～96小时。

预案3：在毒牙咬伤处做"十"字切开，然后用生理盐水、1∶5000高锰酸钾溶液或清水冲洗，再用吸奶器或拔火罐吸出毒汁，紧急情况下也可用口反复吸吮约半小时，注意用清水漱口。如有可能，在口与伤口间可置一薄片橡胶皮，以防吞入毒汁。

预案4：伤口周围用1%普鲁卡因局部封闭，或可减轻疼痛和毒液的吸收。

② 解毒或中和毒素。

预案1：注射抗蛇毒血清应先做皮试。以10ml抗蛇毒血清加入25%～50%葡萄糖溶液20～40ml中，缓慢静脉注射。也可首次肌内注射4分钟后每次2ml，每日4～6次。

预案2：注射破伤风抗毒素1500U，要先做皮试。

预案3：胰蛋白酶可分解蛇毒蛋白质，防止组织坏死。用1000～6000U胰蛋白酶加0.5%普鲁卡因4～20ml，在咬伤处做环状封闭，每日1次。

预案4：皮质激素有抗炎、抗过敏、抗休克和免疫抑制作用。氢化可的松300～500mg，静脉滴注，连用3～5天。

③ 全身支持疗法。

根据患者全身症状对症处理，重者吸氧、扩容、强心、利尿等。

禁用中枢抑制剂、抗凝剂和横纹肌松弛剂。必要时给予足量抗生素。

(宋丽新)

第五节 皮炎湿疹性皮肤病

一、接触性皮炎

接触性皮炎指皮肤黏膜接触外界刺激性物质或变应原性物质后，在接触部位所发生的急性炎症或慢性炎症。根据发病机制可分两类，即刺激性接触性皮炎和变态反应性接触性皮炎。

诊断要点

① 反复接触弱刺激性物质可出现皮肤干燥、红斑、鳞屑或皲裂等损害。

② 接触强烈刺激性物质可出现红肿、大疱、糜烂，甚至坏死、溃疡。

③ 皮肤损害的境界比较清楚，形状与接触物一致。

④ 去除接触物后损害很快消退，若再接触，皮炎可再发。

治疗方案

（1）刺激性接触性皮炎

① 局部治疗。

预案1：立即去除刺激物是治疗的关键。脱去污染的衣物，创面上用大量流水长时间彻底冲洗，去除或稀释有毒物质，防止继续损伤皮肤或经皮肤吸收中毒。一般冲洗10分钟，作用强的化学物质应冲洗30分钟或更长时间，随后根据接触物及性质采用中和剂，碱性物质采用弱酸性溶液中和，如醋、柠檬汁等；酸性物质损伤用弱碱性溶液中和，如肥皂液、石灰水等，但中和时间不宜过长，随后用清水冲洗中和剂。如果损伤严重，要按化学烧伤处理。

预案2：尽可能使用温和的、刺激性小的清洁剂洗脸、洗手或洗澡，并经常使用润肤霜，有助于防治皮肤粗糙、干燥。

预案3：根据皮损特点和范围选用适当的外用药。红斑、丘疹、丘疱疹无渗液时，选择炉甘石洗剂或皮质激素霜外用，每日2～3次。有渗液时，先用3％硼酸溶液或0.1％利凡诺溶液或生理盐水冷湿敷，根据渗出情况决定湿敷次数和持续时间，一般情况下，每次湿敷30～40min，每日2～4次。间歇期内，渗出不多时可外涂氧化锌油，防止皮损干燥不适。有大疱应先用灭菌注射器抽吸疱液后再行冷湿敷。冷湿敷不仅可去除刺激性物质，而且有减轻炎症、止痒、止痛的作用。待皮损干燥后改用皮质激素霜外用。亚急性期损害采用5％糠馏油糊剂或氧化锌糊剂外用，每日2～3次。对慢性期应损选用软膏为宜，每日2～3次外涂。常用的有5％硼酸软膏、糠馏油氯氟舒松软膏、去炎松尿素霜等。

② 全身治疗

预案1：氯苯那敏（扑尔敏）4mg，口服，每日3次；或氯雷他定5mg，口服，每日1次。

氢氟酸引起皮肤损害，早期在损害及周围皮内注射或皮下注射10％葡萄糖酸钙溶液 $0.5ml/cm^2$ 常有效。

预案2：解毒及加速毒物排泄。

硫代硫酸钠0.64g溶于10ml注射用水中，静脉注射，每日1次。或5％～10％葡萄糖溶液500ml加维生素C 3g，静脉滴注，每日1次，有一定解毒作用。

预案 3：继发感染时应合用抗生素。

（2）变态反应性接触性皮炎　首先应耐心细致询问病史，找出致病变应原。采用清水冲洗或冷湿敷方法清除残留致敏物质。治疗中避免接触一切外来刺激、易致敏物质（包括外用药）。病程中避免搔抓、热水烫洗、使用肥皂，以免加重病情。对严重泛发者可住院治疗。

① 局部治疗。

预案 1：急性期有红斑、丘疹、丘疱疹时，选择炉甘石洗剂外涂，每日 3～4 次，起到止痒、消炎和保护皮肤作用。为提高止痒效果，可每 100ml 加薄荷 0.5～2g 或樟脑 2g 或石炭酸 0.5～15g。也可外用皮质类激素霜剂，如 1％氢化可的松霜、0.1％去炎松霜等，每日 1～2 次。

预案 2：急性期（渗出阶段）有红肿、丘疱疹、糜烂、渗出、结痂，采用溶液开放性冷湿敷，一般每次 40～50min，每日 3～4 次，根据渗出轻重来调整湿敷次数和持续时间。在湿敷间歇期内，如渗出不多时，为避免皮损干燥不适可外涂氧化锌油保护。正确湿敷能达到止痒、消炎、清洁皮损直至渗出停止的效果。常用湿敷液有 3％硼酸液、0.1％利凡诺溶液，也可用凉开水冷湿敷。待皮损干燥后改用皮质激素霜外用，如 0.05％氟轻松霜、0.05％倍他米松霜等；若伴发感染，选择杀菌强的利凡诺溶液冷湿敷，干燥后改用皮康霜或复方康纳乐霜外用。

预案 3：亚急性期采用氧化锌油或氧化锌糊剂外用，每日 2～3 次。

皮质激素乳剂，如 1％氢化可的松霜或 0.1％去炎松霜等，每日 2～3 次，外涂。

预案 4：慢性期一般选用皮质激素软膏或霜外用，每日 2～3 次，软膏能软化痂皮，去除鳞屑，增强药物渗透性而提高疗效。常用的有 1％氢化可的松膏、0.05％氟轻松霜、0.05％倍他米松膏、0.02％恩肤霜及卤米松霜。对面部、皮肤薄嫩部位及小儿，应选择低效药（如氢化可的松霜）或非激素类抗炎制剂（如 5％糠馏油膏），外用。

② 全身治疗。

预案 1：氯苯那敏（扑尔敏）4mg，口服，每日 3 次；非那根 25mg，肌内注射，每日 1 次；赛庚啶 2mg，口服，每日 3 次；氯雷他定 10mg，口服，每日 1 次；西替利嗪 10mg，口服，每日 1 次等，选择其中一种，有较好的止痒、抗过敏效果。

预案 2：急性严重或泛发性变应性接触性皮炎患者，应首选皮质激素治疗，其疗效显著。成人用泼尼松 30～40mg/d，晨顿服或分次服，或氢化可的松 150～200mg 或地塞米松 5～10mg 加入 5％葡萄糖溶液 500ml 中，静脉滴注，每日 1 次。炎症控制后，逐渐减量，在 2～3 周内停药。

预案 3：雷公藤多苷 1～1.5mg/(kg•d)，分 2～3 次口服。部分出现肝功能异常，偶见白细胞下降，部分女性月经紊乱，儿童慎用，孕妇禁用。

预案 4：钙剂临床上常与抗组胺 H_1 受体拮抗剂联合应用，可增强疗效。10％葡萄糖酸钙 10ml，静脉注射，成人每日 1 次，注射时要缓慢。有心脏病或正使用洋地黄类强心剂患者禁用钙剂。

预案 5：继发感染者，在抗过敏治疗的同时，应联合使用有效抗生素口服或肌内注射。

说　明

① 避免接触刺激性物质是预防本病的关键。避免接触变应原性物质，包括易致敏的外用药。

② 接触变应原性物质，应立即采取有效措施去除。

③ 工作需要接触变应原性物质时，必须做好个人防护工作，如穿防护服、戴口罩、帽子及手套或外涂相应防护霜（膏）等。

④ 职业有关者，应改善劳动条件，操作自动化，必要时调换工种。

（宋丽新）

二、染发皮炎

染发皮炎是由染发剂引起的皮肤急性炎症反应。

诊断要点

① 初次染发须经 4～5 天的潜伏期后才会发病，再次染发多只需数小时至 48 小时即可发病。

② 皮损主要累及头皮、发际、面部、耳廓及颈部，严重者可波及上胸、背部、上肢；轻者仅为红斑或斑丘疹、丘疹及丘疱疹，重则红肿、水疱、糜烂、渗液明显，双眼睑红肿尤著，且多伴球结膜充血。由于冲洗或随污染的双手可将染发剂带到身体其他部位而发生类似皮疹；患者自觉瘙痒剧烈或烧灼、胀痛感，全身症状一般不明显。多于 1～2 周内痊愈。

③ 实验室检查：以 1％对苯二胺凡士林膏做斑贴试验呈阳性反应和/或以 5％～10％染发剂稀释剂做斑贴试验呈阳性反应。

治疗方案

治疗原则为首先须尽量去除残留的染发剂并避免再接触。

药物治疗以止痒、脱敏为主，多首选短期应用类固醇激素；外用疗法按一般皮炎湿疹的治疗原则处理。

① 病情较重或严重者。

预案 1：短期应用皮质激素

泼尼松 30～40mg/d，分 2～3 次口服。待急性炎症控制后，激素再逐渐减量至完全停药，全疗程约需 2 周左右。同时内服 1～2 种抗组胺药（氯苯那敏 4mg，口服，每日 3 次；氯雷他定 5mg，口服，每日 1次）。也可合用 5% 葡萄糖溶液 500ml，其中加入维生素 C 2.0～3.0g，静脉滴注，每日 1 次；静脉注射 10% 葡萄糖酸钙 10ml，每日 1 次。

预案 2：氢化可的松 150～200mg/d，静脉滴注，每日 1 次。其余用药同预案 1。

预案 3：地塞米松 5mg/d 肌内注射或静脉注射，每日 1 次。其余用药同预案 1。并发感染者加用抗生素。

② 一般轻症者。

预案 1：可选择 1～2 种抗组胺药口服或加用 10% 葡萄糖酸钙 10ml，静脉注射，每日 1 次。

预案 2：皮损红肿、水疱、糜烂、渗液时，可用 3% 硼酸溶液或生理盐水或 1∶2000 盐酸小檗碱溶液或 1∶20 复方醋酸铝溶液做持续冷湿敷或每次 30min～1h，每日 2～4 次。

预案 3：渗出减少后用皮质激素类霜剂（如氢化可的松霜、地塞米松霜、去炎松霜、倍氟美松霜等）、40% 氧化锌油剂或糊剂；皮损有感染时上述药物中可加入氯霉素、庆大霉素、盐酸林可霉素（洁霉素）等抗生素。

注意：头皮损害禁用炉甘石洗剂、氧化锌糊剂（油剂），以免头发与之粘结在一起，不易去除而加重病情。

说　明

① 已发生染发剂过敏者，应避免再次接触染发剂及其他含对苯二胺的物质，并应注意慎用与对苯二胺有交叉反应的化合物，如偶氮类、苯胺类染料、普鲁卡因、苯唑卡因及氢醌等。

② 任何欲染发者在使用染发剂前均应做斑贴试验，观察 48～72h 无

红肿、痒痛等症状后方可使用。

③ 染发时，尽量避免染发剂流至发际以外皮肤上；不要用指甲过度搔抓，以免抓破头皮，促使过敏反应发生；选用碱性香波或肥皂，以便彻底洗去染发后残留的染发剂；头皮如有伤口、皮疹时，暂不宜染发。

④ 职业需要常接触染发剂者（如理发师），应加强个人防护，坚持戴手套进行操作，如仍发生接触性皮炎宜改做不染发的工作或调换工种。

（宋丽新）

三、化妆品皮炎

化妆品皮炎是指由化妆品引起的，主要发生在化妆品涂布部位的炎症性皮肤病。

诊断要点

（1）接触性皮炎

① 变态反应性皮炎。

a. 于初次使用化妆品 5～7 天，再次使用 24～48h 或数小时后发病。

b. 红斑、肿胀上有红色密集粟粒丘疹、丘疱疹或水疱，可有渗出。皮损边界不甚清楚，伴明显瘙痒或有灼热、刺痛感。

c. 皮疹消退后有脱屑，部分出现色素沉着。

② 刺激性接触性皮炎。

a. 多表现为慢性累积性。

b. 在反复使用接触后局部皮肤逐渐出现淡色斑或暗红斑、干燥和皲裂，甚至有丘疹和水疱等。

（2）光感性皮炎

a. 通常在使用了含光敏剂的化妆品再加上日晒、光照后发病。

b. 皮疹限于光暴露部位，如耳、颈前 V 形区、手背，表现为红斑、丘疹、水疱等，皮疹反复发生加之搔抓等因素可使皮肤肥厚呈苔藓样变。

c. 光毒性皮炎表现为皮肤于红斑反应后形成色素沉着，个别出现荨麻疹，自觉瘙痒、灼热或刺痛。

（3）化妆品性痤疮　与一般寻常型痤疮相似，皮疹以毛囊性红色丘疹及黑头、白头粉刺为主，分布于前额、面颊及下颌部。

（4）黑变病　大多继发于皮炎反复发作后，表现为大小不等淡褐色或青褐色或灰褐色色素斑或斑片，边缘不太清楚。

（5）皮肤瘙痒 于接触部位出现程度不等的瘙痒，轻者仅有蚁行感，重者须搔抓方能解痒，部分伴灼热感。

注：斑贴试验有助于诊断。

治疗方案

① 局部治疗。

a. 皮炎损害。

预案1：损害以红斑、肿胀、丘疹等为主的，外用炉甘石洗剂酌情加用皮质激素霜剂外涂，每日 1～2 次，可选用 1% 氢化可的松霜或 0.1% 丁酸氢化可的松霜或 0.05% 地塞米松霜或 0.1% 糠酸莫米松等。同时也可用 3% 硼酸溶液、生理盐水或冷水做开放式冷湿敷。

预案2：有水疱、糜烂、渗出性皮疹，先用 3% 硼酸溶液或生理盐水或 0.05% 盐酸小檗碱溶液等行开放式冷湿敷，湿敷每次 30min 左右，每日 2 次，间歇期外用 40% 氧化锌油，待渗出减少加皮质激素霜剂外涂，每日 2 次。

b. 痤疮损害。

预案：可外用复方硫黄洗剂、1% 盐酸林可霉素（洁霉素）或氯洁霉素酒精、水杨酸氯霉素酒精等外搽，每日 1～2 次，或 10% 过氧化苯/甲酰外搽。

c. 色素沉着损害。

预案：维生素霜外涂，每天 1～2 次，3% 氢醌霜、3% 双氧水、20% 壬二酸霜等脱色剂，每日 1 次，外搽，可能有所帮助。

② 全身治疗。

预案1：可选 1～2 种抗组胺药口服，如氯苯那敏 4mg，口服，每日 3 次；或赛庚啶 2mg，口服，每日 3 次；或氯雷他定 10mg，口服，每日 1 次。

预案2：抗组胺药物加维生素C、维生素E口服。严重者给予 5% 葡萄糖溶液加维生素C 3～4g，静脉滴注，每日 1 次。

预案3：皮疹严重而泛发者可酌情加皮质激素，参见"接触性皮炎"。

（宋丽新）

四、湿疹

湿疹是由内外因素引起的一种急性或慢性皮肤炎症，皮损为以红斑丘疹及丘疱疹为主的多形性损害，有渗出倾向，常反复发作多年不愈，瘙痒剧烈。病因比较复杂，多与变态反应有关，常常难以确定。

诊断要点

① 急性湿疹的皮损呈多形性，初期为多数针尖大小丘疹、丘疱疹，基底部充血，损害境界不清，由于搔抓或热水烫洗造成点片状糜烂、渗出、结痂，并向周围蔓延，周围有散在性小丘疱疹，致损害境界不清，严重时皮疹泛发全身，瘙痒剧烈。

② 亚急性湿疹可由急性湿疹演变而来，或治疗不当形成暗红斑块，上有结痂、鳞屑，间有少量丘疱疹、渗出。

③ 慢性湿疹通常由急性湿疹或亚急性湿疹演变而来。皮损常增厚，有时呈苔藓样变，轻度脱屑，周围散在少数丘疱疹，在一定诱因下可急性发作。

治疗方案

详细询问病史，寻找和去除病因，避免接触外界刺激因素，不吃刺激性或易致敏的食物（如辣椒、酒、海鲜、牛奶等）。

① 局部治疗。

预案 1：急性期（无渗出阶段）的治疗。

用炉甘石洗剂外用，每日 2～3 次，也可用 3％硼酸溶液或生理盐水做冷湿敷，待炎症控制后改用皮质激素外用，丁酸氢化可的松（尤卓尔）或糠酸莫米松（艾洛松）外用。其作用强、疗效好，而且副作用小。

预案 2：急性期（渗出阶段）的治疗。

常用的湿敷液，如 3％硼酸溶液、0.1％利凡诺溶液选择其中一种做开放性冷湿敷，间歇期可用氧化锌油外涂，减少皮损干燥不适。当渗出减少后，可外用氧化锌糊剂。

预案 3：亚急性期的治疗。

可选用糊膏或霜剂，如糠馏油糊膏、黑豆馏油糊膏、氧化锌糊膏或皮质类固醇激素霜剂等。选择其中一种，外涂，每日 2～3 次。

预案 4：慢性湿疹的治疗。

用软膏剂型为宜，常用焦油类及皮质激素制剂，前者如 5％～10％黑豆馏油软膏，每日 2～3 次。皮质激素制剂如氟轻松、卤米松/三氯生乳膏（适确得）等。

预案 5：慢性湿疹皮损肥厚时的治疗。

去炎松尿素霜外用，尿素增加激素渗透性而提高疗效。外用皮质激素软膏（霜）并加油纸或塑料薄膜封包，能成倍提高激素渗入皮内的量而增强疗效。但在炎热多汗的气候下及多毛的部位不宜封包，否则易产生副作用（如感染）。

预案 6：手部慢性湿疹的治疗。

可先用温水浸泡后搽药或涂药后加封包，均可提高疗效。还可用曲安奈德新霉素（肤疾宁）等贴于小片皮损处。

预案 7：湿疹伴感染的治疗。

继发细菌或浅部真菌感染时选用含抗细菌、抗真菌药及皮质激素的混合霜（软膏）剂外用。必要时选择有效抗生素口服或肌内注射。

预案 8：皮质激素损害内注射。

对慢性限局肥厚性小片损害及钱币状湿疹，可采用去炎松混悬液或倍他米松注射液（商品名得宝松，含二丙酸倍他米松 5mg，倍他米松磷酸酯钠 2mg）加 1%～2% 普鲁卡因适量，做损害处皮内注射或真皮浅层分点注射，每次用量应根据损害大小决定，每周 1 次，共 3～4 次。

② 全身治疗。

预案 1：氯苯那敏 4mg，口服，每天 3 次；或氯雷他定 10mg，口服，每日 1 次。

预案 2：10% 葡萄糖酸钙 10ml，缓慢静脉注射，每日 1 次，有心功能不全者或使用洋地黄类药物时禁用钙剂。

预案 3：普鲁卡因静脉封闭疗法。

普鲁卡因 150mg 加入 5% 葡萄糖溶液 500ml 中，静脉滴注，每日 1 次，每 3 天增加普鲁卡因 150mg，直至 450～600mg/d 为止，10 次为一个疗程，有明显止痒和缓解病情作用。治疗前必须做普鲁卡因皮试。一般无明显副作用。

预案 4：成人可用泼尼松 30～40mg/d，晨顿服或分次服，待病情缓解后逐渐减量至完全停药。注意应用皮质激素制剂不应减药过快或停药过快以免出现反跳现象。

说　明

① 抗组胺类药常用有两种：其一是具镇静作用的抗组胺 H_1 受体拮抗剂，如氯苯那敏、赛庚啶等；其二为无镇静作用的抗组胺 H_1 受体拮

抗剂，如氯雷他定、西替利嗪等。可根据情况选用。

② 皮质激素无论口服还是静脉给药，都能很快控制症状，但停药后易复发，年老者停药后有发生红皮病危险。另外湿疹是一种慢性反复发作性疾病，长期使用皮质激素可引起许多副作用，因此尽可能不用。只有急性严重、泛发性湿疹或湿疹性红皮病患者，采用其他治疗无效，又无糖尿病、高血压、溃疡病等应用激素的禁忌证时方可使用。

（宋丽新）

五、异位性皮炎

异位性皮炎亦称遗传过敏性皮炎、特应性皮炎或异位性湿疹。患者具有易过敏体质，本人或家族中常有哮喘、过敏性鼻炎、荨麻疹等病史，表现为剧烈瘙痒的一种特殊类型的湿疹皮炎。

诊断要点

① 家族中有异位性皮炎病史。

② 婴儿期皮疹好发于颜面及头皮，表现为红斑、丘疹、丘疱疹、渗出、结痂。儿童期皮损主要累及肘窝、腘窝、手腕屈面。湿疹型皮疹可表现为红斑、丘疱疹、糜烂、渗出及结痂。青少年及成人期皮损可浸润肥厚呈苔藓样变，有时泛发全身，有时仅有手部湿疹或钱币状湿疹损害。

③ 实验室检查：血液嗜酸性粒细胞增加，血清中总 IgE 增高，抑制性 T 淋巴细胞减少。

治疗方案

尽量寻找和避免可能的外界刺激物和致敏原，以抗炎、抗过敏、止痒为原则。

① 全身治疗。

预案 1：氯苯那敏 4mg，口服，每日 3 次；或氯雷他定 10mg，口服，每日 1 次；或西替利嗪 10mg，口服，每晚 1 次。

预案 2：预案 1＋雷公藤多苷，每次 20mg，口服，每日 3 次。雷公藤多苷不应用于儿童及孕妇。

预案 3：预案 2＋干扰素，采用人丙型基因工程干扰素 $(5\sim10)\times10^5$U，皮下注射，隔日 1 次，持续 4～8 周，有助于临床症状的改善。

预案 4：细菌感染可激发异位性皮炎或加剧病情；当糜烂、渗出面积大或有继发感染时应选择有效抗生素口服或肌内注射，改善临床症状。同时加用预案1或预案2或预案3。

② 局部治疗。

根据皮炎分期，遵循外用药的基本原则选择适当的外用药剂型及药物外用。

预案1：急性期皮炎的治疗。

若有渗出，可选用3％硼酸溶液做冷湿敷；有感染者用1：8000高锰酸钾液或1：1000雷夫诺尔液连续开放冷湿敷。无渗出时，可外用炉甘石洗剂或单纯扑粉。

预案2：亚急性期皮炎的治疗。

可外用糊膏或乳剂。如糠馏油糊膏、黑豆馏油糊膏、氧化锌糊膏或皮质激素霜剂等。

预案3：慢性期皮炎的治疗。

可应用皮质类固醇霜剂、软膏或焦油类制剂，两者配合使用疗效更好。前者如丙酸氯倍他索软膏（恩肤霜）、去炎松尿素膏、氟轻松膏、地塞米松乳膏、丙酸倍氯美松乳膏等，后者如5％～10％黑豆馏油软膏、煤焦油软膏及糠馏油软膏。慢性肥厚苔藓化范围小的皮损可外贴曲安奈德新霉素（肤疾宁）硬膏。

说 明

① 由于本病病因复杂，寻找病因比较困难，因此主要是减少本病的多种激发因素，使症状减轻或缓解。

② 寻找和避免可能的外界刺激物和致敏原（如屋尘、花粉等），避免搔抓和摩擦，婴幼儿没有自控能力，应注意将患儿双手固定或戴上手套。避免使用热水、肥皂洗烫。

③ 婴幼儿衣、被要清洁、柔软、宽大，不要过暖，以免加重痒感；内衣不用毛织品；洗涤时尽量把肥皂冲净；尿布不宜用塑料制品。

④ 牛奶过敏者，煮沸时间要延长，以减少其抗原性。如母乳过敏，劝告母亲暂勿吃鱼、虾等抗原性强的食物。成人患者应不饮酒或食用其他刺激性食物，对能诱发本病的食物如鱼、虾、蟹、蛋和牛奶等进食时应观察与病情的关系，如进食后加剧病情者，应忌食。

⑤ 不宜过度劳累，避免紧张、情绪激动及出汗过多等使皮损加重。

⑥ 发病时不宜种痘或注射预防针。并避免接触种痘者或单纯疱疹

患者，以免引起牛痘样湿疹或疱疹性湿疹。

（宋丽新）

六、婴儿湿疹

婴儿湿疹是指主要发生在婴儿头面部的一种急性或亚急性湿疹。俗称"奶癣"。

诊断要点

① 生后 1～6 个月开始发病。

② 皮疹好发于面颊、额部。

③ 表现为红斑、丘疹、丘疱疹、水疱及糜烂、渗出，渗液干燥形成黄色厚薄不一的结痂。

治疗方案

① 局部治疗。

原则上与湿疹相同，但因婴儿皮肤薄嫩，注意外用药物以温和无刺激性为宜。

a. 急性期的治疗。

预案 1：急性期皮疹有糜烂渗出时需用 3％硼酸溶液或 0.05％盐酸小檗碱溶液做开放式冷湿敷，每次 15～20min，每日 2～3 次，注意湿敷面积不宜过大（不能超过体表面积的 1/3），以免患儿受凉感冒或过度吸收而出现全身中毒反应（如硼酸溶液）。在湿敷间歇期可酌情外用 40％氧化锌油，具有收敛、保护作用。

预案 2：皮疹以红斑、肿胀、丘疹为主而无渗出时用预案 1 中的溶液冷湿敷外，可外用炉甘石洗剂或皮质激素霜剂外搽，每日 1～2 次，如氢化可的松霜或丁酸氢化可的松霜或 0.1％去炎松霜等。

b. 亚急性期的治疗。

预案：可外用氧化锌糊剂及皮质激素乳剂外搽，每日 1～2 次。

c. 慢性期的治疗。

预案 1：可用 15％氧化锌软膏、焦油类软膏（如 2.5％～5％糠馏油软膏、5％黑豆馏油软膏或 10％鱼石脂软膏）及皮质激素乳剂或软膏（如氢化可的松软膏、0.1％去炎松软膏）。

预案 2：对有继发感染的皮损，加莫匹罗星软膏（百多邦），外用，每日 1～2 次。

② 全身治疗。

预案 1：0.2％苯海拉明糖浆，1～2mg/(kg·d)，分 2～3 次口服。

预案 2：0.2％苯海拉明糖浆，1～2mg/(kg·d)，分 2～3 次口服，有继发感染应酌加有效抗生素全身治疗。

预案 3：0.2％苯海拉明糖浆，1～2mg/(kg·d)，分 2～3 次口服，加维生素 C、钙剂。

说　明

① 止痒、消炎为主，并注意预防感染。

② 注意取得患儿家长信任和配合，应向患儿家长详细询问病史，包括患儿的喂养史及方法、哺乳母亲的饮食习惯等，以去除可能的发病因素或诱发加重因素。

③ 避免过冷、过热、搔抓等刺激，必要时在晚间将患儿双手适当固定或戴手套。

④ 用药宜温和。保持情绪稳定。增强体质。注意调理胃肠功能，不宜盲目忌口。

（宋丽新）

七、脂溢性皮炎

诊断要点

① 好发于皮脂腺分泌较多的部位。

② 皮损为淡红色斑丘疹，圆形及椭圆形，表面覆以糠状鳞屑或油腻性黄痂。边缘清楚，脱屑显著，常伴有不同程度的瘙痒或脱发。

治疗方案

① 局部治疗。

治疗原则：减少皮脂、杀菌、消炎、止痒、去头屑、控制脱发。

预案 1：1％联苯苄唑香波（用于治疗头皮脂溢性皮炎），每周 2 次。先将头发浸湿后，用该药揉搓数分钟，用毛巾包住头部，使药液在头部停留 3～5min 后，再用清水冲洗。疗程 3～4 周。如未彻底治愈，可经常用此药洗发，可以控制病情。

预案 2：2％酮康唑香波（用量用法同 1％联苯苄唑香波），疗程 4 周。

预案 3：1‰联苯苄唑溶液，每日 1 次涂头皮。

预案 4：复方咪康唑霜（乳膏）（用于躯干、屑部、耳后等无长毛处），外用，每日 1 次。因该药含激素，故不宜用过长时间，一般不超过 2 周。

预案 5：复方硫黄洗剂，涂搽，每日 1 次，用于头皮脂溢性皮炎。

预案 6：3‰硫黄霜，涂抹，每日 1 次，用于面部等无长毛皮肤。

预案 7：哈西奈德（乐肤液），外涂，每日 1 次，用于头皮脂溢性皮炎较重者。

预案 8：0.1‰戊酸倍他米松洗剂，外涂，每次 1 次，用于头皮脂溢性皮炎较重者。

② 全身治疗。

预案 1：氯苯那敏 4mg，口服，每日 3 次；或氯雷他定 10mg，口服，每日 1 次；或西替利嗪 10mg，口服，每日 1 次。

预案 2：维生素 B_2 10～20mg，口服，每日 3 次；维生素 B_6 20～30mg，口服，每日 2～3 次。

预案 3：在炎症明显或范围较大时，可给口服波尼松 20～40mg，每日早晨顿服。同时服四环素 0.5g，每日 3～4 次。可减轻炎症，抑制皮脂腺分泌。根据病情一般不超过 2 周，不宜用过久，以避免副作用发生。

预案 4：渗出明显、有感染时，可口服四环素、红霉素或头孢菌素。

说　明

① 生活应规律，限制高糖高脂饮食。忌刺激性食物，避免搔抓。

② 轻者以外用药物为主。

（宋丽新）

八、荨麻疹

荨麻疹是一种血管反应性皮肤病，临床以皮肤、黏膜的局限性、瘙痒性、暂时性红斑和风团为特征。

诊断要点

① 急性荨麻疹为突然发生的皮肤黏膜潮红斑和/或风团，常伴有瘙痒，少数伴发热、关节痛、头痛、恶心、呕吐甚至腹痛、腹泻、胸闷、呼吸困难等。单个风团常持续数分钟至 24 小时，消退后不留痕迹。

② 慢性荨麻疹指荨麻疹反复发作，病程超过 6～8 周。

③ 皮肤划痕征可单独发生或与其他型荨麻疹同时存在。往往自觉局部灼热、瘙痒，搔抓后出现与抓痕形态一致的线状风团。

④ 寒冷性荨麻疹与冷刺激有关。

⑤ 胆碱能性荨麻疹是因运动、发热、出汗及情绪激动引起的荨麻疹。皮疹特点为泛发的直径 1～3mm 的小风团，周围有明显的红晕，有时唯一的症状是皮肤剧痒而无风团。

⑥ 血管性水肿又称巨大性荨麻疹。呈突然发生的局限性水肿，发生于夜间，持续数小时或 2～3 天，消退后不留痕迹。

治疗方案

根本的治疗是去除病因。对原因不明者用药物治疗也能使病情得到控制或治愈。

预案 1：苯海拉明 25～50mg，口服，每日 3 次，或肌内注射每次 20mg；小儿 2mg/（kg·d），分 3 次口服。或者氯苯那敏，成人每日 12～24mg，小儿 0.4mg/（kg·d），分 3 次口服。或者赛庚啶 2～4mg，口服，每日 3 次。或者非那根 12.5～50mg，肌内注射，每日 1 次；小儿 0.5～1mg/（kg·d）。或者氯雷他定 10mg，口服，每日 1 次。或者西替利嗪 10～20mg，口服，每日 1 次。或者在上述用药的基础上加用水合氯醛（多虑平）25mg，口服，每日 3 次。

预案 2：皮质激素能迅速控制此病的症状，但停药后易复发且长期使用或大量使用会产生严重不良反应，故不应将此类药作为治疗的首选和基本药物，尤其对慢性荨麻疹，应在其他药物不能控制病情时选用。

预案 3：拟交感神经作用药。

0.1% 肾上腺素 0.5ml 皮下注射或肌内注射，也可用 0.1% 肾上腺素 0.1～0.5ml 加生理盐水 10ml 稀释后缓慢静脉注射，必要时隔 30～60min 重复使用。或者氨茶碱 0.25g 加入 10% 葡萄糖溶液 250ml 中，静脉滴注；口服每日 0.3～0.6g，分 3 次服用。与 H_1 受体拮抗剂合用对有喉水肿者效果较著。

说　明

① 急性荨麻疹单有皮疹表现者，一般用 H_1 受体拮抗剂（预案 1）常可得到控制或治愈。为尽快控制瘙痒和风团，常先采取注射给药，无嗜睡作用抗组胺药较好。伴全身症状（如发热、关节痛、腹痛、呕吐及

呼吸困难）者，宜早期、足量、短程加用皮质激素，症状改善后应迅速减量停用。有过敏性休克表现或喉水肿者，应立即使用肾上腺素等，并选择合适的皮质激素肌内注射或静脉滴注，同时应吸氧，密切观察血压变化。经以上处理喉水肿无好转，应考虑气管插管或切开。

② 慢性荨麻疹一般选用 H_1 受体拮抗剂中某一类进行治疗，如疗效不佳，再选 H_1 受体拮抗剂中的另一类。此疗法仍不能控制病情者，可选用 H_1 受体拮抗剂加 H_2 受体拮抗剂联合治疗，也可用水合氯醛或水合氯醛联合其他抗组胺药。每种方法疗效观察应 3～5 天。目前认为 H_1 受体拮抗剂加 H_2 受体拮抗剂联合疗效好。限于某些患者职业需要，联合用药可白天或上班时选用无嗜睡作用药物，晚间或休息时选用有嗜睡作用药物。当抗组胺药不能充分控制病情且症状较重时，可加用小量皮质激素，病情控制后，应逐渐减量维持，缓慢停药。递减至停药的过程应在 1～3 个月。

③ 寒冷性荨麻疹可选用赛庚啶、水合氯醛、脑益嗪、酮替芬。

④ 轻度划痕症，瘙痒不明显者可做解释工作，不用药物或只给外用止痒剂治疗。划痕症较重，瘙痒严重者应选用抗组胺药。

⑤ 胆碱能性荨麻疹选用水合氯醛、酮替芬、赛庚啶等也有效。

⑥ 局部治疗主要给温和止痒剂，如薄荷酚液、炉甘石洗剂等。

（宋丽新）

九、丘疹性荨麻疹

丘疹性荨麻疹也称荨麻疹样苔藓，是以散在或群集风团样损害伴瘙痒为主要表现的一种炎性皮肤病。

诊断要点

① 好发于儿童，夏秋季多见。

② 皮损易累及躯干、四肢，为突然发生的绿豆大至花生米大、略呈纺锤形的红色风团样或丘疹样损害，有时可见伪足或皮损顶端水疱。皮损散在或群集分布，数个至数十个不等。

治疗方案

积极避免诱发因素，临床应用止痒、抗炎和防治继发感染治疗，短期内即可治愈。

① 皮疹较少且无明显新皮损者的治疗。

预案 1：皮质激素霜疗效显著，每日 2~3 次，外搽。

预案 2：皮质激素霜中混有抗感染药（如氯霉素或甲硝唑等）疗效更好。

预案 3：克罗米通乳膏（优力肤霜），外用。

② 皮损较多且不断出新皮损者的治疗。

预案：局部外用治疗同时加服抗组胺药（参见"荨麻疹"）。

③ 出现继发感染，应给予相应抗生素治疗。

（宋丽新）

第六节　瘙痒性皮肤病

一、神经性皮炎

神经性皮炎又名慢性单纯性苔藓，是一种以皮肤苔藓样变及剧烈瘙痒为特征的常见慢性瘙痒性皮肤病。

诊断要点

① 多见于青壮年。

② 病损呈苔藓化斑块。斑块边界清楚，形状大小不一，四周仍可见散在扁平小丘疹及抓痕、血痂。

治疗方案

原则为镇静、止痒。

① 全身治疗。

预案 1：瘙痒剧烈者可口服盐酸羟嗪（安泰乐）、特非那丁等抗组胺药，有神经衰弱症状的给予地西泮等镇静催眠剂，并可辅以谷维素及 B 族维生素调节自主神经功能。

预案 2：泛发性神经性皮炎患者，可给普鲁卡因静脉注射。如 0.25% 普鲁卡因注射液 10~20ml，加维生素 C 500mg 静脉注射，10~15 次为一个疗程。用药前须做普鲁卡因皮试。

② 局部治疗。

a. 局部药物注射或封闭疗法对限局性神经性皮炎常可取得明显疗效。

预案 1：皮质激素局部封闭。

醋酸泼尼松龙混悬液 1ml 或去炎松混悬液 1ml，加入适量的 2% 普鲁卡因注射液，做局部皮损内注射或皮下注射。对皮损较大者，剂量可酌增，但每次局部注射总量不宜超过泼尼松龙或去炎松 2ml，每周 1 次，共 2～3 次。

预案 2：2％苯甲醇溶液局部封闭。

2％苯甲醇溶液 10～30ml，局部皮下浸润注射，每 1～2 周 1 次，共 3～4 次。疗效好，无明显副作用。

b. 局部药物治疗。

预案 1：10％黑豆馏油软膏、5％～10％糠馏油或煤焦油软膏、松馏油软膏等焦油类制剂。

预案 2：丙酸氯倍他索（恩肤霜）、地塞米松霜。

预案 3：局部苔藓化明显且无糜烂、渗出的皮损，可外贴曲安奈德新霉素贴膏（肤疾宁）。

说　　明

① 做好患者的思想工作，解除患者的紧张、焦躁情绪，生活应有规律，注意劳逸结合。

② 忌食各种辛辣刺激性饮食及饮酒。

③ 尽量避免搔抓、摩擦，勿以热水、肥皂烫洗。

二、瘙痒病

瘙痒病是指仅有皮肤瘙痒，而无原发皮损的皮肤病。分全身性瘙痒病和限局性瘙痒病两型。

诊断要点

（1）全身性瘙痒病

① 泛发全身或身体大部。

② 瘙痒常为阵发性，尤以夜间为重。

③ 典型皮损为条状表皮剥脱的抓痕和血痂。可继发慢性湿疹样变、苔藓样变及色素脱失或色素沉着。

④ 患者可同时伴有失眠、精神不振等神经衰弱症状。

（2）限局性瘙痒病

发生于身体的某一部位时称限局性瘙痒病。以肛门、阴囊及外阴等部位最为多见。

① 肛门瘙痒病：多见于中年男性，亦可见于女性及儿童，瘙痒多

局限于肛门及其周围皮肤。由于长期搔抓，局部出现肥厚、皲裂及湿疹样变等继发损害。

② 阴囊瘙痒病：较多见，多限于阴囊，偶可扩展至会阴。

③ 外阴瘙痒病：多见于绝经前后妇女，瘙痒部位主要在大、小阴唇及阴阜部。

治疗方案

去除病因和打破搔抓的习惯是达到根治的关键。

① 全身治疗。

预案 1：特非那丁 60mg，口服，每日 2 次；加赛庚啶 2mg，睡前口服。

预案 2：水合氯醛，初量为 12.5～25mg，口服，每日 3 次，但注意有严重心脏病、青光眼、前列腺增生及尿潴留患者禁用。

预案 3：氨苯砜 50mg，口服，每日 2 次。短期服用，对病程较短的瘙痒病有较好疗效。

预案 4：老年性皮肤瘙痒病可用性激素治疗，男性患者若无前列腺增生，可用丙酸睾酮 25mg，肌内注射，每周 2 次；或甲基睾酮 5mg，肌内注射，每日 2 次。女性患者可口服乙烯雌酚 0.5mg，每日 2 次；或黄体酮 10mg，肌内注射，每日 1 次。

② 局部治疗。

预案 1：对没有糜烂、渗出者可选用炉甘石洗剂、0.5% 酚溶液或软膏。对老年性皮肤干燥者，可外用 2% 樟脑霜；皮肤肥厚者选用黑豆馏油、糠馏油等；苔藓化的皮肤可用皮质激素软膏或霜剂。

预案 2：局部封闭疗法。

对外阴瘙痒病，可用去炎松混悬液 5～10ml 加 2% 普鲁卡因 4ml 局部皮内浸润注射，每 5～7 天一次；或用 0.25%～0.5% 普鲁卡因 40ml 加去炎松 2.5ml 于外阴皮下两侧坐骨棘内注射，每日 1 次，注射 12～14 次。

外阴及肛门瘙痒者，也可用 0.25% 普鲁卡因 1ml 或波尼松龙混悬液 1ml 做长强穴或曲骨穴等封闭。

（宋丽新）

第七节　药物性皮炎

（一）药物性皮炎

药物性皮炎又称药疹，指药物通过任何途径进入体内引起皮肤黏膜的急性炎症，重者可伴有系统累及。

诊断要点

① 明确的用药史。停用致敏药物，皮疹可自愈，一般在 1～3 周左右恢复。

② 一定的潜伏期，首次用药潜伏期大约在 5～20 天；重复用药，则在数分钟或数小时发病。

③ 多有前驱症状，如发热、皮肤瘙痒、黏膜灼热干燥或全身不适。

④ 症常多伴口腔黏膜损害，且可累及心、肝、肾、关节及造血系统，往往起病急骤，病情凶险。

⑤ 抗过敏治疗及皮质激素治疗有效。

治疗方案

立即停用致敏药物，促进致敏药物排泄，及时抗过敏。

① 全身治疗

预案 1：氯苯那敏（扑尔敏）4mg，口服，每日 3 次；或赛庚啶 2mg，口服，每日 3 次；或氯雷他定 5mg，口服，每日 1 次；或西替利嗪 10mg，口服，每日 1 次，可任选 1～2 种。

预案 2：预案 1 加维生素 C，每日 1～3g 加入液体中静脉滴注。

预案 3：预案 2 加 10％葡萄糖酸钙 10ml，静脉注射，每日 1 次。

预案 4：病情较重如发疹型或荨麻疹型，皮疹泛发伴中等程度发热者，可用泼尼松 20～40mg/d，或其他皮质激素的相当剂量，病情好转后即逐渐减量，1～2 周内可撤完。

预案 5：病情危重者，应尽早足量短期使用皮质激素，氢化可的松 200～500mg 或地塞米松 15～20mg 加入葡萄糖溶液中静脉滴注。皮质激素足量的标志是 2～3 天内体温控制，无新发皮疹，原皮疹色泽转暗，渗出减少，病情稳定后划迅速撤减激素，一般每 3～4 天可撤减激素 1/8～1/4 量，3 周左右撤完。剥脱性皮炎型可视病情而适当减慢撤减激素的速度。

预案 6：在预案 5 的基础上给予支持疗法补给高能量、高蛋白、多种维生素，视病情需要可给予能量合剂、白蛋白，输新鲜血或血浆，有感染的可选择致敏性较小的抗生素加以控制，注意液体和电解质平衡，肝功能受累的应给予保肝治疗。

② 局部治疗

预案 1：皮疹无渗出者，可给单纯扑粉或用复方炉甘石洗剂。

预案 2：有大疱者，可用无菌针头抽干疱液，然后外涂 1% 龙胆紫溶液。

预案 3：渗液明显者，应行干燥暴露疗法，重视消毒隔离，每天换消毒床单，糜烂面用 3% 硼酸液清洗后贴敷单层 0.1% 黄连素纱布或 0.2% 庆大霉素纱布。

预案 4：眼结膜损害者，每天数次用生理盐水冲洗，清除分泌物，定期交替滴醋酸氢化可的松眼药水、氯霉素眼药水，晚上涂 3% 硼酸眼膏或 0.5% 金霉素眼膏，以预防粘连。

预案 5：口腔损害者，可用 2% 碳酸氢钠含漱液，唇部用凡士林纱贴敷，口腔溃疡可涂口腔溃疡膏。

说　明

① 病历上注明禁用致敏药物或可疑致敏药物的名称，勿用结构相关药物，以免发生交叉过敏。

② 多饮水或输液以促进致敏药物排出，每日可静脉输注 1000～2000ml 液体。

（二）固定型药物性皮炎

固定型药物性皮炎是药物性皮炎中最常见的一型，复发率较高。致敏药物再次进入体内，则同样形态皮疹在同一部位反复出现。

诊断要点

① 皮疹为限局性圆形或椭圆形水肿性红斑，色泽红或紫红，直径数毫米至数厘米不等，境界十分清楚，单发或多发，重者中心可起水疱。急性期约 1 周，此后局部遗留暗褐色或棕褐色色素沉着。

② 好发于足背及皮肤黏膜交界部位（如口唇、外生殖器、肛门等处），以龟头包皮为最好发部位。

③ 外生殖器部位及黏膜损害易出现糜烂，伴疼痛感。

治疗方案

① 全身治疗。

预案 1：抗组胺药物、维生素 C、钙制剂等抗过敏治疗参见本节"药物性皮炎"。

预案 2：皮疹数目多，可在红斑初起时，给予足量皮质激素（如泼尼松 30~40mg），可明显减轻固定型药物性皮炎的反应程度，以后根据皮疹情况，连日递减用量，一般在 1 周内撤尽。但若已经出现大疱、糜烂，则使用皮质激素只能减轻些炎症，并不能缩短其病程。

② 局部治疗。

视皮疹情况给予湿敷，炉甘石洗剂或皮质激素霜外搽。外阴部，特别是男性龟头糜烂、渗出性损害，宜用 3％硼酸液、0.05％盐酸小檗碱液或 0.1％利凡诺溶液等在白天做持续性湿敷，保持患处清洁，卧床休息，减少活动，晚上暴露或以抗生素油膏涂搽，一般 7~10 天可愈合。

（宋丽新）

第八节 红斑鳞屑性皮肤病

一、银屑病

银屑病是一种慢性炎症性皮肤病，其特点是反复发作，表皮细胞过度增殖及角化不全，其病因和发病机制至今仍不十分清楚。

诊断要点

① 典型皮损为红色斑丘疹，表面覆银白色鳞屑，轻轻刮去表皮鳞屑，可见"薄膜现象"。刮除薄膜后，可见点状出血现象。

② 皮损边界清楚，可以累及皮肤的任何部位。

③ 根据临床表现本病分为三期。

a. 进行期：不断出现新的皮损，原皮损逐渐扩大，痒感加重，伴有同形现象。

b. 静止期：病情处于稳定状态，无新疹发生，原皮损改变不明显。

c. 消退期：原皮损逐渐变小以至消退，留下色素减退或色素沉着斑。

治疗方案

① 局部治疗。

预案 1：黑豆馏油，外用，每日 1~2 次。

预案 2：外用 1％~3％的高浓度蒽林制剂，10~30min 即擦去，并用酸性肥皂清洗局部，然后外用润肤霜或合适的皮质类固醇软膏，每日1 次或每周 3 次，一般 3 周后皮疹可消失，该法特别适用于慢性、处于静止期的斑块型银屑病。

预案 3：外用激素。一般每日 1～2 次，或隔日 1 次。对限局、肥厚的皮损可用硬膏制剂（如肤疾宁）或局部封包治疗。

预案 4：0.25%～0.3%维甲酸霜，外用，每日 1 次。

预案 5：氮芥常用于治疗经其他局部治疗无效或不适于内服药物治疗的银屑病皮损。使用时常从小剂量开始，即 10mg 氮芥溶于 50ml 水中，渐增至 10mg 溶于 25ml 水中。氮芥溶液可每日用 1 次，2～3 周内可见疗效。维持治疗时，每周用 2 次。

预案 6：钙泊三醇软膏，一般外用 6～8 周后皮疹消失。然后可减少用药次数或间歇用药以维持长期疗效。

② 全身治疗。

对病情较严重、局部治疗效果不好的患者可考虑内服药物治疗。

预案 1：甲氨蝶呤，每 12h 服用 2.5mg，连服 3 次，每周的同一时间重复治疗。

预案 2：维甲酸，寻常型银屑病常用剂量为每日每千克体重 0.5mg；脓疱型银屑病用药量较大，一般为 0.75～1mg/(kg·d)；红皮病型银屑病开始不宜用大剂量，大剂量可能反使病情加重。用药 2～4 周可见显著效果，然后渐减少用量。具体视情况每 1～3 周减一次药量。

预案 3：环孢素，治疗量 2～6mg/(kg·d)，2～4 周可见显著效果，然后逐渐减量，总疗程 8 周左右，但停药后往往在 4 周内复发，故有人认为减至 1mg/(kg·d) 后继续维持用药 3～6 个月，效果更好。

说　明

① 对于病情较轻的患者应以局部治疗为主。

② 注意解除顾虑，消除精神创伤。避免各种诱发因素（例如感染病灶等）。

③ 进行期患者禁用刺激性强的药物。急性期或伴有明显瘙痒者应尽量少食刺激性食物。

④ 及时治疗上呼吸道感染及其他感染病灶。

二、玫瑰糠疹

玫瑰糠疹是一种常见的炎症性皮肤病。病因尚不十分清楚，根据本病多见于春秋季节，有小范围流行性，病程有自限性，甚少复发等，提示本病可能与某种传染因素（如病毒感染）有直接关系。

诊断要点

① 躯干或四肢某部出现一个玫瑰色、较大、圆形或椭圆形母斑或先驱斑。

② 1～2 周后，躯干四肢近端及颈部相继出现多数皮损，指甲大小，卵圆形，色淡红，边缘有领圈样脱屑，皮损的长轴与皮纹走行一致。

治疗方案

本病有自限性，治疗目的在于减轻症状及缩短病程。主要是对症治疗。

① 全身治疗

预案：瘙痒显著的病例可口服抗组胺药，如氯苯那敏 4mg，口服，每天 3 次；或氯雷他定 10mg，口服，每日 1 次。

② 局部治疗。

预案 1：炉甘石洗剂，外用，每日 2 次。

预案 2：皮质激素霜，外用，每日 2～3 次。

三、白色糠疹

白色糠疹也称为单纯糠疹，是一种常发生在儿童或少年面部的轻度炎症性皮肤病，病因尚不清楚。暴露于强烈阳光下致使皮肤过分干燥和特异性体质似与发病有关。本病预后好，通常可自愈。

诊断要点

① 本病多见于儿童，青壮年亦可发病。常于春季发病，夏、秋季节好转。

② 皮疹特点是面部、手臂、颈部或肩部的色素减退性圆形或卵圆形鳞屑性斑片。淡白色或淡红色，边界清楚。

治疗方案

本病有自限性，经过数月或更长一些时间可自愈。治疗目的主要是缩短病程，对症处理。

预案 1：口服维生素（如维生素 B_6、维生素 B_2 和维生素 C 等）。

预案 2：以润肤为主，1‰氢化可的松软膏外用，每日 1 次。

（宋丽新）

第九节 天疱疮

天疱疮是一个以表皮内棘细胞松解为特点的自身免疫性大疱性皮肤病。在患者血清中存在抗棘细胞间质抗体。根据病理学上棘细胞松解的部位及临床特点，可以分为寻常型天疱疮、增殖型天疱疮、落叶型天疱疮及红斑型天疱疮。

诊断要点

① 寻常型天疱疮基本损害为薄壁、松弛的大疱，大多在正常皮肤上出现尼氏征阳性。损害偶可累及睑结膜、鼻黏膜及外阴。

② 增殖型天疱疮较少见。病情较轻，损害主要见于皮肤皱褶部位，如颈、腋、脐、腹股沟及外阴部，为乳头状增生性斑块，其上有渗出及厚痂，伴腥臭味。增殖性斑块边缘可见松弛性水疱。

③ 落叶型天疱疮棘细胞松解发生在颗粒层或角质层下，因此临床上疱壁菲薄，常见不到完整的疱，而为落叶状的片状痂屑，痂屑下湿润，有腥臭味。口腔损害不常见。

④ 红斑型天疱疮较常见，病情亦较轻。皮损较为局限，好发于头面部、胸背上部等脂溢部位，最初常为上附浅褐色油腻性痂的红斑及薄壁水疱，很快破溃结痂。口腔损害少见。

⑤ 组织病理基本特点是棘细胞松解所致的表皮内大疱。

⑥ 实验室检查：取水疱周围皮肤做直接免疫荧光检查，示棘细胞间 IgG、补体 C_3 沉积，少数病例还有 IgM、IgA 沉积。取活动期患者血液做间接免疫荧光检查，示患者血清中有抗棘细胞间质抗体，即天疱疮抗体，抗体滴度往往与病情平行。

治疗方案

治疗必须遵循早期诊断、早期治疗、规律服药、长期随访的原则。首选皮质激素口服。

① 支持疗法。

高蛋白、高能量饮食，补充水电解质，输血、血浆或白蛋白等。

② 全身治疗。

预案 1：常选用泼尼松，一般对皮损面积占体表面积不足 10% 的轻症病例，或损害仅限于口腔黏膜的患者，以 $30\sim40\mathrm{mg/d}$ 为宜；皮损面积占 30% 左右的中症病例，以 60mg/d 为宜；皮损面积占 50% 以上的重症病例，则首剂以 80mg/d 为宜。

预案 2：免疫抑制剂对有皮质激素禁忌证或服用了大剂量皮质激仍不能控制皮损时采用，可选用环磷酰胺（CTX）100～150mg/d，静脉滴注；甲氨蝶呤（MTX），每周肌内注射 10～20mg。

预案 3：氨苯砜主要用于较轻的寻常型天疱疮或红斑型天疱疮的治疗，可先服用氨苯砜 100～150mg/d，若服用 2～4 周无效，仍应采用激素或其他治疗方法。服药期间应查血象。

预案 4：雷公藤多苷可用于病情较轻的患者，起始剂量为 40～60mg/d，一般主张与皮质激素配合使用，可减少激素用量，加快减药。

③ 局部治疗。

a. 皮疹泛发、创面暴露者，床单及被褥均应消毒，室内每天紫外线照射消毒，医务人员进入病室应戴帽子、口罩，换药时穿隔离衣、戴手套等。每天应清洗创面，可以用生理盐水、1：8000 高锰酸钾液轻轻擦洗，然后在糜烂面上敷以 1：2000 盐酸小檗碱湿纱布（可剪成邮票大小）。若创面有感染，则可在纱布上滴庆大霉素 [(8～16)×10^4 U/100ml] 溶液。每日检查，若纱布下无明显脓性渗出，则可将纱布留在原处，待新生上皮长出后自然脱落。若纱布下有明显脓性分泌物，则应揭去，清洗创面后更换新的纱布。若水疱很大但疱液清亮，应以无菌注射器抽取疱液。若疱内为脓液，则应剪除疱壁，清洗创面。

b. 口腔内大片糜烂的治疗，一方面取决于全身用的激素量是否足够，可鼓励患者将口服的激素在口腔内含化后服下，这样可增加局部药物的浓度，另一方面应加强局部处理，如以含等量 3% 双氧水、0.1% 利凡诺及 2% 普鲁卡因的溶液漱口，特别在饭前饭后及睡前，以保持口腔清洁，也减轻进食时的疼痛。由于口腔糜烂，加之口服大量皮质激素，容易发生念珠菌感染，一旦口腔内出现白点或白膜，应镜检，若为念珠菌感染则须做相应处理。

说 明

① 免疫抑制剂是否足量的指标有是否新出水疱；尼氏征是否转阴性；原有糜烂面上的渗出是否减少，若 3～5 天无进展，无论是继续有新水疱出现，还是皮损呈胶着状态都应及时增加泼尼松的用量，增加剂量应为原剂量的 40%～50%。

② 皮质激素减量的指征：在皮疹完全控制、原有糜烂面基本上均被新生上皮覆盖后可以减药。开始减药的速度可快些，如最初 3～4 周，可每周减总药量的 10%，以后每 2～4 周减一次。对中、重度患者，当泼尼松用量减至 30～40mg/d 后，减药速度应放慢，并逐渐过渡到隔日服药的维持剂量治疗阶段，维持剂量可为隔日晨起顿服 15～20mg，常须服用数年。若治疗规律，多数患者可逐渐停药直到痊愈，平均需要 4～5年的服药时间。

③ 皮质激素减量过程中出现的问题：减药过程中一旦有新疹出现，则应暂停减药。若因减药速度太快或骤然停药，导致皮疹大面积复发，则须果断地增加用量或重新给药，一般控制大面积复发所需的剂量比初次发作所需控制剂量要大。

④ 免疫抑制剂一般在应用 2～3 周后才发挥出作用。在使用前及使用期间应查血象及肝功能。

（宋丽新）

第十节 皮肤附属器疾病

一、寻常痤疮

寻常痤疮是青春期常见的一种毛囊、皮脂腺慢性炎症，主要发生于面、胸等处，形成粉刺、丘疹、脓疱、结节、囊肿等损害。

治疗方案

轻症可不需治疗或仅需局部使用消炎、杀菌或轻度剥脱性药物。较重的病例除局部治疗外，可酌情全身用药。用药原则为纠正毛囊内的异常角化，降低皮脂腺的活性，减少毛囊内的菌群，特别是痤疮棒状杆菌，抗炎及预防继发感染。

① 局部治疗。

预案 1：抗生素类适用于丘疹性痤疮和脓疱性痤疮。常用 1%～2%水氯酊、2%氯霉素酊、1%氯洁霉素溶液或 1%洁霉素溶液等，每日 1～2次，外涂。

预案 2：硫黄水杨酸制剂适用于丘疹性痤疮、脓疱性痤疮。常用 3%～8%硫黄洗剂或乳剂，1%～2%水杨酸洗剂或霜剂，每日 1～2 次，外用。

预案3：维甲酸类适用于丘疹性痤疮、脓疱性痤疮、结节性痤疮和囊肿性痤疮。常用 0.05％～0.1％维甲酸霜（凝胶或溶液），每日 1～2 次，外用。

预案4：过氧化苯甲酰适用于丘疹性痤疮、脓疱性痤疮。常用 2.5％～10％过氧化苯甲酰洗剂（凝胶和霜剂），每日 1～2 次，外涂。

② 全身治疗。

预案1：抗生素临床表现以感染为主的应选用抗生素。

四环素 0.25g，口服，每日 2～3 次。依治疗反应而逐渐减量，维持量 0.25g/d，维持 3～6 个月。

红霉素 0.125g/d，分 2～3 次口服。

预案2：对于严重结节、囊肿性损害，其他方法治疗无效者，可短期应用皮质激素，减轻炎症反应。常用泼尼松 10mg，口服。每日 2～3 次，有效后逐渐减量。亦可与抗生素联合应用，在皮损控制后再单独用抗生素维持。

预案3：异维甲酸胶丸用于常规治疗失败的重度痤疮以及伴高皮脂溢出者。适用于结节性痤疮及囊肿性痤疮。常规量 10mg，口服，每日 3 次，连服 2～3 周，以后逐渐减药。

预案4：氨苯砜可用于结节性痤疮、囊肿性痤疮、聚合性痤疮的患者。氨苯砜 50mg，口服，每日 2 次，连服 1～2 个月。注意肝脏、血液系统不良反应。

说　明

① 少食高脂肪、高糖和刺激性食物，避免饮酒，多饮水，多吃蔬菜、水果，避免便秘。

② 常用温水、含硫黄或其他去脂类香皂、洗剂洗涤患处。避免使用含油脂多的化妆品，禁用含碘及皮质激素等药物，减少接触诱发因素。

③ 向患者做好解释工作，减轻精神负担，正确对待，指导日常生活中注意事项。正确使用药物，不用手挤压痤疮。

（宋丽新）

二、皮脂溢出

皮脂溢出指皮脂腺分泌旺盛，皮脂分泌过多所致。皮脂溢出分为油性皮脂溢出和干性皮脂溢出，后者又称为头皮单纯糠疹（见"头皮单纯糠疹")。

① 油性皮脂溢出多见于青春期，常分布于颜面、头皮、鼻、颊、额、肩胛间及胸部。

② 由于尘埃和皮脂混杂，形成脂垢堆积，皮脂腺口常扩张或为脂肪栓所充塞，用手挤压，易挤出白色乳酪样软脂或淡黄褐色黑头脂栓。

① 局部治疗。

主要是去脂、杀菌，防止继发病。

预案 1：常用含有硫黄、水杨酸、硫化硒、煤焦油、复方间苯二酚（雷锁辛）等成分配成的洗剂或硫黄软皂洗头，每周 1～2 次。

预案 2：外用 5% 硫黄软膏、3%～5% 复方硫黄洗剂、2% 氯霉素醇及皮质激素霜剂、0.025%～0.05% 维甲酸霜、维生素 B_6 霜、维生素 E 霜等。

预案 3：伴细菌感染的病例，给予复方康纳乐霜，外用，每日 1～2 次。

② 全身治疗。

病情较重者，局部治疗的同时应全身给药。

预案 1：维生素 B_2 5～100mg，口服，每日 3 次。

预案 2：维生素 B_6 10～20mg，口服，每日 3 次。

预案 3：复合维生素 B，口服，每日 3 次。

预案 4：维生素 B_{12} 0.1～0.5mg，口服，每日 3 次。

预案 5：顺维甲酸 20～40mg，口服，每天 2 次。

① 限制高糖、高脂饮食，忌食刺激性食物，多食蔬菜、水果及富含 B 族维生素的食物。

② 生活规律、精神愉快、少洗头、少用肥皂和少用油类化妆品、避免搔抓、保持大便通畅等有助于减轻本病。

③ 顺维甲酸是目前最有效抑制皮脂溢出的药物，其作用是直接抑制皮脂腺分泌功能。

三、头皮单纯糠疹

头皮单纯糠疹又称干性皮脂溢出，以头皮弥漫灰白色糠秕样鳞屑为特征。

诊断要点

头部为弥漫性或局限性灰白色略带油腻的糠秕样鳞屑，边缘不清，一般无明显炎症。目前首选 2% 酮康唑香波洗头，每周 2 次。

说 明

① 限制高脂性饮食及碳水化合物饮食，忌食辛辣刺激性食物，多食蔬菜、水果及富含 B 族维生素的食物，可有助于减轻本病。

② 注意洗头不宜过勤。避免肥皂和搔抓的刺激，注意休息，生活规律。

四、酒渣鼻

酒渣鼻是一种好发于颜面中部的慢性炎症性皮肤病。

诊断要点

① 发生于颜面中部。

② 红斑期：颜面中部特别是鼻部、两颊、前额、眉间等处红斑，冷热及刺激性饮食可加重，继而红斑持久不退，鼻尖、鼻翼处常伴有毛细血管扩张，可呈细丝状或树枝状，还可伴有皮脂溢出，毛孔扩大或阻塞。

③ 丘疹脓疱期：在红斑基础上成批出现痤疮样丘疹、针头大脓疱，毛细血管扩张明显加重。

④ 鼻赘期：患者鼻尖部皮脂腺和结缔组织增生、肥大并出现大小不一的紫红色结节或肿瘤状隆起，表面凹凸不平，皮脂腺口扩大、毛细血管更为扩张。

治疗方案

① 全身治疗。

预案 1：四环素 0.25g，口服，每日 4 次，直至症状消退后，剂量可减少为 0.25g，每日 2 次，疗程一般需 3～6 个月，停药后部分患者可能复发，再用仍有效。

预案 2：红霉素 0.375g，口服，每日 3 次；或盐酸多西环素（强力霉素）0.1g，口服，每日 2 次。

预案 3：甲硝唑 0.2g，口服，每日 3 次，连服 4 周，对丘疹脓疱者有效。

预案4：氯喹 0.25g，口服，每日 2 次，连服 2 周后减为每日 0.25g，连服 1～2 个月，尤其对红斑期患者有较好的疗效。

② 局部治疗。

预案：可选用硫黄制剂（如复方硫黄洗剂、白色洗剂）。

五、粟粒疹

粟粒疹又称痱子，是一组汗液潴留性疾病。

诊断要点

① 晶形粟粒疹：表现为散在或泛发的针尖大至针头大浅表性半透明水疱，疱壁极薄，疱周无红晕。

② 红色粟粒疹：夏季多见。皮损为圆形针尖大小密集的丘疹或丘疱疹，周围有轻度红晕，自觉灼热刺痒。

③ 脓疱性粟粒疹：顶端有针尖大浅表性小脓疱。常发于间擦部位、四肢屈侧和阴部、小儿头皮，通常脓液是无菌的，也可以继发感染。

④ 深部粟粒疹：汗管破裂形成密集的与汗孔一致的非炎症性肤色水疱、丘疹。

治疗方案

预案1：各种清凉粉剂（如痱子粉、婴儿滑石粉等）局部外用对轻型患者有效。

预案2：清凉止痒剂多用温和的震荡剂，如 1‰薄荷炉甘石洗剂。

六、甲沟炎

甲沟炎是指甲周围皮肤皱襞的一种炎症反应。

诊断要点

① 化脓性甲沟炎：甲沟一侧皮肤皱襞发生红肿伴疼痛，逐渐炎症可蔓延到整个指（趾）甲周围而引起炎症形成甲周围炎。可形成甲下脓肿。

② 念珠菌性甲沟炎：甲皱襞红肿，挤之有分泌物溢出，炎症蔓延可引起指端甲周组织肿胀、疼痛。但一般无脓液，长期亦可波及甲板引起甲真菌病，致甲板变硬、增厚，带棕色条纹、脊或沟。

治疗方案

① 局部治疗。

预案 1：急性化脓性甲沟炎感染初期仅红肿无脓液时，以三角巾高托患肢，局部用 10% 鱼石脂软膏、红霉素软膏、金霉素软膏、百多邦软膏或诺氟沙星软膏等外涂。

预案 2：念珠菌性甲沟炎首先应注意保持局部干燥，避免长期浸泡于水中，应避免再将患指浸泡于水中，局部外用联苯苄唑溶液、咪康唑软膏、酮康唑软膏等，疗程要长，约 2～3 个月。

② 全身治疗。

预案 1：急性化脓性甲沟炎，必要时可根据致病菌培养及药敏试验结果全身应用抗生素，如青霉素 8×10^6 U，静脉滴注，每日 2 次。亦可红霉素 0.375g，口服，每日 3 次。

预案 2：念珠菌性甲沟炎，必要时可口服酮康唑、伊曲康唑及氟康唑等抗真菌药物。具体用药见"真菌性皮肤病"相关内容。

预案 3：有脓液积聚时，应沿甲沟做一纵向切开引流。若由嵌甲所致或甲下已有脓肿时，应做部分甲拔除或全部甲拔除，同时内用抗生素。

（宋丽新）

第十一节　色素性皮肤病

一、白癜风

白癜风是一种获得性、特发性色素脱失斑，病程慢性进行。病因不明，皮肤上出现大小不等、形状不一、数目不定的色素脱失斑，无自觉症状。

治疗方案

目前尚无特异疗法，虽然治疗方法很多，但欠满意。

① 光化学疗法。

预案 1：局部光化学治疗适用于皮损面积小而少的成年患者和儿童。用 0.1%～0.3% 8-甲氧补骨脂素（8-MOP）液涂于患处，1h 后用黑光（UVA 340～400nm）或太阳光照射，照射时间可根据经验调整，开始 1～15 分钟，以后每次增加 1 分钟至数分钟。治疗有效时白斑上出现红斑，这时维持原照射时间，如红斑减弱就增加照射时间，最好隔日 1 次，坚持数月，可用遮光剂（对氨基苯甲酸）保护正常皮肤。

预案 2：全身治疗用于皮损广泛者或成人，口服 8-甲氧补骨脂素，2h 后利用自然光（10 点至 16 点）照射，隔日 1 次，初次为 5 分钟，以后每次增加 5～10min 直至白癜风皮损产生红斑，以后维持照射时间，治疗需数月或数年。为预防眼损害，服药后 24h 内患者应戴吸收紫外线的太阳镜。

② 局部治疗。

预案 1：皮质激素。

2.5％醋酸氢化可的松或其他皮质激素软膏局部外用对非皮节分布的皮损或由免疫反应引起的白癜风有一定的疗效，长期应用可出现毛细血管扩张、皮肤萎缩等不良反应。

预案 2：手术治疗。

适用于面积小而少的患者。

黑素细胞自体移植：选择色素正常的非暴露部位皮肤作供皮区，白癜风部位及供皮区均采用负压［40.0～66.7kPa（300～500mmHg）］抽吸 2～3h 产生水疱，将受压疱顶弃去，再将供皮区疱顶移植于白癜风受区创面上，敷料包扎固定，7 天后移植片成活，半个月至 1 个月色素恢复。

自体小片植皮：用 1～1.5mm 钻孔器打孔，孔间距约 5mm，使其自然止血，将供区小片游离皮片植于孔内，加压包扎 15 天成活，恢复色素，并向周围产生色素，互相融合。

预案 3：盐酸氮芥 50mg 溶于 95％乙醇 100ml 中，外涂，每日 2 次。

预案 4：皮损中心注射阿托品 0.5mg，每日 2 次，10 次为一个疗程，每疗程间隔 5 天。

二、黄褐斑

诊断要点

好发于青壮年妇女。皮疹为淡褐色至深褐色、形状不规则的斑片，对称分布于颊、额、鼻、唇等处，皮疹光滑，无鳞屑。

目前尚无满意的疗法。有病因者尽量去除病因，服用避孕药者应停服。避免日晒，外用遮光剂，慎用化妆品。

预案 1：维生素 C 1～3g/d，口服。

预案 2：3％氢醌（避光保存），外用，每日 1 次。或 20％白降汞软膏，外用，每日 1 次。或 0.01％维甲酸霜，外用，如无效可增加浓度到 0.025％，每日 1 次。或 0.1％维甲酸、3％氢醌、0.1％地塞米松混合配制的霜剂，外用，每日 1 次。或 1％曲酸霜，外用，每日 1 次。

三、雀斑

① 发生于暴露部位，如颜面、颈部、手背部。

② 斑呈淡褐色针尖大至绿豆大小，圆形，表面光滑无鳞屑、境界清楚，斑点疏密不一。

本病可不治疗。

预案1：避免或减少日光照射，夏季外出须用遮光剂。

预案2：脱色疗法。常用3％氢醌霜、10％～20％白降汞软膏、20％～30％过氧化氢，外用，每日1次。

四、黑变病

好发于成人，色素沉着斑呈深褐色或青灰色弥漫性分布，有限局性毛细血管扩张、毛囊角化性丘疹及少许细小脱屑，致使面容呈铅灰色。

预案1：大剂量维生素C，每次1.0g，口服，每日3次。

预案2：避免日晒，外出时用防晒霜。

预案3：3％氢醌霜，外用，每日2～3次。

（宋丽新）

第十二节　角化性皮肤病

一、鱼鳞病

鱼鳞病是一种以皮肤干燥、伴有鱼鳞状鳞屑为特征的遗传性角化障碍性疾病。分为四种类型：显性遗传寻常型鱼鳞病、性联隐性遗传鱼鳞病、显性遗传先天性鱼鳞病样红皮病、隐性遗传先天性鱼鳞病样红皮病。

① 显性遗传寻常型鱼鳞病：1～4岁间发病，病情随年龄增大倾向

于改善。皮疹主要对称发生于四肢伸侧及背部，可见淡褐色至深褐色菱形或多角形鳞屑，细小者如糠状，大片者如鱼鳞状。皮肤很干燥，夏轻冬重。

② 性联隐性遗传鱼鳞病：在出生或生后不久即发病，仅发生于男性。皮疹分布广泛，以面部两侧、颈部、头皮受累最重，屈侧及皱褶部可累及。基本损害为散在的、大的棕黑色鳞屑，有"肮脏"感，可伴精神抑郁、骨骼异常。

③ 显性遗传先天性鱼鳞病样红皮病：出生后即发病，皮疹表现为泛发性红斑并伴有厚的棕色脱屑，可有松弛性大疱，以四肢屈侧为甚。

④ 隐性遗传先天性鱼鳞病样红皮病：表现为弥漫性红斑和直径 5～15mm 大而薄的灰棕色、四边形、中央黏着边缘游离的鳞屑，部分病例可连续发生板样表皮脱落，1/3 患者有眼睑外翻。

治疗方案

① 显性遗传寻常型鱼鳞病的治疗。

该型治疗效果不满意，主要目的是使鳞屑减少，皮肤滋润。

预案 1：维生素 A，成人每次 $2.5×10^4$U，口服，每日 3 次；小儿 2000～4000U/d。可同时口服维生素 E，每次 0.1g，每日 3 次。

预案 2：10％鱼肝油或 10％尿素霜等润滑剂外搽。

预案 3：3％～6％水杨酸软膏外搽，但不宜大面积使用，以免发生毒性反应。

预案 4：40％～60％丙二醇水溶液封包，每周 2～3 次。

② 性联隐性遗传鱼鳞病的治疗。

预案 1：10％胆固醇霜、6％水扬酸丙烯乙二醇，外用。

预案 2：其余方法同显性遗传寻常型鱼鳞病。

③ 显性遗传先天性鱼鳞病样红皮病的治疗。

预案 1：顺维甲酸或阿维 A 酯，口服，剂量分别为 0.5～1.0mg/（kg·d）和 0.75～1.0mg/（kg·d）。

预案 2：甲氨蝶呤 0.03～0.1mg/kg，口服，每日 1 次，7～14 天为一个疗程。

预案 3：外用 0.1％维甲酸霜。

预案 4：对湿润的皮肤可外用 10％甘油、3％乳酸水溶液。

④ 隐性遗传先天性鱼鳞病样红皮病的治疗。

预案 1：阿维 A 酯 0.75～1.0mg/(kg・d)，口服；顺维甲酸 0.5～
1.0mg/(kg・d)，口服。

预案 2：0.1％维甲酸软膏外用，3 周左右即显效。

二、毛囊角化病

诊断要点

① 好发于皮脂溢出部位如头皮、额、耳、鼻侧、颈、前胸、肩胛
间、腋、腹股沟、臀沟、外阴及四肢屈侧，呈对称分布或单侧局限性线
状分布。

② 毛囊性丘疹，数目渐增，多可互相融合，上覆油腻性痂，有脓
性分泌物及特殊臭味。

治疗方案

目前尚无满意疗法，应避免烈日曝晒及衣服的摩擦、出汗。

① 全身治疗。

预案 1：维生素 A（1～2）×10⁵U/d，口服，疗程 2 个月以上。

预案 2：依曲替酯 1～2mg/(kg・d)，口服，3～4 周后可随病情的
好转而逐渐减量。直至用小剂量维持或完全停药。

预案 3：泼尼松 30～40mg/d，口服，应用时间不要过长。

② 局部治疗。

预案 1：皮肤经常清洗，保持卫生，可减少细菌感染。

预案 2：5％水杨酸软膏，外用。

预案 3：1％氢化可的松软膏，外用。

预案 4：孤立皮损可用去炎松做局部封闭。去炎松混悬液每次 0.3～
0.5ml，再加 0.5％～1％普鲁卡因注射液 2～5ml 混合均匀，局部皮下注
射，每周 1 次，共 4～8 次。

（宋丽新）

第十三节　物理性皮肤病

一、冻疮

冻疮是冬季常见皮肤病。由于长期寒冷（-10℃以下）使皮肤动脉

收缩，久之血管麻痹而扩张，静脉瘀血使局部血液液循环不良引起不同程度的皮肤炎症。病程缓慢，气候转暖后自愈，但次年冬季多复发。

治疗方案

① 一般治疗。

加强体育锻炼，促进血液循环；冬季注意全身及局部干燥保暖，手套、鞋袜不宜过紧；受冻部位不宜立即烘烤和热水浸泡；外搽防护油，治疗贫血及慢性消耗性疾病。

② 全身治疗。

血管扩张剂可以解除血管痉挛，促进末梢血液循环。

预案 1：烟酸 $50 \sim 100$mg，口服，每日 3 次。

预案 2：烟酸肌醇酯 $500 \sim 1000$mg，口服，每日 $3 \sim 4$ 次。

预案 3：盐酸苯氧苄胺 10mg，口服，每日 $1 \sim 2$ 次。

预案 4：羟乙茶碱 $100 \sim 200$mg，口服，每日 3 次。

预案 5：罂粟碱 $30 \sim 60$mg，口服，每日 3 次。

预案 6：芦丁 40mg，口服，每日 3 次。

预案 7：氢溴酸山莨菪碱 15mg，口服，每日 3 次。

预案 8：钙拮抗剂，如硝苯吡啶 10mg，口服，每日 3 次。

二、日光性皮炎

日光性皮炎又称日晒伤，是强烈日光照射后引起的急性红斑、水疱性皮肤炎症。

诊断要点

好发于妇女、儿童。露出部位皮肤于日晒后数小时或数十小时内起红斑，即可诊断。

治疗方案

① 局部治疗。

预案 1：氯磺水杨酸为润渍剂，用以减轻脱水。

预案 2：外搽 2.5％消炎溶液（纯乙烯醇、丙二醇、二甲基乙酸胺，其比例为 $19：19：12$）。

预案 3：芦荟凝胶于日晒后数小时内外用。

预案 4：1％～2％喹宁霜，外用，每日 $2 \sim 3$ 次。

预案 5：2.5%～5%单宁酸乳剂，外用，每日 2～3 次。

预案 6：湿敷用于大疱、渗出多时。常用复方硫酸铝、生理盐水湿敷，每次 15～20 分钟，每 3h 一次。

② 全身治疗。

预案 1：赛庚啶 2mg，口服，每日 2～3 次；或氯苯那敏 4mg，口服，每日 2～3 次。

预案 2：对乙酰氨基酚 0.25～0.5g，口服，每日 3～4 次；或阿司匹林 1g，口服，每日 3 次；或吲哚美辛 25mg，口服，每日 3 次。

预案 3：严重日晒伤，在日晒后几小时，口服大剂量泼尼松 60～80mg/d，可阻止 UVB 损伤的发病。在日晒后 36h 内给予泼尼松 10mg，口服，每日 3 次，维持 2～3 天，对日晒伤有效。

三、手足皲裂

手足皲裂是指手足部皮肤中各种原因所致的干燥与裂口。

治疗方案

预案 1：15%尿素脂、10%硫黄水杨酸软膏、甘油搽剂（水、甘油、酒精各 1/3）。

预案 2：角质层过厚者可热水浸泡患处，然后用刀片将角质层削薄，外搽上述药物。

预案 3：皲裂膏及胶布贴于患处，减轻疼痛。

预案 4：0.1%维甲酸，外用。

四、鸡眼

鸡眼是由于足部长期摩擦和受压后出现的限局性鸡眼状角质增生性损害。原因包括机械性摩擦、压迫或者局部畸形、骨刺等。

诊断要点

本病损害为针头大小至蚕豆大小的淡黄色、黄褐色圆形、椭圆形角质栓，表面光滑，平于皮面或稍隆起。境界清楚，若削去表面的角质则可见到中心有一倒置的圆锥状角质致密物向下嵌入真皮。周围有一灰白色薄膜包绕。当受到外力压迫时可感到剧痛。

治疗方案

预案 1：先用热水浸泡患处，使角质增厚处变软，削去中心角栓表层，将鸡眼膏内药块敷在中心角栓处。每周换药一次，每次换药前去除已软化的角质，直到损害脱落。

预案2：用液氯冷冻患处，冷冻前将较厚的角质层削去，冷冻均采用3个冻融期，此法简单，但疼痛明显。

预案3：局部消毒、麻醉后以二氧化碳激光烧灼，此法疼痛不明显，患者易接受。

预案4：手术切除。

五、胼胝

胼胝俗称"茧子"，是手足长期受压迫和摩擦部位出现的局限性角质增厚。

诊断要点

手足掌易受摩擦及挤压处出现边界不清的淡黄色或深黄色、扁平或稍隆起的局限性角质增生块。中央较厚，边缘稍薄。质硬而略透明，其上汗液少见，皮纹明显。

治疗方案

一般不需要治疗，关键是预防。如果去除摩擦、压迫及足畸形等病因，可逐渐自愈。

预案1：角质层硬厚，可用热水将其泡软，用刀削去。

预案2：用2.5%水杨酸火棉胶、0.3%维甲酸软膏等腐蚀剂外搽均可。

预案3：发生在足跖的胼胝，可在鞋底放一个软厚的毡垫，在相当于胼胝的位置挖一个洞，或在鞋内放一个海绵垫，以减缓局部压迫，使症状缓解。

六、放射性皮炎

放射性皮炎是指各种电离辐射，包括X射线、β射线、γ射线及放射性同位素照射皮肤、黏膜引起的炎症性损害。

诊断要点

有明确的放射线接触史或治疗史，皮疹多见于放射线接触部位。

治疗方案

本病以预防为主，治疗主要为对症处理。

预案 1：一度皮损可外用炉甘石洗剂，每日 1 次。

预案 2：二度、三度皮损用 $1‰$ 龙胆紫外搽，或 $2‰\sim3‰$ 甘草水或地榆煎液、醋酸铝溶液、维生素 B_{12} 溶液湿敷，每晚 1 次，$3\sim7$ 天为一个疗程。

（宋丽新）

第十四节 性传播疾病

性传播疾病泛指通过性接触而传染的疾病，它既包括经典性病，即梅毒、淋病、软下疳、性病性淋巴肉芽肿及腹股沟肉芽肿（以上五种疾病主要通过不洁性交传播，病变以外生殖器为主），也包括可通过性接触而传染的疾病，如尖锐湿疣、阴虱、疥疮、生殖器疱疹、阴道滴虫病及生殖器念珠菌病等。

一、梅毒

梅毒是由梅毒螺旋体引起的常见性传播疾病之一。梅毒可根据传染途径的不同分为后天梅毒与先天梅毒（胎传梅毒）。后天梅毒，包括早期梅毒和晚期梅毒。早期梅毒病期在 2 年以内，如一期梅毒（梅毒硬下疳）、二期梅毒及早期潜伏梅毒。晚期梅毒病期在 2 年以上，如良性梅毒（病灶在皮肤、黏膜、骨、眼等）、内脏梅毒、神经梅毒及晚期潜伏梅毒。先天梅毒，根据年龄分早期先天梅毒（小于 2 岁）及晚期先天梅毒（大于 2 岁），早期梅毒有传染性，晚期梅毒无传染性。

诊断要点

① 问病史，如感染史、性病经过、婚姻史、分娩史、治疗史。

② 一期梅毒主要症状为硬下疳。通常在螺旋体侵入人体后 $9\sim90$ 天（平均 3 周）在受侵局部出现硬下疳，其特点是初起为单个暗红色斑丘疹或丘疹，逐渐增大，很快表面形成糜烂面，并演变为浅溃疡。典型的硬下疳，直径 $1\sim2cm$ 大小，圆形或类圆形，略高出于皮面，表面呈肉红色，触之有软骨样硬度，无疼痛及触痛，损害绝大多数发生于生殖器，约 $2\sim6$ 周可自行痊愈，遗留轻度萎缩性瘢痕、色素沉着或无瘢痕。

③ 二期梅毒系一期梅毒未治疗或治疗不规范，梅毒螺旋体由淋巴系统进入血液循环大量繁殖播散而出现的症状。可侵犯皮肤、黏膜、

骨、内脏、心血管及神经系统。常先有流感样全身症状及全身淋巴结肿大，继之出现以皮肤黏膜皮疹为主的临床表现。骨、内脏、眼及神经系统症状较轻或少见。皮肤损害形态多种多样，可有斑疹、斑丘疹等。

④ 三期梅毒（晚期梅毒）是早期梅毒未经治疗或治疗不充分所致，经一定潜伏期（通常为 2～4 年），约有 1/3 患者发生三期梅毒。除皮肤、黏膜、骨出现梅毒损害外，尚可侵犯内脏，特别是心血管及中枢系统等重要器官，危及生命。三期梅毒的共同特点为损害数目少，破坏性大，分布不对称，愈后遗留萎缩性瘢痕。

⑤ 暗室野显微镜检查：早期梅毒皮肤黏膜损害外可查到梅毒螺旋体。

⑥ 梅毒血清学试验：螺旋体抗原试验如果阳性且病史及体检结果与梅毒相符。可确诊梅毒。病史及体检与梅毒不符，继续查螺旋体抗原试验，如阳性，可确诊，如阴性，则为生物学假阳性反应。

⑦ 脑脊液检查对神经梅毒的诊断、治疗、预后的判断均有帮助。

治疗方案

治疗原则：明确诊断后，越早治疗效果越好。而且治疗要规则、足量，治疗后要定期追踪观察。对传染源及性伴侣，动员他们接受检查或治疗。治疗期间禁止性交。治疗开始时要避免赫斯麦反应，此现象发生于首次用药后数小时到 24h，出现流感样症状，体温上升，全身不适，梅毒性损害可暂时加重，特别是内脏及神经系统梅毒症状可显著恶化。WHO 主张对神经梅毒或心血管梅毒治疗前给予一个短程（3 天）泼尼松治疗，其剂量为 5mg，口服，每日 4 次，并逐渐减量，可避免赫斯麦反应。

① 早期梅毒（包括一期梅毒、二期梅毒、病期在 2 年以内的潜伏梅毒）的治疗。

预案：苄星青霉素 G 2.4×10^6 U，分两侧臂部肌内注射，每周 1 次，共 2 次。

青霉素过敏者选用以下代用药品。

四环素 500mg，口服，每天 4 次，连服 15 天，总量 30g（肝肾功能不全者禁用）。或者红霉素 500mg，口服，每天 4 次，连服 15 天。

② 病期长于 2 年的梅毒（二期皮肤、黏膜、骨骼梅毒或病期超过 2 年的潜伏梅毒及二期复发梅毒）的治疗。

预案 1：普鲁卡因青霉素 G 8×10^5 U/d，肌内注射，连续 15 天为一个疗程，也可考虑给第二个疗程，疗程间停药 2 周。

预案 2：苄星青霉素 G 2.4×10^6/U，肌内注射，每周 1 次，共 3 次。青霉素过敏者，选用以下代用药品。

四环素 500mg，口服，每天 4 次，连续 30 天为一个疗程。或者红霉素（用法用量同四环素）。

③ 心血管梅毒的治疗。

只选用普鲁卡因青霉素 G 8×10^5 U/d，肌内注射，连续 15 天为一疗程，共 2 个疗程（或更多），疗程间停药 2 周。不允许用苄星青霉素。

青霉素过敏者，选用代用药品，但疗效很差。

四环素 500mg，口服，每天 4 次，连服 30 天为一个疗程。或者红霉素（用法用量同四环素）。

④ 神经梅毒的治疗。

预案 1：水剂青霉素 G 4.8×10^6 U/d 静脉滴注，10 天为一个疗程，间隔 2 周，重复 1 个疗程。

预案 2：普鲁卡因青霉素 G 2.4×10^6 U/d 肌内注射，同时口服丙磺舒，每次 0.5g，每天 4 次，共 10 天，接着再用苄星青霉素 G 2.4×10^6 U/d，肌内注射，每周 1 次，共 3 周。

⑤ 妊娠期梅毒的治疗。

预案 1：普鲁卡因青霉素 G 8×10^5 U/d，肌内注射，连续 10 天。妊娠期初 3 个月内，注射 1 个疗程，妊娠末 3 个月注射 1 个疗程。

预案 2：青霉素过敏者可选用红霉素，用法及剂量同非妊娠期患者，但其所生婴儿应用青霉素治疗。

⑥ 先天梅毒的治疗。

预案 1：普鲁卡因青霉素 G 5×10^4 U/(kg·d) 肌内注射，连续 10 天为一个疗程，晚期先天梅毒可考虑给第 2 疗程。

预案 2：苄星青霉素 5×10^4 U/kg，一次肌内注射。有神经梅毒损害者不用（效差）。

较大儿童青霉素的用量不应超过成人同期治疗量，青霉素过敏者改用红霉素，8 岁以下儿童禁用四环素。

说　明

① 早期梅毒在充分治疗后第一年内每 3 个月复查一次，以后每半年复查一次，共 2～3 年。如发现血清复发（血清抗体由阴转阳或滴度升

高 4 倍，如 VDRL 试验阴性后滴度又超过 1：8）或症状复发，应加倍量复治。

② 早期梅毒治疗后血清反应固定（不阴转）而无临床症状者，应根据情况考虑检查脑脊液，以除外无症状神经梅毒。

③ 晚期梅毒与晚期潜伏梅毒，治疗后血清固定，须随访 3 年以判断是否终止观察。

④ 心血管梅毒及神经梅毒，应由有关专科终身随访。

⑤ 妊娠期梅毒治疗后，在分娩前应每月检查一次梅毒血清反应。分娩后按一般梅毒病例进行随访。

二、淋病

淋病是由淋病奈瑟菌（也称淋病双球菌或淋球菌）感染所致的一种性病。

诊断要点

① 几乎全部有不洁性接触史。

② 主要表现为急性尿道炎，有浆液性或脓性分泌物，尿道内有瘙痒及灼热感，排尿时有疼痛；多数患者感染 1～2 周内常侵入后尿道，特征是排尿频繁、窘迫及疼痛。女性除尿道炎外，尿道旁腺、子宫颈、输卵管亦可被感染，主要症状为白带增多，呈脓样，可有下腹痛及尿频。

③ 男性尿道分泌物检查见多形核白细胞内典型革兰阴性双球菌可确诊；女性患者宫颈取材，做细菌培养。

治疗方案

① 单纯性淋病的治疗。

包括淋菌性尿道炎、宫颈炎、肛门直肠炎、咽炎。

预案 1：头孢三嗪 250mg，1 次肌内注射。

预案 2：头孢噻肟 1.0g，1 次肌内注射。

预案 3：氟嗪酸 400～600mg，1 次口服。

预案 4：环丙沙星 500mg，1 次口服。

预案 5：氟哌酸 800～1000mg，1 次口服。

预案 6：大观霉素 2.0g（宫颈炎 4.0g），1 次肌内注射。

预案 7：阿奇霉素 1.0g，1 次口服。

② 有合并症淋病的治疗。

推荐连续给药，以维持血药浓度，直到症状消退，用药时间为 3～10 天。

预案 1：头孢三嗪 250mg，肌内注射，每日 1 次。

预案 2：大观霉素 2.0g，肌内注射，每日 1 次。

预案 3：诺氟沙星 200mg，口服，每日 2 次。

③ 播散性淋病的治疗。

预案 1：头孢三嗪 1.0g，静脉注射，每 12h 一次，5 天后改为 250mg，肌内注射，每日 1 次，再连用 7 天。

预案 2：头孢噻肟 1g，静脉注射，每 8h 一次，5 天后改为 1.0g，肌内注射，每日 1 次，再连用 7 天。出现脑膜炎或心内膜炎者使用头孢三嗪 1～2g，静脉滴注，每 12h 一次。淋菌性脑膜炎疗程约 2 周；淋菌性心内膜炎疗程至少 4 周。

④ 妊娠期淋病的治疗。

预案 1：头孢三嗪 250mg，1 次肌内注射。

预案 2：头孢噻肟 1.0g，1 次肌内注射。

预案 3：大观霉素 4.0g，1 次肌内注射。

⑤ 儿童淋病的治疗。

体重 45kg 以上者按成人方案治疗，体重小于 45kg 者按下列方案治疗。

预案 1：头孢三嗪 25～50mg/kg，1 次肌内注射。

预案 2：头孢噻肟 25mg/kg，肌内注射，每 12h 一次。

预案 3：大观霉素 40mg/kg，1 次肌内注射。

⑥ 局部治疗。

a. 淋菌性结膜炎眼部处理：生理盐水局部冲洗，每小时冲洗一次；四环素眼膏或红霉素眼膏涂眼。

b. 淋菌性咽炎口腔处理：复方硼砂溶液、0.1% 利凡诺溶液、1：5000 呋喃西林溶液漱口。

c. 外科治疗包括脓肿抽脓、局部注射药物或切开引流；窦道搔刮或电灼术；有尿道狭窄时，行尿道扩张术。

d. 阴道栓剂或经会阴前列腺注射药物治疗，也有成功的报道。

说　明

① 治疗原则。

a. 早期诊断，早期治疗，排除合并其他性病。

b. 遵循及时、足量、规则的用药原则，并根据不同的病情、本地区淋球菌耐药流行情况、患者的反应，选用不同的治疗方案。

c. 对性伴追踪、检查或治疗。

d. 治疗后进行随访和复查，以保证治愈，消灭传染源。

e. 对新生儿给予预防性滴眼（＜1‰硝酸银液），防止新生儿淋菌性结膜炎，或者提倡对孕妇产前进行性病检查。

② 一般治疗。

a. 注意适当休息，避免过劳。避免进食刺激性食物和烈性饮料。

b. 注意隔离，未治愈前禁止性生活，不与家人同床同浴；污染衣物要煮沸消毒；浴具分开使用；可能污染的物品（如坐厕）可用2‰消佳净消毒。

c. 保持外阴清洁，可用 1∶5000 的高锰酸钾溶液、0.1‰新洁尔灭清洗外阴。

三、非淋菌性尿道炎

非淋菌性尿道炎广义上是指通过性接触传染的，除淋菌尿道炎以外的尿道炎，狭义上是指由沙眼衣原体和/或支原体（包括解脲支原体、人型支原体和生殖支原体）所引起的泌尿生殖道炎症。一般也包括阴道毛滴虫、白色念珠菌和单纯疱疹病毒所致的尿道炎。

诊断要点

① 男性非淋菌性尿道炎表现为尿道不适、发痒、烧灼感或刺痛，尿道红肿。女性非淋菌性尿道炎表现为宫颈的炎症和糜烂、分泌物增多，阴道及外阴瘙痒，下腹不适感。有些患者可无症状或症状不典型。

② 尿道分泌物或尿道拭子涂片检查，至少在 5 个油镜视野（放大1000 倍）中，每个视野的多形核白细胞≥5 个。

③ 晨起首次尿沉渣涂片检查，至少在 5 个高倍镜视野（放大 400倍）中，每个视野的多形核白细胞≥15 个。

治疗方案

① 尿道炎（宫颈炎）的治疗。

预案 1：多西环素 100mg，口服，每日 2 次，连服 7 天。

预案 2：阿奇霉素 1.0g，1 次单剂量口服。

预案 3：美满霉素 100mg，口服，每日 2 次，连服 10 天。

预案 4：红霉素 500mg，口服，每日 4 次，连服 2～3 周。

预案 5：克拉霉素 250mg，口服，每日 2 次；或 500mg，口服，每日 1 次，连服 7 天。

预案 6：氟嗪酸 300mg，口服，每日 2 次，连服 7 天，疗效与多西环素相似。

预案 7：环丙沙星 500mg，口服，每日 2 次，共 7 天。

② 妊娠期妇女用药方案。

预案 1：红霉素 500mg，口服，每日 4 次，连服 7 天。

预案 2：红霉素琥珀酸乙酯 800mg，口服，每日 4 次，连服 7 天。

③ 婴幼儿用药方案。

预案 1：新生儿眼结膜炎给红霉素 30～50mg/(kg·d)，分 4 次口服，连服 2～4 周。

预案 2：新生儿肺炎给红霉素 50mg/(kg·d)，分 4 次口服，连服 3～4 周。

预案 3：儿童衣原体感染者，儿童体重小于 45kg 时，给红霉素 50mg/(kg·d)，分 4 次口服，连服 7 天；儿童体重＞45kg 时，可按成人治疗方案治疗。

④ 对白色念珠菌、滴虫、生殖器疱疹所致的尿道炎（宫颈炎、阴道炎），可按有关章节介绍的方案治疗。

说　　明

① 判断治愈的标准是症状完全消失，尿道或宫颈分泌物涂片检查多形核白细胞阴性。最好能做病原体检查排除带菌状态，但一般不作为常规检查。如治疗失败，可改用其他方案治疗。

② 诊断非淋菌性尿道炎，应首先注意排除淋病，如不能排除可给予头孢三嗪 250mg，1 次肌内注射或使用对两者都有效的药物。

③ 治疗后症状复发或持续存在，病原体检查阳性，要排除再感染，性伴侣未得到治疗是最常见的原因。

④ 治疗后症状仍存在，要考虑如下可能。

a. 合并前列腺炎。如前列腺液多形核白细胞数量平均每高倍视野（＜400 倍）10～15 个，即可诊断为前列腺炎。

b. 正常菌群失调。主要是反复大量使用或长期使用广谱抗生素的患者。当性病病原体检查阴性，尿道、宫颈分泌物、前列腺液多形核白细胞检查阳性，并在尿道或阴道中可培养出占优势的条件致病菌时，应考虑正常菌群失调。

c. 非细菌性前列腺炎。是慢性前列腺炎中最多见的，其临床症状及指肛检查与慢性前列腺炎基本相同。如前列腺液及分段尿培养无致病性微生物生长，但前列腺液多形核白细胞检查阳性，在排除其他类型的前列腺炎后，可诊断为非细菌性前列腺炎。本病病因不明，治疗较困难，抗生素治疗无效，可试用保泰松、吲哚美辛治疗及理疗、热水坐浴、前列腺定期按摩等治疗。

d. 性病恐怖症。当病原体检查阴性，尿道、宫颈分泌物、前列腺液多形核白细胞检查阴性时，对有心理素质缺陷，出现过多的非性病性主诉的患者，在排除性病及其合并症的情况下，要考虑性病恐怖症。患者往往有心理和行为异常，病史和症状无特定性病的表现，体检无性病改变。主要给予心理暗示治疗，必要时给予三环类抗抑郁药物（如水合氯醛、阿米替林或地西泮等）治疗。

四、尖锐湿疣

诊断要点

基本的损害为淡红色、灰白色或淡褐色、柔软的增生物，少数表面角化较明显。增生物大小不一，单个或群集分布，表面分叶或呈棘刺状，湿润，基底较窄或有蒂。

治疗方案

① 局部外用药治疗。

为目前最常采用的方法，疗效较肯定，若恰当地采用联合疗法，可取得更满意的疗效。

预案 1：0.5％鬼臼毒素酊（尤脱欣）可抑制表皮细胞有丝分裂，并引起组织坏死，且不良反应小。用药前清洗患部，擦干，每日涂药 2 次，3 天为一个疗程，重复用药需间隔 4 天或 4 天以上。

预案 2：5％氟尿嘧啶（5-Fu），用于治疗男性尿道内疣时，待膀胱排空后用喷管注入霜剂 12ml 用棉棍涂布，每日 4 次。治疗后扩张尿道以免粘连。用于阴道湿疣时，将 5％药液浸温纱布，塞入阴道，2 小时后取出。

预案 3：25％～50％三氯醋酸溶液，外用，每日 1 次，连用 4～6

天，间隔1周可再用。有化学性剥脱、止血和收敛作用。

预案4：3%酞丁胺软膏（α-醛酮缩硫脲衍生物）对病毒性皮肤病有满意疗效。每天外用2～3次，4周为一个疗程。

② 物理疗法。

预案1：激光。

预案2：冷冻（一般采用液氮）。

③ 局部注射治疗。

预案：干扰素具抗病毒、抗增殖及免疫调节作用。推荐用 α-2a 基因工程干扰素治疗，以 $1×10^6$U 用注射用水或生理盐水 0.5～1ml 稀释，均匀注射于各病损基底部，隔日注射，每周3次，共注射9次。

④ 全身治疗。

目前多与局部治疗联合使用，可起辅助治疗作用。

可酌情选用干扰素 $1×10^6$U，每日1次，肌内注射，连续治疗10～14天后改为每周注射3次，应用4周左右；或胸腺肽 10～20mg，每日1次或隔日1次，肌内注射；或利巴韦林 0.3g，每日3次，口服。也可采用香菇多糖等口服。

五、生殖器疱疹

诊断要点

① 原发性生殖器疱疹。

a. 原发损害是1个或多个小而瘙痒的红丘疹，迅速变成小水疱，3～5天后可形成脓疱，破溃后形成糜烂、溃疡、结痂，伴有疼痛。皮损单发或融合。

b. 男性好发于龟头、冠状沟、阴茎体或尿道口，女性多在阴唇、肛周或阴道发疹，约90%同时侵犯子宫颈，也可累及直肠黏膜。常伴有淋巴结肿大、压痛。

② 复发性生殖器疱疹。

a. 多在原发感染后1～4个月内复发。

b. 复发性生殖器疱疹的临床表现与原发性相似，但症状轻，皮疹范围小，病程也短，一般在数日内可自愈。复发前1～2天，局部常有刺痒或烧灼感等前驱症状。

③ 直肠肛门疱疹病毒感染。

a. 发生在男性同性恋者。

b. 患肛门直肠疼痛，肛门有分泌物，大便时有里急后重感。

治疗方案

目前尚无特效治疗方法，也不能防止复发。治疗目的主要是缓解症状、减轻疼痛、缩短病程及防止继发感染等。

① 一般疗法。

a. 主要是保持局部清洁、干燥及疱壁完整。可每天用等渗生理盐水清洗 2～3 次并擦干。并发细菌感染时，应用敏感抗生素。

b. 用 5% 盐酸利多卡因软膏局部止痛或口服止痛药。

c. 给予患者精神安慰，说明复发的治疗方法与处理，以免精神上恐惧。

d. 女性复发性生殖器疱疹须做妇科检查，包括定期子宫颈涂片检查，以除外早期宫颈癌。

② 抗病毒药物治疗。

预案：阿昔洛韦 5mg/kg，口服，每 8h 一次，共 1～7 天。一般患者可口服 200mg，每日 4～5 次，共服 7～10 天。

对复发次数较为频繁的患者，可预防性服药。每次 200mg，口服，每日 3 次，连续服用数月。

六、软下疳

诊断要点

① 潜伏期多为 2～5 天。

② 皮损好发于男性冠状沟、包皮、龟头、肛门，女性的大阴唇、小阴唇、阴蒂、会阴等处，偶见非外阴部位。

③ 皮损为触痛的丘疹，周围有红晕，常为 1 个或数个，24～48h 内迅速发展为脓疱，继而形成糜烂、溃疡。相邻的溃疡可互相串通或融合成大溃疡（超过 2cm），表面有脓性分泌物或蜡样脓苔。

④ 实验室检查：直接涂片或培养可检出杜克雷嗜血杆菌。

治疗方案

① 全身治疗。

原则：根据药敏试验选择敏感抗生素，控制继发感染。

预案1：红霉素500mg，口服，每日4次，连服1～2周。

预案2：头孢三嗪250mg，1次肌内注射。

预案3：阿奇霉素1.0g，1次口服。

预案4：大现霉素2g，1次肌内注射。

预案5：氟罗沙星200mg，1次口服。

预案6：环丙沙星500mg，口服，每日2次，连服3次。

预案7：阿莫西林/克拉维酸，1～2片，口服，每日3～4次，连服10天。

预案8：多西环素100mg，口服，每日2次，连服1～2周。

预案9：复方新诺明2片，口服，每日2次，连服1～2个月。

② 局部治疗。

在全身使用抗生素治疗的同时，应配合局部治疗。可用1∶5000的高锰酸钾溶液或3%过氧化氢清洗，外用红霉素软膏。

说　明

本病有自限性，一般可自愈。有效的治疗，3～7天内可明显改善症状。溃疡较大者愈合较慢。疗效欠佳时应考虑如下因素：病原体耐药，继发感染，合并梅毒、HIV感染，诊断是否明确。

（宋丽新　刘　潞）

第十五章　中毒性疾病

第一节　急性一氧化碳中毒

在生产和生活环境中，含碳物质燃烧不完全，都可产生一氧化碳（CO）。如果不注意煤气管道的密封和环境通气等预防措施，吸入过量一氧化碳后可发生急性一氧化碳中毒。

诊断要点

① 病史特点：常见于生活性中毒，如冬日取暖、洗澡（常见于直排煤气热水器）、包房吃火锅、烧烤等；工业性尾气及汽车尾气中毒。应详细询问病史。

② 临床表现

a. 轻度中毒：血中 COHb 浓度＞10％。有类似"感冒"的症状。

b. 中度中毒：血中 COHb 浓度＞30％。表现为胸痛、视物不清、定向力异常；反应减弱，反射迟钝；皮肤黏膜可有樱桃红色；气促、脉快，可有血压下降。

c. 重度中毒：血中 COHb 浓度＞50％。表现为昏迷，体温升高。可发生脑水肿、休克、心律失常、心肌梗死、惊厥、肺水肿、上消化道出血；皮肤可出现红肿和大水疱及筋膜间隙综合征；偶可致急性肾衰竭。

③ 血液 COHb 浓度升高。

治疗方案

预案 1：现场氧疗，鼻导管、面罩吸氧。尽早给予高压氧治疗。

预案 2：治疗脑水肿。

20％甘露醇 250ml 静脉滴注，每 8h 一次，待 2～3 天后颅内压增高现象好转可减量。也可注射呋塞米。必要时应用肾上腺皮质激素。

预案 3：控制抽搐。

地西泮（安定）10～20mg，静脉注射。

预案 4：用冰帽、冰囊等亚低温治疗。

预案 5：促进脑细胞代谢。

三磷酸腺苷40mg、辅酶A 100U、胞二磷胆碱1000mg加入5%葡萄糖溶液中静脉滴注，每日1次。

说　明

① 尽快脱离中毒现场；危重者可行换血疗法。

② 甘露醇用作脱水药，可降低颅内压，15min内显效，持续3~8h。不良反应为一过性头痛、眩晕、发热、畏寒。低室温时易析出结晶，用前须用热水浸泡药瓶使其溶解后才能应用。心力衰竭、器质性肾衰竭者禁用。

③ 地西泮可每隔3~4h静脉注射1次，24h总量不超过100mg。应缓慢静脉注射，防止呼吸抑制。用药期间要禁酒，因乙醇能增加地西泮的毒性。孕妇忌用；青光眼及重症肌无力患者禁用；老年人及婴儿慎用。

第二节　急性镇静催眠药中毒

一、苯二氮䓬类中毒

苯二氮䓬类包括地西泮、氟地西泮、氯氮䓬、三唑仑、阿普唑仑、盐酸羟嗪、艾司唑仑等。

诊断要点

① 有过量摄入苯二氮䓬类药物的病史。

② 出现中枢神经系统抑制的表现。轻者有头晕、嗜睡、健忘、共济失调、反射减弱、瞳孔缩小；重者昏迷、血压下降、体温降低、呼吸停止。老年人昏迷时间延长。这类中毒相对安全，很少出现严重的症状和死亡，除非同时服用其他中枢神经系统抑制剂（如乙醇或巴比妥类）。静脉注射速度过快、剂量过大，也可引起呼吸抑制。

③ 血液、尿液或胃液中毒物鉴定阳性。对重症患者还应进行肝功能、肾功能、电解质、动脉血气等检查。

治疗方案

预案1：口服中毒者用微温清水或1:5000高锰酸钾溶液洗胃。

活性炭50g加入100ml水中，口服或胃管注入，每2~4h重复一次，直到症状改善。注意监测肠鸣音。

硫酸钠30g，口服或胃管注入。

预案 2：特效解毒剂治疗。

氟马西尼（安易醒）0.2mg，缓慢静脉注射，必要时重复，直至有反应，总量不超过 2mg。

预案 3：对症支持治疗。

保持呼吸道通畅，静脉输液，血压低者可加入血管活性药物。

预案 4：昏迷或呼吸抑制的治疗。

纳洛酮 0.4～0.8mg，静脉注射，可根据情况间隔 15min 重复注射，总量不超过 2mg。尼可刹米 1.125～1.875g，静脉滴注。

预案 5：血液净化疗法上述预案。

对重症患者治疗效果不好时，可考虑血液灌流治疗，部分患者可取得较好效果。

说　明

① 昏迷患者应该下尿管，注意保暖，防治肺部感染及泌尿系感染。给予高流量吸氧。

② 纳洛酮是阿片受体拮抗剂，本身并无明显药理效应和毒性。其对昏迷和呼吸抑制的治疗作用可能与其促进儿茶酚胺释放有关，有高血压病史的患者应用本品时注意观察血压。

③ 尼可刹米不良反应少，大剂量时可出现高血压、心悸、心律不齐、咳嗽、呕吐、瘙痒、肌强直、出汗、潮热和高热等。中毒时可出现癫痫样惊厥，随之中枢抑制。小儿高热不宜使用。

④ 氟马西尼是苯二氮䓬类受体拮抗剂。少数患者用后会出现潮红、恶心或呕吐。在快速注射后，偶尔也会有焦虑、心悸等不适感。这些副作用不需特殊处理。禁用于严重抑郁药中毒患者。

二、巴比妥类中毒

诊断要点

① 有过量摄入巴比妥类药物的病史。

② 临床特点

a. 以中枢神经系统抑制为主的表现：头痛、嗜睡、共济失调，重者昏迷。早期瞳孔缩小，晚期瞳孔扩大。

b. 呼吸系统：可出现潮式呼吸，可有呼吸困难及发绀，严重者可呼吸衰竭。

c. 循环系统：低血压，休克，心律失常。

d. 消化系统：胃肠平滑肌痉挛，肝功损害。

e. 泌尿系统：少尿，无尿。

f. 皮肤损害：可有大疱，外周有红斑。

g. 低体温。

h. 早期死因是呼吸抑制，晚期死因有循环衰竭、肺炎、肺水肿。

③ 实验室检查：血液、尿液或胃液中毒物鉴定阳性。

治疗方案

预案 1：可用大量温盐水或 1∶2000 高锰酸钾洗胃，继以 10～15g 硫酸钠导泻。活性炭 1g/kg，加入 100ml 水中，口服或胃管灌入，每 2～4h 重复，共用 48h，直到症状改善。在第 2 次给药前听肠鸣音，如果没有肠鸣音，则停止给活性炭。

硫酸钠 30～40g，口服或胃管注入。

碱化利尿：4％碳酸氢钠 100～150ml 静脉滴注，以后每 2～4h 重复半量，直至尿液 pH 达 7.5～8.0。此法对中效、短效巴比妥类无效。

预案 2：血液透析。仅用于极量的苯巴比妥中毒和甲丙氨酯中毒时。

说　　明

① 长效巴比妥类中毒者可昏迷数日，应注意监护生命体征，及时处理并发症（如低血糖、肺炎、肺水肿、胃肠道出血、肾功能衰竭、败血症等）。

② 巴比妥类中毒无特效解毒剂，慎用中枢兴奋剂。

③ 维持水、电解质、酸碱平衡，注意保温并纠正体温过低。

④ 保持气道通畅，必要时行气管插管、人工通气。补充血容量，如血压仍不上升，给予多巴胺。

三、水合氯醛中毒

诊断要点

① 有过量摄入水合氯醛病史。

② 表现与巴比妥类中毒类似，但有自己的特点。所致变态反应发生率高，可为速发型变态反应，进展迅速。

a. 中枢神经系统：头晕、头痛、困倦、共济失调，重者昏迷、呼吸抑制、瞳孔明显缩小、肌张力下降、腱反射消失。

b. 心肌毒性严重，可引起各种心律失常（如心室颤动、室性心动过速、尖端扭转性室性心动过速）而致死；可引起低血压。

c. 消化系统：恶心、呕吐、腹痛，胃肠穿孔、出血，肝功能损害。

d. 肾功能损害。

③ 实验室检查：于数日内出现血胆红素、丙氨酸氨基转移酶、天冬氨酸氨基转移酶、尿素氮、肌酐升高。血药浓度测定：水合氯醛治疗浓度＜10mg/L，中毒浓度＞100mg/L，致死浓度＞250mg/L。

④ 心电图出现多种心律失常改变。

治疗方案

预案1：活性炭1g/kg，加入100ml水中，口服或胃管注入，每2～4h重复，共用48h，直至症状改善。在第2次给药前听肠鸣音，如果没有肠鸣音，则停止给活性炭。硫酸钠30～40g，口服或胃管注入。

预案2：血液透析仅用于威胁生命的水合氯醛过量时。

说　明

① 以对症支持疗法为主，无特效解毒剂。重点是维持呼吸、循环功能及水、电解质平衡，防止并发症。具体措施参见"巴比妥类中毒"，保持充足尿量。

② 水合氯醛所致的心律失常可用β受体阻滞剂治疗。

第三节　有机磷农药中毒

有机磷农药是我国使用广泛、用量最大的一类农药，生产使用过程中接触或误服可引起中毒。常见的有敌敌畏、乐果、敌百虫、对硫磷、内吸磷、马拉硫磷、甲拌磷。

诊断要点

① 有明确的有机磷农药接触史。

② 有三大特征性表现。

a. 毒蕈碱样症状：瞳孔缩小、恶心、呕吐、出汗、流涎、心动过缓、胸闷、呼吸困难、肺水肿等。

b. 烟碱样症状：疲劳、乏力、肌束颤动、肌肉抽搐、痉挛等。

c. 中枢神经系统症状：头痛、嗜睡、言语不清、运动失调、全身无力、昏迷、反射消失、惊厥、呼吸抑制、血压下降。

③ 中毒分级：分为三级。

a. 轻度中毒：多汗、恶心、呕吐、视物模糊、瞳孔可缩小。全血胆碱酯酶活力 50%～70%。

b. 中度中毒：除上述症状外，还有肌纤维颤动、瞳孔缩小、轻度呼吸困难、步态蹒跚、意识模糊。全血胆碱酯酶活力 30%～50%。

c. 重度中毒：除上述症状外，出现肺水肿、呼吸麻痹、昏迷。全血胆碱酯酶活力在 30% 以下。

④ 辅助检查：全血胆碱酯酶活力下降。

治疗方案

预案 1：

皮肤中毒脱去污染的衣物，彻底清洗体表皮肤，可用碱性液体清洗。

口服中毒先催吐后洗胃。活性炭 1g/kg，加入 100ml 水中，口服或胃管灌入，每 2～4h 重复，共用 48h，直到症状改善。在第 2 次给药前听肠鸣音，如果没有肠鸣音，则停止给予活性炭。

硫酸钠 30～40h，口服或胃管注入。

预案 2：特效解毒剂治疗。

轻度中毒时，氯解磷定 0.5g，肌内注射。根据病情需要，每 1～4h 可重复给药。

阿托品首次用量 1～4mg，重复用量 0.5～1.0mg，间隔时间 15～30min。

中度中毒时，氯解磷定 0.75～1.0g，肌内注射或静脉注射。根据病情需要，每 1～4h 可重复给药。

阿托品首次用量 5～10mg，重复用量 1.0～2.0mg，间隔时间 15min。

重度中毒时，氯解磷定 1.5～2.0g，肌内注射或静脉注射。根据病情需要，每 1～4h 可重复给药。

阿托品首次用量 10～20mg，重复用量 2.0～3.0mg，间隔时间 5～15min。

预案 3：脑水肿的治疗。

20% 甘露醇或山梨醇 250ml，快速静脉滴注，每 6h 一次。或呋塞米 20～40mg，静脉注射，共 2～3 次。

地塞米松每日 30～60mg，分数次静脉给药。

预案4：控制抽搐。

地西泮10～20mg，肌内注射或静脉注射，必要时重复使用。

说　　明

① 应立即脱离中毒现场，立即脱去被污染的衣服，彻底清洗染毒的皮肤、毛发，眼部用清水冲洗。催吐洗胃，最好是插管洗胃，直到洗出液体澄清、无味而止。

② 出现中间综合征时，给予对症、支持疗法，必要时行气管插管、机械通气。

③ 出现中毒性心肌炎时，给予营养心肌等治疗。

④ 阿托品为阻断M胆碱能受体的抗胆碱药。体温过高和心率过速时慎用。青光眼和前列腺增生的患者禁用。阿托品化的剂量因人而异，应个性化。为避免静脉注射短时间内药物浓度过大，并迅速下降的缺点，可微量泵入和静脉滴注。

⑤ 地塞米松有显著的抗炎、抗毒、抑制免疫和抗过敏、抗休克作用。肝病患者严禁应用。

⑥ 氯解磷定用药过程中要随时测定血胆碱酯酶，要求血胆碱酯酶维持在50%～60%或以上。注射后可引起恶心、呕吐、心率增快、心电图出现暂时性ST段压低和QT间期延长。注射速度过快可引起眩晕、视力模糊、复视、动作不协调。剂量过大可抑制胆碱酯酶、抑制呼吸和引起癫痫样发作。

第四节　急性甲醇中毒

甲醇中毒多见于误服掺有甲醇的酒或饮料中毒，口服中毒的最低剂量约为100mg/kg，摄入0.3～1.0g/kg可致死。

诊断要点

① 中毒表现：潜伏期1～72h，中枢神经系统症状有头痛、头晕、疲劳、昏睡、神志不清、昏迷或惊厥。视力损害有视力模糊、羞明、飘雪花感觉，也可出现恶心、呕吐、腹痛。代谢性酸中毒为特征性表现之一，可出现呼吸困难、潮式呼吸及全身症状。死亡常与酸中毒相关。

② 肾功能损害表现：血尿、无尿。

③ 体征：视野缩小、瞳孔放大、眼球固定、视网膜水肿。

④ 辅助检查：血液甲醇浓度＞4mmol/L；CT 扫描可见豆状核变性、坏死；高压液相色谱测定血液甲醇浓度＞6mmol/L。

治疗方案

预案 1：1‰碳酸氢钠洗胃，口服或胃管内注入。

20％乙醇 250ml，口服，以后每小时给半量，口服 4 天；或

5％乙醇葡萄糖溶液 500～1000ml 静脉滴注，负荷量 800mg/kg，维持 1～2h，以后 80mg/(kg·h) 维持，严重中毒连用数天。

5‰碳酸氢钠 125～250ml，静脉滴注。

叶酸 50mg，静脉注射，每 4h 一次，连用 24h。

4-甲基吡唑，首剂 10mg/kg，缓慢静脉注射，12h 后半量重复。

预案 2：昏迷患者的治疗。

50％葡萄糖溶液 50ml，静脉注射。

维生素 B_1 100mg，静脉注射。

纳洛酮 0.4mg，静脉注射。

预案 3：脑水肿的治疗见"有机磷中毒"预案 3。

说　明

① 保持呼吸道通畅，维持循环功能，必要时行气管插管。

② 活性炭对吸附甲醇无效。早期可行血液透析。血液灌流和利尿无效。

③ 经消化道摄入甲醇 2h 以内可催吐、洗胃。

第五节　乙醇中毒

乙醇可以从消化道、呼吸道进入人体，因其有脂溶性，可迅速吸收，经消化道进入的乙醇 20％由胃吸收，80％由小肠吸收。一般情况下 30～60 分钟能吸收 80％～90％。中毒剂量为 75～80g；致死量为 250～500g。

诊断要点

① 有大量接触乙醇蒸气或酗酒史。

② 有兴奋、共济失调、恶心、呕吐、昏迷等表现。

③ 可出现呼吸抑制、心力衰竭而死。

④ 实验室检查：气相色谱法测定血液、尿液中乙醇含量可确定诊断。

治疗方案

预案: 纳洛酮 $0.4 \sim 1.2mg$,静脉注射,必要时 $10 \sim 20min$ 可以重复给药 $0.4 \sim 0.8mg$。总量可达 $3 \sim 5mg$。

维生素 B_1 100mg,静脉注射。

10% 葡萄糖溶液 500ml,静脉注射。

说　明

① 对严重呼吸抑制的,首先稳定呼吸功能,必要时气管插管辅助呼吸。

② 大量饮用高浓度乙醇 1h 内未呕吐者可催吐或洗胃。

③ 严重者血液透析。

第六节　急性杀鼠剂中毒

杀鼠剂是指一类可以杀死啮齿类动物的化学品。根据其毒理作用分为急性杀鼠剂(神经毒性杀鼠剂),如有机氟杀鼠剂及毒鼠强,慢性杀鼠剂(抗凝血类杀鼠剂),如敌鼠钠、溴敌隆等,其他杀鼠剂,如安妥、磷化锌、鼠立死等,已少见。引起人畜中毒的常为前两类。

(一)氟乙酰胺、氟乙酸钠中毒

诊断要点

① 有误服灭鼠药史或误食浸拌的毒饵史。

② 中毒剂量:吸入或摄入 1mg 即可引起严重中毒。氟乙酸钠致死量为 $2mg/kg$;氟乙酰胺致死量为 $13 \sim 14mg/kg$。

③ 主要累及中枢神经系统和心脏。开始时,可有恶心、呕吐症状,以后,可有心律失常、呼吸困难、抽搐、昏迷症状。

④ 毒物测定:血、尿、呕吐物氟乙酰胺或氟乙酸钠定性阳性。

治疗方案

预案 1: 尽早洗胃,以 $1:5000$ 高锰酸钾或 0.15% 石灰水洗胃。

特效解毒剂:乙酰胺(解氟灵) $0.1 \sim 0.3g/(kg \cdot d)$ 肌内注射,首次半量,余量分 2 次,间隔 4h 肌内注射,连用 $5 \sim 7$ 天。

预案 2: 醋精(甘油酸酯) $0.1 \sim 0.5mg/kg$,每 30min 一次肌内注射,或无水酒精 5ml 溶于 10% 葡萄糖溶液 10ml 中静脉滴注,但要注意纯度。

预案 3：控制抽搐。

地西泮 10～20mg，肌内注射或静脉注射；或水合氯醛溶液 10～20ml，灌肠。

说　　明

① 保持气道通畅，给氧，必要时辅助通气。心电监护至少 4～6h。

② 乙酰胺为氟乙酰胺的解毒剂，具有延长中毒潜伏期、减轻中毒症状或抑制发病的作用。所有氟乙酰胺中毒者，包括怀疑氟乙酰胺中毒者，不管发病与否，都必须早期足量用药。与解痉药、L-半胱氨酸合用可提高疗效。肌内注射局部疼痛，可加 20～40mg 盐酸普鲁卡因与本品混合使用。

（二）抗凝血类杀鼠剂中毒

此类杀鼠剂包括敌鼠、敌鼠钠、氯敌鼠、溴鼠隆、溴敌隆等。

诊断要点

① 有毒物接触史。

② 中毒剂量：口服 0.16g 可发生中毒，肝功能不全、营养不良者危险性更大。

③ 潜伏期 3～10 天，出现乏力、恶心、呕吐、腹痛等症状。继之出现不同部位、不同程度的出血。

④ 实验室检查：贫血，凝血时间延长，凝血酶原时间延长。

⑤ 毒物鉴定。

⑥ 与出血性疾病鉴别。

治疗方案

预案 1：口服中毒者催吐、洗胃。活性炭 1g/kg 加入 100ml 水中，口服或胃管内注入。或用 20%～30% 硫酸镁导泻。

预案 2：轻度中毒的治疗。

维生素 K₁ 10～20mg，肌内注射，每日 2～3 次。直到出血现象消失，凝血酶原时间完全正常再停药。

预案 3：重度中毒的治疗。

维生素 K₁ 40mg 加入 5% 葡萄糖溶液 250ml 中静脉滴注，每8h一次。

维生素 C 5.0g 加入 10% 葡萄糖溶液 500ml 中静脉滴注，每日 1 次。

地塞米松 20mg 静脉注射，每日 1 次，连用 3 天。

输全血 400～800ml；或

新鲜冷冻血浆 400ml；或

凝血酶原复合物。

说　明

对症治疗，防治肝、肾功能衰竭和蛛网膜下腔出血等。

第七节　百草枯中毒

百草枯又名克芜踪、对草快，是接触灭生性除草剂。

诊断要点

① 有百草枯接触史。

② 剧烈呕吐、黏膜红肿、疼痛或溃疡形成、流泪和结膜炎、鼻咽刺激症状等。

③ 摄入百草枯的量小于 20mg/kg，无临床症状或出现呕吐、腹泻，多数患者能完全恢复。摄入量达到 20～40mg/kg，多数患者在 2～3 周内死于肺功能衰竭。摄入量达到 40mg/kg，多于 1～4 天内死于多脏器功能衰竭。

④ 实验室检测。

a. 尽快进行毒物鉴定（洗胃抽出液、血、尿、残余毒物等），尿检测为阴性时可于摄入百草枯 6h 后再次测定，如仍为阴性，则表明出现严重损害的可能性小。

b. 血清定量分析可预测病情的严重程度和对预后做出判断（所采样本为摄入百草枯 4h 后的血样，样本要保存在塑料试管内，不可用玻璃试管。）

治疗方案

预案 1：经皮肤污染者用肥皂水清洗后用清水清洗；眼部污染者用 2%～4% 碳酸氢钠液冲洗 15min 后再用生理盐水洗净。口服者用肥皂水洗胃或 2% 碳酸氢钠等碱性液体洗胃。活性炭 1g/kg，加入 100ml 水中，口服或胃管内注入。

或白陶土配成浓度为 15% 的溶液，成人 1L，儿童 15ml/kg，口服或胃管注入。

预案2：尽早血液灌流。

预案3：甘露醇250ml，口服或胃管内注入。

预案4：肺纤维化的预防和治疗。环磷酰胺和激素疗法，甲泼尼龙500mg，静脉滴注，每日1次，连用3天后逐渐减量，疗程7～14天。

说　明

① 除非出现严重的缺氧表现，否则不建议吸氧。

② 补液。

③ 控制继发感染。

④ 可以使用强止痛药（如吗啡等）。

⑤ 处理口腔溃疡。

⑥ 抗过氧化和清除自由基。

⑦ 保持呼吸道通畅，预防多器官功能衰竭。

第八节　急性亚硝酸盐中毒

诊断要点

① 食用含有亚硝酸盐或硝酸盐的食品过量，如用硝酸盐加工的香肠、午餐肉、咸肉，未腌透的腌菜，腐烂的青菜，变质剩菜。

② 组织缺氧的表现

a. 首先出现显著发绀，口唇、颜面、指甲尤甚。

b. 精神不振、头痛、大汗、反应迟钝、嗜睡，严重者昏迷、呼吸衰竭。

c. 腹胀、呕吐、腹泻。

d. 低血压、心动过速、心肌损害。

③ 血中高铁血红蛋白明显高于正常（＞15％）。

治疗方案

预案1：催吐、洗胃。

预案2：活性炭50g加入100ml水中，口服。

预案3：硫酸钠30～50mg，口服。

预案4：特效解毒剂治疗。

亚甲蓝1～2mg/kg，稀释成1％葡萄糖溶液，缓慢静脉注射，视病情1～2h后可重复给药。

预案5：维生素C 5.0mg加入10％葡萄糖溶液中静脉滴注。

预案6：对于缺氧严重的患者如无禁忌证，则给予高压氧治疗，或输血。

说　明

亚甲蓝不良反应：静脉注射剂量过大（每次10mg/kg）时，可加重病情，引起恶心、腹痛、眩晕、头痛、出汗、心前区痛、尿道灼痛和神志不清；用药后尿呈蓝色，大剂量用时可出现全身发蓝。不可皮下注射、肌内注射或鞘内注射。

第九节　急性对乙酰氨基酚中毒

诊断要点

① 有服用对乙酰氨基酚或服用含对乙酰氨基酚成分的阿片类药、其他解热镇痛药、镇静药、消炎药和抗组胺药等病史。

② 中毒剂量：儿童＞140mg/kg，成人＞7.5g。

③ 临床表现。

Ⅰ期（0.5～24h）：厌食、恶心、呕吐、苍白、多汗、不适，也可无症状。

Ⅱ期（24～72h）：Ⅰ期的症状变得不明显，可有右上腹痛、肝酶学改变、低血糖和代谢性酸中毒，肾功能损害明显。

Ⅲ期（72～96h）：以肝坏死为特征，凝血障碍、黄疸、肾功能衰竭、心肌病常见。

Ⅳ期（4天～2周）：恢复期。

④ 实验室检查：血药浓度测定，服药后4h采血。治疗浓度5～20μg/ml，血药浓度＞150μg/ml，即可发生肝毒性。常规化验肝、肾功能可异常。

治疗方案

预案1：催吐、洗胃。

预案2：活性炭50g加入100ml水中，口服。

预案3：硫酸钠30～50g，口服。

预案 4：特效解毒剂治疗。

N-乙酰半胱氨酸应用指征：已知或怀疑对乙酰氨基酚摄入量＞7.5g（或儿童服用量大于150mg/kg），尽早开始治疗，超过12h后应用效果差。

负荷量：*N*-乙酰半胱氨酸140mg/kg，口服，4h后续。

维持量：*N*-乙酰半胱氨酸70mg/kg，口服，每4h一次。共17次。

预案 5：对症治疗，维持水、电解质平衡，防治脑水肿。

预案 6：治疗肝功能衰竭和肾衰竭。

说　　明

① *N*-乙酰半胱氨酸的治疗非常有效，只有重症患者或伴有肾衰竭患者可用血液净化疗法。

② 入院时和每24h测肝功能、凝血相，如发生肝功能衰竭，除了床边监护生命体征、精神状态、出血情况外，还应监测血糖、酸碱平衡、淀粉酶、心电图等。

③ *N*-乙酰半胱氨酸的水溶液有硫化氢的臭味，可使部分患者恶心、呕吐。本品能增加金制剂的排泄，减弱青霉素、四环素、头孢菌素的抗菌活性，故不宜与这些药并用。

第十节　急性强酸、强碱中毒

具有强腐蚀作用的无机酸类，如硫酸、硝酸或盐酸等强酸类经皮肤、呼吸道或消化道侵入和损伤人体，称为强酸中毒。具有强腐蚀作用的氢氧化钠、氢氧化钾等碱类经皮肤、呼吸道或消化道侵入和损伤人体，称为强碱中毒。

诊断要点

① 有强酸及强碱类口服或皮肤接触史。

② 临床表现

a. 口服中毒：口、咽、喉、食管、胃烧灼痛，呕吐、吞咽困难或胃穿孔。出现腹膜刺激征或胰腺炎体征。穿孔后，X线显示有游离气体。

b. 吸入中毒：呛咳、咳嗽、气短、肺水肿。

c. 皮肤接触中毒：不同程度灼伤、烧伤。

d. 全身症状：酸摄入者可引起酸中毒，碱摄入者可引起碱中毒；休克，肝、肾功能衰竭，呼吸麻痹，昏迷。

治疗方案

预案1：口服中毒者无食管或胃穿孔时，给予温水漱口，尽快做食管镜检查，如能吞咽，给予如下处置。

a. 强酸中毒：氢氧化铝凝胶60ml，或5%氧化镁溶液60ml，或极稀的肥皂水60ml口服。

b. 强碱中毒：3%～5%醋酸，5%稀盐酸，或橘子汁、柠檬汁口服。

预案2：皮肤接触中毒者给予大量清水冲洗。

口服中毒者暂时停止进食，维持水、电解质平衡及营养支持。

预案3：抗生素及镇静剂的应用。必要时应用泼尼松30mg，每日1次，共4～5天。

预案4：血钙过低时给予10%葡萄糖酸钙5ml，缓慢静脉注射，使血钙恢复至正常水平。

说　　明

① 禁用催吐、插管洗胃。禁用强酸、强碱洗胃。

② 强酸性烧伤由于与组织中的蛋白结合形成凝固的蛋白质化合物，不溶于水，使后来的酸不易向内渗透，所以强酸烧伤一般不太严重，易于修复。

强碱性烧伤由于与组织中的脂类发生皂化反应，使碱性化学剂快速渗透损伤组织，可造成深部损伤，易发生器官损伤，后果严重。

（刘晓波）

第十六章 骨科疾病

第一节 骨与关节的感染性疾病

一、急性化脓性骨髓炎

本病多见于儿童，发生在股骨下端和胫骨上端最多见，其次为肱骨与髂骨，多由溶血性金黄色葡萄球菌引起，其次为乙型链球菌和白色葡萄球菌。

诊断要点

① 起病急骤，多有弛张高热，有时伴有寒战，可有头痛、呕吐等脑膜刺激症状。白细胞计数明显增高，一般在 10×10^9 个/升以上，中性粒细胞可占 90％以上。

② 早期局部剧烈疼痛和波动性疼痛，保护性痉挛，患者常将肢体置于保护性姿势，以减轻疼痛。

③ X 线示骨膜隆起，增生明显，骨膜下产生新骨，呈"葱皮"样改变，有时出现病理性骨折。

治疗方案

预案 1： 对疑有骨髓炎的病例应早期及时使用足量有效抗菌药物，在发病 5 天内使用往往可以控制炎症，而在 5 天后使用或细菌对所用抗生素不敏感，都会影响疗效。青霉素每日 $(6 \sim 20) \times 10^6 U$，分 4～6 次肌内注射或静脉滴注。

急性期主张尽早静脉给予足量抗生素，通常宜用两种或两种以上联合使用，并根据药敏试验进行调整。

预案 2： 手术治疗。目的是排毒和阻止急性骨髓炎转变为慢性骨髓炎。

应用大剂量抗生素 48h 后高热仍不退者或骨膜下穿刺有脓时应手术治疗，包括骨膜切开、钻孔或开窗。如已形成骨膜下脓肿，则应早期切开引流，髓腔内放置两根硅胶管进行抗生素溶液灌洗。

预案 3：全身支持及对症治疗，调节水、电解质平衡，补充维生素。中毒症状明显者可给予少量多次输血、降温、止痛等治疗。

预案 4：用石膏、夹板、皮牵引等行患肢抬高和制动。

说　明

① 对青霉素过敏者改用头孢噻吩、头孢唑啉，也可用氧苄青霉素，$4 \sim 6g/d$，分 $4 \sim 6$ 次肌内注射或静脉滴注。

② 炎症得以控制但患肢必须制动，可用皮牵引或石膏托，抬高患肢并保持功能位，防止畸形和病理性骨折。

③ 急性血源性骨髓炎以往死亡率很高（约 25%），近年来由于对此病有进一步的认识，通过早期诊断和积极治疗，适当抗菌药物与综合疗法的应用，死亡率已大为降低（约 2%）。由于骨骼感染引起骨质破坏，形成死骨，常转为慢性化脓性骨髓炎，甚至发生各种并发症，影响功能。

二、慢性骨髓炎

常由急性骨髓炎治疗延误转变而来，或因低毒力细菌感染引发，有死骨或弹片等异物和死腔存在，局部广泛瘢痕组织及窦道形成，循环不佳，利于细菌生长，而抗菌药物又不能达到，发病时即表现为慢性骨髓炎。

诊断要点

① 全身症状轻，易反复发作，局部有窦道形成，可数十年不愈，病程长，窦道口皮肤反复受到脓液的刺激会癌变。全身健康状况较差时，也易引起发作。

② X 线检查：早期阶段有虫蚀状骨破坏与骨质稀疏，逐渐出现硬化区骨膜掀起并有新生骨形成，骨膜反应为层状，骨髓腔变窄或消失，周围有坏死骨。

治疗方案

急性发作期患者须大剂量抗生素静脉滴注或早期切开引流手术。

慢性期以手术治疗为主，及早摘除死骨、扩清肉芽肿后，窦道继续引流换药，引流不畅的病骨处凿成形，敞开创面，凡士林纱布填充药物。不重要部位的慢性骨髓炎，如肋骨、腓骨、髂骨翼等处，可将病骨整段切除，一期缝合伤口。部分病例病程较久，已有窦道口皮肤癌变，或足部广泛骨髓炎骨质毁损严重，不可能彻底清除病灶者，可实行截肢术。

三、化脓性关节炎

关节内有化脓性细菌感染，血行感染多见，常见致病菌为金黄色葡萄球菌，受累的多为单一肢体的大关节，好发于髋关节、膝关节。外伤引起者多属开放性损伤，尤其是伤口没有获得适当处理的情况下容易发生。邻近感染病灶如急性化脓性骨髓炎，可直接蔓延至关节。

诊断要点

① 病前有其他部位感染史或外伤史，起病急、高热寒战。

② 病变关节出现剧痛与功能障碍，浅表的关节（如膝关节、肘关节、踝关节）局部可有红、肿、热、痛。深部的关节（如髋关节）局部红、肿、热不明显。由于肌肉痉挛，关节常处于屈曲畸形位，久之可发生关节挛缩，甚至有脱位和半脱位。成人多累及膝关节，儿童多累及髋关节，其次为踝关节、肘关节、腕关节和肩关节，手足小关节罕见。患者常将膝关节置于半弯曲位，使关节囊松弛，以减轻张力。如长期屈曲，必将发生关节屈曲挛缩，关节稍动即有疼痛，有保护性肌肉痉挛。

③ 血白细胞计数可增高至 10×10^9/L以上，中性粒细胞计数增多，红细胞沉降率增加。

④ X线检查：早期关节肿胀、积液、间隙增宽、软骨下骨质疏松和破坏，骨端逐渐有脱钙现象；晚期关节挛缩畸形，关节间隙变窄、消失，发生纤维性强直或骨性强直。

治疗方案

① 早期。

预案：足量全身性使用抗生素。补液以纠正水、电解质紊乱。采用皮肤牵引或石膏托板将患肢固定于功能位。积极锻炼。关节穿刺引流，用生理盐水冲洗。

② 急性期。

预案1：固定。用石膏、夹板或牵引方法限制患肢活动，减少感染扩散，防止出现畸形或病理性脱位。

预案2：关节穿刺注射抗生素。关节穿刺抽出关节液后注入抗生素溶液，以青霉素、链霉素及卡那霉素效果好，每日1次，至关节液澄清和培养阴性为止，穿刺切勿伤及关节软骨。

预案3：关节腔灌洗。适用于表浅的大关节（如膝关节）。在膝关节的两侧穿刺，经穿刺套管插入两根塑料管留置在关节腔内。一根灌注，一根引流。每日灌入抗生素 2000～3000ml。引流液转清，经培养无细菌生长后可停止灌流，但引流管继续引流数天，待无引流液吸出、局部症状和体征都已消退后将管子拔出。

预案 4：关节切开引流。适用于较深的大关节（如髋关节）、穿刺插管难以成功的部位。切开关节囊，放出关节内液体，用生理盐水冲洗后，在关节囊内留置两根管子后缝合切口，做关节腔持续灌洗。

③ 恢复期。

预案 1：功能锻炼。可做持续性关节被动活动。至急性炎症消退时，一般在 3 周后，即可鼓励患者做主动活动。但也不可活动过早或过多，以免症状复发。

预案 2：关节已有畸形时，应用牵引逐步矫正。

预案 3：严重化脓性关节炎，常留有畸形，须手术治疗。

说　明

患者恢复期应注意休息，适量劳动，劳逸结合；保持皮肤清洁卫生，防止感染；遵照医嘱，按时服药；定期门诊随访。

第二节　运动系统慢性损伤

一、冻结肩

冻结肩是肩周炎中常见的一个类型，通常所说的肩周炎多半是指冻结肩。因 50 岁左右为高发年龄，因而又叫"五十肩"，以中老年人多见。冻结肩又称肩周炎、粘连性肩关节炎等，是由于肩关节周围软组织病变而引起肩关节疼痛和活动功能障碍。好发于 40 岁以上，女多于男（约 3∶1），左肩多于右肩。

诊断要点

① 一般可分为急性期、慢性期和恢复（缓解）期 3 个阶段。冻结肩起病急，疼痛剧烈，肩部肌肉保护性痉挛，致肩关节活动受限。急性期一般持续 2～3 周，之后进入慢性期。但多数患者无明显急性期，而是起病缓慢。多数无外伤史，少数仅有轻微外伤。主要症状是逐渐加重的肩部疼痛及肩关节活动障碍。疼痛一般位于肩前外侧，有时可放射至

肘、手及肩胛区，但无感觉障碍。持续疼痛可引起肌肉痉挛与肌肉萎缩。肩前、肩后、肩峰下、三角肌止点处有压痛，而以肱二头肌长头腱部压痛最为明显。当上臂外展、外旋、后伸时疼痛加剧。致使穿衣、梳头甚至便后擦手纸等动作均感困难。

② X线检查：肱骨头骨质疏松。肩肱关节造影关节囊缩小、关节囊下褶皱消失等改变。

治疗方案

预案 1：本病主要保守治疗。

肩关节的活动练习必不可少，在发病之初就应积极进行。肩关节功能锻炼包括肩关节外展运动、肘关节高举过肩的环转运动、外展外旋的联合运动等。肩部痛区可采用物理治疗，口服水杨酸类等消炎止痛药物。局部注射可的松能取得较好的效果。但要注意药物应注射在关节周围的软组织中。麻醉下手法推拿对肩关节僵硬的治疗并非必要，在疼痛已消失而运动没有恢复的病例中可应用，但手法必须轻柔。理疗、针灸、按摩推拿、关节内注射（激素＋利多卡因）行压力扩张（盂肱关节）关节囊，均有一定疗效。

预案 2：手术治疗。

经长期保守治疗无效者应考虑手术治疗。包括肱二头肌长腱头固定或移位术、喙肱韧带切断术。

说　明

① 本病预后良好，多可自愈。

② 虽然有自愈倾向，但患病期间仍需积极进行功能锻炼，否则肩部疼痛消失后，仍会留下肩关节活动障碍。

二、腱鞘囊肿

腱鞘囊肿是关节附近的一种囊性肿块，病因尚不清楚。慢性损伤使滑膜腔内滑液增多而形成囊性疝出或结缔组织黏液退行性变可能是发病的重要原因。内含有无色透明或橙色、淡黄色的浓稠黏液，多发于腕背和足背部。

诊断要点

① 本病以女性和青少年及糖尿病患者多见。好发于腕关节、踝关

节及手、足。多发生于背侧面。患者会感到关节疼痛，通常关节晨僵的感觉在起床后最为明显，而症状并不会随着活动频繁而明显缓解，受影响的关节肿胀，甚至影响关节活动障碍。一般生长缓慢，偶见扭伤后骤然发病者。包块长大到一定程度活动关节时有酸胀感。

② 检查发现直径 0.5～2.5cm 的圆形包块或椭圆形包块，表面光滑，不与皮肤粘连。因囊内液体充盈，张力较大，扪之如硬橡皮实质性感觉。囊颈较小者，略可推动；囊颈较大者，则不易推动，易误诊为骨性包块。B超检查可确定肿块的性质。

治疗方案

预案1：非手术方法。

是把囊肿里面的胶体挤出散在周围的组织中。如不能挤破时则用一个粗针于局麻下做多处穿刺，再加压挤到临近组织中。常有复发，但经几次治疗最终也可以治愈。也可在囊内注入醋酸泼尼松龙 0.5ml，然后加压包扎。本法简单，痛苦较少，复发率也较低。

预案2：手术治疗。

较大与反复发作的腱鞘囊肿则需要手术治疗。术中应完整切除囊肿，如系腱鞘发生者，应同时切除部分相连的腱鞘；如系关节囊滑膜疝出，应在根部结扎切除，以减少复发。术后应避免患病的关节剧烈活动。

说　　明

自愈可能性不大。

三、狭窄性腱鞘炎

狭窄性腱鞘炎指腱鞘因机械性摩擦而引起的慢性无菌性炎症改变。四肢肌腱凡跨越关节的都可发生腱鞘炎，其中以拇指屈肌腱鞘炎、拇长展肌腱鞘炎与拇短伸肌腱鞘炎最多见。

诊断要点

（1）手指屈肌腱鞘炎

① 手指屈肌腱鞘炎又称扳机指或弹响指。拇指为拇长屈肌腱鞘炎，又称弹响拇。本病可发生于不同年龄，多见于妇女及手工劳动者。

② 起病缓慢。起始，晨起患指发僵、疼痛，缓慢活动后即消失。随病程加长逐渐出现弹响伴明显疼痛，严重者患指屈曲，不敢活动。

③ 各手指发病以中指、环指最多见。疼痛多在近侧指间关节。

④ 体检时可在远侧掌横纹处扪及黄豆大小的痛性结节，可随患指屈伸上下活动，或出现弹拨现象。

⑤ 小儿多为双侧，表现为拇指屈曲时发生弹响，或指间关节绞锁于屈曲位。

（2）桡骨茎突部狭窄性腱鞘炎

① 腕关节桡侧疼痛，逐渐加重，无力持物。

② 检查时皮肤无炎症，在桡骨茎突表面或其远侧有局限性压痛，有时可扪及痛性结节。握拳尺偏腕关节时，桡骨茎突处出现疼痛，称为Finkelstein 试验阳性。

治疗方案

① 局部制动和腱鞘内注射醋酸泼尼松龙或复方倍他米松有很好的疗效。

② 如非手术治疗无效，可考虑行狭窄的腱鞘切除术。

③ 小儿先天性狭窄性腱鞘炎保守治疗通常无效，应行手术治疗。

四、滑囊炎

滑囊炎是指滑囊的急性或慢性炎症。滑囊是位于人体摩擦频繁或压力较大处的一种缓冲结构。其外层为纤维结构组织，内层为滑膜，平时囊内有少许滑液。由于关节周围结构复杂、活动频繁，故人体滑囊多存在于大关节附近。这类滑囊每人均有，称为恒定滑囊。由于多种后天因素，局部摩擦增加，也可形成滑囊，称为附加滑囊。许多关节的病变都可以引起该病。滑囊炎还可能与肿瘤有关。

诊断要点

① 多无明显原因而在关节或骨突出部逐渐出现一圆形或椭圆形包块，缓慢长大伴压痛。

② 表浅者可清楚扪及边缘，有波动感，皮肤无炎症；部位深者，边界不清。

③ 当受到较大外力后，包块可较快增大，伴剧烈疼痛。此时皮肤有红、热，但无水肿。

④ 包块穿刺，慢性期为清晰黏液，急性损伤后为血性黏液。继发感染后可见化脓性炎症表现。

治疗方案

① 慢性损伤性滑膜炎，经穿刺抽取囊内容物后注入醋酸泼尼松龙，加压包扎，多可治愈。如有骨的畸形突起，应切除。

② 改变不适当工作姿势、穿松软的鞋子等。

③ 如有继发感染者，应行外科引流。

④ 经 X 线证实的慢性钙化性冈上肌腱炎，极少数病例需要手术切除。致残性粘连性肩周炎需要反复关节内和关节外多部位注射肾上腺皮质激素并加强理疗。必须通过锻炼纠正肌肉萎缩，使运动范围和肌力得到恢复。

五、弹响髋

典型弹响髋是指髋关节主动屈伸活动或行走时，有纤维索条状物（为增厚髂胫束的后缘或臀大肌肌腱的前缘）在大转子上滑动而发出弹响，有时可看到弹跳，被动运动时无此现象。髂胫束因某些原因导致肥厚或紧张，或大转子过于突出，或有滑囊炎，就可以造成髋关节活动时两者相互摩擦产生弹响。

诊断要点

一般多无症状，许多患者因响声而感不安，如大转子滑囊因摩擦发炎则有疼痛。患者站立或卧于健侧，主动屈曲、内收或内旋髋关节时，可用触诊判明产生弹响的部位和原因。弹响髋的诊断不难，检查时令患者作患侧髋关节的伸屈、内收或内旋活动，在大转子部听到弹响，同时摸到或看到索状物在大粗隆上滑移，就可确诊。但需与关节内弹响相鉴别。

治疗方案

① 无痛苦者无须治疗，但须向患者解释清楚。

② 有轻微疼痛不适者，可用适当休息、理疗、软绷带局部包扎固定及防止屈髋动作等方法治疗。

③ 如因精神过度紧张或职业关系要求手术时，可在局麻下切除部分髂胫囊与臀大肌的腱性附着部。单纯将髂胫囊切断容易复发，也有主张切除大转子突出者。

④ 如症状重，条索状物增厚明显，保守治疗无效时应手术治疗，在局麻下进行。

a. 将增厚的索状物切断或切除，直至弹响、摩擦完全消除为止，这是常用的术式。

b. 切断索状物，远侧断端移位缝合，如伴有滑囊炎同时切除大转子滑囊。

c. 髂胫束延长术，可保持骨盆在站立或行走时的稳定性。

d. 如局部骨突过大，也可将骨突部分凿去，术后早期功能锻炼。

六、网球肘

网球肘又称肱骨外上髁炎，是一种由于前臂伸肌反复牵拉伤引起的肱骨外上髁肌总腱处的慢性损伤性肌筋膜炎。网球肘是过劳综合征的典型例子。

诊断要点

① 本病好发于前臂劳动强度大的工作人员，有手和腕长期反复用力的劳损史，如网球运动员、木工、家庭主妇等。本病多数发病缓慢，网球肘初期，患者只是感到肘关节外侧酸痛，自觉肘关节外上方活动痛，疼痛有时可向上或向下放射，感觉酸胀不适，不愿活动。手不能用力握物，握锹、提壶、拧毛巾、织毛衣等运动可使疼痛加重。

② 肱骨外上髁疼痛，持续性酸痛。压痛点位于肱骨外上髁、环状韧带或肱桡关节间隙处。Mills试验（伸肌腱牵拉试验）阳性，即让患者的前臂内旋，腕关节掌屈，再伸直肘关节，可出现外上髁疼痛。

③ 在检查时可发现桡侧腕短伸肌起点即肘关节外上压痛。关节活动度正常，局部肿胀不常见。患者前臂内旋，腕关节由掌屈再背伸重复损伤机制时，即会出现肘关节外上疼痛。

④ 一般不需要拍X线片，必要时可通过X线片了解肘关节骨骼是否正常、伸肌腱近端处有无钙盐沉着。

治疗方案

预案1：非手术治疗。

适用于绝大多数病例。包括休息、理疗、按摩、中药蒸洗、石膏托制动。用可的松类药物局部封闭，1%普鲁卡因1～2ml，痛点注射，每周1次，3～4次为一个疗程。也可在麻醉状态下手法松解肘外侧粘连。体外冲击波治疗可以改善局部血运，减轻炎症，对肌腱末端病变疗效较好。

预案2：手术治疗。

对于晚期网球肘或顽固性网球肘，经过正规保守治疗半年至1年后，症状仍然严重、影响生活和工作，可以采取手术治疗。手术方法有微创的关节镜手术和创伤亦不大的开放性手术，以清除不健康组织，改善或重建局部血液循环，使肌腱和骨愈合。手术包括伸肌总腱附着点松解术、环状韧带部分切除术、伸腕短肌延长术、皮下神经血管囊切除术等。

七、疲劳骨折

在骨相对纤细部位或结构形态变化大的部位，易产生应力集中，当受到长时间反复、集中的轻微外力后，首先发生骨小梁骨折，并随即进行修复。但在修复过程中继续受到外力的作用，使修复障碍，骨吸收增加。这一过程反复发生，终因骨吸收大于骨修复而导致完全骨折。其好发于第 2 跖骨干和肋骨。第 3、4 跖骨，腓骨远侧，胫骨近侧和股骨远侧也可发生。

诊断要点

① 损伤部位出现逐渐加重的疼痛为其主要症状。这种疼痛在训练中或训练结束时尤为明显。

② 体检有局部压痛及轻度骨性隆起，但无异常活动，少数可见局部软组织肿胀。

③ X 线检查：在出现症状的 1～2 周内常无明显异常，3～4 周后可见一横型骨折线，周围有骨痂形成，病程长者，骨折周围骨痂有增多趋向，但骨折线更为清晰，且骨折端有增白、硬化征象，因此，当临床疑有疲劳骨折，而 X 线检查又是阴性时其早期诊断方法是进行放射性核素骨显像。

治疗方案

由于骨折多为无移位的，故仅需局部牢固的外固定和正确的康复功能锻炼。恢复训练前必须制定妥善计划、纠正错误动作、姿势，以免再伤。就诊较晚的疲劳骨折，因断端已有硬化现象，骨折愈合较为困难，近年有人建议用微电流或骨诱导、生长因子等方法来促进骨折愈合。

说　　明

合理治疗能获良好效果，但在恢复训练前必须制定妥善计划，纠正错误动作、姿势，以免再伤，老人肋骨疲劳骨折时，还应治疗慢性咳嗽。

八、髌骨软骨软化症

髌骨软骨软化症是指髌骨软面慢性损伤后，软骨肿胀、侵蚀、龟裂、破碎、脱落，最后与之相对的股骨髁软骨也发生相同的病理改变，而形成的髌骨关节病。

诊断要点

① 青年运动员多见。初期为髌骨下疼痛，开始训练时明显，稍加活动后缓解。后期疼痛时间多于缓解时间，以致不能下蹲，上下楼梯困难。

② 膝关节长期磨损，是本病的常见原因。髌骨边缘压痛。伸膝位挤压或推动髌骨可有摩擦感，伴疼痛。可伴滑囊炎而出现关节积液，此时浮髌试验阳性。病程长者，可出现股四头肌萎缩。诊断髌骨软化症的主要依据是髌骨后疼痛，髌骨压磨试验和单腿下蹲试验引起髌骨后疼痛。

③ X线检查：照膝关节正、侧位及髌骨切线位 X 线片，早期无异常，晚期可见髌骨边缘骨赘形成，髌骨关节不光滑或间隙狭窄。

④ 放射性核素骨显像检查时，侧位显示髌骨局限性放射性浓聚，有早期诊断意义。

⑤ 关节镜检查是确诊髌骨软骨软化症最有价值的方法。可以明确关节软骨是否有病变以及累及范围，明确髌骨软化的程度，更能较好地与膝前疼痛为特点的疾病鉴别，特别是疑难患者。

治疗方案

① 以非手术治疗为主，制动、理疗、抗炎、关节腔封闭等。出现症状后，首先制动膝关节 1～2 周。同时进行股四头肌抗阻力锻炼。

② 肿胀、疼痛突然加剧时，应行冷敷，48h 后改用湿热敷和理疗。

③ 关节内注射透明质酸钠可增加关节液的黏稠性和润滑功能，保护关节软骨，促进关节软骨的愈合和再生，缓解疼痛和增加关节活动度。

④ 关节内注射醋酸泼尼松龙虽然可以缓解症状，但对软骨修复不利，故慎用。

⑤ 严格非手术治疗无效，或有先天畸形者可手术治疗。如外侧关节囊松解术、股骨外髁垫高术，髌骨切除术等。

手术目的为增加髌骨关节活动过程中的稳定性（如外侧关节囊松解术、股骨外髁垫高术等）；刮除髌骨关节软骨上较小的侵蚀病灶，促进修复。

髌骨关节软骨已完全破坏者，有用髌骨切除方法减轻髌股关节骨关节病的发展，但术后膝关节明显无力，难以继续运动生涯。

九、腕管综合征

腕管综合征是正中神经在腕管内受压而出现的一组症状和体征。是周围神经卡压综合征中最常见的一种，也是手外科医生最常进行手术治疗的疾病。

诊断要点

① 中年女性多见，如男性患者则常有职业病史。本病的双侧发病率可高达 30% 以上，其中绝经期女性占双侧发病者的 90%。

② 患者首先感到桡侧三指指端麻木或疼痛，持物无力，以中指为甚。夜间或清晨症状最重。

③ 体检：拇指、示指、中指有感觉过敏或迟钝。大鱼际肌萎缩，拇指对掌无力。腕部正中神经 Tinel 征阳性。屈腕试验阳性。

④ 电生理检查：大鱼际肌肌电图及腕、指的正中神经传导速度测定有神经损害征。

⑤ Phalen 试验是让患者手腕保持于最大屈曲位，如果 60s 内出现桡侧三个手指的麻木不适感，则为阳性。66%～88% 的腕管综合征患者可出现 Phalen 试验阳性，但 10%～20% 的正常人也会出现 Phalen 试验阳性。

治疗方案

① 早期，腕关节制动于中立位。非肿瘤和化脓性炎症者，可注射醋酸泼尼松龙。

② 对于腕管内腱鞘囊肿、病程长的慢性滑囊炎、良性肿瘤及异位的肌腹，应手术切除。

③ 腕管壁厚、腕管狭窄者可行腕横韧带切开减压术。

④ 手术中发现正中神经已变硬或局限性膨大时，应做神经外膜切开、神经束间瘢痕切除、神经松解术。

十、肘管综合征

本病是指尺神经沟内的一种慢性损伤，过去又称为迟发性尺神经炎。

诊断要点

① 手背尺侧、小鱼际、小指及环指尺侧半感觉异常首先发生，通常为麻木或者刺痛。

② 发生感觉异常一段时间后，可出现小指对掌无力及手指收、展不灵活。

③ 检查可见手部小鱼际肌、骨间肌萎缩，环指、小指呈爪状畸形。夹纸试验阳性及尺神经沟处 Tinel 征阳性。

④ 电生理检查发现肘下尺神经传导速度减慢，小鱼际肌及骨间肌肌电图异常。

⑤ X 线显示局部有移位骨块或异常骨化等。

治疗方案

尺神经前置术是基本治疗方法。术后多能较快恢复正常感觉，但已萎缩的手部小肌肉却难恢复正常体积。

第三节　骨与关节结核

一、脊柱结核

脊柱结核发病率占骨与关节结核的首位，约占 50%，绝大多数发生于椎体，附件结核仅有 $1\% \sim 2\%$。椎体以松质骨为主，它的滋养动脉为终末动脉，结核分支杆菌容易停留在椎体部位。腰椎结核发生率最高，其次是胸椎、颈椎。儿童、成人均可发生。

诊断要点

① 起病缓慢。有低热、消瘦、盗汗、食欲不振与贫血等全身症状。儿童常有夜啼。

② 疼痛是最早出现的症状。通常为轻微疼痛，休息后症状减轻，劳累后则加重。颈椎结核可伴上肢麻木等神经根受压表现。可出现双手撑住下颌的典型姿势。腰椎结核有背部疼痛症状，可伴拾物试验阳性，后期可有腰大肌脓肿形成。患者往往双手托住腰部，头及躯干向后倾，以减轻对病变椎体的压力。

③ X 线表现以骨质破坏和椎间隙狭窄为主。中心型骨质破坏集中在椎体中央。边缘型骨质破坏集中在椎体上缘或下缘，很快侵犯至椎间盘，表现为椎体终板的破坏和进行性椎间隙狭窄，并累计邻近两个椎体。寒性脓肿在颈椎侧位片上表现为椎前软组织影增宽，气管前移；腰椎正位片上可见椎旁增宽软组织影，可为球状、梭状或筒状，一般不

对称。

④ CT 检查可以清楚地显示病灶部位，同时对腰大肌脓肿有独特的价值。MRI 主要用于观察脊髓有无受压和变形。

治疗方案

预案 1：抗结核药物治疗。

目前以异烟肼、利福平和乙胺丁醇为一线药物。尤以异烟肼和利福平为首选药物。目前主张联合用药。异烟肼成人剂量为 300mg，分 3 次口服或一次顿服，一般口服 2 年。利福平成人剂量为 450mg，早晨一次顿服，由于其有肝毒性，用药 3 个月后应检测肝功能，一般服用 3 个月。乙胺丁醇成人剂量为 750mg，一次顿服。一般主张异烟肼＋利福平，或异烟肼＋乙胺丁醇。严重患者可 3 种药物同时应用。

预案 2：局部固定。

用石膏背心或支架（腰椎结核及上腰椎结核）及石膏腰围带（下腰椎结核）固定 3 个月。

预案 3：手术。

如切开脓肿、病灶清除术、矫形术。

二、脊柱结核并截瘫

脊柱结核并截瘫的发生率大约为 10％，以胸椎结核发生截瘫的最多见；其次为颈椎、颈胸段，胸腰段，腰椎最为少见。脊柱附件结核少见，但一旦发病，容易发生截瘫。

诊断要点

除了有脊柱结核的全身症状和局部表现外，还有脊髓受压迫的临床表现。

① 运动障碍：运动障碍对患者影响最大，也最便于观察，故发现最早，痉挛性截瘫者感觉下肢发硬、发挺、颤抖、无力、易跌倒，走路时呈痉挛性步态或剪刀步。迟缓性瘫痪患者则感觉下肢松软、无力，易跌倒。初起时或能扶杖而行，以后则卧床不起。在床上有的患者下肢尚能作自主的伸躯或抬腿活动，有的则完全丧失自主运动能力。

除两下肢的自主运动丧失外，截瘫平面以下的躯干肌肉也不能幸免。胸 9～10 椎体结核的患者，肚脐以下的腹肌瘫痪。患者在仰卧位自动抬头时肚脐以上未瘫痪的上腹肌牵拉向上移动，此现象可称肚脐移动试验。

颈椎结核合并瘫痪的患者，上肢和胸壁肌肉也都瘫痪，有发生肺炎、窒息的危险。

肋间肌瘫痪以后，肋骨的自主运动丧失，只靠膈肌的运动来维持气体交换。出现矛盾呼吸。

② 感觉障碍：轻度的感觉障碍表现为感觉异常或过敏，如患肢冷感、热感、蚁走感、针刺感、感觉过敏等；重度的感觉辨析障碍为感觉迟钝；严重的感觉障碍则为感觉消失。

③ 括约肌功能障碍：膀胱功能障碍最初表现为排尿困难，虽有尿意但不能及时将尿排出。须采取某种体位，或经过一些时候，或用手按压小腹部，始能将尿排出，但也不能排净。再发展则为完全尿闭。

④ 自主神经功能障碍：在早期，截瘫平面以下干燥无汗，无汗平面常与感觉平面一致。截瘫平面以下血管无舒缩能力，出现营养障碍。患者营养不良，血浆白蛋白低，下肢水肿，足背尤甚。

⑤ 反射异常：在截瘫平面以下的浅反射减弱或消失，腱反射在迟缓性瘫痪中减弱，在痉挛性瘫痪中亢进或出现髌阵挛和踝阵挛现象。腱反射可在上肢查肱二头肌反射、肱三头肌反射、桡骨骨膜反射，在下肢可检查髌腱反射和跟腱反射，可出现巴氏征、霍夫曼征等病理反射。

⑥ 脑脊液动力测试可以确定脑脊液通畅，不会梗阻。

治疗方案

脊柱结核出现神经症状而影像学检查确有脊髓受压者，且受压节段与临床症状、体征检查平面相一致时，原则上都应该手术治疗。部分不能耐受手术者可作非手术治疗，待情况好转时再争取手术。通常主张手术彻底清除病灶、减压、支撑植骨。根据患者情况选择前路手术，后路手术、前后路联合手术或分期手术等。

第四节　骨关节炎

骨关节炎是一种以关节软骨退行性变和继发性骨质增生为特征的慢性疾病。疾病累及关节软骨或整个关节，包括软骨下骨、滑膜和关节周围肌肉。多见于中老年人，女性多于男性。好发于负重较大的膝关节、髋关节、脊柱及远侧指间关节等部位，本病又称骨关节病、退行性关节炎、增生性关节炎、老年关节炎和肥大性关节炎等。

诊断要点

① 关节疼痛及压痛：初期为轻度或中度间歇性隐痛，休息时好转，活动后加重，疼痛常与天气变化有关。晚期可出现持续性疼痛或夜间痛。关节局部有压痛，在伴有关节肿胀时尤为明显。

② 膝关节浮髌试验阳性。关节周围肌萎缩。严重者出现关节畸形，如膝内翻。髋关节 Thomas 征阳性。手指远侧指间关节侧方增粗，形成 Heberden 结节。

③ X 线诊断：非对称性关节间隙变窄，软骨下骨硬化和囊性变，关节边缘增生和骨赘形成或伴有不同程度的关节积液，部分关节内可见游离体，严重者出现关节畸形，如膝内翻。

治疗方案

预案 1：一般治疗。注意保护关节，适当的康复治疗。严重者应卧床，支具固定，防止畸形。

预案 2：药物治疗。活血化瘀的中药、非甾体抗炎药。关节内注射透明质酸钠。

预案 3：手术治疗。早期患者，可行关节清理术，晚期出现畸形或持续疼痛，生活不能自理时，可行手术治疗，如膝内畸形可行胫骨上端高位截骨术，髋关节炎晚期可行截骨术。依年龄、职业及生活习惯等可选用人工关节置换术。

第五节　脊柱及其周围软组织疾病

一、颈椎病

颈椎病是老年颈椎退变性骨关节病致神经根、椎动脉、颈髓或交感神经受到刺激、压迫引起的一系列临床症状与体征，又称颈椎综合征。

依临床表现常分为四型，即神经根型、椎动脉型、脊髓型和交感神经型。各型可单独发生也可混合发生。

（一）神经根型

诊断要点

① 多 40 岁以上发病，低头工作者易发，是最常见的类型。

② 颈、肩、臂、手疼痛与麻木为主要症状。

③ 患肢可出现肌力减弱，肌萎缩，握力减退，持物不稳。

④ 部分病人颈部僵直，活动受限。

⑤ 病史中常有颈肩痛逐渐反复加重，而发展到放射痛。

⑥ X线显示颈椎生理弧度变直或后突，椎体前后缘骨质增生致密，椎间隙变窄，钩椎关节增生致密，椎间孔变形变窄，后纵韧带骨化等。

治疗方案

预案 1：牵引。布袋牵引或器械牵引，坐位或仰卧位都可以。使椎间、椎间孔的距离加大，解除对神经根的压迫。牵引角度以颈前屈 $15°\sim30°$ 为宜，重量 $2.5\sim5.0kg$，开始时每次几十分钟，适应后可延长 $2\sim3$ 次。牵引后围领或颈支架保护效果更好。

预案 2：按摩。各家手法繁多，各有所长，但主张轻手法为主，切忌暴力。

预案 3：理疗、封闭、针灸、药物及颈枕疗法等都有一定疗效。

预案 4：手术治疗。保守治疗无效或发作频繁、症状重者可行手术治疗。一般行椎病变部位前路减压植骨融合术。多能达到满意效果。

（二）脊髓型

诊断要点

① 好发于 $40\sim60$ 岁，常是多节段病变，颈间盘脱出或骨赘引起脊髓压迫症状。

② 开始四肢麻木无力，逐渐加重。手部活动不灵活，下肢行动迟缓，易摔倒。重者不能坐立，大小便障碍，生活不能自理。

③ 临床常见椎体束征，表现为四肢生理反射亢进，Hoffmanm 征（＋），下肢肌张力增强，肌无力，膝、跟腱反射亢进。髌踝阵挛（＋），Babinski 征（＋）。受累平面以下感觉迟钝。平面部位有束带感。颈椎单侧受压可显 Brown-Sequard 征，即同侧肢体肌力减退，肌张力增强，自主运动消失，对侧痛温觉消失。

④ 影像学检查：X线检查示病变椎间盘狭窄，椎体增生，特别是后缘增生有重要意义。在侧位 X 线片上可发现椎体后有钙化阴影，呈点状、条状。连续型者可自第 2 颈椎到第 7 颈椎连成一长条。CT 片上此骨片占位在椎体后椎管前壁，使椎管明显狭窄。脊髓压迫症状常较严重。MRI 检查，对脊髓、椎间盘组织显示清晰，椎间盘脱出、脊髓受压

等都能看得出，对诊断、治疗均有帮助。

治疗方案

早期轻症患者可用非手术治疗。当已经出现肌张力高等阳性体征，因脊髓受压过久会不可逆转，应早期行前路椎间盘切除椎体间植骨术、前路开长窗减压扩大椎管植骨融合术、前路椎体次全切除减压植骨融合术、后路单开门式扩大椎管、后路双开门式扩大椎管。

（三）椎动脉型

诊断要点

① 颈椎间盘退变、椎间隙变窄、颈椎力线改变均可使椎动脉扭曲、骨质增生，特别是钩椎关节增生可直接刺激与压迫椎动脉，使脑基底动脉供血不足，出现眩晕、耳鸣、恶心、呕吐。因体位改变，颈过度伸躯旋转而症状加重。椎动脉痉挛脑严重缺血可出现猝倒。

② X线正位片及斜位片示钩椎关节横向突出，椎动脉造影示椎动脉扭曲或狭窄。

治疗方案

制动可以限制椎动脉和钩椎关节摩擦产生的椎动脉痉挛；手术治疗可行椎动脉松解术、横突孔切开术、钩椎关节切除椎间孔切开术。

（四）交感神经型

诊断要点

① 眼睑无力、视力不清，眼痛、流泪和眼前有金星等。

② 头痛、眩晕，枕后痛。

③ 心率改变，心前区不适。

④ 耳鸣、耳聋、眼球震颤等。

⑤ 周围血管征：血管痉挛可有肢体发凉，血管舒张可出现指端麻木、红热、疼痛与过敏。

⑥ 多汗或少汗。

治疗方案

椎动脉型和交感神经型的治疗一般与神经根型相同。病程长、发作频繁，保守治疗效果不佳影响生活与工作者可行手术治疗。常采取前路或侧前方减压植骨术。

二、颈椎间盘突出症

颈椎间盘突出症是指因轻微外力或无明确诱因的椎间盘突出而致脊髓和神经根受压的一组病症。

诊断要点

① 急性颈椎间盘突出常造成脊髓受压，损伤平面以下出现完全截瘫或不全截瘫。

② 慢性损伤发病缓慢、逐渐加重。根据椎间盘突出的大小，压迫范围可出现神经根或脊髓压迫症状与体征。

③ X线检查：主要排除脊椎骨病变。X线片可显示颈椎前凸消失或后凸，病变部位椎间隙可前后等宽或前窄后宽。

④ CT检查：可以显示椎间盘突出的类型，骨赘形成与否，是否合并后纵韧带和黄韧带肥厚、钙化或骨化，关节突出的增生肥厚程度，椎管形态的改变。

⑤ MRI检查：对软组织显影清晰，可显示突出的椎间盘对硬膜囊、神经根压迫的部位与范围。

治疗方案

颈椎间盘突出引起神经根压迫，按颈椎病神经根型治疗，大部分能得到缓解。造成脊髓压迫者，应行手术治疗，以前方减压摘除突出的椎间盘、前路植骨融合术为宜。

三、自发性寰枢椎脱位

自发性或特发性寰枢椎脱位，常为半脱位。过去对病因不认识而命名，实际上为病理性脱位。

诊断要点

① 好发于青少年，常有感染。

② 颈部或枕部疼痛，强迫活动则疼痛加重。颈部活动受限，常有强迫姿势。

③ 寰枢脱位造成椎动脉被牵拉、挤压致脑基底动脉供血不足，可出现眩晕、恶心、呕吐、视力障碍等症状。

④ 颈髓或延髓压迫出现四肢麻木、肌力弱，下肢呈不完全截瘫或

完全截瘫，出现椎体束征。上肢 Hoffmann 征（＋），延髓损害出现四肢麻痹、发音障碍和吞咽障碍等。

⑤ X 线检查：侧位片显示寰齿间距加大（寰椎前弓后续与齿状突前缘之间距离，正常人为 2.5mm 以下，儿童为 4.5mm 以下）。寰椎管前后径变小。第 1 颈椎、第 2 颈椎开口位片示齿状突与侧块间距不对称，寰枢关节间隙不平行或有侧方移位。

治疗方案

寰枢椎半脱位患者先行牵引（悬带或颅骨）。复位后用带头颈的石膏背心或带枕颌的胸背支架固定 10～12 周。有脊髓压迫症状的患者，颅骨牵引复位后可行寰枢固定术或枕骨、寰枢椎棘突、椎板融合术。

四、腰椎间盘突出症

腰椎间盘突出症，主要是在椎间盘退变的基础上由急慢性损伤、着凉等因素引起纤维环破裂，髓核突出，压迫神经根或马尾神经致腰痛和坐骨神经痛，是临床的常见病。

诊断要点

① 本病好发于 20～40 岁，男多于女。常有腰部外伤或着凉史。

② 腰腿痛是本病的特点。活动或劳累时症状加重，卧床休息则减轻。

③ 腰可出现侧弯，生理性前凸变浅或后凸，常显腰后凸，向患侧弯受限，且有患肢放射性痛加重。突出间隙棘突旁压痛向下肢放射。

④ 直腿抬高试验阳性。Laseque 征阳性。患肢膝、跟腱反射常减弱或消失。患肢可出现肌萎缩，拇背伸力减弱。患肢大腿、小腿外侧以及足部感觉减退。马尾神经受压可显鞍区感觉减退和大小便障碍。

⑤ X 线检查：摄腰椎正、侧、斜位 X 线片，主要为了排除腰椎骨质病变。有参考价值的表现为腰椎变直或后凸，椎间隙变窄或前窄后宽，相邻椎体缘骨质增生等。X 线片表现要与临床检查部位体征相吻合。

⑥ 脊髓造影后 CT 检查诊断准确率高。

治疗方案

预案 1：保守治疗。

a. 卧床休息，一般严格卧床 3 周，带腰围逐步下床活动，过伸性腰背肌功能锻炼和腰部支具限制弯腰活动适用于症状较轻的患者。

b. 牵引、按摩、推拿：应在了解病理变化的情况下辨证施治。一般对早期轻微患者疗效较好。症状严重和中央型突出者慎用或禁用。

c. 部分轻型患者可行椎管内注射药物除痛治疗，效果较满意。此疗法一般不超过 3 次，多次注射治疗无效者，手术时发现有明显粘连，可导致症状长期不缓解。

d. 化学溶核疗法：将蛋白溶解酶注入破裂的椎间盘里去，破坏髓核的亲水性，促进软骨黏多糖由尿排出，使椎间盘内压力降低而达到治疗目的。国产胶原酶药物已被应用。注射药物应在透视下进行，先做碘剂椎间盘造影，确定位置及破坏程度，再注射药物。应用于膨出型与突出型。优良率达 $60\%\sim80\%$。主要合并症为过敏、蛛网膜炎、括约肌障碍等。

预案 2：手术治疗。

a. 适应证：腰腿痛症状严重，反复发作，经半年以上非手术治疗无效，且病情逐渐加重，影响工作和生活者；中央型突出有马尾神经综合征，括约肌功能障碍者，应急诊进行手术；有明显神经受累表现者。

b. 手术方法的选择。

全椎板切除髓核摘除术：适合于椎间盘突出合并椎管狭窄、椎间盘向两侧突出、中央型巨大突出及游离椎间盘突出，此手术减压充分。

半椎板切除髓核摘除术：适合于单纯椎间盘向一侧突出者。术中切除椎间盘突出侧的椎板和黄韧带。

显微外科腰间盘摘除术：适合于单纯椎间盘突出。椎间盘突出合并椎管狭窄、椎间孔狭窄及后纵韧带钙化者都不适合此手术。

经皮腰椎间盘切除术：适用于单纯腰椎间盘突出。

人工椎间盘置换术：是近年来临床开展的术式。人工椎间盘设计基本上分为两类，一类是替代全部或部分纤维环和髓核，另一类仅置换髓核。其手术适应证尚存争议。选择此手术需谨慎。

五、腰椎管狭窄症

腰椎管狭窄症是腰椎管因某些骨性结构或纤维性结构异常导致一处或多处管腔狭窄，压迫马尾神经或神经根引起的临床症状。病因包括先天性椎管狭窄；退变性椎管狭窄；腰椎滑脱；中央型椎间盘突出；腰椎爆裂骨折；继发性如全椎板切除之后。

诊断要点

① 发病于 40 岁以上，男多于女，下腰段为主。

② 多年腰背痛，可伴单侧下肢或双侧下肢放射性疼痛。可沿股神经或坐骨神经分布区放射，严重者出现大小便功能障碍。可有下肢麻木、乏力或软瘫。

③ 间歇性跛行，站立、行走时下肢发胀、乏力或麻木，越走症状越重，下蹲或卧床时症状减轻或缓解，再走症状重复出现。

④ 脊柱常后伸受限，过伸时可出现下肢症状。下肢可有肌力障碍、感觉障碍，跟腱反射常减弱或消失。

⑤ 影像学检查。

a. X线：腰椎可有退变性改变，如椎间隙变窄、椎体骨唇增生、小关节肥大等，侧位片腰椎管可较正常者为窄，但缺少可靠数值。还应观察有无退变性滑脱，有滑脱者，应再拍摄前屈后伸侧位片，观察滑脱间隙的稳定性，如前后移位相差 3cm，说明退变滑脱间隙不稳定。

b. MRI：可显示腰椎管情况，硬膜后方受压节段黄韧带肥厚，腰椎间盘膨出、突出或脱出，马尾异常等。

c. CT：可见关节突肥大，椎板增厚，特别可知侧隐窝情况。

治疗方案

预案 1： 保守治疗。

a. 病情重、急性期应卧床休息，配合镇痛活血药物。

b. 轻型患者做腹肌锻炼、理疗或牵引治疗。

c. 静脉滴注能量合剂。

d. 腰骶管注药除痛疗法。

预案 2： 手术治疗。

手术适应证：病程长、症状重影响工作与生活，非手术疗法无效，有大、小便功能障碍者。

手术方法：主要为全椎板切除加侧方减压。强调减压要充分彻底，解除马尾神经与神经根的压迫。脊柱滑脱者，减压后应行椎弓根、椎体钢板螺钉内固定或植骨融合术。

六、脊柱滑脱症

诊断要点

① 单纯峡部裂，轻者无症状。一般因腰骶部不稳，腰骶部软组织劳损致慢性腰痛或腰腿痛。可因行走、劳累加重，休息则减轻。

② 脊柱滑脱可显腰椎前凸，臀部后倾，腰骶部凹陷，背伸肌痉挛，腰活动受限。

③ 第 5 腰椎棘突后凸，常有压痛或叩击痛。

④ 滑脱重者或出现马尾神经受压综合征。

⑤ X 线检查：轻者前后位片中常看不到峡部裂隙及滑脱。重者可见滑脱椎体上下缘有重叠，呈新月形密度增厚。侧位片能看到滑脱程度，斜位片峡部可见裂隙或椎体滑脱。

治疗方案

预案 1：保守治疗。

无症状或轻型患者，以轻体力劳动为宜。腹肌锻炼或配合腰椎保护。

预案 2：手术治疗。

影响生活、工作或伴有神经压迫者可手术。手术常用植骨融合和减压后行椎弓根、椎体钉内固定术等。

七、第 3 腰椎横突综合征

第 3 腰椎横突最长，是腰部张拉应力的中心，此部软组织最易损伤。

诊断要点

① 好发于体力劳动的青壮年，常有腰外伤史。

② 腰痛或臀部、大腿后外侧痛。少数人疼痛可达膝下或大腿内侧及下腹部。

③ 腰前屈受限明显，第 3 腰椎横突压痛敏感，可出现臀部、大腿后外侧放射痛，局部可触到硬结。有些患者表现臀肌、内收肌痉挛或触到索条状肌挛缩，有压痛。

④ 局部封闭可使症状缓解或减轻。

⑤ X 线检查常无明显阳性发现。

治疗方案

① 第 3 腰椎横突注射治疗。

② 减少弯腰活动，可外敷消肿止痛药物，一般不主张按摩。

③ 慢性期可采用理疗、针灸等疗法，一般保守治疗有一定疗效。

④ 镇痛药物治疗。

八、急性腰扭伤

常见于青壮年、体力劳动者。下腰段好发，损伤可涉及肌肉、韧带、筋膜、椎间关节和关节囊、腰骶关节及骶髂关节。

诊断要点

① 临床表现。可有腰部疼痛、腰硬、两手扶腰、行走困难、咳嗽和喷嚏时腰痛加重等。患者有搬抬重物史，有的患者主诉听到清脆的响声。伤后重者疼痛剧烈，呈持续性，部位局限固定，患者多能指出疼痛部位。当即不能活动；轻者尚能工作，但休息后或次日疼痛加重，甚至不能起床，咳嗽、深呼吸时剧烈疼痛。检查时见患者腰部僵硬，腰前凸消失，可有脊柱侧弯及骶棘肌痉挛。在损伤部位可找到明显压痛点。

② 检查。

a. 视诊：脊柱侧弯，疼痛引起的不对称性肌肉痉挛，可改变脊柱的正常生理曲线，多数表现为不同程度的脊柱侧弯畸形，一般是向患侧侧弯。

b. 触诊：局部压痛，多数患者有明显的压痛点，与受伤部位一致，部分患者同时有下肢牵扯痛；肌肉痉挛，多数患者有单侧或双侧腰部肌肉紧张、痉挛，多位于骶棘肌、臀大肌，这是一种疼痛引起的保护性动作。

c. 专科检查：直腿抬高试验、骨盆旋转试验阳性。

d. 辅助检查：X线检查多无异常发现或仅见腰椎屈度变直或侧弯，骨关节畸形或退行性变等。扭伤严重者，应拍腰骶部X线正、侧、斜位片，排除腰部各部的骨折、脱位、腰椎间盘突出等。

治疗方案

① 卧床休息，减轻肌肉痉挛和疼痛，以利损伤部位的修复。

② 压痛敏感点局部封闭。常用2%普鲁卡因2~3ml＋醋酸泼尼松龙或醋酸氢化可的松0.5~1ml，每周1次，4次为一个疗程。

③ 按摩推拿：对骶棘肌、腰背筋膜、小关节突半脱位、骶髂关节损伤等效果明显。

④ 部分患者经骨盆牵引可减少疼痛，可配合镇痛、活血化瘀药物。

⑤ 棘上韧带、棘间韧带损伤严重者手术修补。

⑥ 急性期后腰部僵硬、活动受限应做理疗、轻手法按摩、背伸肌锻炼以促进恢复。

九、慢性腰劳损

诊断要点

① 腰痛时重时轻，一般劳累或遇冷时加重，休息或保温则减轻。

② 慢性腰痛一般压痛区较广泛，不同部位损伤也可找到敏感压痛点。

③ 除去先天畸形外，一般腰背部无畸形。常见背伸肌紧张，前屈受限较显著。

④ 有典型的膝关节疼痛症状伴关节活动受限。有以下典型体征：膝关节周围压痛，关节活动弹响及摩擦声，关节挛缩或股四头肌萎缩。X线显示关节间隙变窄，髁间棘变尖，髌骨边缘骨质增生，胫股关节面模糊及韧带钙化。

治疗方案

① 寻找并除去慢性腰损伤的原因。

② 按摩、理疗、应用镇痛活血化瘀药物。

③ 压痛敏感点的局部封闭。

④ 指导背伸肌、腹肌的锻炼。

第六节 脊柱侧凸

脊柱矢状面有四个生理弯曲，额状面不应有任何弧度，一旦向两侧出现弧度，则称为脊柱侧凸。可概括为两大类：功能性脊柱侧凸及结构性脊柱侧凸。

功能性脊柱侧凸即代偿性脊柱侧凸，没有脊柱内部结构破坏。该畸形除姿势不正外，还可因某些器官畸形代偿形成，如下肢不等长、坐骨神经痛等。X线特征：脊柱结构无破坏，仅成C形弯曲。

结构性脊柱侧凸由脊柱的骨骼、肌肉及神经病理改变所致。

诊断要点

① 原因不明者约80%，多为姿势性，好发于6～7岁女孩，男孩较少。早期畸形不明显，易被忽视，10岁以后椎体骨骼发育迅速，1～2年侧凸明显。

② 严重者可继发胸廓畸形，胸腔容积缩小，引起气短、心悸、消

化不良等内脏功能障碍。脊柱侧凸长期得不到有效治疗，可出现脊髓神经牵拉或压迫症状。

③ X线检查。

a. 直立位全脊柱正侧位像。

摄片时必须强调直立位，不能卧位。若患者不能直立，宜用坐位像，这样才能反映脊柱侧凸的真实情况。摄片需包括整个脊柱，是诊断的最基本手段。

b. 仰卧位左右弯曲及牵引像。

反映其柔软性。Cobb角大于90度或神经肌肉性脊柱侧凸，由于无适当的肌肉矫正侧凸，常用牵引像检查其弹性，以估计侧弯的矫正度及脊柱融合所需的长度。脊柱后凸的柔软性需摄过伸位侧位像。

c. 斜位像。检查脊柱融合的情况，腰骶部斜位像用于脊柱滑脱、峡部裂患者。

d. Ferguson像。检查腰骶关节连接处，为了消除腰前凸，男性病人球管向头侧倾斜30度，女性倾斜35度，这样得出真正的正位腰骶关节像。

e. Stagnara像。严重脊柱侧凸患者（大于100度），尤其伴有后凸、椎体旋转者，普通X像很难看清肋骨、横突及椎体的畸形情况。需要摄取旋转像以得到真正的前后位像。透视下旋转病人，出现最大弯度时拍片，片匣平行于肋骨隆起内侧面，球管与片匣垂直。

f. 断层像。检查病变不清的先天畸形、植骨块融合情况以及某些特殊病变如骨样骨瘤等。

g. 切位像。患者向前弯曲，球管与背部成切线。主要用于检查肋骨。

④ 脊髓造影。并不常规应用，指征是脊髓受压、脊髓肿物、硬膜囊内疑有病变；X线片见椎弓根距离增宽、椎管闭合不全、脊髓纵裂、脊髓空洞症；以及计划切除半椎体或拟作半椎体楔形切除时，均需脊髓造影，以了解脊髓受压情况。

⑤ CT和MRI。对合并脊髓病变的患者很有帮助。如脊髓纵裂、脊髓空洞症等。了解骨嵴的平面和范围，对手术矫形、切除骨嵴及预防截瘫非常重要。但价格昂贵，不宜作为常规检查。

治疗方案

① 功能性脊柱侧凸以预防为主，学龄前儿童应保持正确姿势，加强腰背肌、腹肌、髂肌及肩部肌肉锻炼，轻者可自行矫正，不需治疗。

特发性脊柱侧凸，没有结构异常者，可穿戴支具，预防畸形发展。患儿长至12~16岁（即青春生长期）畸形容易恶化，应严密观察，积极采取有效治疗措施。

② 手术治疗：对有脊柱结构异常（如先天性半椎体、脊柱纵裂、颈肋、并肋）、脊柱结构病理改变（如结核、肿瘤等）及脊柱外各种组织畸形（如胸廓畸形及烧伤遗留瘢痕等），均应积极采取措施，充分治疗，消除这些病理变化及脊柱外结构畸形，为矫治脊柱侧凸畸形打好基础。

③ 矫正脊柱侧凸的手术方法有特殊矫正器械；脊柱融合（棘突旁植入松质骨）。有时两种方法同时使用。

④ 手法复位：有剥离韧带粘连、改善肌肉营养、加强肌肉中的新陈代谢，增强肌肉弹力的作用，可以通经活络，改善气血循环，使软组织和韧带得以软化。

⑤ 牵引：可加大椎体间隙，使已发生粘连的组织剥离，达到复位的目的。经牵引后使用必要的支具迫使已复位的脊椎稳定不变，不发生回缩变化，也有扩大椎体间隙的作用。

⑥ 电疗：利用电磁疗法，增加对病变部位的吸收功能，改善气血循环，可剥离组织粘连和防止发生再粘连。

⑦ 药物：根据不同病情及患者体质，采用不同药物、药量予以辅助配合治疗。

第七节 骨肿瘤

一、骨瘤

骨瘤是一种隆凸于骨面的良性肿瘤。

诊断要点

① 好发于儿童。病程长达数年或数十年。

② 在颅面骨隆起或形成肿块。局部无疼痛及压痛、坚硬如骨，不活动。肤色正常，皮下无粘连。

③ X线片，良性肿瘤见肿瘤界限清楚，与正常骨组织间有明显的分界线，一般无骨膜反应。恶性骨瘤见肿瘤边界不清，骨破坏，骨结构紊乱。

治疗方案

无症状的骨瘤无需治疗，有症状或成年后仍继续生长者考虑切除，术后极少复发，预后良好。

二、骨旁骨瘤

骨旁骨瘤发生于颅面骨以外部位，尤以四肢长骨多见。

诊断要点

① 30～40岁青中年多见。好发于四肢长管骨，尤以股骨下端后侧多见。肿瘤生长缓慢、病程长。肿块质坚硬。浅表部位易触及。触痛、压痛不明显。骨旁骨瘤有明显的生骨现象。

② X线检查：显示致密性团块影像，如象牙，无纹理结构。

治疗方案

骨旁骨瘤恶变可能性较高。长期不治疗或治疗不彻底容易恶变。所以务求彻底切除。应将肿瘤附近的正常骨质切除 1～2cm。肿瘤的纤维假性包膜应一并切除。缺损大者应植骨。肿瘤广泛侵及骨干应行瘤段截除或人工假体置换术。如恶变考虑截肢。

三、骨样骨瘤

骨样骨瘤是一种骨性肿瘤，由成骨细胞及其所产生的骨样组织构成。

诊断要点

① 临床表现为局限性疼痛，水杨酸盐可以使疼痛缓解，饮酒可使疼痛加重。

② X线表现为位于皮质内的圆形或卵圆形小的低密度阴影，外围有致密的反应骨，反应骨使皮质增厚，距瘤巢达数厘米。

③ 病理检查镜下可见瘤巢中央为不定型、杂乱无序的骨样组织，有大量深染的骨母细胞陷入其间，瘤巢边缘为增生的纤维血管组织。

治疗方案

① 非手术治疗。

对症状较轻，尤其是手术较困难或术后会发生严重并发症的患者，可行保守治疗，即口服水杨酸盐对症治疗。

② 手术治疗。

预案1： 瘤巢刮除灭活植骨术：活跃的2期骨样骨瘤，当瘤巢位置很明确时，行刮除术。可使用石炭酸、95%酒精或冷冻等方法灭活囊壁，一般作局部刮除后行自体骨、人工骨或异体骨移植，也可应用骨水泥充填瘤腔以降低复发率。

预案2：边缘大块切除术：当瘤巢位置不明确时，行边缘大块切除，去除瘤巢和反应骨。

预案3：经皮瘤巢去除术：当瘤巢位置很明确时，可在CT引导下，用空心钻钻入病灶，切除病灶，或将变速磨钻的磨头导入瘤巢内，消灭瘤巢和周围的反应骨。另外一种方法是微波治疗，在CT引导下置入一根探针，用它产生的高频"微波"来消灭瘤巢。

四、软骨瘤

软骨瘤为常见的良性软骨性肿瘤，发生于软骨化骨的骨骼。

诊断要点

① 孤立性软骨瘤：骨性肿块，$40\%\sim65\%$发生在手部，近节指骨最多，缓慢膨胀生长或向一侧突出。表面光滑，疼痛轻微，压痛轻微。近关节者影响关节活动范围。

② 多发性软骨瘤：亦称Oliver病，很少有疼痛，主要为肿瘤部位变形及影响肢体发育而产生的畸形。

治疗方案

① 孤立性软骨瘤：位于手足者，宜行刮除植骨术。一般可治愈，极少复发、恶变。骨膜下软骨瘤应连同基底一并切除。发生在四肢长骨者应彻底刮除，否则易复发，甚至恶变为软骨肉瘤。

② 多发性软骨瘤：可考虑截肢。已恶变者，按恶性肿瘤处理。

五、骨软骨瘤

骨软骨瘤最为常见，好发于长骨干骺端，也可见任何软骨化骨部位。

诊断要点

① 为缓慢生长的无痛性肿块，单发或多发，好发于长管状骨，特别是股骨、肱骨。与皮下无粘连，无压痛、触痛。

② X线检查：X线表现为骨性病损自干骺端突出，一般比临床所见的要小，因软骨帽和滑囊不显影，肿瘤的骨质影像与其所在部位干骺端的骨质结构完全相同，不易区别。其形状不一，可有一个很长的蒂和狭

窄的基底，或很短粗呈广阔的基底，较大的肿瘤其顶端膨大如菜花，悬垂状骨性骨块，其尖端朝向邻近关节相反方向，其基底直接或有一细蒂与骨皮质相连续。瘤体表面的软骨帽虽然在X线上不显影，但常有钙化和骨化。位于前臂、小腿的较大肿瘤可压迫邻近骨骼，产生压迫性骨缺损或畸形。多发性者往往合并骨骼畸形。儿童软骨帽超过3cm时考虑恶变可能，而成年人超过1cm则有恶变可能。病变分布点状或环状钙化，也是骨软骨瘤的典型特征。多发性骨软骨瘤最典型的畸形是前臂及腕部畸形。尺骨桡骨发育不平衡，导致桡骨向外侧（桡侧）及背侧弯曲或尺偏畸形伴桡骨小头脱位。

③ CT检查：能清晰显示出肿瘤与受累骨皮质和松质骨相连，软骨帽部分呈软组织密度，有时可见不规则的钙化及骨化。脊柱的骨软骨瘤多位于椎弓根、椎板、横突等附件。

④ MRI检查：骨性部分的信号与相邻干骺端松质骨的信号相同，软骨帽在T_1加权像上呈低信号，T_2加权像上呈高信号。MRI检查可以明确软骨帽的厚度，超过25mm者应考虑有恶变可能。

治疗方案

人体停止生长发育，肿瘤一般不再生长。瘤体小、无症状者无需特殊治疗。如肿瘤较大、疼痛或有压迫症状者可行肿瘤切除术。如发育停止，肿瘤继续生长，伴疼痛或有恶变趋势者应及时手术治疗。位于骨盆、肩胛骨、四肢长骨的多发性骨软骨瘤常生长活跃，较易恶变，应引起注意。

六、骨巨细胞瘤

骨巨细胞瘤为一种潜在恶性肿瘤，破坏性强，经常复发，或有转移倾向。

诊断要点

① 好发于20～40岁成年人，男多于女。好发于四肢长骨的骨端部，以股骨下端、胫骨上端、桡骨下端多见。

② 患部疼痛、肿胀和功能障碍。病程长者骨质变薄，压之有羊皮纸样感觉。

③ X线检查：显示肿瘤为侵入骺板的溶骨样改变，多偏心生长于骨端，为骨性破坏，病变逐渐向四周扩张膨胀。典型者呈多囊状或肥皂泡

样外观。很少有骨膜反应。

治疗方案

预案1：局部切除。

骨巨细胞瘤切除后，若对功能影响不大，可完全切除，如腓骨上端、尺骨下端、桡骨上端、手骨、足骨等。

预案2：刮除加辅助治疗。

本疗法既可降低肿瘤的复发率，又可保留肢体的功能。化学方法可应用苯酚溶液或无水乙醇涂抹刮除后的肿瘤空腔的内表面。细胞毒素物质可用于局部复发的表面。物理疗法有冷冻或热治疗。用骨水泥填充肿瘤内切除所剩的空腔时，产生的热量可预防复发，即骨水泥的致热反应造成局部发热，使残存肿瘤组织坏死，却不损伤正常组织，避免并发症出现。

预案3：切除或截肢。

骨巨细胞瘤如为恶性，范围较大，有软组织浸润或术后复发，应根据具体情况考虑局部切除或截肢。有的切除肿瘤后，关节失去作用（如股骨颈），可考虑应用人工关节或关节融合术。

预案4：放射治疗。

骨巨细胞瘤手术不易操作或切除后对功能影响过大者（如椎体骨巨细胞瘤），可采用放射治疗，有一定疗效。少数患者放疗后可发生恶变。

说 明

经手术或放疗的患者，应长期随诊，注意有无局部复发，恶变及肺部转移。

七、骨肉瘤

骨肉瘤发生于骨组织，恶性度高，是危害青少年生命的常见骨肿瘤。

诊断要点

① 好发于10~20岁的青少年。多为男性。多发生在股骨下端和胫骨上端。

② 本病发病急，病程短，疼痛剧烈，压痛明显，皮肤发亮，静脉注射怒张。

③ X线检查显示病灶周围可有套袖状骨膜新生骨（称 Codman 三

角）。生长于中心的骨肉瘤呈筛孔状、斑片状、虫蚀样溶骨性破坏。骨密度高如象牙。

治疗方案

① 外科治疗。

肿瘤局部切除、全骨关节置换术、截肢术、关节离断术（包括 1/4 肢体截除或半骨盆截除术）。

② 药物治疗。

预案 1： 大剂量甲氨蝶呤加甲酰四氢叶酸钙辅助化疗（HD-MTX＋CF），全身化疗。也可用多柔比星、顺铂治疗。

预案 2： 局部可行动脉灌注疗法或动脉灌注＋高热疗法（灌注液升温至 43℃），灌注药可用顺铂或甲氨蝶呤。

③ 综合治疗。

以手术为主，辅助化疗、放疗、免疫治疗、干扰素、中医中药的综合治疗，可提高治疗骨肉瘤的有效率。

说　明

骨肉瘤预后较差，单纯行手术治疗 5 年存活率只有 15％～20％。而采用综合治疗后 5 年存活率提高到 50％～60％，高热局部灌注疗法使患者 3 年存活率高达 86％左右。最后患者多因肿瘤经血、淋巴转移于肺、脑而死亡。

八、软骨肉瘤

软骨肉瘤是由肉瘤性成软骨细胞及基质构成的恶性肿瘤，分为中心型和周围型。

诊断要点

① 好发于 20～30 岁的青壮年，男多于女。多位于四肢长骨，股骨是最常见的部位。症状轻、病史长。最常见的症状是疼痛，逐渐加重。

② X 线检查：中心型软骨肉瘤多位于长骨的干骺端，髓腔内呈单房或多房的边缘不规则溶骨透亮区，其中可有点状、片状、云絮状、环形钙化。除 X 线所见溶骨区外，还有软骨帽的不规则钙化，形如菜花。

治疗方案

① 手术治疗：截肢术、广泛肿瘤切除，假体置换可保存肢体功能。

② 不适宜手术的部位或多次手术复发者可行局部热疗加小剂量放射治疗，可收到一定的疗效。该肿瘤比骨肉瘤预后好，经治疗 5 年存活率为 49%～76%。

九、骨转移瘤

诊断要点

① 男性多于女性，多发在 40～60 岁。骨转移瘤多发生在椎体，腰椎、胸椎比颈椎多见。股骨和肱骨的近端多见，骨盆次之。膝关节、肘关节的远侧较少发生。病程长短不一，症状轻重不同，疼痛、压痛、肿胀和病理性骨折为首发症状，因关节活动功能障碍常被误诊为骨关节病或背痛而延误确诊。

② X 线检查。

a. 溶骨性破坏：骨髓腔内多发的虫蛀状、穿凿样或囊性骨缺损，边缘不规则、界限不清、周边无硬化。

b. 成骨性改变：骨破坏区出现絮状、球形、斑点状或片状骨密度增高，致密的骨化形象，骨小梁增粗、结构紊乱。

治疗方案

① 根据肿瘤的转移部位、患者的具体身体条件、原发灶是否切除，全面分析后决定手术治疗方案，肿瘤局部截肢术、化学治疗和放射治疗、免疫治疗和激素辅助控制性治疗，有助于减轻患者的痛苦，延长寿命。

② 合并病理性骨折的患者须外固定稳定骨折，减轻患者的痛苦。

③ 放射性核素治疗：放射性核素治疗是一种疗效明显，副作用小，不成瘾，并且对肿瘤有直接杀灭作用的治疗方法。

④ 化疗和内分泌治疗：主要根据原发肿瘤的生物学特征，采取不同的化疗和激素治疗。

十、骨囊肿

诊断要点

① 好发年龄为 7～15 岁，但可发病于任何年龄。男多于女，肱骨和股骨上端的干骺为好发部位（占 80%），其次为胫骨、桡骨、腓骨等。

② 症状少，病程长，进展慢，有时局部有酸胀感或轻微疼痛，绝

大多数由于发生或反复发生病理性骨折而发现。

③ X线检查：骨囊肿发生在长骨，儿童时期病灶多位于干骺端或连于骺线，但不侵及骨骺，成年后移于骨干，呈中心性、单房性、膨胀性圆形或卵圆形溶骨性改变，囊壳菲薄，囊内无钙化、骨化等，透明度高。

骨囊肿导致病理性骨折时，骨折片向囊内移位，称为"碎片陷落征"，骨折局部产生骨膜反应，囊肿下正常骨界限清楚。

治疗方案

位于长骨的骨囊肿可行刮除植骨，如术后病变复发可再行刮除术，病变位于股骨上端时可采用截骨病灶清除术。病理性骨折时先行治疗骨折，待骨折愈合后若病变未停止发展，再行刮除植骨术。

说　明

术后易复发，尤其年龄幼小、男性患儿、病灶位于干骺端者易复发，侵及长骨的病变较侵犯不规则骨者易发，但恶变者较少。

（项良碧　刘欣伟　张敬东　周大鹏　刘　军）

第十七章　口腔科疾病

第一节　牙体牙髓病

一、龋病

龋病是一种由口腔中多种复合因素作用所导致的牙齿组织进行性破坏，表现为无机质的脱矿和有机质的分解，随病程的发展由色泽变化到形成缺损演变。其特点是发病率高，分布广。一般平均龋患率可在50%左右，是口腔科主要的常见病，也是人类最普遍的疾病之一，世界卫生组织已将其与肿瘤和心血管病并列为人类三大重点防治疾病。龋病在临床病理上分为釉质龋、牙本质龋、牙骨质龋。按龋损的发展速度分为急性龋、慢性龋、静止性龋。按龋损的发生与充填治疗的关系分为原发性龋、继发性龋。按龋病的损害程度分为浅龋、中龋、深龋。

诊断要点

① 视诊：观察牙面上有黑褐色和失去光泽的斑点，有大小洞形成，或者白垩色斑。当怀疑有邻面龋时，可从殆面观察邻近的边缘嵴有无变暗的黑晕出现。

② 探诊：利用探针检查龋损部位，有粗糙、勾拉或者插入的情况。探测洞底或牙颈部有变软、酸痛或者过敏的感觉。还可以探测龋洞部位、深度、大小、有无穿髓孔等。邻面的早期龋损，探针不易进入，可用牙线自咬合面滑向牙间隙，然后至牙颈部拉出，检查牙线有无变毛或撕断的情况。如有，则可能有龋病病变。

③ 温度和酸甜刺激试验：当龋洞达到牙本质的时候，会对冷、热、酸、甜发生敏感甚至难忍的疼痛。也可用电活力测试。

④ X线检查：邻面龋、继发性龋、隐匿性龋不容易用探针检查出来，可用X线检查，龋病在X线上投射显像。

治疗方案

预案1：浅龋的治疗。

对于 1 年左右即将更换的乳牙，可用药物或者再矿化处理。其余应一次性充填完毕。

预案 2：中龋的治疗。

应该去除变坏的牙体组织，水门汀垫底，上面再用永久充填材料。

预案 3：深龋的治疗。

一般情况下，深龋不会产生自发性疼痛。视情况采取直接盖髓法或间接盖髓法。

说　　明

定期检查口腔情况，做好口腔卫生的宣传教育。

二、楔状缺损

牙齿唇颊面颈部发生的慢性磨损。由于这种缺损经常呈现楔状，故而得名。

诊断要点

① 缺损只是发生在牙齿唇颊面，口大底小，呈楔形。表面坚硬、光滑，无染色。

② 成年人少见，不刷牙的人也少见。

③ 上牙多于下牙，一般累及多个牙，用力横刷牙的人多见。

④ 伴有牙龈萎缩。

治疗方案

预案 1：组织缺损少而无症状者，不处理。

预案 2：有过敏症状者可做脱敏治疗。

预案 3：缺损较大者可用充填法，较深的需要垫底处理。光敏固化无论在粘结力、光泽还是颜色匹配上都应该列为首选。

预案 4：缺损达髓腔者，根管治疗。

说　　明

采用正确的刷牙方法，不要横刷，使用柔软的牙刷，不要过分用力。消除高耸的牙尖，调整咬颌关系。

三、四环素牙

四环素牙是在牙齿发育期使用四环素类药物（如四环素、去甲金霉素、土霉素、金霉素等）而致的牙齿染色。

诊断要点

① 一般为全口牙呈均匀的灰褐色或黄色，前牙明显。

② 重者可出现硬组织发育不全。

③ 有儿童时期服用四环素类药物的历史。

治疗方案

预案 1：可用 30% 过氧化氢液进行外漂白。

预案 2：严重者可采用氧化氢根管内漂白脱色。

预案 3：烤瓷冠修复。

预案 4：光固化复合树脂贴面。

说　明

妊娠和哺乳的妇女以及 8 岁以下的儿童不宜使用四环素类药物。

四、牙髓病

牙髓病指发生在牙髓组织上的疾病，包括牙髓炎、牙髓坏死和牙髓退变等，其中临床最多见牙髓炎。根据牙髓病的临床表现和治疗预后可分为：可复性牙髓炎；不可复性牙髓炎［包括急性牙髓炎、慢性牙髓炎（包括残髓炎）、逆行性牙髓炎］；牙髓坏死；牙髓钙化（包括髓石、弥漫性钙化）；牙内吸收。

诊断要点

（1）可复性牙髓炎

① 对温度刺激有一过性敏感，一般有较深的龋洞和牙周袋。

② 没有自发性疼痛史，可找到引起牙髓病变的病因。

（2）急性牙髓炎

① 疼痛症状明显，自发性阵发性疼痛，夜间痛。

② 疼痛不能定位，呈放射性或牵涉性，肯定能查到引起牙髓病变的病因。

③ 刺激去除后，疼痛症状要持续一段时间。

（3）慢性牙髓炎

① 患牙可定位。

② 有长期的冷热刺激痛病史，或有自发痛史。

③ 患牙温度测试异常表现，能查出引起牙髓炎的病因，可有轻度叩痛或不适。

（4）残髓炎

① 患牙可见有做过牙髓治疗的材料。

② 有牙髓炎症状。

③ 去除充填材料用根管器械探查根管至深部时有感觉或疼痛，可有轻度叩痛或不适。

（5）逆行性牙髓炎

① 有长期的牙周病史。

② 近期出现牙髓炎症状，不能查到引起牙髓病变的牙体硬组织疾病。

（6）牙髓坏死　无自觉症状，牙冠变色，牙髓活力测试无反应。牙冠完整情况及病史可作为参考。

（7）牙髓钙化和牙内吸收　X线检查结果是重要的依据。

治疗方案

预案1：急性期开髓引流，减少压痛，在髓腔内放置一樟脑酚小棉球。

预案2：机械或外伤引起的意外穿髓，穿髓孔直径较小、根尖孔尚未形成的年轻恒牙可用氢氧化钙类制剂直接盖髓。

预案3：病变仅局限于冠髓而根尖尚未发育完成的年轻恒牙采用活髓切断术，尽量切除病变的冠髓，将盖髓剂覆盖在根管口根髓断面上。牙根一旦发育完成，再行牙髓摘除术。

预案4：干髓术。除去感染的冠髓，固定于保留无菌干尸化根髓的方法。常用失活剂为多聚甲醛、亚砷酸等，乳牙和年轻恒牙不宜用亚砷酸失活。

预案5：根管治疗术。将全部牙髓摘除，然后用根管材料严密充填根管，是牙髓治疗最常用的方法。

说　明

保存活髓与保存患牙。

五、根尖周炎

根尖周炎是指发生于根尖周围组织的炎症性疾病，多数为牙髓病的继发病。可分为：急性根尖周炎（包括急性浆液性根尖周炎、急性化脓性根尖周炎）；慢性根尖周炎（包括慢性根尖周炎肉芽肿、慢性根尖周囊肿、慢性根尖周脓肿、慢性致密性骨炎）。

诊断要点

① 患牙有反复肿胀史，患牙有伸长感、咬合痛，持续性自发痛，疼痛能定位，疼痛与冷热刺激无关。

② 牙齿有明显的松动，牙髓无活力，患牙根尖部肿胀，前庭沟变浅，患牙附近牙龈可有瘘道形成或皮瘘。

③ X 线片显示根尖周骨质破坏，多数有明显病因。

治疗方案

预案 1：急性根尖周炎时，髓腔开放引流，脓肿期局麻下切开排脓。

预案 2：根管治疗是临床上治疗根尖周炎最常用的方法。

预案 3：儿童或年轻的恒牙病变时，用根尖诱导成形术。

第二节　牙龈炎

牙龈炎是指发生在牙龈组织的疾病，多为炎症，也可为增生、坏死和瘤样病变。表现为牙龈出血、红肿、胀痛，继续发展侵犯硬组织，产生牙周炎，包括牙龈组织的炎症及全身疾病在牙龈的表现。

诊断要点

① 游离龈和龈乳头色泽鲜红或紫红，边缘肿胀圆钝。

② 牙龈出血，无牙周袋形成和牙槽骨吸收。

③ 菌斑控制及其他刺激因素去除后疾病可逆。

④ 龈沟液量增多、温度升高。

治疗方案

预案 1：行龈上洁治术、龈下刮治术、根面平整术、咬合调整。

预案 2：3％过氧化氢或 1：5000 高锰酸钾液冲洗牙周袋。

预案 3：手术消除增生牙龈。

预案 4：用牙周夹板固定患牙。

说　　明

① 正确刷牙、使用牙线和含漱水。

② 每 3~6 个月复查一次。

（王亦菁　张晓东　孙海欧）

第三节　口腔颌面部感染

一、智齿冠周炎

智齿冠周炎是指智齿（第 3 磨牙）萌出不全或阻生时，牙冠周围软组织发生的炎症。主要症状为牙冠周围软组织肿胀疼痛。如炎症影响咀嚼肌，可引起不同程度的张口受限，如波及咽侧则出现吞咽疼痛，导致病人咀嚼、进食及吞咽困难。病情重者尚可有周身不适、头痛、体温上升、食欲减退等全身症状。临床上以下颌智齿冠周炎多见，上颌智齿冠周炎发生率较低，且临床症状较轻，并发症少，治疗相对简单。

诊断要点

① 好发于 18~30 岁的年轻人，常以急性炎症形式出现。

② 临床检查，多数患者可见萌出不全的智齿。

③ X 线牙片检查能发现阻生智齿的存在及其阻生的形态、位置。

治疗方案

预案 1：生理盐水、1%~3%过氧化氢反复冲洗，蘸碘甘油入龈袋内，每日 3 次。

预案 2：脓肿形成及时切开引流。

预案 3：牙冠周围龈瓣切除。

预案 4：智齿拔除。

说　　明

急性炎症期以消炎、镇痛、切开引流、增强全身抵抗力的治疗为主。慢性炎症期后，若为不可能萌出的阻生牙则尽早拔除。

二、颌面部间隙感染

系指在口腔、颌面及上颈部各潜在筋膜间隙中所发生的细菌性炎症的总称。化脓性炎症弥散时称为蜂窝织炎，局限时则称为脓肿。

诊断要点

① 感染均为继发性，常见为牙源性感染或腺源性感染扩散所致，损

伤性、医源性、血源性较少见。化脓性感染的局部表现为红、肿、热、痛和功能障碍。炎症反应严重者，全身出现高热、寒战、脱水等中毒症状。

② 感染多为需氧菌和厌氧菌引起的混合感染，常伴白细胞总数增加和中性粒细胞比例增加。

治疗方案

预案1：炎症早期可外敷药物、针灸、封闭理疗，有消炎、消肿、解毒、止痛的作用。常用外敷药有金黄散、六合丹，敷于患处皮肤表面，可使炎症消散或局限。炎症局限形成脓肿，应及时行切开引流术。

预案2：头孢拉定 1g 生理盐水 250ml ｜每2h一次，静脉滴注。或

头孢呋辛 1.5g 生理盐水 100ml ｜每8h一次，静脉滴注。

三、颌面部疖痈

单个毛囊及其附件的急性化脓性炎症称为疖；相邻多个毛囊及其附件同时发生的急性化脓性炎症称为痈。

诊断要点

① 病原菌以金黄色葡萄球菌最多见。

② 疖为皮肤上的圆锥形隆起，数日后顶部出现黄白色脓点，不久破溃，创口自行愈合。

③ 痈好发于唇部，其感染的范围和组织坏死的深度均较疖为重，常伴有剧烈疼痛。

④ 颜面部疖、痈，尤其是发生在上唇与鼻部危险三角区者，最易发生全身并发症。

治疗方案

预案1：2％碘酊局部外敷，每日1次。

预案2：10％高渗盐水局部湿敷。

预案3：50％硫酸镁局部湿敷。

说　明

① 避免损伤，严禁挤压、挑刺、热敷或用苯酚、硝酸银烧灼，以防止感染扩散。

② 唇痈还应限制唇部活动，如语言及咀嚼。

（王亦菁　张晓东　孙海欧）

第四节　口腔颌面部损伤

一、口腔颌面部软组织伤

常见的损伤类型包括擦伤、挫伤、刺伤、割伤、撕裂或撕脱伤、咬伤。

治疗方案

步骤1：冲洗伤口，先用消毒纱布保护伤口，再用肥皂水洗净伤口周围皮肤，在局麻下用大量生理盐水或 $1\% \sim 3\%$ 过氧化氢溶液冲洗伤口。

步骤2：清理伤口，去除异物，创缘修整。

步骤3：24～48h 以内严密缝合。

说　明

① 伤口较深需分层缝合，消灭死腔。

② 如有组织缺损则需减张缝合。

二、牙及牙槽骨损伤

损伤类型包括牙挫伤、牙折、牙脱位和牙槽突骨折。

诊断要点

① 牙挫伤外力造成牙周膜和牙髓损伤。

② 牙脱位分为完全牙脱位和部分牙脱位。

③ 牙槽突骨折常是外力直接作用于牙槽突所致，多见于上颌前部。

治疗方案

预案1：牙髓治疗。

预案2：牙弓夹板固定。

预案3：金属结扎丝固定。

预案4：正畸托槽方丝固定。

说　明

牙弓夹板和正畸托槽的放置均应跨过骨折线至少3个牙位。

（王亦菁　张晓东　孙海欧）

第五节　颞下颌关节紊乱病

颞下颌关节紊乱病并不表示某一种特定的疾病，而是代表累及咀嚼肌和/或颞下颌关节的具有相关临床问题的一组疾病的总称。可分为关节功能紊乱、关节结构紊乱和关节器质性破坏。

诊断要点

下颌运动异常，关节区或关节周围肌群疼痛，弹响和杂音。

治疗方案

采用综合治疗方案，如对患者进行心理疗法和医学教育、理疗、局部封闭、肌功能锻炼。针对性药物治疗（如非甾体抗炎药塞来昔布 200mg 口服，每日 1 次止痛等）、肌电反馈治疗、关节腔灌洗、关节镜治疗、关节手术及可逆性的牙𬌗治疗（各种类型咬合板）和不可逆性的牙𬌗治疗（调𬌗、修复、正畸）等。

（王亦菁　张晓东　孙海欧）

第十八章　耳鼻喉科疾病

第一节　鼻腔炎性疾病

一、急性鼻炎

由病毒感染引起的鼻腔黏膜急性炎症性疾病，俗称"伤风"、"感冒"。四季均可发病，但冬季更多见。本病有自限性，若无并发症，约7～10天后痊愈。

诊断要点

① 局部表现：鼻内干燥、烧灼感或痒感、打喷嚏、鼻塞、清水样鼻涕、伴嗅觉减退和闭塞性鼻音。并发细菌感染后，鼻涕变为黏液性、黏脓性或脓性。

② 全身表现：全身不适、倦怠、头痛和发热等。儿童全身症状较成人重，多有高热，甚至惊厥，常出现消化道症状，如呕吐、腹泻等。

③ 鼻腔检查可见鼻黏膜及下鼻甲充血、肿胀，总鼻道或鼻底有较多水样、黏脓性或脓性分泌物。

治疗方案

以支持和对症治疗为主，同时注意预防并发症。

预案1：对症处理。

a. 解热镇痛药。

阿司匹林肠溶片0.3～0.5g，口服，每日3次。或

对乙酰氨基酚0.3～0.6g，口服，每日4次。或

复方氨酚烷胺片（感康）1片，口服，每日2次。

12岁以下小儿可用布洛芬（美林）4～10ml，口服，每日3次。

b. 鼻内用减充血剂。

盐酸羟甲唑啉喷雾剂适用于成人及6岁以上儿童，喷鼻，每次1～3喷，每日2次，连续应用不宜超过7天。

预案2：中药治疗。

速效感冒胶囊 1～2 粒，口服，每日 3 次。或

抗感解毒颗粒 10g，口服，每日 3 次。或

复方板蓝根冲剂 15g，冲服，每日 3 次。

预案 3：合并细菌感染或有并发症，可用抗生素治疗。

阿莫西林肠溶片 0.5g，口服，每 6～8h 一次。或

头孢拉定胶囊（泛捷复）0.25～0.5g，口服，每 6h 一次。

预案 4：穴位针刺或按摩。如迎香、鼻通穴，可减轻鼻塞。

二、慢性鼻炎

鼻腔黏膜或黏膜下的慢性炎症性疾病。临床表现以鼻腔黏膜肿胀、分泌物增多、无明确致病微生物感染、病程持续数月以上或反复发作为特征。可分为慢性单纯性鼻炎和慢性肥厚性鼻炎。

诊断要点

（1）慢性单纯性鼻炎

① 间歇性、交替性鼻塞，黏液涕，继发感染时可有脓涕。

② 有时可有头痛、头昏、咽干、咽痛、鼻塞性鼻音、嗅觉减退等。

③ 鼻腔检查可见鼻黏膜充血，下鼻甲肿胀，表面光滑，富有弹性，对减充血剂敏感。鼻底或下鼻道有黏液性分泌物。

（2）慢性肥厚性鼻炎

① 单侧或双侧持续性鼻塞，无交替性。

② 鼻涕不多，黏液性或黏液脓性，不易擤出。

③ 常伴有鼻塞性鼻音、耳鸣和耳鼻塞感以及头痛、头昏、咽干、咽痛等症状，少数患者可能有嗅觉减退。

④ 鼻腔检查可见下鼻甲黏膜肥厚，鼻甲骨肥大。黏膜表面不平，探针压之为实质感，对减充血剂不敏感。鼻底和下鼻道有黏液性或黏脓性分泌物。

治疗方案

（1）慢性单纯性鼻炎

① 病因治疗。找出全身及局部病因，及时治疗全身性慢性疾病、临近感染病灶、鼻中隔偏曲等。

② 局部治疗。

预案 1：鼻内用减充血剂及糖皮质激素类喷鼻剂。

盐酸羟甲唑啉喷雾剂，喷鼻，每次 1～3 喷，每日 2 次，连续应用不宜超过 7 天。或

糠酸莫米松（内舒拿）喷雾剂，喷鼻，每次 1 喷，每日 2 次。该喷雾剂适用于 3 岁以上儿童。或

布地奈德（雷诺考特）喷雾剂，喷鼻，每次 1 喷，每日 2 次。或

丙酸氟替卡松（辅舒良）喷雾剂，喷鼻，每次 1 喷，每日 2 次。

预案 2： 封闭疗法。0.25%～0.5%普鲁卡因做迎香、鼻通穴位封闭。或下鼻甲前端黏膜下注射，每次 1～1.5ml，隔日 1 次，5 次为一个疗程。

（2）慢性肥厚性鼻炎治疗

① 保守治疗。

预案 1： 下鼻甲硬化剂注射。常用硬化剂有 80%甘油、5%石炭酸甘油、5%鱼肝油酸钠或 50%葡萄糖，每次 1～2ml，每 7～10 天一次，3 次为一个疗程。

预案 2： 局部激光、冷冻、微波或射频治疗。因其对鼻黏膜损伤较重，现较少使用。

② 手术治疗。

三、萎缩性鼻炎

系鼻黏膜和骨质萎缩的一种慢性病，伴有奇臭者又称臭鼻症。青年女性患者较多。

诊断要点

① 鼻塞、鼻出血、嗅觉障碍、呼出特殊腐烂臭味、鼻及咽部干燥感、头痛、头昏等。

② 鼻腔检查可见鼻黏膜干燥、糜烂、易出血，鼻甲缩小、下鼻甲尤甚，鼻腔宽大，有大量黄色或黄绿色脓痂充填并有恶臭，严重者外形可见鞍鼻，咽后壁黏膜干燥，有痂皮附着。

治疗方案

① 全身治疗。维生素疗法可保护黏膜上皮，促进组织细胞代谢。

预案： 维生素 AD 胶丸 1 丸，口服，每日 4 次。

维生素 B_2 10mg，口服，每日 3 次。

维生素 C 200mg，口服，每日 3 次。

维生素 E 软胶囊 100mg，口服，每日 3 次。

② 局部治疗。润滑黏膜、促进黏膜血液循环，抑制细菌生长，减少鼻腔分泌物分解。

预案 1：用温生理盐水冲洗鼻腔。每次 500ml，每日 2 次。

预案 2：复方薄荷樟脑石蜡油或鱼肝油滴鼻，每次 2～3 滴，每日 4～6 次。或

1%链霉素溶液，滴鼻，每次 2～3 滴，每天 4～6 次。或

25%葡萄糖甘油，滴鼻，每次 2～3 滴，每天 4～6 次。

③ 手术治疗。

第二节　变应性鼻炎

系发生在鼻黏膜的变态反应性疾病，以鼻痒、打喷嚏、鼻分泌亢进、鼻黏膜肿胀等为主要特点。近年来发病率有增高趋势，分为常年性变应性鼻炎和季节性变应性鼻炎，后者又称"花粉症"。可并发支气管哮喘、变应性鼻窦炎及分泌性中耳炎。

诊断要点

① 有接触某种变应原的病史。

② 以鼻痒、阵发性喷嚏连续发作、大量清水样涕和鼻塞为主要特征。部分患者尚有嗅觉减退、眼痒、软腭痒及结膜充血等症状。

③ 鼻腔检查可见常年性变应性鼻炎患者的鼻黏膜苍白、充血或呈浅蓝色，季节性变应性鼻炎患者在花粉播散期鼻黏膜明显水肿。用 1%麻黄碱可使肿胀充血的鼻甲缩小。

④ 可做特异性皮肤试验、鼻黏膜激发试验和体外特异性 IgE 检测或花粉浸液做特异性皮肤试验查找致敏变应原。

治疗方案

① 非特异性治疗

预案 1：抗过敏药。

氯雷他定（开瑞坦）10mg，口服，每日 1 次。或

马来酸氯苯那敏 4mg，口服，每日 3 次。

预案 2：糖皮质激素类喷鼻剂。

布地奈德（雷诺考特）喷雾剂，喷鼻，每次 1 喷，每日 2 次。或

丙酸氟替卡松（辅舒良）喷雾剂，喷鼻，每次 1 喷，每日 2 次。或

糠酸莫米松（内舒拿）喷雾剂，喷鼻，每次1喷，每日2次。

② 特异性治疗　避免与变应原接触。

第三节　鼻出血

鼻出血是临床常见症状之一，可由鼻腔、鼻窦或者邻近结构疾病引起，也可由某些全身性疾病引起，但以前者多见。

诊断要点

根据不同的病因、年龄、鼻出血部位、出血量多少及出血次数，鼻出血症状及体征变化较大。

① 局部原因引起出血者多为单侧出血，全身性疾病多引起双侧出血或交替性出血。

② 鼻腔检查可见儿童、青少年患者鼻出血部位多在鼻中隔前下方的易出血区，中老年患者鼻出血部位多在鼻腔后段，出血多较凶猛。

治疗方案

预案1：出血量较少、出血部位在鼻中隔前下部者可进行简易止血法，用手指紧捏患者两侧鼻翼10～15min，冷敷前额和后颈；或用浸以1％麻黄碱的棉片塞入鼻腔暂时止血。

预案2：反复少量出血且能找到出血点者可用化学药物烧灼法或电烧灼法破坏出血点组织，使血管封闭或凝固而达到止血目的。临床上常用的化学药物有30％～50％的硝酸银或30％的三氯乙酸。烧灼时要注意范围越小越好，避免烧灼过深，避免烧灼时间过长，避免烧灼鼻中隔两侧对称部位，以免损伤正常组织或引起鼻中隔穿孔。

预案3：出血较剧烈、渗血面较大或出血部位不明者可采用以下方式止血。

a. 鼻腔前鼻孔或后鼻孔填塞止血术，可用可吸收性材料、凡士林油纱条、抗生素油膏纱条或碘仿纱条填塞。

b. 部分患者可行鼻内镜下止血术。

c. 极少数患者上述治疗无效，可根据出血部位行相应的血管栓塞术或结扎术。

说　明

① 询问有无与鼻出血有关的局部因素或全身性疾病，有无家族史，

有无接触风沙或气候干燥的生活史等。

② 若反复出血需做全血细胞计数、出血和凝血时间、凝血酶原时间、凝血因子等相关检查。

③ 鼻咽部检查可以判断鼻咽部有无新生物、有无明确出血点。

④ 注意出血量，患者在短时间内失血量达 500ml 时，可出现头昏、口渴、乏力、面色苍白；失血量在 500～1000ml 时，可出现出汗、血压下降、脉速而无力；若收缩压低于 80mmHg，提示血容量已损失约 1/4。此时应全身使用止血剂、补液等治疗，必要时输血。应积极治疗原发病。

第四节　鼻窦炎性疾病

一、急性鼻窦炎

系鼻窦黏膜的急性卡他性炎症或化脓性炎症，严重者可累及骨质，并可累及周围组织和邻近器官，引起严重并发症。

诊断要点

① 全身症状可有畏寒、发热、食欲减退、便秘、全身不适等。儿童可发生呕吐、腹泻、咳嗽等消化道和呼吸道症状。

② 鼻塞、黏脓性或脓性鼻涕、头痛和局部疼痛为本病最常见症状。

③ 鼻内镜检查可见鼻黏膜充血、肿胀，中鼻道或嗅裂有黏脓性或脓性分泌物。

④ 鼻窦 CT 检查可清楚地显示鼻窦黏膜增厚、鼻窦炎症范围等。也可选择鼻窦 X 线平片检查。

⑤ 上颌窦穿刺冲洗（即诊断性穿刺）须在患者无发热和在抗生素控制的情况下施行。冲洗出的脓性分泌物可做细菌培养和药物敏感试验，以利进一步治疗。

治疗方案

治疗原则为根除病因；解除鼻腔鼻窦引流和通气障碍；控制感染；预防并发症。

① 全身治疗

a. 应用足量抗生素。

预案 1：阿莫西林胶囊 0.5g，口服，每 6～8h 一次。或

头孢羟氨苄片（欧意）0.5g，口服，每日2次。或

头孢拉定胶囊（泛捷复）0.25～0.5g，口服，每6h一次。或

头孢克洛胶囊（希刻劳）0.25g，口服，每8h一次。或

左氧氟沙星片（可乐必妥）0.5g，口服，每日1次。

b. 应用抗过敏药。

预案2：氯雷他定（开瑞坦）10mg，口服，每日1次。或

马来酸氯苯那敏4mg，口服，每日3次。

c. 对邻近感染病变，如牙源性上颌窦炎或全身慢性疾病等应针对性治疗。

② 局部治疗

预案1：鼻内用减充血剂和糖皮质激素治疗（见"慢性单纯性鼻炎"）。

预案2：体位引流。促进鼻窦内分泌物的引流。

预案3：物理治疗。局部热敷、短波透热或红外线照射等。

预案4：鼻腔冲洗。用注射器或专用鼻腔冲洗器。冲洗液可选择生理盐水、生理盐水＋庆大霉素注射液＋地塞米松磷酸钠注射液或生理盐水＋甲硝唑注射液＋地塞米松磷酸钠注射液，每日1～2次。

预案5：上颌窦穿刺冲洗。应在全身症状消退和局部炎症基本控制后施行。每周冲洗1次，直至再无脓液冲洗出为止。冲洗后可向窦腔内注入抗生素、替硝唑或甲硝唑溶液。

预案6：额窦环钻引流术。保守治疗无效且病情加重时，为避免额骨骨髓炎和颅内并发症，可行此术。

二、慢性鼻窦炎

因急性鼻窦炎反复发作未彻底治愈而迁延所致，可单侧发病或单窦发病，但双侧发病或多窦发病极常见。

诊断要点

① 流脓涕、鼻塞，可伴有精神不振、易倦、头痛、头昏、记忆力减退、注意力不集中等。

③ 鼻内镜检查可见中鼻道黏膜水肿，有黏脓性分泌物，伴或不伴息肉。

③ 鼻窦CT扫描可准确判断各鼻窦病变范围，鉴别鼻窦占位性或破坏性病变。鼻窦X线片对本病诊断亦有参考价值。

④ 上颌窦穿刺冲洗可以了解窦内脓液的性质、量、有无恶臭等，并行脓液细菌培养和药物敏感试验。

治疗方案

预案 1：鼻内应用减充血剂和糖皮质激素（见"急性鼻窦炎"），改善通气和引流。

预案 2：黏液促排剂。标准桃金娘油胶囊（吉诺通）成人 300mg，口服，每日 2 次。4～10 岁儿童 120mg，口服，每日 2 次。

预案 3：鼻腔冲洗。生理盐水 500ml，每日 1～2 次，清除鼻腔分泌物。可用生理盐水冲洗。

预案 4：上颌窦穿刺冲洗。每周 1 次，清除上颌窦腔内脓性分泌物，并可注入抗生素。

预案 5：负压置换法。用负压吸引法使药液进入鼻窦。应用于额窦炎、筛窦炎和蝶窦炎，最宜用于慢性全鼻窦炎者。尤其适用于儿童及老年患者。

预案 6：鼻腔手术。鼻中隔偏曲、中鼻甲肥大、鼻息肉或息肉样变、肥厚性鼻炎、鼻腔异物和肿瘤等造成窦口阻塞，必须手术矫正或切除。

预案 7：鼻窦手术。保守治疗无效后可选择。鼻内镜手术较好，可解除鼻腔和鼻窦口的引流和通气障碍，尽可能地保留鼻腔和鼻窦结构如中鼻甲、鼻窦正常黏膜和可良性转归的病变黏膜。

说　明

鼻腔用 1% 的麻黄素收缩黏膜，使窦口通畅。若为上颌窦炎症，则头前倾 90°，患侧向上；如为额窦病变，则头位直立；如为前组筛窦积脓，则头稍向后仰；如为后组筛窦病变，则头稍向前俯；如为蝶窦病变，则需低头，面向下将额部和鼻尖抵在某一平面。保持要求的位置 15min。

第五节　咽炎

一、急性咽炎

系咽黏膜、黏膜下组织以及咽部淋巴组织的急性炎症，本病可单独发生，也可继发于急性鼻炎或急性扁桃体炎。常见于秋季、冬季及冬季、春季之交。

诊断要点

① 常有受凉、劳累或烟酒过度及感冒、发热等病史。

② 起病较急，开始时患者有咽部干燥、灼热、粗糙感，随即咽痛明显，吞咽时加重，甚至放射至耳部。

③ 鼻咽镜检查可见口咽及鼻咽黏膜呈急性弥漫性充血、肿胀，咽后壁淋巴滤泡及咽侧索隆起，表面可见黄白色点状渗出物，悬雍垂及软腭水肿，下颌角淋巴结肿大并有压痛，喉咽部也可急性充血，严重时可见会厌水肿。

④ 血常规检查可见白细胞总数和中性粒细胞数增多。

治疗方案

① 局部治疗。无全身症状或症状较轻者，可采用复方硼砂溶液含漱；选用杜灭芬喉片、碘喉片、薄荷喉片、草珊瑚含片、西瓜霜含片、华素片及溶菌酶含片等含服，每日 4～6 片。另外，还可用 1%～3%碘甘油，2%硝酸银涂抹咽后壁肿胀的淋巴滤泡，以达到消炎的目的。

② 支持对症治疗。头痛发热者可给予解热镇痛药。

双氯芬酸钠缓释片（扶他林）25～50mg，口服，每日 2 次。或

对乙酰氨基酚 0.5g，口服，每日 4 次。

③ 针对病因治疗。

预案 1：抗病毒治疗。

吗啉呱 0.1～0.2g，口服，每日 3 次，或

金刚烷胺 0.1g，口服，每日 2 次。

全身症状较明显伴有高热者，

生理盐水　250ml
注射用头孢唑啉钠　2.0g ｜静脉滴注，每日 2 次。或

生理盐水　250ml
利韦巴林　300mg ｜静脉滴注，每日 1 次。

预案 2：中药治疗。

蒲地蓝口服液 10ml，口服，每日 3 次。

复方板蓝根冲剂 15g，口服，每日 3 次。

二、慢性咽炎

系咽部黏膜、黏膜下及淋巴组织的慢性炎症，常为上呼吸道慢性炎

症的一部分，多发生于成年人，病程长，症状顽固，较难治愈。

诊断要点

①　患者有咽部异物感、痒感、灼热感、干燥感或微痛感。由于咽后壁黏稠分泌物的刺激，患者晨起时常出现频繁的咳嗽及恶心。

②　咽部检查可见黏膜慢性充血，血管扩张，呈暗红色，咽后壁有散在的淋巴滤泡，常有少量黏稠分泌物附着在黏膜表面（慢性单纯性咽炎）。或黏膜充血肥厚，咽后壁淋巴滤泡显著增生（慢性肥厚性咽炎）。

治疗方案

①　局部治疗。

预案1：适用于单纯性咽炎

常用复方硼砂溶液、呋喃西林溶液、2％硼酸液含漱。亦可含服碘喉片、薄荷喉片、银黄喉片以及六神丸等。

预案2：适用于肥厚性咽炎

除预案1中的治疗外，还可用10％的硝酸银涂抹咽黏膜以收敛消炎。也可用激光、冷冻或电凝固法治疗。

②　病因治疗。戒掉烟酒等不良嗜好，改善工作和生活环境，积极治疗鼻炎、气管炎、支气管炎等呼吸道慢性炎症及其他全身性疾病。

③　中医治疗。健民咽喉片、桂林西瓜霜、草珊瑚含片等。

第六节　扁桃体炎

一、急性扁桃体炎

腭扁桃体的急性非特异性炎症，伴有不同程度的咽黏膜和淋巴组织炎症，常继发于上呼吸道感染，是一种很常见的咽部疾病。多见于儿童及青年，在季节交替、气温变化时最容易发病。

诊断要点

①　全身症状多见于急性化脓性扁桃体炎。起病急，常有高热、畏寒、头痛、乏力、食欲下降、关节酸痛。儿童可因高热而引起抽搐、呕吐及昏睡。

②　剧烈咽痛，疼痛可放射至耳部，常伴有吞咽困难。有时可见下颌角淋巴结肿大，转头不便。

③ 查体可见咽部黏膜呈弥漫性充血，以扁桃体及两腭弓最为严重。腭扁桃体肿大，在其表面可见黄白色脓点或在隐窝口处有黄白色或灰白色点状豆渣样渗出物，容易拭去。

治疗方案

预案 1：生理盐水　　100ml
　　　　注射用头孢唑林钠　2.0g ｜静脉滴注，每日 2 次。

若治疗 2～3 天后病情未见好转，高热不退，应分析原因，可根据药敏试验改用其他种类的抗生素，或将抗生素升级。酌情使用糖皮质激素。

头孢拉定胶囊 0.5g，口服，每日 4 次；或注射用头孢拉定 1g，静脉滴注，每日 2 次。或

头孢呋辛酯片 0.5g，口服，每日 2 次；或注射用头孢呋辛钠 0.75g，静脉滴注，每日 3 次。

预案 2：咽痛剧烈或高热时，可口服解热镇痛药。

双氯芬酸钠缓释片（扶他林）25～50mg，口服，每日 2 次。或
对乙酰氨基酚 0.5g，口服，每日 4 次。

预案 3：局部治疗。

常用复方硼砂溶液、复方氯已定含漱液或 1：5000 呋喃西林液漱口。

预案 4：中药治疗。

蒲地蓝口服液 10ml，口服，每日 3 次。
复方板蓝根冲剂 15g，口服，每日 3 次。

说　　明

① 该病容易传染，患者要适当隔离。
② 对频繁反复发作的急性扁桃体炎或有并发症者，应建议在急性炎症消退 2～3 周后行扁桃体摘除手术。
③ 频繁发作一般是指 1 年内有 5 次或以上的急性发作或连续 3 年平均每年有 3 次或以上发作。

二、慢性扁桃体炎

由急性扁桃体炎反复发作用或因扁桃体隐窝引流不畅，窝内细菌、病毒滋生感染而演变为慢性炎症。

诊断要点

① 常于急性扁桃体炎、呼吸道炎症之后发生。

② 有咽内发干、发痒、异物感、刺激性咳嗽等轻微症状。

③ 当出现扁桃体隐窝内潴留干酪样腐败物或有大量厌氧菌感染时，常出现口臭。

④ 儿童扁桃体过度肥大时，可能出现睡眠时打鼾、呼吸不畅、吞咽或言语共鸣障碍。

⑤ 检查可见扁桃体和舌腭弓呈弥漫性充血，黏膜呈暗红色，隐窝口可见黄色、白色干酪样点状物溢出。成人扁桃体多已缩小，但可见瘢痕，凹凸不平，常与周围组织粘连。

⑥ 触诊常可摸到肿大的下颌角淋巴结。

治疗方案

预案1：抗生素应用同急性扁桃体炎。

预案2：免疫疗法或抗变应性治疗。

使用有脱敏作用的细菌制品（如用链球菌变应原和疫苗进行脱敏）以及各种增强免疫力的药物，如转移因子25～50mg，口服，每日3次；或匹多莫德口服液400mg，口服，每日2次等。

预案3：施行扁桃体切除术。

第七节　腺样体炎

一、急性腺样体炎

急性腺样体炎是儿童常见疾病。多因细菌感染引起，主要致病菌为乙型溶血性链球菌，其他如金黄色葡萄球菌等，少数也可由病毒感染引起，常并发于急性扁桃体炎，可合并咽侧、咽后及咽鼓管周围淋巴组织炎症。

诊断要点

① 病初时突然出现高热等全身症状。

② 鼻塞严重，鼻分泌物增多，张口呼吸，可致吞咽及吸吮困难，阻塞性鼻音、睡眠时打鼾。

③ 前鼻镜检查可见鼻黏膜充血肿胀，通气不畅，有黏脓性分泌物积存，咽部检查可见稠厚黏脓性分泌物自鼻咽部流下附着于咽后壁。鼻咽镜检查见腺体充血、肿大，表面附有脓性分泌物。

④ 影响咽鼓管时可并发耳痛、耳闷、听力减退等中耳炎症状。颈

上深淋巴结常肿大、压痛,鼓膜可有充血或分泌性中耳炎表现。

治疗方案

预案 1:建立鼻腔通畅引流,儿童给予 0.5%麻黄素滴鼻。婴儿吸吮困难应在喂奶前应用 0.5%麻黄素滴鼻。

预案 2:以 2 岁小儿为例。

青霉素 8×10^5 U,肌内注射,每日 2 次;或

注射用头孢唑林钠 0.3g,肌内注射,每日 2 次。

儿童剂量:青霉素 $(5 \sim 10) \times 10^4$ U/(kg·d),分 2 次肌内注射;头孢唑林 $30 \sim 100$ mg/(kg·d),分 2 次肌内注射。

预案 3:对症疗法。

给予解热镇痛剂(以 2 岁小儿为例)布洛芬糖浆(美林)2ml,口服,每日 3 次。

二、腺样体肥大

腺样体又称咽扁桃体,6~7 岁发育到最大,青春期后逐渐萎缩消失。若其过度发育或反复炎症刺激增生,出现症状者称腺体肥大。以 3~5 岁儿童多见。

诊断要点

① 临床表现。

a. 鼻塞、流鼻涕、闭塞性鼻音。

b. 耳闷胀感,耳鸣,传导性听力下降等分泌性中耳炎的症状。

c. 睡眠时打鼾,有时伴憋气。

d. 阵咳、气管炎等下呼吸道感染症状。

e. 腺样体面容:硬腭高拱、牙列不齐、上切牙突出、唇厚、缺乏表情等。

f. 营养发育不良、反应迟钝、注意力不集中、夜惊、磨牙、遗尿等。

② 鼻咽镜检查:鼻咽顶后壁腺样体增生肥厚。

③ 听力检查:传导性听力下降,声导抗呈 B 型或 C 型曲线。

④ 鼻咽部触诊可扪及顶后壁有柔软的淋巴组织团块,不易出血。

⑤ 鼻咽侧位 X 线片或 CT 扫描可清楚显示腺样体大小。

治疗方案

应尽早行腺样体切除术。常与扁桃体一同切除,也可单独切除。手术时机一般选在 3 岁以后,病重者不受年龄限制。

第八节 急性喉炎

单纯的急性喉炎常常是上呼吸道感染的一部分，喉黏膜因炎症而充血、肿胀。常因受凉、疲劳、烟酒过度而诱发本病，也与发音、用嗓过度或化学气体及粉尘吸入等职业环境有关。

诊断要点

① 可伴有上呼吸道感染症状，同时有咽喉痛、痒、异物堵塞感、干咳或声音嘶哑，自觉讲话费力，严重者可完全失声。

② 间接喉镜下可见喉黏膜充血、肿胀，声带呈粉色或深红色，间或可见有点状或条状瘀血，有黏稠分泌物。

治疗方案

预案 1：严格禁声，使声带得到充分休息。

预案 2：抗炎治疗。

阿莫西林胶囊 0.5g，口服，每 6～8h 1 次。或

头孢羟氨苄片（欧意）0.5g，口服，每日 2 次。或

头孢拉定胶囊（泛捷复）0.25～0.5g，口服，每日 4 次。或

头孢克洛胶囊（希刻劳）0.25g，口服，每日 3 次。

预案 3：炎症重者治疗方案。

生理盐水　　100ml	静脉滴注，每日 2 次。或
注射用头孢唑林钠　2.0g	

头孢拉定胶囊 0.5g，口服，每日 4 次；或注射用头孢拉定 1g，静脉滴注，每日 3 次。或

头孢呋辛酯片 0.5g，口服，每日 2 次；或注射用头孢呋辛钠0.75g，静脉滴注，每日 3 次。

预案 4：用于症状重、声带肿胀明显的病例，短期应用。

醋酸泼尼松片 15mg，晨起空腹口服，每日 1 次。或

甲泼尼龙片 8mg，晨起空腹口服，每日 1 次。

预案 5：药物雾化

硫酸庆大霉素注射液　　8×10^4 U	雾化吸入，每日 2 次，5 天为一个
地塞米松磷酸钠注射液　5mg	疗程。
生理盐水　　20ml	

预案 6：中药治疗。

预案 7：物理治疗。

第九节　喉的慢性炎症性疾病

一、慢性喉炎

系喉黏膜的非特异性慢性炎症，可能与反复或持续的喉部刺激有关，如用声过多或过度，鼻腔或鼻窦疾病引起喉部的长期分泌物刺激，烟酒过度，长时间吸入有害气体以及反复的上呼吸道感染等。

诊断要点

① 声音嘶哑，时轻时重，咽喉不适、疼痛、干咳，常清嗓子，病程较长。

② 喉黏膜弥漫性充血，室带肥厚，声带充血，边缘变钝，黏膜表面有黏稠分泌物。

③ 严重的病例喉黏膜明显肿胀、增生，声带呈圆柱状或息肉样变性。

治疗方案

① 去除或减少刺激因素，如治疗鼻部疾病、禁声、戒烟酒，使用正确的发声方法。

② 雾化吸入：方法同“急性喉炎”。

③ 各种含漱液及口含片的使用。

④ 对息肉样变的声带或已形成声带息肉者，可手术治疗。

二、声带小结和声带息肉

声带小结和声带息肉均为喉部慢性炎症性病变。两者均为引起声音嘶哑的常见疾病。

诊断要点

① 声音嘶哑。

② 间接喉镜检查见双侧声带前中 1/3 交界处有对称性结节状隆起，为声带小结。见一侧声带前、中 1/3 附近有半透明、白色或粉色的肿物，表面光滑，为声带息肉。息肉可带蒂，也可广基，带蒂的息肉可随呼吸上下移动。

治疗方案

① 通过禁声，使声带得到充分休息，早期声带小结可自行消失。儿童声带小结也可能在青春发育期自行消失。

② 经保守治疗无效的声带小结和声带息肉的治疗方法为手术切除。

第十节　喉癌

喉癌是头颈部常见的恶性肿瘤，高发年龄为 50～70 岁，男性显著多于女性，男女发病率之比为（7～10）：1。绝大多数患者都有长期大量吸烟的历史。

诊断要点

根据癌肿发生部位的不同，临床表现不一。

① 声门上型：原发部位在会厌、室带、喉室、杓会厌襞、杓间区等部位的喉癌。早期无显著症状，仅有咽部不适感或异物感。癌肿向喉咽部发展时，有喉咽部疼痛，并可放射到同侧耳部。若侵犯到梨状窝，可影响吞咽。当癌肿表面溃烂时，有咳嗽和痰中带血，并有臭味。当癌肿向下侵及声带时，才出现声嘶、呼吸困难等。由于该区淋巴管丰富，癌肿易向位于颈总动脉分叉处的淋巴结转移。

② 声门型：早期多发生于声带的前、中 1/3 处，影响声带的闭合和发音，症状为声嘶，时轻时重，随着肿块增大，声嘶逐渐加重，如进一步增大，则阻塞声门，引起呼吸困难。

③ 声门下型：即位于声带以下，环状软骨下缘以上的癌肿。因位置隐蔽，早期无明显症状，肿块增大可出现呼吸困难，肿瘤溃烂可出现咳嗽和痰中带血，肿瘤侵及声带则出现声嘶。

④ 间接喉镜检查可了解癌肿的部位、形态、范围和喉各部分的情况，观察声带运动和声门大小等。癌肿的形态有菜花型、溃疡型、结节型和包块型。

⑤ 直接喉镜或喉窥镜检查能进一步观察癌肿大小和基底部，必要时进行活检。

⑥ 影像学检查：常用颈侧位片了解声门下区或气管上端有无浸润。颈部和喉部 CT 和 MRI 能了解病变范围及颈部淋巴结转移情况，协助确定手术范围。

治疗方案

预案 1：手术治疗。

目前为治疗喉癌的主要手段。手术方式主要分为喉部分切除术及喉全切除术。喉部分切除术包括喉显微 CO_2 手术、喉裂开术、垂直部分喉切除术、水平部分喉切除术、喉次全切除或近全切除术等，主要适用于较早期的喉癌；喉全切除术适用于不适宜行喉部分切除术的 T3 喉癌、T4 喉癌、原发声门下癌、喉部分切除术后或放疗后复发的患者等。

预案 2：放射治疗。

适应证：小而表浅的单侧或双侧声带癌，声带运动正常；病变小于 1cm 的声门上癌；全身情况差，不宜手术者；病变范围广，术前先行放疗，术后补充放疗者。术前放疗，通常在 4 周内照射放疗总量的 3/4，放疗结束后 2～4 周内行手术切除。术后放疗通常在手术切口愈合后进行。放疗的剂量和疗程根据具体情况而定。

说　明

喉癌的治疗还包括化疗和免疫治疗等。主要根据病变的部位、范围、扩散情况和全身情况，选择合适的治疗方案或综合治疗。

第十一节　阻塞性睡眠呼吸暂停低通气综合征

系指睡眠时上气道塌陷阻塞引起的呼吸暂停和通气不足，具体指成人 7 小时的夜间睡眠时间内，至少有 30 次呼吸暂停，每次呼吸暂停时间至少 10 秒，伴有打鼾、睡眠结构紊乱、频繁发生血氧饱和度下降、白天嗜睡等症状。本病可见于任何年龄，但多见于 40 岁以上的肥胖男性患者。

诊断要点

① 夜间张口呼吸及打鼾，伴有呼吸暂停，易从恶梦惊醒，睡时乱动、挣扎，突然挥动手臂，甚至坐起或站立。晨起后头痛，常感困倦，易疲劳，嗜睡，情绪紊乱，性格怪癖，注意力不集中，记忆力及分析判断能力下降等。

② 多导睡眠监测记录可以了解患者睡眠期机体的变化，确定睡眠呼吸暂停的性质和程度。

③ 电子喉镜或咽喉部 CT 检查可以判断上气道塌陷阻塞的部位和程

度，对手术有指导意义。

治疗方案

① 非手术治疗。

预案 1：调整睡眠姿势。尽量采取侧卧位，可减少舌根后坠，减轻呼吸暂停。

预案 2：减肥。控制饮食，戒烟酒，适量运动。

预案 3：鼻腔持续正压通气。在睡眠时应用鼻腔持续正压通气呼吸机，通过密闭的面罩将正压空气送入气道，防止上气道塌陷引起的呼吸阻塞。

② 手术治疗。根据上呼吸道阻塞部位的不同和阻塞程度的差异，可选择施行鼻部手术、咽部手术、舌部手术、下颌骨手术、舌骨手术等。

第十二节 急性化脓性中耳炎

系由细菌感染导致的中耳黏膜的急性化脓性炎症。病变主要位于鼓室。好发于儿童，冬春季多见，常继发于上呼吸道感染。常以耳痛、鼓膜充血、穿孔、流脓为主要特点。

诊断要点

① 耳痛、听力减退及耳鸣、流脓等，儿童全身症状较重，常伴呕吐、腹泻等类似消化道中毒症状。

② 耳镜检查：早期鼓膜松弛部充血，锤骨柄及紧张部周边可见放射状扩张的血管。当病情进展时，鼓膜弥漫性充血、肿胀、向外膨出，炎症不能得到及时控制可发展为鼓膜穿孔。

③ 听力检查：多为传导性耳聋。

④ 血象：白细胞总数增多，多形核白细胞增加，鼓膜穿孔后血象恢复正常。

⑤ X 线检查：乳突部呈云雾状模糊，但无骨质破坏。

治疗方案

治疗原则是控制感染，通畅引流，去除病因。

预案 1：足量抗生素治疗。

生理盐水　100ml
注射用头孢唑林钠　2.0g ｜ 静脉滴注，每日 2 次。或

头孢拉定胶囊0.5g，口服，每日 4 次；或注射用头孢拉定1g，静

脉滴注，每日3次。或

头孢呋辛酯片0.5g，口服，每日2次；或注射用头孢呋辛钠0.75g，静脉滴注，每日3次。或

左氧氟沙星0.4g，静脉滴注，使用10天左右或流脓停止后5～7天。

预案2：局部治疗。

鼓膜穿孔前可用2％酚甘油滴耳，消炎止痛。1％麻黄素和氯霉素眼药水与地塞米松混合液滴耳。

鼓膜穿孔后先用3％双氧水彻底清洗并拭净外耳道脓液，局部用抗生素水溶液滴耳，如0.3％氧氟沙星（泰利必妥）滴耳液、利福平滴耳剂等；脓液减少、炎症逐渐消退时，可用甘油或酒精制剂滴耳，如3％硼酸酒精甘油、3％硼酸酒精、5％氯霉素甘油等；炎症完全消退后，多数鼓膜穿孔可自行愈合。穿孔长期不愈者，可行鼓膜修补术。

第十三节　梅尼埃病

以膜迷路积水为主要病理基础，以发作性眩晕、波动性耳聋、耳鸣和耳胀满感为临床特征的内耳疾病。首次发病年龄以30～50岁居多。单耳患病者约占85％，累及双侧者常在3年内先后患病。

诊断要点

① 无先兆突发旋转性眩晕，持续数十分钟至数小时，长者可达数日甚至数周。眩晕常伴恶心、呕吐、出冷汗、面色苍白及血压下降等自主神经反射症状。可伴耳鸣、耳聋等。

② 耳镜检查：鼓膜大多正常，咽鼓管功能良好。发作期可见自发性水平型或水平旋转型眼球震颤，发作过后，眼震逐渐消失。

③ 前庭功能检查：眼震电图检查早期可表现正常，多次发作者可能提示前庭功能减退或丧失。

④ 甘油试验：试验前进行纯音测听，确定基准听阈，患者禁食2h后，一次顿服50％甘油2.4～3.0ml/kg，每隔1h测听一次，如250～1000Hz气导听力改善＞15dB，则为甘油试验阳性，提示耳聋系膜迷路积水引起，处于波动性、部分可逆性阶段。

治疗方案

预案1：发作期对症处理。

对初次发作或间隔 1 年、数年再次发作者，应予积极对症处理。按急诊处理常规，尽快缓解眩晕、恶心、呕吐，选用脱水剂、抗组胺药、镇静剂或自主神经调整药物。

50％葡萄糖注射液　40ml ｜ 静脉注射。或
维生素 B_6 注射液　100mg ｜

茶苯海明 50mg，口服，每日 3 次。或

盐酸氟桂利嗪（西比灵胶囊）10mg，睡前口服，每日 1 次。或

地西泮 5mg，口服，每日 3 次。或盐酸氯丙嗪 25mg，口服，每日 3 次。

预案 2：间歇期药物治疗。

目前尚无特效疗法。可试用以下几类药物。

血管扩张剂：甲磺酸倍他司汀（敏使朗）6～12mg，口服，每日 3 次。或尼莫地平 30～40mg，口服，每日 4 次。

抗组胺药：盐酸异丙嗪（非那根）12.5mg，口服，每日 3 次。

中效或弱效利尿剂：氢氯噻嗪 25～50mg，口服，每日 2 次。

钙离子拮抗剂：盐酸氟桂利嗪（西比灵胶囊）10mg，睡前口服，每日 1 次。

前庭功能破坏剂：硫酸链霉素注射液或庆大霉素注射液，鼓室内注射，但一般限于双耳听觉功能已完全丧失者，应慎用。

维生素类：B 族维生素、烟酸、维生素 C、维生素 E 等。

中药治疗：复方丹参片，3 片，口服，每日 3 次。或天麻定眩宁片，6 片，口服，每日 3 次。

预案 3：手术治疗。

适用于发作频繁、病状较重、病程较长，并对工作、生活有明显影响者。

第十四节　耳聋

一、传导性耳聋

经空气径路传导的声波受到外耳道、中耳病变的阻碍，使到达内耳的声能减弱，导致不同程度听力减退。各种原因引起的外耳道堵塞（炎症、异物、肿瘤等），鼓膜穿孔，急慢性中耳炎及其后遗症，耳硬化症，

听骨链脱位，中耳肿瘤等均可引起传导性耳聋。

诊断要点

① 耳鸣，听力不同程度减退，耳鸣多为低音调。

② 听功能检查。

a. 音叉检查：Rinne 试验阴性；Weber 试验偏患侧；Schwabach 试验阳性，骨导延长，是传导性耳聋的重要特征。

b. 纯音测听：骨导听阈基本正常。气导下降，气导听阈>25～50dB，以低频损失为主。

c. 声导抗检查：用于耳道和鼓膜完整的病例。检查鼓室图及声反射，可以帮助判断鼓室气压功能及听骨链的完整性。

治疗方案

① 可根据病因进行相应治疗。

② 手术治疗：鼓膜修补术与各型鼓室成形术是目前治疗传导性聋的主要方法。

③ 选配适宜的助听器。

二、感音神经性耳聋

由于内耳听毛细胞、血管纹、螺旋神经节、听神经或听觉中枢的器质性病变阻碍了声音的感受与分析或影响声音信息的传递，导致听力减退或听力丧失。病因主要有遗传、药物中毒、梅尼埃病、噪声、自身免疫性内耳病、听神经病、颅内肿瘤等。

诊断要点

① 听力下降，耳鸣，耳鸣多为高音调。

② 听功能检查。

a. 音叉检查：Rinne 试验阳性；Weber 试验偏键侧；Schwabach 试验阴性，骨导缩短。

b. 纯音测听：气导、骨导均下降，以高频损失较重。

c. 声导抗检查：A 型鼓室导抗图，镫骨肌反射存在，反射阈和纯音气导听阈差值<60dB。

治疗方案

治疗原则是早发现、早诊断、早治疗，适时进行听觉言语训练，适当应用人工听觉。

预案 1：药物疗法。应根据耳聋病因与类型选择适当药物。

对已在分子水平查明遗传缺陷的遗传性耳聋可探索相应的基因疗法。

对病毒感染或细菌感染致聋的早期可试用抗病毒、抗细菌药物。

对自身免疫性耳聋可试用激素和免疫抑制剂。

对因某些必需元素代谢障碍引起的感音神经性耳聋可试用补充缺乏元素或纠正代谢障碍的药物。

临床还可用辅助治聋药物，如血管扩张剂、降低血液黏稠度和血栓溶解药物、神经营养药物等（见"梅尼埃病"）。

预案 2：高压氧疗法。

对早期药物性耳聋、噪声性耳聋、突发性耳聋、创伤性耳聋等有一定辅助治疗作用。

预案 3：手术疗法。

主要目的是改善局部血液循环，使内耳可逆损害部分恢复功能。

预案 4：应用助听器。

预案 5：人工耳蜗植入。

第十五节　良性阵发性位置性眩晕

头部迅速运动至某一特定头位时，出现短暂阵发性发作的眩晕及眼震，由于征象是在头部运动过程中出现，故有变位性眩晕之称。本病为眩晕疾病中最为常见者。可继发于前庭神经炎、梅尼埃病、突发性耳聋、慢性中耳炎、头外伤、中耳及内耳术后等。不明原因者称为"耳石症"。

诊断要点

① 突然发病，眩晕发生于激发头位后 3～10s，如卧位坐起时，或坐位突然躺卧时，俯身、低头、仰头、向左或右转头时，突然发作强烈旋转性或摇晃性眩晕，一般在 30～60s 内，改变头位后眩晕减轻或消失。可伴眼震、恶心及呕吐。

② 听力及前庭功能检查正常。

③ 无中枢系统症状及特征。

④ 根据 Hallpike 变位试验及滚转试验可以确定该病是由后半规管

还是外半规管壶腹嵴受到耳石刺激所致。

治疗方案

预案 1：避免出现眩晕的头位或体位。

预案 2：耳石复位疗法（首选）。通过改变头位，使沉积的耳石从壶腹嵴松脱，复位到椭圆囊斑上。

预案 3：眩晕严重者可用前庭抑制剂。

盐酸氟桂利嗪 10mg，睡前口服，每日 1 次。

（孙 伟 李树华）

第十九章　眼科疾病

第一节　睑腺炎及睑板腺囊肿

睑腺炎（麦粒肿）为常见的眼睑化脓性炎症。发生在睑板腺的炎症，称为内睑腺炎（内麦粒肿）；发生在 Zeis 腺、睫毛毛囊或其附属腺体 Moll 腺的炎症，则称为外睑腺炎（外麦粒肿）。睑板腺囊肿（霰粒肿）系因睑板腺出口阻塞，腺体分泌物潴留在睑板内，并对其周围组织慢性刺激所产生的炎性肉芽组织，可伴发睑缘炎或酒渣鼻。

诊断要点

① 病史：询问有否眼睑红肿及疼痛病史，既往是否有眼部手术史。

② 触诊受累眼睑是否有结节存在。

③ 裂隙灯检查：评价麦氏腺情况并翻转受累的眼睑（这样更易发现病变）。

治疗方案

预案 1：物理疗法。

睑腺炎病变初期局部红肿明显时，可行局部冷敷。对患侧行耳尖放血治疗也是一种选择（放血约 30 滴）。对于霰粒肿伴有炎症，皮肤潮红肿胀的患者，可行病变局部微波理疗，每日 1 次，疗程视病变情况而定。

预案 2：抗生素治疗。

局部滴抗生素滴眼液如妥布霉素滴眼液（眼膏），左氧氟沙星滴眼液（眼膏）等。

复发性睑板腺炎可口服多西环素（强力霉素）100mg，每日 2 次，1～2 周后逐渐减量，服用 6 个月。孕妇、哺乳期及 8 岁以下儿童忌用多西环素，可用阿奇霉素 0.5g，每日 1 次，共 3 天。

预案 3：手术治疗。

若有脓肿形成，如脓肿尚未破溃或虽破溃但难以排出脓液时，应行脓肿切开排脓，并放置引流条进行引流。

经过 3～4 周治疗后如霰粒肿仍未消失，并且患者要求手术治疗时，可行霰粒肿切除术或刮除术。

说　　明

注意内麦粒肿应在睑结膜面切开，切口与睑板腺走行方向平行，即与睑缘相垂直；外麦粒肿从皮肤面切开，切口应与睑缘平行。

（高明宏　王　静）

第二节　急性卡他性结膜炎

俗称"红眼病"，传染性强，多见于春秋季节，可散发感染，也可流行于学校、工厂等集体生活场所。

诊断要点

① 起病急，眼红，灼热，疼痛，分泌物多。

② 中度、重度黏液脓性分泌物，结膜充血，结膜乳头增生，可累及角膜，出现点状角膜病变或周边部角膜浸润溃疡。

治疗方案

局部治疗为主：根据不同致病菌选择敏感抗生素，早期可局部使用广谱抗生素，如左氧氟沙星滴眼液，早期每 15min 一次，连续 2～3h，随后改为每小时 1 次，连续 24～48h，随后根据病情酌减药量，睡前可涂妥布霉素或氧氟沙星眼膏，直至分泌物消失。并发角膜炎的患者，按角膜炎处理。

说　　明

切勿包扎患眼，但可配戴太阳镜以减少光线的刺激。急性期患者需要隔离，以避免传染，防止流行。

（高明宏　王　静）

第三节　单纯疱疹病毒性角膜炎

单纯疱疹病毒（HSV）引起的角膜感染称为单纯疱疹病毒性角膜炎（单疱角膜炎），此病为最常见的角膜溃疡，临床特点为反复发作，由于目前尚无有效控制复发的药物，多次发作后角膜浑浊逐次加重，常最终导致失明。

诊断要点

① 病史：既往发作史、角膜擦伤史、接触镜配戴史，鼻、口、生殖器溃疡史，近期局部或全身应用激素及全身免疫缺陷史。

② 体格检查：若有皮肤疱疹，应注意其分布，当病变集中在眼周围而没扩展到前额和头皮时，HSV 感染的可能性较带状疱疹病毒大。

③ 裂隙灯检查和眼压测量。

④ 角膜知觉检查，不使用表面麻醉药，角膜知觉减退。

⑤ 多数单疱角膜炎可根据临床表现进行诊断，不需要实验室检查。诊断可疑时，可以行角膜或皮肤病灶刮片、病毒分离培养。

治疗方案

预案 1：药物治疗。

常用抗病毒药物有更昔洛韦滴眼液和眼膏，阿昔洛韦滴眼液和眼膏等。急性期每 1~2h 点眼一次，晚上涂抗病毒药物眼膏。

完全由免疫反应引起的盘状角膜基质炎，一般临床可使用糖皮质激素治疗。

有虹膜睫状体炎时，要及时使用阿托品滴眼液或眼膏扩瞳。

预案 2：手术治疗。

已穿孔的病例可行治疗性穿透性角膜移植，手术宜在静止期进行为佳，术后局部使用激素同时应全身使用抗病毒药物。

预案 3：减少复发。

单疱角膜炎容易复发，1/3 患者在原发感染两年内出现复发。口服阿昔洛韦 400mg，每日 2 次，持续 1 年，可减少病毒复发率。控制诱发因素对于降低复发率也很重要。

（高明宏　王　静）

第四节　急性闭角型青光眼

既往存在异常虹膜构型而发生的前房角被周边虹膜组织机械性阻塞，导致房水流出受阻，造成急性眼压升高的一类青光眼。女性多见，多发生在 40 岁以上，是我国内地最常见的青光眼类型。

诊断要点

（1）典型的大发作

① 临床前期：有家族史，浅前房，窄房角，没有自觉症状，但激发试验阳性。

② 先兆期：先有多次小发作，一时虹视、雾视、轻度偏头痛，轻度眼压高，瞳孔稍大，休息后可完全自然缓解。

③ 急性发作期：多为一眼眼压急剧上升，出现明显眼痛、头痛，甚至恶心、呕吐等症状；视力可高度减退。眼部检查可见球结膜水肿，睫状充血或混合充血，角膜水肿，雾状浑浊。角膜后可有虹膜色素沉着，房水闪辉，虹膜水肿。房角大部分关闭或全部关闭，眼底视乳头充血，界清，静脉扩张，动脉搏动，有出血点。

④ 缓解期：经治疗后，症状、体征消失，眼压至正常，房角大部分开放，视力有所恢复。

⑤ 慢性期：由急性期未缓解迁延而来，角膜透明，瞳孔开大，前房角部分粘连，眼压中度高，视乳头凹陷萎缩，视野缺损等。

⑥ 绝对期：视力丧失，角膜浑浊，前房极浅，虹膜萎缩，有新生血管，晶体浑浊。

(2) 不典型发作

① 患者自觉症状轻微，仅有轻度眼部酸胀、头痛。视力影响不明显，但有雾视、虹视现象。

② 眼前部没有显著的充血、水肿，角膜透明度稍有减退。瞳孔形态正常，反应略显迟钝，前房较浅。发作时间短暂，经休息后可自行缓解。

治疗方案

(1) 临床前期及先兆期 可考虑预防性施行周边虹膜切除术。

(2) 急性发作期 一经确诊，立即进行全身及局部用药。青光眼在急性发作期，不应急于手术；首先行药物治疗予以缩瞳、降眼压、减轻眼内组织水肿和高压性虹膜反应、镇静。

预案1：缩瞳剂。

1%毛果芸香碱滴眼液，每15min1次，瞳孔恢复正常大小时逐步减少用药次数，最后维持在每日3次。

预案2：碳酸酐酶抑制剂和肾上腺素受体阻滞剂，如2%噻吗酰胺和2%卡替洛尔滴眼液，每日2次。

预案3：乙酰唑胺250mg，口服；或醋甲唑胺25mg，口服，每日2次。急性闭角型青光眼可以加大用量，首次0.5g，每6h一次，每次

0.25g。用此药物需用等量苏打水碱化尿液，有利排出。

预案4：20％甘露醇250ml快速静脉滴注，用于青光眼急性发作期的病人或各类青光眼手术前。使用时注意老年患者，尤其是有高血压和心功能不全、肾功能不全以及电解质紊乱的患者，以免发生意外。

预案5：长期应用碳酸酐酶抑制剂和高渗剂后尿中排钾较多，可影响全身电解质平衡，所以，应用时给予氯化钾1g，口服，每日2～3次。

预案6：口服或肌内注射镇静剂如苯巴比妥可以减轻患者恐惧，止痛，缓解症状，有助于减低眼压；2％利多卡因3～4ml，球后注射或颞侧注射，可以止痛、减压；吲哚美辛有抑制前列腺素合成的作用。减轻眼内组织水肿和高眼压性虹膜反应，有助于降低眼压。

预案7：急性发作患眼，如采取上述治疗措施后眼压正常或3天内仍持续性高眼压，则应立即考虑手术治疗。

（3）间歇期 经过抢救，房角全部开放或2/3圆周重新开放，眼压及C值均恢复正常，可施行周边虹膜切除术。

（4）慢性期 房角已发生器质性粘连，眼压高，可在眼部血管反应减轻时进行滤过性手术。在术前用药把眼压降至一个较低的水平，以减轻术后并发症的发生。

（5）绝对期 为了解除痛苦，可进行滤过性手术或破坏性手术或联合性抗青光眼手术。

（高明宏 王 静）

第五节 虹膜炎

又称前葡萄膜炎，指炎症波及眼前部虹膜组织。患者多有风湿性疾病及特殊类型的强直性脊椎炎、Reiter综合征等。

诊断要点

① 眼部疼痛，畏光，流泪，视力减退。

② 睫状充血或混合充血，睫状区压痛，角膜后沉着物，前房深，房水闪辉，瞳孔缩小、对光反射迟钝、一般眼底正常。

③ 炎症重者，虹膜后粘连，虹膜结节。瞳孔缩小，不规则，对光反射迟钝，甚至瞳孔闭锁或膜闭。虹膜充血、纹理不清，色暗，晶状体表面可有色素沉着，有的有出血、积脓。

治疗方案

预案1：散瞳治疗。

急性炎症时用后马托品或托吡卡胺散瞳，当不能拉开瞳孔时可用阿托品（0.5%～2.0%）；如急性期粘连较重者单用散瞳剂不能散开时可用散瞳合剂 0.3ml（1%阿托品、1%可卡因、0.1%肾上腺素），结膜下注射，每日 1 次。

预案2：皮质激素治疗。

局部用糖皮质激素滴眼液，如帕利百眼药水，每日 4～6 次。

病情严重者可全身口服或静脉滴注糖皮质激素。泼尼松 60～80mg，每晨 7～8 时一次顿服，每 3 天减 10～20mg，以后慢减，最后减到最小维持量 5～10mg，早晨顿服或隔日顿服。

氟美松 2.0mg，每日 1 次，结膜下注射。

预案3：抗生素治疗。

由感染因素引起的应选用敏感的抗生素或抗病毒药物局部或全身应用。如氧氟沙星滴眼液，每日 5～6 次。

预案4：非甾体抗炎药治疗

局部应用非激素抗炎药，全身用药可口服吲哚美辛等。如普拉洛芬滴眼液，每日 3～4 次。吲哚美辛 25mg，口服，每日 2～3 次。

预案5：辅助疗法。

热敷，戴遮光眼镜，如炎症为顽固性或特殊类型，有明确免疫指标者，可用免疫抑制剂治疗，一般应该慎用。环磷酰胺 50mg，口服，每日 2 次，2 周为一个疗程。其他有理疗、离子透入等。

预案6：全身支持促吸收治疗。

卧床休息，营养支持，防便秘；给予维生素、钙制剂、ATP、肌苷、碘剂、透明质酸酶。

预案7：手术治疗。

眼压高者可行前房穿刺术；瞳孔闭锁、继发青光眼者可行减压术；并发白内障者可行晶状体摘除术。

说　　明

① 阿托品作用力强，持续时间长，但副作用大，容易出现中毒症状，滴眼后应压迫泪囊部防止吸收中毒，对小儿慎重使用。

② 老年人或疑有原发性闭角型青光眼者，为了安全应避免使用阿

托品，可用后马托品或托吡卡胺等代替。

（高明宏　王　静）

第六节　视网膜中央动脉阻塞

视网膜中央动脉阻塞是急性发作、严重影响视力的眼病。阻塞动脉供给营养的视网膜由于缺血、缺氧而水肿，视细胞迅速死亡，从而导致不同范围和不同程度的视力损害。

诊断要点

① 多见于 50 岁以上年长患者，患者多患有心血管疾病、动脉硬化、高血压，亦可见于术后高眼压、眶内高压等情况。

② 多为单眼发病，视力突然急剧下降至仅见手动或有光感。雾视、光视、复视、偏头痛。

③ 瞳孔开大，直接对光反射迟缓。眼底表现为后极部视网膜呈弥漫乳白色水肿，有时见出血点，黄斑区樱桃红点。视乳头色淡、水肿、边界模糊。视网膜中央动脉及其分支管径变细，呈红色线条状，色淡，血柱阶段呈串珠状，静脉管径亦可变细。

④ 荧光造影可有动脉充盈迟迟和动静脉循环时间延长，动静脉血管内荧光素流变细，不能达到血管末梢。

⑤ 2～3 周后视网膜水肿渐消退，恢复正常色泽，黄斑区可见色素沉着或色素紊乱，动静脉变细，可伴有白鞘。视乳头色苍白。黄斑由樱桃红色变棕红色。

治疗方案

预案 1：应用血管扩张剂（以下药物合用效果更佳）。

立即吸入亚硝酸异戊酯或舌下含服硝酸甘油（青光眼患者慎用）。球后注射妥拉苏林或山莨菪碱 10mg 加按摩。阿托品 10mg，肌内注射。

葛根素 200～400mg，静脉滴注，每日 1 次（或选用其他血管扩张剂）。

复方樟柳碱 1 号（含 0.05% 樟柳碱 0.5～1ml 加 2% 普鲁卡因 1.5ml）双肾俞穴位注射；复方樟柳碱 2 号（含 0.05% 樟柳碱 0.5ml 加维生素 B_{12} 100μg 加 2% 普鲁卡因 0.3ml）患侧颞浅动脉旁皮下注射（亦可球旁注射或球后注射），每日 1 次，14 天为一个疗程，可持续 4 个疗程，逐渐停药。

预案 2：应用纤溶制剂。

尿激酶（1～3）×10^4U，静脉滴注。可同时口服胰激肽释放酶片，每次1～2片，每日3次。

预案3： 降低眼压。

按摩眼球15min或口服醋甲唑胺，或静脉滴注20%甘露醇250ml；或前房穿刺放水。

预案4： 吸氧。

吸入95%氧气和5%二氧化碳混合气体，白天每小时1次，晚上每4h1次。

预案5： 营养视网膜。

维生素B_1、维生素B_{12}、维生素E、维生素C及ATP、肌苷、芦丁等，也可给予能量合剂。

说　明

视网膜缺血超过90min，光感受器的死亡将不可逆，故视网膜动脉阻塞需要急诊处理。发病后1h以内阻塞得到缓解者，有可能恢复部分视力，超过4h则很难恢复。因此，开始治疗的时间至关重要。

（高明宏　王　静）

第七节　视网膜中央静脉阻塞

视网膜中央静脉阻塞是临床常见的视网膜血管疾病，其发生率仅次于糖尿病视网膜病变。患眼视力易于受损甚至因并发症而致盲。

诊断要点

① 大部分发生于中老年人，常为单眼受累。与心脑血管疾病、动脉硬化、高血压、糖尿病等危险因素密切相关。

② 视力可轻度减退或严重下降，无头痛。出现部分视野缺损，视力丧失后瞳孔散大，光反应消失。压迫眼球无静脉搏动。

③ 缺血型者视乳头高度水肿、充血，边界模糊。黄斑被出血遮盖，受损时明显水肿，出血可形成囊样水肿，而后色素沉着，胶质增生。静脉高度迂曲扩张，可埋于水肿中，沿静脉大量片状出血和斑状出血布满整个眼底。浅层出血者以视乳头为中心呈放射状、火焰状出血；深层出血呈点状、圆形出血。大血管破裂者视网膜前出血，玻璃体出血。可见白色脂肪变性灶与出血灶相偕形成错综复杂的典型眼底。

④ 荧光造影视网膜静脉充盈时间延长，毛细血管呈瘤样扩张，并有荧光素渗漏。静脉管壁染色，黄斑可有弥漫荧光素渗漏或花瓣状渗漏。部分病例出现大片毛细血管无灌注区。

⑤ 非缺血型者眼底出血较少，黄斑正常或轻度水肿。

⑥ 3～6个月后缺血型者出血及白色灶吸收留下色素沉着，神经胶质增生，在视网膜周边部形成大片无灌注区，诱发新生血管形成或诱发新生血管性青光眼。

治疗方案

预案 1：应用纤溶制剂，扩血管治疗（以下药物合用效果更佳）。

肝素或尿激酶静脉滴注或口服胰激肽释放酶片。

复方樟柳碱1号（含0.05％樟柳碱0.5～1ml加2％普鲁卡因1.5ml）双肾俞穴位注射；复方樟柳碱2号（含0.05％樟柳碱0.5ml加维生素B_{12} 100μg加2％普鲁卡因0.3ml）患侧颞浅动脉旁皮下注射（亦可球旁注射或球后注射），每日1次，10天为一个疗程，可持续4个疗程，逐渐停药。

预案 2：应用活血化瘀中药。

丹参注射液4～12g，静脉滴注，每日1次；或血栓通注射液70～210mg，静脉滴注，每日1～2次；中药复方片剂等。

预案 3：激光治疗。

封闭无灌注区，以预防和治疗新生血管。

预案 4：激素。

青年患者应用激素可减轻水肿，改善循环（可用醋酸泼尼松龙口服，依据病情轻重可选用0.5～1.5mg/kg）。

预案 5：营养视网膜。

维生素B_1、维生素B_{12}、维生素E、维生素C及ATP、肌苷、芦丁2片，每日3次，口服，静脉滴注能量合剂（ATP 100mg、辅酶A 100U等配以250ml葡萄糖溶液）。

预案 6：应用抗VEGF药物有较好疗效，如雷株单抗和康柏西普玻璃体腔注射。

说　明

① 病变早期慎用纤溶制剂，减少血凝（适用于血黏度增高的患者）。避免应用止血剂。

② 减少血黏度，改善微循环，同时可每日服小剂量阿司匹林减少血小板凝集（有出血倾向者慎用）。

③ 年轻患者无危险因素者多为免疫性疾病致血管炎症，可根据全身情况给予糖皮质激素治疗。

（高明宏　王　静）

第八节　视网膜静脉周围炎（EALES病）

诊断要点

① 青年男性，双眼反复发病。

② 早期少量出血时患者出现飞蚊症，出血量较多时则出现视力障碍，出血量大时出现虹视，仅有光感。

③ 视网膜静脉周围改变，静脉周围有大小不等的出血斑，可伴白鞘，静脉扭曲、扩张、折断，呈串珠状迂曲；视网膜出血改变，出血少则呈点、线、火焰状出血，多则视网膜前出血；玻璃体出血，眼底镜下呈红色反光；视网膜玻璃体机化条形成，呈白色条索状膜状物，其上有新生血管，遮盖黄斑则影响视力，收缩则导致视网膜脱离。

治疗方案

预案1：卧床休息，加强营养。

预案2：止血促吸收。

云南白药2～4片，每日3次，口服。

陈旧玻璃体出血可肌内注射碘制剂，如安妥碘注射液10mg，每日1次，或做碘离子透入。

预案3：抗感染治疗。

预案4：激光治疗。

光凝病变区可减少渗出，促进出血吸收。激光术后可应用复方樟柳碱注射液2ml，患侧颞浅动脉旁皮下注射，每日1次。

预案5：营养视网膜。

说　明

病因不明，曾认为与结核病史有关，部分患者旧结核菌素皮试阳性。还有人认为与自身免疫反应增强有关。

（高明宏　王　静）

第九节　糖尿病视网膜病变

糖尿病患者因高血糖致全身各组织器官的微血管发生病变，而造成各器官病变和功能障碍。视网膜病变是糖尿病眼病不可逆的最严重并发症。

诊断要点

① 糖尿病患者早期可无自觉症状，病变累及黄斑后可有不同程度的视力减退。

② 非增殖期：Ⅰ期眼底微血管瘤，小出血点。Ⅱ期深层和浅层出血斑，硬性渗出。Ⅲ期增加棉绒斑，视网膜水肿。

③ 增殖期：Ⅳ期损害进一步加重，视网膜新生血管、玻璃体积血。Ⅴ期新生血管和纤维血管膜，机化。Ⅵ期进一步导致视网膜脱离、新生血管性青光眼而失明。

治疗方案

预案 1：全身预防。

首先严格控制血糖，治疗高血压、高血脂，定期检查眼底及荧光血管造影。

预案 2：药物治疗（改善循环药物，作为辅助治疗）。

羟苯磺酸钙 2 片，每日 3 次，口服。

欧洲越橘果 β 胡萝卜素 2 片，每日 3 次，口服。

复方樟柳碱 1 号（含 0.05% 樟柳碱 0.5～1ml 加 2% 普鲁卡因 1.5ml）双肾俞穴位注射；复方樟柳碱 2 号（含 0.05% 樟柳碱 0.5ml 加维生素 B_{12} 100μg 加 2% 普鲁卡因 0.3ml）患侧颞浅动脉旁皮下注射。

预案 3：光凝治疗或手术治疗。

用于增殖期，以防止新生血管形成，并使已形成的新生血管退化，阻止病变继续恶化。

玻璃体积血长时间不吸收、新生血管增殖膜形成、牵拉视网膜等应行玻璃体切割术。

预案 4：对于新生血管形成重、黄斑水肿的病例，可用抗 VEGF 玻璃体腔注射。

说　明

① 由于糖尿病视网膜病变晚期严重损害视力以至于造成不可恢复

盲，所以及时防治十分重要。发现糖尿病后，在内科医生指导下严格控制血糖、血压、血脂，定期检查眼底。

② 一旦出现增殖性病变，及早行激光光凝，防止进一步发生新生血管等一系列并发症，保存一定的视力。

（高明宏 王 静）

第十节 原发性视网膜脱离

诊断要点

① 男多于女，30 岁以上多见，60％以上为近视，高度近视居多。有的病例有外伤史。

② 出现先兆症状，如眼前火花、闪光感、幻觉、视物变形、震颤、水波样感。视力可突然下降。

③ 视野缺损，脱离对侧阴影。

④ 眼压降低，B 超异常。

⑤ 眼底检查：早期轻度脱离仅见视网膜失去正常红色，仍透明，血管暗红弯曲。后期脱离视网膜失去透明性，呈灰白色，表面皱褶似波浪状，随眼飘动。可呈高度隆起，血管迂曲爬于其上，暗红。可见裂孔呈红色，界清，大小不等，圆形或马蹄形，颞上居多。

治疗方案

预案 1：药物治疗。

营养视网膜，如口服维生素 B_1、维生素 B_{12}、维生素 E、维生素 C 及 ATP、肌苷、芦丁等。碘剂，如卵磷脂络合碘 2 片，每日 3 次，口服。

预案 2：保护性体位。

采用保护性体位，双眼包扎。

预案 3：散瞳。

应用散瞳剂散大瞳孔。阿托品（0.5％～2.0％），每日 2～3 次。

预案 4：手术。

冷凝术、激光光凝术、巩膜扣带术等，严重者玻璃体切割治疗。

说 明

① 应尽早施行视网膜复位术，大多可选择巩膜扣带术。直视下行

定位、冷凝或光凝封闭全部裂孔，促使视网膜神经上皮与色素上皮粘连，是目前最简便、最有效的手术方法。手术成功率达90％以上。

② 视力预后与术前黄斑是否脱离、脱离时间的长短密切相关。黄斑未脱离或脱离1周之内，术后有望恢复较好视力；黄斑脱离超过1个月，术后视力不易完全恢复。

③ 已形成严重玻璃体视网膜病变者，需要行玻璃体切除术。

（高明宏　王　静）

第十一节　中心性浆液性脉络膜视网膜病变

中心性浆液性脉络膜视网膜病变的特点为后极部类圆形区视网膜神经上皮下透明液体积聚。好发于中青年人，男性多于女性。本病为自限性疾病，预后良好，但可复发。

诊断要点

① 病史采集：视物模糊伴视物变暗或变小。

② 间接检眼镜或裂隙灯下78D或90D透镜检查：黄斑区局限性浆液性视网膜神经上皮脱离。

③ 眼底荧光素血管造影：有助于明确诊断，可为激光治疗提供定位指导。

④ 光学相干断层扫描（OCT）：有助于诊断，对随诊评价有意义。

治疗方案

本病有一定的自限性，部分患者3～6个月可自然缓解，视力预后较好。部分患者病程较长，反复发作。

预案1：激光治疗。有助于缩短自然病程，促进视力恢复，但不能阻止复发。应该注意的是，不恰当的激光治疗也可能诱发脉络膜新生血管膜的发生。以下情况之一且渗漏点位于黄斑中心凹毛细血管拱环外时，可考虑激光治疗：

a. 病情严重，且持续3～6个月不能恢复。

b. 单眼反复发病，且视力下降较严重。

c. 一只眼反复发作且视力较差，而另一只眼也发病者。

d. 患者因职业等原因迫切要求视力恢复。

预案2：光动力疗法：可用于渗漏点位于黄斑中心凹毛细血管拱环

内的病例，适应证与激光治疗相似。

说　　明

① 非激光或光动力治疗的患者每 6～8 周复查一次，直至病情好转或随访至 4～6 个月。激光或光动力治疗患者，术后 4～8 周复查。

② 禁用糖皮质激素，包括皮肤药剂或鼻腔喷雾。

（高明宏　王　静）

第十二节　高血压性视网膜病变

高血压性视网膜病变可反映高血压病的病程及其与全身重要器官的关系。高血压性视网膜病变可分为缓进型（良性）和急进型（恶性）两型。

诊断要点

① 临床上常采用 Keith-Wagener 四级分类法，对缓进型高血压性视网膜病变程度进行分析。

Ⅰ级，视网膜动脉轻度硬化，视网膜动脉功能性狭窄。Ⅱ级，动静脉交叉征阳性，视网膜动脉局部狭窄。Ⅲ级，视网膜出血、渗出等表现，视网膜动脉明显硬化、狭窄、收缩。Ⅳ级，视网膜病变加重，合并视盘水肿。

② 急进型高血压视网膜病变。脉络膜毛细血管病变：眼底淡黄色或红色斑，局部视网膜脉络膜萎缩灶是既往曾发作过急性高血压的重要体征（脉络膜梗死后的 Elschnig 斑）。眼底可见黄色硬化的脉络膜血管，沿大血管分布的黑色素斑点（Siegrist's spots）。黄斑区硬性渗出常常呈"星芒"状，视网膜水肿、棉絮斑、火焰状出血，视盘水肿。

治疗方案

预案 1：全身治疗。

请内科会诊控制高血压。

预案 2：眼部对症治疗。

说　　明

最初每个月复查一次，之后 3 个月检查一次。

（高明宏　王　静）

第十三节　甲状腺相关眼眶病

　　甲状腺相关眼眶病（TAO）特征为上眼睑退缩、下落迟缓和瞬目反射减少，眼睑闭合不全；单侧或双侧眼球进行性突出，眼球运动受限，甚至可出现复视或斜视等一系列由眼肌肌腹肥大所引起的病变。重者可导致视力下降或视力丧失，发生暴露性角膜炎等。部分患者可伴有甲状腺功能亢进，以中青年发病率较高，女性多于男性。

诊断要点

　　① CT：水平位结合冠状位扫描可显示肥大的眼外肌病变部位，以及眶内其他病变。

　　② MRI：T_1WI病变处为较高信号；其他显示同CT，但成像质量更好。

　　③ B型超声：可显示眼外肌的厚度，但对眶尖部及眶内其他部位相关病变不能显示。

　　④ 放射免疫法：血清中总 T_3 和 T_4，甲状腺功能亢进者90％该检测结果升高。

　　⑤ 血清TSH测定：轻度原发甲状腺功能减退症时下降。

　　⑥ 抗甲状腺球蛋白抗体（TGAb）、促甲状腺激素受体抗体（TRAb）、甲状腺微粒体抗体（TMA）可升高。

治疗方案

　　① 伴有甲状腺功能亢进及其他甲状腺疾病者请内分泌科会诊。

　　② 干眼症状，白天用人工泪液，晚上用润滑眼膏，泪点栓塞。

　　③ 眼睑退缩的治疗：5％硫酸胍乙啶滴眼液；肉毒毒素A眼睑注射；上下睑矫正术。

　　④ 眼球突出、角膜暴露：眼罩，湿房镜，眼睑缝合，肉毒毒素A眼睑注射。

　　⑤ 眼球突出、压迫性视神经病变：大量激素全身应用，局部用药（球后注射激素如地塞米松、曲安奈德等）。减轻眼眶组织水肿对视神经的压迫。必要时可行视神经减压术。长期大量应用糖皮质激素应注意并发症的发生。

　　⑥ 斜视、复视：小角度斜视的患者可用三棱镜中和复视。遮单眼

避免复视。肉毒毒素 A 眼外肌注射可以缓解复视症状和眼外肌挛缩。多数患者仍需手术。

⑦ 眼眶放射治疗：适用于中到重度眼眶炎症，眼球突出，危及视力者。破坏眼眶成纤维细胞及淋巴细胞。可有短暂的炎症加重。在开始治疗的几周内应用激素维持。副作用：白内障、放射性视网膜病变及放射性视神经病变。

⑧ 手术。

a. 眼眶减压术。指征：眼球突出致暴露性角膜炎、角膜溃疡，压迫视神经药物治疗无效时，严重的浸润性突眼和不能接受的突眼外观。

b. 斜视手术。通常延迟，直到 TAO 病变静止，斜视度已经稳定至少 6 个月。手术目的：第一眼位和阅读位置将复视降到最低。可能需要多次斜视手术和配三棱镜。

c. 眼睑手术。延长眼睑，改善眼睑退缩，减少角膜暴露。可用 Müller 肌切除术，提上睑肌中央腱膜切断术，下睑延长术＋异体睑板移植。

（高明宏　王　静）

第十四节　球后视神经炎

病变最常侵犯视乳头黄斑束纤维，因该束纤维在球后眶内段视神经轴心部分，故称轴性球后视神经炎。多见于儿童或青壮年。

诊断要点

① 多单眼发病，也可累及双眼。可逐渐发病，亦可突然视力减退，甚至无光感。眼球运动时有牵引痛或眶后痛。有时怕光，昼盲。

② 瞳孔常中等散大或极度散大。视力尚存者有瞳孔颤动现象。眼底早期无异常，有时仅见视乳头稍充血，边界稍模糊。1～3 个月左右视乳头颞侧可显露出色淡或变白，视神经萎缩。

③ 视野有中心暗点、旁中心暗点及哑铃状暗点，亦可见周边视野缩小。或上下视野缺损，周边视野缩小呈向心性，红绿色尤明显。

④ 图形视觉诱发电位（VEP）的 P100 延缓或消失，闪光 VEP 潜伏期延长和振幅减少。

治疗方案

预案 1：糖皮质激素治疗。

建议静脉滴注甲泼尼龙，可使视力迅速恢复。也可口服泼尼松（每千克体重 1～2 倍剂量）每晨 7～8 时一次顿服，每 3 天减 10～20mg，以后慢减。可球后注射氟美松 2～3mg，每日 1 次。

预案 2：应用神经营养药物。

预案 3：应用活血化瘀药物（以下方法合用效果更佳）。

丹参注射液 4～12g，静脉滴注，每日 1 次。复方樟柳碱 1 号（含 0.05％樟柳碱 0.5～1ml 加 2％普鲁卡因 1.5ml）双肾俞穴位注射；复方樟柳碱 2 号（含 0.05％樟柳碱 0.5ml 加维生素 B_{12} 100μg 加 2％普鲁卡因 0.3ml）患侧颞浅动脉旁皮下注射（亦可球旁注射或球后注射）每日一次，10 天为一个疗程，最多可持续 4 个疗程，逐渐停药。

预案 4：视神经管减压术。

急性重症球后视神经炎视力无光感的患者，经药物治疗无效 2～3 周左右，如经头 CT 及 MRI 发现视神经明显增粗，可试行经鼻镜、经筛眶等视神经管减压术，以免使视神经造成不可挽回的损害。

说　明

球后视神经炎的病因在西方以多发性硬化最多见，而在国内则远比西方少见，常见于全身性急性炎症或慢性炎症，也可继发于眼周组织炎症蔓延。原因不明者占半数，不少病例随访可进一步证实病因。

（高明宏　王　静）

第十五节　缺血性视神经病变

缺血性视神经病变系视神经的营养血管发生急性循环障碍所致。高血压、动脉硬化、心血管病为常见的原因。国外多数为颞动脉炎所致。

诊断要点

① 本病多发生于老年人，国内发病年龄较国外低，平均 49 岁，国外平均 60 岁。常双眼受累，先后发病间隔不一。

② 常突然视力减退，严重者可致盲。早期视乳头轻度水肿，呈淡红色或灰白色，多局限于视乳头某一象限，同时可伴有小出血点。以后视乳头色稍浅，附近动脉变细，晚期发生视神经萎缩，界清，某一局限位或上下苍白或全白。视网膜血管一般无异常。

③ 视野缺损常与生理盲点相连，缺损大约占视野的一个象限或一

半范围，多见于下方。

④ 荧光血管造影早期可见视乳头区域性低荧光或充盈延缓或缺损。后期可见病变区荧光素渗漏。

治疗方案

预案 1：糖皮质激素治疗

急性期一般采用静脉滴注地塞米松后改用泼尼松口服，必须根据发病年龄及全身状况，亦可口服泼尼松（每千克体重 1～2 倍剂量），每晨 7～8 时一次顿服，每 3 天减 10～20mg，以后慢减。可球后注射氟美松 2mg 及山莨菪碱 10mg，每日 1 次。

预案 2：复方樟柳碱治疗（以下方法合用效果最佳）。

复方樟柳碱 1 号（含 0.05% 樟柳碱 0.5～1ml 加 2% 普鲁卡因 1.5ml）双肾俞穴位注射；复方樟柳碱 2 号（含 0.05% 樟柳碱 0.5ml 加维生素 B_{12} 100μg 加 2% 普鲁卡因 0.3ml）患侧颞浅动脉旁皮下注射（亦可球旁注射或球后注射）每日 1 次，14 天为一个疗程，最多可持续 4 个疗程，逐渐停药。

预案 3：改善眼内压。

乙酰唑胺片 250mg，口服，每日 2 次；或醋甲唑胺片 25mg，口服，每日 2 次。

预案 4：应用神经营养类药物或活血化瘀药物。

说　　明

目前国内外多数均赞成发病后应用糖皮质激素治疗，以减少局部视乳头水肿及促进渗出吸收。

（高明宏　王　静）

第十六节　眼化学性烧伤

眼化学性烧伤是由化学物品的溶液、粉尘或气体接触眼部所致。多发生在化工厂、实验室或施工场所，其中以酸、碱烧伤最为常见。

诊断要点

根据酸碱物质的种类和浓度，可引起眼部不同程度的刺激症状，如刺痛、畏光、流泪和眼睑痉挛，视力不同程度下降。

（1）酸烧伤

① 低浓度酸烧伤：球结膜充血，结膜及角膜上皮剥脱。

② 高浓度酸烧伤：可立即发生烧伤。浓度越高或接触时间越久，损伤也越严重。接触部位的表面被覆白色略带黄色或污秽色的薄膜（坏死性薄膜）。轻度的表面烧伤，经过几天后，薄膜可脱落，代之以新生上皮。较重的烧伤，可有明显的球结膜水肿和深部组织坏死。

③ 酸烧伤的一般特点。

a. 酸向眼内渗透慢，病变边缘较为清晰。

b. 酸烧伤一般为非进行性，故在烧伤后数小时内，即可判断其预后如何。

c. 角膜上皮很少成片状脱落。

d. 虹膜炎时纤维蛋白渗出反应较轻。

e. 对血管的侵犯如结膜高度水肿、缺血等不如碱烧伤显著。

（2）碱烧伤 碱烧伤的创面边界不清，创面可在1～2天内继续扩大，组织水肿及炎性刺激症状亦加重，故在伤后1～2天，难以判断预后。有的碱性物质，如生石灰（氧化钙）与组织接触后，可吸收组织中的水分，变成熟石灰（氢氧化钙），造成强碱烧伤；同时在反应过程中，由于释放热量，又造成组织热烧伤；对角膜的胶原、黏液质、蛋白质、间质细胞以及内皮细胞，均产生严重影响。

① 睑球粘连：高浓度碱性物质与结膜、角膜等组织接触后，可立即形成广而深的组织坏死，修复后形成深层瘢痕收缩，从而发生睑球粘连、上下睑缘粘连，甚至眼睑闭锁。

② 结膜损伤：球结膜充血、水肿，甚至坏死。角膜周围血管网被破坏。

③ 角膜损伤：角膜上皮剥脱、浑浊，甚至可呈瓷白色，由于角膜周围血管网的破坏和阻塞，严重影响角膜的营养，可反复发生无菌性角膜溃疡，重者2～3周发生角膜穿孔。这是由于角膜组织释放的胶原酶使角膜组织溶解所致。

④ 房水浑浊：由于碱性物质的刺激及渗透使房水浑浊，pH升高。若用荧光素着染角膜，有时可见房水绿染，说明碱性物质已进入前房。

⑤ 虹膜睫状体炎：常在碱烧伤的晚期发生顽固的虹膜睫状体炎及由此而发生的一系列并发症，如继发性青光眼、白内障、眼球萎缩。

治疗方案

预案 1：现场急救。

这是化学性烧伤始发期的紧急处理措施，应立即分秒必争地现场就地取材，用大量清水或其他水源反复冲洗，冲洗时应翻转眼睑，转动眼球，暴露穹隆部，将结膜囊内的化学物质彻底洗出。应至少冲洗 30min 后，送至医院再行冲洗，直到用试纸测试结膜囊 pH 值正常为止。眼部冲洗是处理酸、碱烧伤最重要的一步，及时彻底冲洗能将烧伤减少到最小程度。

预案 2：后续治疗。

① 在烧伤始发期眼部彻底冲洗后即行适当的创面清创处理，清除颗粒样物质和失活的眼表组织，同时用 1‰ 阿托品散瞳，并行抗感染治疗。若浓度大、时间长，尤其是碱烧伤，必要时可行前房穿刺或结膜切开，以利于清除。

② 在急性期，主要是局部和全身应用抗生素防止感染，用糖皮质激素抑制炎症反应和新生血管形成。同时应尽力改善结膜囊环境，促进上皮愈合，支持修复，最大限度地减少溃疡的发生。

③ 在早期修复期，随着感染或炎症被有效控制，抗生素和激素应逐渐撤除，尤其是激素继续应用会诱发溃疡。此时，创造适宜条件，努力促使眼表上皮化进程为治疗重点。维生素 C、胶原酶抑制剂等全身及局部应用有很好的治疗效果。

④ 晚期修复，应视眼表上皮化进程的具体情况选择适宜的治疗措施。对一般上皮化接近完成或正在进行的，仍继续以促使眼表上皮化进程为治疗重点。对再生不良、上皮化难以形成的持续性缺损、溃疡或穿孔，以及后期形成的血管翳、睑球粘连等要针对具体病症选择使用组织黏合剂、角膜接触镜、羊膜贴敷以及睑裂缝合、口腔黏膜移植、角膜缘上皮细胞移植、角膜板层或全层移植等手术治疗。

预案 3：后遗症治疗。

重度化学性烧伤经过初期治疗后，在病情相对稳定的情况下，应对后遗症进行妥善处理。同样应针对具体病症选择合适的手术方式，如睑及结膜囊成形术、睑外翻矫正术、睑球粘连分离术、增视性角膜移植术等。若出现继发性青光眼、白内障、玻璃体视网膜病变时，可选用相应的手术及药物治疗。

（高明宏　王　静）

第十七节　Stevens-Johnson 综合征

Stevens-Johnson 综合征的发病与免疫复合物沉积在真皮和结膜实质中有关。部分药物如氯苯磺胺、抗惊厥药、水杨酸盐、青霉素、氨苄西林和异烟肼，或单纯疱疹病毒、金黄色葡萄球菌、腺病毒感染可诱发本病。本病为急性严重病症，也称为重型多形性红斑、皮肤-黏膜-眼综合征。

诊断要点

（1）眼科体征

① 结膜炎，为急性黏液脓性或假膜性。

② 角膜炎，角膜水肿、溃疡并可穿孔。

③ 虹膜睫状体炎，或眼内炎。

④ 晚期并发结膜瘢痕或睑球粘连，倒睫，眼睑畸形，泪液缺乏，角膜瘢痕。

（2）全身体征

① 发热。

② 典型的皮肤损害（中央红，周边白的斑丘疹），集中分布于手、脚，溃疡性胃炎，唇部出血性结痂。死亡率 $10\% \sim 33\%$。

③ 血清白细胞增多，红细胞沉降率升高。

治疗方案

预案 1：眼科治疗。

① 泪液缺乏：用人工泪液滴眼（如 0.5% 羧甲基纤维素钠等）。

② 虹膜炎：局部使用激素滴眼液（ 1% 醋酸泼尼松龙滴眼液，每日 $4 \sim 8$ 次）和睫状肌麻痹剂（ 1% 阿托品滴眼液，每日 3 次）。

③ 感染：局部使用抗生素是治疗细菌性角膜炎最有效的途径。局部使用剂型包括滴眼液、眼膏、凝胶剂、缓释剂。急性期用强化局部给药模式即抗生素滴眼液频繁滴眼（每 $15 \sim 30min$ 滴眼一次），严重病例，可在开始 30min 内，每 5min 滴药一次，使角膜基质很快达到抗生素治疗浓度，然后在 $24 \sim 36h$ 内，维持每 30min 一次的点眼频度。

④ 对症治疗，如剥除假膜，用玻璃棒或湿棉签分离睑球粘连。

⑤ 晚期手术治疗：电解倒睫，颊黏膜移植修复睑内翻，穿透性角膜移植术等。

预案2：全身治疗。

以烧伤病房治疗原则，包括湿化、伤口护理、全身用抗生素，并请内科医师会诊。

（高明宏　王　静）

第十八节　莱姆病眼部改变

本病为一种以蜱为媒介的伯氏螺旋体感染的全身性疾病，多系统受累，如神经系统、关节、心脏和眼。

诊断要点

① 病史：林区居住史、无蜱叮咬史。

② 全身表现：流感样症状，皮肤圆形游走性红斑。发热、头痛、疲倦、心悸、肌肉关节疼痛。发病后数周侵及神经、关节、心脏和眼，可表现为脑膜炎、心肌炎、关节炎等。

③ 眼部症状：双眼红、视力下降、复视、疼痛、畏光。

④ 眼部体征：几乎所有眼部组织均可受累，可表现为结膜炎、角膜基质炎、虹膜炎、脉络膜炎、玻璃体炎、视神经炎、视神经水肿、渗出性视网膜脱离等。

⑤ 当怀疑脑膜炎或出现神经系统症状时，可考虑腰穿。

⑥ 血清伯氏螺旋体抗体滴度经常增高，但不是一直存在。

治疗方案

预案1：早期莱姆病（包括莱姆病相关性葡萄膜炎、角膜炎或第Ⅶ脑神经麻痹）的治疗。

① 多西环素100mg，口服，每日2次，用10～21天。

② 儿童、孕妇及不能服用多西环素者，可口服阿莫西林500mg，每日3次；西福辛500mg，口服，每日2次；克拉霉素500mg，口服，每日2次；阿奇霉素500mg，口服，每日1次。

预案2：合并神经眼科症状或复发、经久不愈患者的治疗。

① 头孢曲松2g，静脉滴注，每日1次，用2～3周。

② 青霉素$2×10^7$U，静脉滴注，每日1次，用2～3周。

（高明宏　王　静）

第十九节　圆锥角膜

圆锥角膜是一种表现为局限性角膜圆锥样突起，伴突起区角膜基质变薄的先天性发育不良。常染色体显性或隐性遗传。可伴有其他先天性疾病如先天性白内障、Marfan 综合征、无虹膜、视网膜色素变性等。

诊断要点

① 病史：视力下降的时间及程度、眼镜更换的频率、是否经常揉眼、用药史、过敏史、家族史、屈光手术史。

② 裂隙灯检查：角膜变薄区的局部改变，如 Vogt 线、Fleischer 环等。

③ 检眼镜及验光检查：可见不规则散光，异常水滴样或剪刀样红色反光。

④ 角膜地形图检查：对诊断早期圆锥角膜具有重要参考价值。早期圆锥角膜表现为角膜下方尤其是颞下方角膜变陡，曲率增加，角膜中央的屈光度也较正常增大，中央角膜曲率一般＞47D，为不均匀对称分布，同一个体双眼角膜中央曲率的差值较大，角膜表面非对称指数（SAI）及角膜表面规则性指数（SRI）增大，角膜中央下方 3mm 处的屈光力与中心上方 3mm 处的屈光力差值＞3D，大部分患者＞10D。Ober-Scan Ⅱ角膜地形图可显示后部圆锥角膜。

治疗方案

预案 1：改掉经常揉眼的习惯。

预案 2：配戴框架眼镜。

适用于早期的规则散光或低度不规则散光。

预案 3：配戴角膜接触镜。

适用于早期的患者。散光较大者可选用硬性透气性角膜接触镜（RGP），有可能延缓圆锥角膜的发展。

预案 4：手术治疗。适应证为不能很好地配戴接触镜或接触镜不能长时间耐受者；接触镜不能矫正视力者；角膜中央已出现瘢痕者。

① 角膜表层镜片术。适应证为圆锥角膜早期，角膜曲率≤55D；无角膜浑浊或角膜瘢痕；一眼因圆锥角膜行穿透性角膜移植术后发生免疫排斥反应致手术失败者。缺点为部分患者术后增视效果在短期内不明显，有的在术后还需行激光光学角膜切削术（PRK）矫正散光和近视。

② 深板层角膜移植术：只要角膜无后弹力层破裂或无角膜中央瘢痕均可实行。

③ 穿透性角膜移植术：适应证为圆锥角膜完成期及角膜中央有明显瘢痕者。

预案 5：急性角膜水肿的治疗。

散瞳剂（如 1％阿托品），抗生素眼膏（每日 4 次），降眼压药（如溴莫尼定滴眼液）。3％氯化钠眼药水，每日 4 次，直至病情好转。如患者眼部易受外伤或经常揉眼，可考虑配戴眼镜或眼罩。急性角膜水肿发生后不需立即进行角膜移植，除非已经发生角膜穿孔。

（高明宏　王　静）

第二十节　玻璃体后脱离

出现玻璃体后脱离症状要详细检查眼底，警惕视网膜裂孔形成和视网膜脱离。

诊断要点

① 病史：要区别偏头痛的色觉紊乱和玻璃体后脱离的闪光感，后者一般伴随有新的漂浮物出现。确定症状的持续时间，是否有视网膜裂孔的危险因素（如眼内手术史、高度近视、视网膜裂孔或脱离家族史，黑影遮挡等）。

② 眼科检查：用间接检眼镜和巩膜压陷进行散瞳眼底检查，以除外视网膜裂孔和脱离。应用裂隙灯结合前置镜进行玻璃体检查，观察色素细胞及 Weiss 环。

治疗方案

出现玻璃体后脱离症状时要详细检查眼底，存在玻璃体积血时，要进行眼超声波检查并随诊到看清楚眼底，警惕视网膜裂孔的形成。

（高明宏　王　静）